"十三五"国家重点出版物出版规划项目

胡大一医生浅谈心脏健康

——保护心脏健康 构筑心血管疾病的全面防线

胡大一 主编

中国轻工业出版社

图书在版编目（CIP）数据

胡大一医生浅谈心脏健康 / 胡大一主编 . —— 北京：
中国轻工业出版社，2023.11
　　ISBN 978-7-5184-0626-5

　　Ⅰ . ①胡… Ⅱ . ①胡… Ⅲ . ①心脏病 – 防治 Ⅳ .
①R541
　　中国版本图书馆 CIP 数据核字（2015）第 227665 号

责任编辑：翟　燕
策划编辑：翟　燕　　　责任终审：李　洁
装帧设计：伍毓泉　　　责任监印：张京华

出版发行：中国轻工业出版社（北京东长安街 6 号，邮编：100740）
印　　刷：三河市万龙印装有限公司
经　　销：各地新华书店
版　　次：2023 年 11 月第 1 版第 11 次印刷
开　　本：720×1000　　1/16　　印张：33.5
字　　数：800 千字
书　　号：ISBN 978-7-5184-0626-5　定价：88.00 元
邮购电话：010-65241695
发行电话：010-85119835　传真：85113293
网　　址：http://www.chlip.com.cn
Email：club@chlip.com.cn
如发现图书残缺请与我社邮购联系调换
231769S1C111ZBW

编委会

主编：胡大一

副主编：吴彦、姚建民、郭航远、雷寒、任文林、高文根、
　　　　李觉、丁荣晶、王兰芳

编写：（按拼音顺序）

常静、陈玻、池菊芳、丁荣晶、富丽娟、高文根、郭航远、
韩亚蕾、侯海荣、侯晓霞、胡大一、胡微、黄轶峰、姜红岩、
金钟一、雷寒、李翠兰、李贵华、李觉、李莉、梁鹏、
刘文玲、皮林、任文林、胜利、宋丽芬、汤楚中、仝其广、
汪冰、王吉云、王锦霞、王静毅、王兰芳、王淑敏、王显、
王征、吴彦、邢杨波、闫军生、杨芳芳、姚建民、于波、
詹小娜、周立辉

主审：胡大一

副主审：任文林

编审：张立晶、姜红岩、侯晓霞、孙艺红、徐世莹、
　　　　富丽娟、张明明

主编简介

胡大一

北京大学人民医院心血管研究所所长、教授、博士生导师

欧亚科学院院士

国家重点学科心血管内科负责人

国家和首都突出贡献专家（享受国务院政府专家津贴）

现任北京大学人民医院心血管研究所所长、主任医师，世界心脏联盟理事长，中国心脏联盟主席，中国控制吸烟协会会长，中国老年学会心脑血管疾病专业委员会主任委员，中华预防医学会副会长，北京市健康协会理事长。曾任中华医学会心血管病分会主任委员，中华医学会北京心血管病分会主任委员，中国医师协会心血管内科医师分会会长。

担任《中华心血管病杂志》总编辑，《美国医学会杂志》（JAMA）中文版执行总编，《欧洲心脏病杂志》国际编委会委员，《中国医刊》编委会主任委员，《中国医药导刊》《中国心血管病研究》《心肺血管病论坛》总编辑，《中华医学杂志》《中华内科杂志》和《中华全科医师杂志》副总编辑等职务。

获国家科技进步二等奖 4 项，卫生部和北京市科技进步奖 13 项，"吴阶平－杨森"医学一等奖，两次获首都突出贡献专家和首都科普先进工作者奖励，2005 年获"联合国国际科学与和平周贡献奖"、2006 年获"中国医师奖"和首都精神文明奖章。

内容简介

近年来，世界各国的心脑血管疾病发病率、病死率逐年上升，对人类健康造成极大的危害。

因此，我们很有必要了解心脏、了解各类心脏病及心脏病的预防和调理方法。

怎样做，才不会被心血管病盯上？得了心血管病，怎样做才能减少痛苦，延年益寿？

本书是一部告诉人们怎样呵护心脏健康、如何防治心血管疾患的医学通俗读物，向读者介绍维护心脏健康的重要意义、普及心血管病防治知识。旨在培养全民保养心脏的意识，构筑心血管疾病的全面防线，从而降低心血管疾病的发生率，减少家庭及社会的经济负担。

书中讲到的"心血管疾病五大危险因素"、"心脏病的五级预防"、"七大常见心血管疾病防治攻略"等内容均为胡大一教授数十年从医经验之集成，并公开了数十例真实案例以供读者参考；胡教授特别提出了"双心医学"观念，即精神心理卫生要作为心脏整体防治系统的组成部分，具有突破性意义；书中还强调医生及患者要重视自然环境、社会环境对慢性病的影响，对临床实践和全民防病都有指导意义。

该书内容全面、通俗实用，用贴心易懂的语言，道出人与心脏和谐相处的大智慧，是一本人人都能用得上的心血管疾病防治指南。

提示：关于传统的胆固醇和他汀学说，目前国际医学界存在争论。本书仍沿用传统学说。

前　言

P r e f a c e

　　人的心脏是一个动力泵，它通过规律的周期性收缩和舒张驱动血液在全身流动，送去人体需要的氧与各种营养物质，并将各部位产生的废物和有毒有害物质带到相应的排泄器官排出体外，从而维持人类的生命和各种生理活动。从组织结构的角度看，心脏主要由心肌、心内膜及其所形成的心瓣膜、心外膜和为心脏提供血液的冠状血管系统组成。

一、健康理想和理想健康

　　我们设想一个人从出生到成年，单纯依靠健康的生活方式，如健康饮食习惯、坚持规律运动等，持续保持血压、血脂和血糖在理想水平，直到七八十岁。那么，可以肯定这个人不但寿命长，生活质量高，而且可以为社会做出更多的贡献。

　　"理想健康状态"是指"拥有理想健康行为和理想健康因素，无心血管疾病危险因素，无临床心血管疾病（包括冠心病、卒中和心力衰竭等）"。

　　针对心血管疾病预防，我们提出"健康4+4"策略，用4个理想的健康行为和4个理想的健康因素，来推动全民健康运动。

4个理想的健康行为

　　1. 不吸烟或戒烟超过1年。

2. 坚持有氧代谢运动。每周从事中等强度的运动 150 分钟或剧烈运动 75 分钟。这些抽象的数字可以简单换算为每周运动 5 天，每次不少于 30 分钟，连续快走或慢跑。

3. 健康饮食。在这方面，我们面临的最大难题是控盐，我国居民普遍吃盐超标。世界卫生组织提出每人每天盐的摄入量应少于 5 克，患有高血压、心脏病、糖尿病和肾脏病的人需更严格控制；严格限制反式脂肪酸和饱和脂肪酸的摄入；少喝含糖饮料；多吃新鲜蔬菜、水果和富含钾的食物。

4. 理想体重。维持体重指数（BMI）[体重（千克）÷ 身高（米）^{2}] < 24。

4 个理想的健康因素

1. 不吸烟或戒烟超过 1 年。

2. 不需降血压（< 120/80mmHg）。

3. 不需降血胆固醇（< 5.2mmol/L）。

4. 不需降血糖（< 6mmol/L）。

血压、血脂和血糖通过治疗达标，效果虽然没有自然达标好，也可以有效减少各种心血管疾病的发生和发展。

病例

有位老先生退休之前是单位的负责人，工作紧张，应酬多，肥胖、高血压、血脂异常、糖尿病一应俱全，每天吃药一大把。后来退休了，他每天活动至少 1 小时，主要就是快步走和打球，戒烟，戒酒，饮食荤素搭配，每餐吃八成饱，一年后体重减了 20 多千克，人精神了，体形标准了，血压、血糖、血脂正常了，药一粒都不吃了。

我非常认同"理想健康状态"的提法，并且从实践中得出结论："理想健康状态"是可实现的，健康生活方式就是金钥匙。不仅很多患者为我们现身说法，我自己也有同样的经历。心血管专科医生也会出现心血管方面的问题。2000 年前后，我的血糖、血脂和体重都高于正常。我想把体重尽快降下来，就服用减肥药，但是效果不好。于是，我换了方法，开始坚持锻炼身体，每天走 10000 步，控制饮食每餐吃八成饱，尽量避免食用反式脂肪酸和饱和脂肪酸，不喝酒，半年后体重减了 15 千克，血糖、血脂也都正常了。现在我的饮食仍然是八成饱，荤素搭配，15 年来坚持每天走 10000 步，我的体重一直很稳定，血糖、血脂也都正常了。

我逐步反思："高血压、糖尿病等都需要终身服药才能控制"的想法不完全对，只要坚持规律的中等强度运动，完善饮食结构，控制饮食总量，规律饮食，保持正常体重，这些疾病就有可能不再需要药物治疗。

管住嘴、迈开腿、保持好心态和规律作息，是维护心血管健康和身体健康最重要的法宝。

二、贯穿"心脏健康五环"，关注全面身心健康，构筑心血管疾病防治的整体防线

心血管疾病发生、发展几十年，致死致残一瞬间。心血管疾病防控的根本出路在预防，这期间的几十年时间恰恰为预防心血管疾病提供了极为宝贵的机会。不少人在拥有珍宝时，并未真正认识到它的珍贵，反而在永远失去之后才觉得痛心疾首。人生最珍贵的东西莫过于健康。《扁鹊见蔡桓公》中，扁鹊几次见蔡桓公，希望给他诊治，蔡桓公都没有当回事儿，直到真的感觉到身体不舒服请来扁鹊时，已经病入骨髓，无药可医。无论是医务工作者还是大众，等到有人或者自己生病了才想起谋求改变，往往为时已晚。

"上医治未病"。治疗疾病是 10 个医生解决 1 个患者的问题，教大家预防疾病是 1 个医生帮助成千上万个人解决未来的问题。从没有发病的时候着手，未雨绸缪，打造或留住健康的体魄好过在机体出现故障后的修修补补。

2000 年我提出"心脏五环"的大预防概念（涵盖预防、治疗和康复），实现硬技术软着陆（先进的服务体系、机制与模式），加强医务人员对预防理念与实践的认知、执行和推进。心脏五环是心血管疾病总体防治规划：综合防治心血管疾病及其危险因素，全面保护心血管健康，全程关爱生命，探索人性化、理性化、规范化和现代化的疾病管理模式和患者服务系统，构筑心血管疾病的全面防线，组建心血管疾病防治的广泛联盟，用最小的代价和最高的质量挽救更多的生命。

这个全面防线包括 5 个层面

1. 防发病（初级或零级预防）。全人群策略，即全民层面的健康促进和健康教育，构建健康的社会环境（如控制 PM2.5 和公共场所无烟），倡导健康文明的生活方式，防危险因素。

2. 防事件（一级预防）。零吸烟，控制和干预高血压、血脂异常、糖尿病、肥胖等危险因素，及时发现靶器官亚临床损害，保持动脉粥样硬化斑块稳定，预防血栓形成，预防急性冠状动脉综合征（ACS）和卒中等可能致残、致死的严重事件。

3. 防后果。时间就是心肌，时间就是生命。发生急性冠状动脉综合征、急性心肌梗死等严重事件时，建胸痛中心，开绿色通道，及早识别，及早干预，挽救心肌，挽救生命。

4. 防复发（康复与二级预防）。建立科学系统的康复和对患者的随访体系，提供身心全面关爱服务，帮助患者不再重复发生心脑血管事件，减少不必要的反复住院与再次手

术，延长寿命，提高生活质量，回归社会。

5. 防治心力衰竭。健康是一个整体和连续不断的进程。医患双方都需要改变碎片化（如"头痛医头，脚痛医脚"和"铁路警察各管一段"）的医疗观念和模式。让健康管理贯穿于我们工作的始终，为人们提供一生所需的连续不断和系统综合（涵盖预防、治疗和康复）的医疗服务。

在以上整个连续不断的过程中还应关注人们的精神心理卫生，在努力延长人类寿命和提升健康水平的同时，提高人们的生活质量，延长健康期望寿命。

防治心血管病是个长期工程，平时养成良好的生活习惯，可预防动脉粥样硬化发生。一旦发展到冠心病、心力衰竭等心血管病的后期阶段，及时救治并采用循证规范方法坚持治疗，许多患者也能康复。

我们应该思考，发达国家（如美国、一些欧洲国家、澳大利亚和新西兰）的心血管病患者的死亡率正在下降，而在俄罗斯、中国、印度等国家和地区，心血管病的死亡率却增长迅速。

技术（如电生理、支架、搭桥）的突飞猛进不是医学进步与昌明的全部内涵，"关爱健康，珍惜生命"是医学和医生职业的根源。安全感和信任感，也是医生应该给予患者的东西。我们的工作是使不适合生存的人变得适合生存。

三、心血管疾病的五大危险因素

广州地区的尸体检查资料表明，10～19岁这个年龄段人群发现动脉粥样硬化病变的比例有21.1%，40岁的有80%发现动脉粥样硬化。

为什么有的人病变进展快，30岁就发生了心肌梗死？另外一些人却终生都不表现出冠心病呢？

因为很多因素可以加速动脉粥样硬化的进程，这些因素被称为心血管疾病的危险因素。

1. 在我国，血脂异常、肥胖、吸烟、高血压、糖尿病是导致冠心病和急性心肌梗死最重要的 5 个危险因素

（1）血脂异常：动脉粥样硬化是全身大、中动脉管壁内沉积大量的胆固醇而形成的一种病理变化。当血脂过高又得不到控制时，胆固醇就沉积在大、中动脉管壁内，逐步形成动脉粥样硬化。

（2）肥胖：肥胖病患者血脂增高是形成动脉粥样硬化的重要原因。肥胖患者常常有甘油三酯和极低密度脂蛋白胆固醇水平明显升高，而高密度脂蛋白胆固醇降低的现象。

肥胖者常伴有胰岛素抵抗，使脂肪不断在体内堆积，于是胖人越来越胖，血脂水平也越来越高，进入恶性循环，促进动脉粥样硬化的形成。

（3）吸烟：已经证实，吸烟是引发血脂异常的头号"罪犯"。吸烟时吸入尼古丁、一氧化碳、烟碱。一氧化碳与血红蛋白结合形成碳氧血红蛋白，与氧气存在竞争性。碳氧血红蛋白增高引起机体缺氧，动脉壁缺氧、水肿，血流障碍；还可使内皮受损，为胆固醇在血管壁上沉积创造条件。同时，缺氧促进平滑肌细胞摄取低密度脂蛋白胆固醇，促使动脉发生粥样硬化。另一方面，吸烟促使胰岛素敏感性下降，容易产生胰岛素抵抗，造成血糖升高、脂代谢紊乱、血甘油三酯升高、高密度脂蛋白胆固醇降低，同样促使动脉发生粥样硬化。

（4）高血压：血压升高主要是由于小动脉平滑肌收缩。持续的小动脉收缩使得血管壁的营养吸收出现障碍，纤维组织增生，内膜增厚，小动脉发生硬化。在主动脉、脑动脉和冠状动脉，由于持续的高动脉压，内膜对血浆脂蛋白通透性增加，胆固醇易于在内膜下沉积，形成动脉粥样硬化。动脉粥样硬化形成后反过来又加速高血压进程。

（5）糖尿病：糖尿病患者往往伴有血脂异常，同时血小板黏附及聚集性增强，胰岛素、性激素、生长激素和儿茶酚胺水平异常，加之高血糖、血管内皮功能紊乱和血小板功能异常。这些都会促进动脉粥样硬化的发生与发展。

2. 多重心血管疾病危险因素的聚集状态

根据 2004 年中华医学会糖尿病分会的诊断标准，具备下列四项中的 3 项或全部者可诊断为代谢综合征。代谢综合征是多重心血管疾病危险因素的聚集状态。

（1）肥胖：BMI ≥ 25。

（2）高血糖：空腹血浆糖 ≥ 6.1mmol/L（110mg/dl）和/或糖负荷后血浆糖 ≥ 7.8 mmol/L（140mg/dl）和/或已确诊为糖尿病者。

（3）高血压：收缩压/舒张压 ≥ 140/90mmHg 和/或已确诊为高血压者。

（4）血脂紊乱：空腹血甘油三酯 ≥ 1.7mmol/L（150mg/dl）和/或男性的空腹高密度脂蛋白胆固醇 < 0.9mmol/L（35mg/dl）、女性的空腹高密度脂蛋白胆固醇 < 1.0mmol/L（39mg/dl）。

四、追逐健康，着眼今天

防治心血管病是个长期工程，正如患上心血管病也不是一天两天的事一样，平时要养成良好的生活习惯，预防动脉粥样硬化发生。

1. 是什么拉动了心血管病死亡率的下降

2008 年支架植入的数量是 18 万，2009 年 24 万，2010 年 30 万，我国心脏支架使用量连续三年每年增加 6 万个，心血管病死亡率却继续上升！

我们以支架为例，说明生物技术的迅猛发展并未遏制住心血管病死亡率的上升。

到底是什么拉动了心血管病死亡率的下降？

控制胆固醇对于心血管病死亡率下降的贡献比例是 24%，控制血压为 16%，控烟戒烟是 12%，提倡运动为 5%（运动的贡献会分解到控制血压和控制血脂上），二级预防和康复为 10%，绿色通道及时救治急性心肌梗死为 12%。

2. 心血管病与青少年生活方式

Yemeni Jews（也门犹太人社群）在阿拉伯居住了很多世纪，生活水平很低，后来迁移到以色列。随着生活水平的大幅提高，仅在到达以色列的头几年里，该组人群的心血管病死亡率就迅速增加。近年通过改善饮食结构，其死亡率已有所控制。这就提示我们，心血管病主要是生活方式病，可以通过改善环境因素（如戒烟、完善饮食结构、规律体育锻炼等）减少其发生的危险。

目前，我国青少年超重和肥胖十分常见，也促进了青少年出现高血压、血脂异常、2 型糖尿病的发病率。"防发病"的最基本措施是改变不健康的生活方式，即生活方式治疗。健康教育从青少年开始，引导他们从小养成健康文明的生活方式非常必要：不吸烟，管住嘴（合理平衡饮食），迈开腿（热爱和坚持运动），培养良好的心理素质，实现全面身心健康。对已患有高血压、糖尿病、血脂异常的孩子，在帮助他们认真改变生活方式的基础上，提倡使用有研究证据、有明确预防疾病作用和改善预后的药物。

对于孩子而言，他们的人生才刚刚起步，所有的坏习惯还没有成形，就好像假近视一样可以矫正。他们在大脑中形成的影像，首先来自于家庭。在孩子们被各种各样的"教育"包裹的密不透风的今天，"健康文明的生活方式"才是成年人首要教会他们的课程，至少为他们生命的早期提供正确引导，把健康交给孩子们，也交给未来的中国社会。

3. 改变就在现在

你是否也曾经想过改变，然而美好的愿望跟随时间的脚步不知被遗忘在哪里了？对于健康的追求是一个综合的终身奋斗目标，它涉及机体和精神的各个方面，诸如习惯和活动。这种追求和奋斗不能等到数年后再开始，否则只怕会老大徒伤悲。当然，生活方式的转变是个挑战。慢慢来，不要单凭一时兴起试图一夜之间改变一切。选择一两件事先做，当达到目标后，再开始下一个计划。每当做出一个有利于健康的转变就要坚持住，并且使其成为习惯。随着你达到的目标越来越多，就可以确信自己正走在通往健康的阳光大道上。

4. 开始、停止、坚持

开始（写下你准备开始做的一件有益于健康的事）。

停止（写下你准备抛弃的一个坏习惯）。

坚持（写下你准备坚持的一个好习惯）。

年华不是珍宝钱财，可以被储存起来，供自己暮年享受。健康方案的实施应当着眼于今天，才能使晚年生活受益。你现在努力达到的机体和精神的平衡，意味着日后收获更多的宁静与幸福、拥有更充沛的精力以及更丰富的智慧。

预防心脏病，益寿延年。我们更希望人们感受到健康的意义，让生活充满更多乐趣。活着就应当幸福、健康、享有尊严和成果。

胡大一

2014.01.04

自测题：心血管系统的健康与不健康？

1. 回答下面 8 个问题，如果答案是肯定的，说明你的心血管系统良好。

（1）面色是否红润有光泽？

（2）视力是否敏锐？

（3）在冷天或夜间，感到手指、脚趾温暖吗？

（4）面对困难，有勇气和智慧战胜它吗？

（5）四肢灵活轻快吗？

（6）在日常工作中，头脑清醒、思维敏捷吗？

（7）血压正常吗？

（8）如果已步入老年，精神状态和记忆力良好吗？

2. 对下面 7 个问题的答案如果是肯定的，那么你的心血管系统健康状况就比较差，将对现在或将来的身体产生不良影响。

（1）是否感到非常疲劳和四肢无力？

（2）你感到心烦意乱吗？

（3）你感到头晕目眩吗？

（4）你感到视力模糊吗？

（5）在轻微活动之后，你常抽筋吗？

（6）你的血压高吗？

（7）是否过早地出现了衰老迹象？

目 录

C o n t e n t s

写给医生的话：

理解医学，
寻找合格医生，
构筑心长城

时时考虑患者利益 一切为了人民健康

医学目的：预防疾病，维护、促进人类健康；防治兼顾；不断地探索未知。

医学价值：患者利益至上；为人民服务；硬技术的软着陆。

社会责任：医疗的公平可及。

一个国家的医疗实践和改革是否成功，关键是看该国的弱势群体，如贫困人群，是否可以享有基本医疗保障。

我强调的是"基本医疗保障"。

大家好，我是北京大学人民医院心内科的医生，胡大一。我想结合自己40多年的从医经历与学习体会和大家一起讨论"怎么理解医学？学当合格的医生"。

我们知道，医生的职业是面对公众健康和患有疾病的广大患者。我认为，医学的目的在很长一段时间里出现了迷失，价值体系也出现了混乱。近年来，社会有这样一种传统和认识："学医，当医生，就是等人得病，然后给人治病。"于是，就出现了医院的坐堂行医，医生是坐堂医生；广大公众只要今天没有胸疼和不舒服就认为自己健康，哪天突然出现胸疼，得了心肌梗死，到医院治病，就做支架、做搭桥手术。

医患的双边等待使得健康和预防非常无奈。

更严重的是近年来医疗体制上的趋利性诱导，做的支架越多，医院、科室与个人奖金越多，引发了一些过度医疗的严重问题。医院在攀比毛收入，科室在攀比手术量和支架数。这样一些错误思路的引导进一步造就了医学目的的迷失。

世界卫生组织很早就警示："错误的医学目的必然会导致医学知识和技术的不恰当使用"；并且强调："当今的医学问题出在目的上，而不是手段和方法上"。

一、明确医学的目的

办医学院、培养医学生和医生，治病当然是非常重要的，但更重要的是维护和促进人类健康，也要规范治疗得病的患者。

时时考虑患者利益，一切为了人民健康，是当医生的价值，是医学的目的。

医生面对的是患病的人，不是在修理机器；医学不是理工科，而是充满人文内涵，以人为本的科学。我认为医生的人文素养最重要体现为两点：

首先要强调同情心。我们每天都在看受疾病折磨、有痛苦的患者，假如医生没有强烈的同情心，就不可能认真关爱和救治每个患者。

第二点是责任感。医生有责任维护和促进人类的健康。为什么讲责任感？我国的文化比西方更清晰地阐述了其中的道理。古人讲：不为良相，便为良医。世界上有很多很多的职业，有从事教育的，有从事农业的，有做工程的……各个方面，只有医生这个职业，在中国把它认为是和良相并列的职业，恰恰是因为它的社会责任感。

世界卫生组织也非常强调把医学发展的优先战略从以治愈疾病为目的的高技术追求转向预防疾病的损伤、维护和促进健康。只有预防疾病和促进健康为首要目的的医学才是供得起、可持续发展的医学，才是公平和公正的医学。

我过去学医的那个年代没有现在这种趋利性影响，那时整个社会（包括医疗卫生事业）的价值观比较单一，即为人民服务，更多的是在学习雷锋、白求恩，后来学习焦裕禄等，我们是在这样一些价值体系下成长起来的医生。当时在医学院学习，一直到毕业以后，大家经常讲到要"急患者所急，痛患者所痛"，并且强调在为患者服务的过程中学习为患者治病的本领，只有在患者的床前度过足够多的不眠之夜，才能成长为一个成熟的临床医生。

我再次强调医学的目的和医生的价值观：时时考虑患者疾苦，一切为了人民健康。

这个精神也体现在新千年医师专业精神宣言当中。这个宣言是 2002 年发布的,一共有 36 个国家和 120 个国际组织(包括中国医师协会)共同签署的协议,强调要重铸医师精神,特别强调医师专业精神的核心是建立以患者为中心,关爱、尊重患者,把患者利益置于个人利益之上的价值体系和重铸医学人文精神。

> 要理解医学,逐渐把自己培养成合格的医生,应该树立大健康、大卫生、大医学的概念。

实际上,这是我们国家医学的传统。如《黄帝内经》就明确讲:"上医治未病",强调预防,强调健康促进。我们不能就知道"等",等人得病;更重要的是做能做的,预防疾病,促进和维护人类健康。

我们看过去的二三十年,就拿心血管专业为例,大家把主要的人力、物力、精力和财力都用在了攀比支架数目和搭桥数目上了。

美国心脏协会做了一个非常生动的比喻:心血管内、外科医生都聚集在一条经常泛滥成灾的河流下游,拿了国家很多基金去研究打捞落水者的先进器具,同时不分昼夜苦练打捞本领。结果却事与愿违,坠入河中的人一半死了,被打捞上岸的也是奄奄一息,更糟糕的是坠入河中等待救援的人还越捞越多。

不知大家有没有想过一个非常浅显、明确的道理:为什么不到上游去植树造林、筑堤修坝,像大禹治水,运用疏导的方法去预防河流的泛滥?应该把研究和工作放在上游预防上,而不是把所有的精力放在支架、搭桥、治疗心力衰竭上,不能只有"落水者"才能唤起医生的关注。

> 医生一定要走出狭隘的"等人得病"的观念,走向"大健康"的概念,强调参与"治疗、预防和康复",打破"坐堂医生"的陈旧观念和传统。

二、 被迷信的生物技术

理解医学的另一个层面的含义就是我们要知道"人为什么会得病?""我们怎么来预防和控制疾病?"

我认为有一个流行观念需要被打破,大家受近年来西医发展的影响,过度关注甚至迷信生物技术,忽略了疾病发生、发展的社会因素和心理因素。实际上,疾病的发生、发展不仅仅是因为细菌病毒,还有很多社会和心理的因素。因此,我们面对疾病的控制也不能只用单一的生物技术，单一的生物技术难以甚至不可能挽救人们的健康。

威胁人类的疾病有两大类：第一类是传染性疾病，第二类是我们最近非常关注的非传染性病。

1. 传染性疾病同样面临生物技术、社会因素和心理因素的综合影响

传染性疾病的规律是什么？我概括为三点：一是病因单一（一种病因）；二是因果关系明确；三是有明确传播途径。譬如，刚刚过去的，大家还记忆犹新的非典型性肺炎或SARS（重度呼吸窘迫综合征）是一种由明确的冠状病毒作为单一病因导致的肺部非典型性炎症改变。所以，病因单一，因果关系明确，传播途径是呼吸道。开始时，有些医院的医生、护士不戴口罩，很快就被感染了。再譬如，结核病的病因是结核杆菌，表现是肺部或者其他部位的结核，传播途径是呼吸道。还有，大家知道血吸虫病，它可以通过一个宿主（如钉螺）传播给人，引起血吸虫病，也是因果关系明确、单一的致病因素，有明确传播途径。

（1）在人类征服传染病过程中看到的现象

针对这样的疾病，在二次大战期间发现了青霉素，极大地振奋了医务界。由于青霉素的出现，挽救了大批在战场上感染肺炎的士兵。后来，抗菌素和各种生物制药得到蓬勃发展。这肯定是医学科学技术的进步。我们并不是否定生物医学的进步，但是我觉得如果大家过度的相信、依靠，甚至迷信、崇拜生物技术，有可能走向片面，甚至走向极端，造成生物技术的过度使用。

现在有这样的现象，就是生物技术的发展日新月异，进展很快，众多的厂家都在积极研发技术。出了一个"他汀"，都生产"他汀"；出了一个"普利"，都生产"普利"。再看支架这些器具，从裸支架到药物支架，到可降解支架。它们确实有巨大的经济价值，但是所有的企业都来推动这些技术的引进、改进和推广使用，就可能会引发大家过度迷恋、迷信生物技术。这是人类在征服传染病过程中出现的现象。

由于传染病的三个特点，人类防控传染病主要是针对疾病规律来做的。防控传染病，主要有三个途径：一是隔离。隔断传播途径，这正是当年成功控制SARS流行的关键有效措施。二是使用抗菌素或抗病毒药物。这些针对病因的药物研发越来越快、越来越多。第三点，大家知道天花和小儿麻痹后遗症怎么被征服的？疫苗。

（2）传染病也与社会因素息息相关

然而，我们很多医生是不是忽略了一点：即使是传染病，也和社会因素有关，并且它们的控制得益于一些社会因素。

关于防控传染病的一种解释，以结核病的征服为例，德国人发现了结核杆菌，之后的研发找到了链霉素、雷米封等来抑制这种细菌。从生物技术的角度解释就是：发现了细菌，找到了抗菌药物，控制了结核病。从另一个角度看，卡介苗等一些疫苗的接种也可以推动预防。

可是，我想大家可能忽略了当时德国社会经济的发展，社会的进步推动了社会进一步的公平，使得贫困的工人开始能够不再群居，有自己居住的房屋，这才是通过呼吸道传染的结核病得以很好控制的背景。

> **医生要从社会角度树立"大卫生"概念，我们眼前的生物技术只有在更宏观的特定社会环境里才有可能发挥作用。**

例如SARS得以控制主要得益于什么？我们知道，传染性疾病有传播途径，不光是搞抗菌素、搞疫苗，果断隔离也非常重要。只要隔断了传播途径，疾病就能得到控制。王岐山市长（原）到北京以后果断采取措施，把疫情隔离起来，北京很快化险为夷，SARS就没有了。如果大家真正公平、公正地看待SARS这个事件，绝对不是当时盛传并且得了奖励的某一种中药或者研发了某种疫苗起的作用，我认为北京乃至全国SARS得以控制的最重要原因就是社会因素，来源于隔离，而这恰恰是我国（大陆）政治制度的优越性。比如说在美国，医生强调自由，在疫区，他要回家，医生们可能不愿意被隔离。然而我被隔离了几周没什么怨言，我认为这是必须的，为了公众的卫生安全，我必须被隔离，应该主动隔离。

这就是社会因素。即使对传染性疾病，大家也要很好地理解：生物技术是重要的，但不是唯一的、绝对的。

（3）传染病影响心理健康

另一方面，让我们再想想，由于SARS的突发，给人们（无论得了还是没得SARS的人）带来的不只是躯体疾病。在这种突发的疾病没有得到及时控制的时候，在社会上引起了很多人精神上的恐慌。人民医院的一名进修医生最终并不是死于SARS导致的肺部病变，而是跳楼身亡的，原因是当时的突发疾病、突然隔离造成的孤独和对于疾病的恐慌。

所以，即便是传染性疾病，也不是单纯的生物因素。其发生、发展有社会因素，也会对人们产生心理影响，形成心理因素。综合因素导致疾病的发生、发展和转归。因此，防控疾病也需要综合从三个方面考虑，而不是单纯地崇拜、迷信生物技术。单纯地迷信生物技术非常容易衍生技术的过度使用，即所谓的过度医疗，尤其是在伴随着经济利益的时候。

2. 非传染性疾病的规律

现在，人类正面对第二次卫生革命对象——非传染性疾病。我们来看非传染性疾病的规律，它是怎样发生、发展的。

非传染性疾病的源头是不健康的社会环境和与不健康社会环境互动的个体的不健康生活方式和行为。从源头（不健康的社会环境、生活方式和行为）又延伸出（慢性）非传染性疾病（如心血管疾病、卒中、肿瘤、糖尿病和慢性呼吸系统疾病）相关的多重危险因素。

> **非传染性疾病很重要的两个环节：源头是不健康的社会环境和不健康的生活方式；中间是最终能够导致疾病发生、危险性增高的多重危险因素。**

由此可以看出，非传染性疾病不像传染性疾病只有一种病因，非传染性疾病与危险因素之间只存在相关性，并不是因果关系。

我来逐一解释这几个环节。

（1）不健康的社会环境

首先，大家要考虑孕育心血管病、癌症、糖尿病等疾病的不健康社会环境。

例如，随着经济的发展，社会取得了很多成就，同时也带来了环境的污染。大家现在非常关注 PM2.5，PM2.5 不但增加患癌症的风险，也明显增加患心肌梗死等心血管疾病的概率。这不是某一个人能够解决的个人问题，而是社会发展带来的负面效应，所以治理 PM2.5 也是为了从社会层面来预防疾病。

又比如 30 年前，我国刚刚改革开放的时候，很多美洲、欧洲等外国医学代表团访问中国，访问北京。当时北京长安街上只有两座大饭店，一个是北京饭店，另一个是燕京饭店。无论是儿科、内科、心脏科还是呼吸科的外宾都住在这两栋大楼里，天亮起床，打开窗帘，都会发出共同的惊叹：北京居民太健康了。并且他们会马上问我："北京的心肌梗死一定很少？"我说："没错。"那个年代，我在北大医院工作，一年诊断心肌梗死不到 50 个患者，大部分都是 60 岁以上的老人，几乎看不见 32 岁、28 岁的心肌梗死患者。

究竟这些外国医生看到了什么，让他们如此感叹？就是长安街上极为壮观的自行车流。汽车寥寥无几，私家车更是看不见。这种情况下，肯定大家的运动量够。而且那个时候刚刚改革开放，也没有那么多不健康的食品。

30 年后的今天，外宾再来北京，看到的到处是高楼林立，再打开窗帘，北京 600 万辆汽车堵塞在大街小巷。人们从孩童时代开始已经不再步行和骑自行车，而是以车代步。"进门找电梯，出门就打的。"这既是社会现象，也成为了人们的生活方式与行为。

再譬如吸烟。在我国，不光有 3.5 亿吸烟的人，更重要的是我们的公共场所没有一种真正落地的禁烟法规和处罚机制。在公共场所吸烟给很多不吸烟的公众带去了二手烟的危害。这显然是社会因素，而不是个人力所能及的。你个人不吸烟，而当你到餐馆吃饭，你进茶馆或咖啡厅，那里没有禁烟的措施，即使张贴了禁烟标识也没用。

（2）不健康的社会环境导致个人不健康的生活方式

比如：① 吸烟。② 不运动或者缺少运动。刚才我也提到了："进门找电梯，出门就打的。"两层楼都不爬，两三站路也不走。当代信息技术的昌明方便了大家，足不出户就能在网上购物。③ 不健康饮食，包括摄入总热量过大和饮食结构不合理，如盐、糖、酒、油、动物性食品摄入过多，蔬菜、水果和其他含膳食纤维的食物摄取不足。④ 吃得多、动得少，必然肥胖。青少年肥胖是危及一生健康的祸根，不但会增加未来患血脂异常、高血压、心血管疾病的风险，还能促使心理不健康和增加成年以后患癌症的风险。

（3）不健康的社会环境和生活方式会导致一些心理问题

大家经常讲"全民焦虑症"。我们当前的社会环境中存在着一些负面情绪，比如浮躁、急功近利、好大喜功。青少年念书期间的应试教育（考高分、上好学校），毕业以后的就业压力，之后不断地提职称……人始终在一种"千军万马过独木桥"的封闭模式下成长，往往会形成焦虑、惊恐、抑郁等不良情绪，这些不良情绪进而又会加重心血管病和癌症的风险。

> 我想通过人类面对的两大类疾病（传染性疾病和非传染性疾病）来帮助大家理解：疾病的发生、发展和防控显然不单纯依赖于生物技术，一定要分析社会、心理和生物三方面的因素，综合考量才能更好地理解医学。

我为什么一直在推动双心医学和医疗？就是呼吁和培训心血管医生要高度注意因为胸闷、气短、胸疼来心脏科就诊治病的患者，当心血管学科的专业知识不能找到原因或者不能充分解释时，一定要考虑他们的精神心理问题（有没有焦虑、惊恐和/或抑郁引起的躯体症状）。人们的生理和心理机制是互动的。

如果医生不能以更宽的视野来了解和理解疾病，那么我不客气地说：一方面我们在用现代化、高成本的生物技术治疗患者的躯体疾病；同时又在不经意间制造了大量的精神心理创伤，即所谓医源性疾病。

我们必须走出传统落后的单纯生物医学模式，理解 20 世纪 70 年代世界卫生组织提出，而且在中国广州会上也已经提出的"社会 - 生物 - 心理"的全新医学模式，追求完美的全面的身心健康。

从疾病走向健康，从单纯的生物医学模式走向社会－生物－心理综合医学模式。

我们要追求全面身心健康，从单纯迷信生物技术、聚焦一个病变，延伸到综合了解疾病的全貌，并且进一步关注、关爱患病的人。

我强调"以人为本"。"健康"也不仅仅是没有疾病，而是身心的全面健康和具有良好的社会适应能力。

三、 走向循证医学和价值医学

理解医学的第三个方面是"走出传统经验医学模式，走向循证医学和价值医学（evidence-based 和 value-based）"。

我认为传统医学是根据经验，用一种药物治疗一些表象，忽视了疾病的本质和患者的预后（outcome）。

如何正确看待室性早搏（室性期前收缩）？我同大家分享自己的经历及医学从经验走向循证和价值医学的全过程。

我上医学院和刚毕业的一段时间，大家只要做心电图，发现了室性早搏，无论书本、老师还是上级医生查房，都要求及时治疗，都得用药，认为如不及时治疗，室性早搏可能恶化成更严重的室性心律失常，甚至心脏性猝死。当时治疗室性早搏的药物非常少，并且不良反应特别大。比如我刚毕业时用的是奎尼丁、普罗卡因胺和丙吡胺。当时还没有美西律（慢心律），也没有利多卡因。

奎尼丁、普罗卡因胺和丙吡胺是非常早的抗心律失常药物，不良反应非常大。现在我们知道，一些早搏是非常良性的。用不良反应非常大的药围剿那些非常良性的早搏是不科学的，也不安全。之后有了美西律，后来发现了利多卡因，可以静脉点滴，治疗室性心律失常。利多卡因本来是局麻药，后来有医生观察到它有减少室性早搏的作用，随后便风靡全世界。只要是心肌梗死患者，无论有无早搏，当时的常规都是用利多卡因预防室性心律失常，没有早搏的人也点滴，有早搏的人一直点滴到把早搏消除为止。之后又出了氟卡尼、英卡尼、普罗帕酮（心律平），前苏联研发了莫雷西嗪。我们可以看到，那个年代，无论是企业还是医生，大家对于围剿心律失常兴趣极大，热情极高。

这是什么原因呢？

结论基于一个观察研究。美国的一个研究对心肌梗死患者进行随访，随访了1年、2年、3年、5年，观察哪些患者死了，哪些患者还存活着，然后将活着和死了的患者做比较，分析患者的死亡相关因素，有没有可预测因素。当时找到了两个：一是频发的室性早搏和短阵室性心动过速；二是心肌梗死以后左心功能受损，左心室的射血分数下降。此后，大家就拼命地沿着这两个方向去做：一方面不断研发新的、更有效的消除早搏的药物；另一方面既然心脏收缩力低，死的多，大家就拼命找增强心力收缩的药物，说白了就是"强心药"。除了洋地黄类药物以外，继续努力寻找非洋地黄类强心药。

为什么我强调"一定要从经验医学走向循证医学"？咱们回顾这段历史，它恰恰是在两个研究方向上犯了严重错误。

1. CAST（Cardiac Arrhythmia Suppression Trial，心律失常抑制试验）

我 1985～1987 年在美国做访问学者，这期间我经历了可以说是把我从经验医学引向循证医学的关键性临床试验——CAST。

首先我们看这个试验的背景。当时出现了两个更有效的减少和消除室性早搏的新药——氟卡尼和英卡尼。这些药很有意思，譬如说我找了 10 个心肌梗死伴有早搏的患者，吃上氟卡尼或英卡尼，室性早搏就马上减少；把药物停掉，改换成外观一样的安慰剂，同样 10 个人在服用过程中，早搏增多；再换回真药，早搏减少。临床医生和专家们看到这种现象极为振奋，认为终于找到了挽救心肌梗死患者和减少心肌梗死后死亡的新出路。

为了证明消灭了早搏是否真正减少心血管病的死亡和猝死，大家就设计了一个随机双盲安慰剂对照的前瞻性大规模临床试验：入选了 1000 多个心肌梗死后伴有频发室性早搏和短阵室性心动过速、射血分数下降的患者；把这些患者随机分为 2 组，一组患者用安慰剂，另一组患者用氟卡尼或英卡尼；具体哪个患者吃了安慰剂，哪个患者用的是真药，医生和患者双方都不知道；安慰剂和真药在外观和气味上一模一样，不能分辨。这个研究预期做 3 年多，但做到一年半的时候，研究的安全监测委员会有一个中期分析，发现两组患者的总死亡率和心脏猝死已经发生了显著差别，所以试验被迫提前终止。我们知道，已经看到了差别，临床试验在伦理上就不能继续进行了，从科学上也不需要继续进行了。在揭盲之前，参加该研究的专家和医生们认为一定是吃真药的人死亡和猝死少，吃安慰剂没有消除室性早搏的患者死亡和猝死多。

结果揭晓了，和人们事前的预测恰恰相反。应用氟卡尼或英卡尼把室性早搏和心动过速减少了 90%，几乎控制到没有心律失常的这组人，总死亡率是安慰剂组的 2.5 倍，猝死率（突然的心脏猝死）增加了 3 倍。所以，这是个引起医学界震惊的试验，从此改变了全世界医学界治疗室性早搏的策略（本来大家认为的抗心律失常、减少室性早搏的救命药物，经过了 CAST 试验却被证实为是"致死的药物"）。

美国政府做了一个评估，使用抗心律失常药物治疗室性早搏所导致的意外（不应该的）死亡超过了美国自从有民用航空以来所有空难的总死亡人数加上朝鲜、越南战场上阵亡美国士兵的总数。药厂积极的研发和医生广泛的使用这些药物，初衷是好的，目的是希望通过减少室性早搏来减少心肌梗死的死亡和延长梗死后患者的寿命。遗憾的是，好的动机没有得到好的效果。

> **毛主席讲的动机和效果统一论，这是医生必须做到的。**

大家贯用的"经验医学"，在其中不乏看到一些替代终点。例如，只看对早搏有没有效果，甚至我国的有些所谓研究把动物实验中看到的生物学效果夸大推广到广大患者身上，这是极为荒谬的。

2.　β 受体阻滞剂与心力衰竭

我们来看另外一条思路也是失败的。大家认为因为心肌梗死，心肌坏死了，心室收缩减弱了，于是便拼命研发洋地黄以外的正性变力性药物，如多巴胺、多巴酚丁胺、氨力农、米力农等。

整个这条思路也是死路一条。这些增强心力收缩的药物确实可以改善一过性的心脏血液动力学，比如提高心肌收缩力，提高心排血量，一过性缓解症状，但长期随访证实都是增加死亡率的。

相反，在 20 世纪出现的真正改善了心力衰竭和心肌梗死后射血分数低患者的预后，使他们活的更长、活得更好的药物都是负性变力性药物，都是抑制和减弱心肌收缩力的。最经典的案例就是 β 受体阻滞剂。大家看 β 受体阻滞剂早年的说明书，它是心力衰竭和心肌梗死以后心功能不好患者的禁忌证，因为它抑制心肌收缩力。

30 年前，瑞典几名年轻医生看到一位心肌病心力衰竭的青年女性，她心脏很大、心率快，使用洋地黄、利尿剂等各种传统药物都难以缓解病情。在走投无路的情况下，由于患者的心率非常快，他们就挑战传统，反向思维，考虑能不能用 β 受体阻滞剂这个能够减慢心率的药物试一试。当时还是最老的 β 受体阻滞剂，比如普萘洛尔（心得安）。用完以后，患者心率下来了；继续用，心脏变小了。曾经被很多权威和老专家们认为是疯子的一群年轻人，他们确实看到了用抑制心脏收缩的药物治疗心力衰竭出现的一线曙光。然而，只依靠一个具体病例，显然不能推广至普遍医疗实践。

之后，我们看到大量的临床试验，随机双盲，安慰剂对照，针对一些心脏状况初步稳定的心力衰竭患者，一组用安慰剂，一组用 β 受体阻滞剂，随访 3 年、5 年以后，确实看到 β 受体阻滞剂这个抑制心肌收缩的药物反而能够长期使用并可以改善心功能，更重要的是减少了猝死，减少了再梗死，减少了心血管死亡，同时降低了总死亡率，延长了患者寿命、提升了患者的生活质量。

我想通过这两个经典案例说明：我们必须走出传统的经验医学模式，不能普遍推广只针对表面现象的治疗思路和方法。具体到我国，还有很重要的一件事情。我国是肝炎大国，当时治疗肝炎都是用五味子等很多药物去降肝酶，肝酶正常了就认为肝炎好了，肝酶高了就觉得是肝脏不好。这就是为什么现在患者吃他汀，看到肝酶升高了几个单位，就赶快停药。实际上，肝酶也是个表象，它并不意味着肝脏一定有器质性的病变。反过来说，肝酶正常了，未必肝病不进展。所以，各个学科都有类似"治疗早搏"的问题。

> 走进循证医学意味着：我们不只关注"早搏"，不只关注"肝酶"……我们关注的是药物或器具（起搏器、除颤器等）治疗能不能和不治疗或者传统治疗相比让患者活的更长、活得更好，不但延长寿命，而且提高生活质量，改善预后。只有实现这个目标的药物和器具才可以被推广。

3. Value Based（以价值为取向的）医学模式

不管医生做什么，例如用个药片或者用个支架，目的都是使患者经过这个治疗可以延长寿命和提高生活质量。

> 医生的职业价值和研发生物技术的价值一定要体现在患者和社会获益的基础上。这就是价值医学。

因而，我们非常重视预后的研究。譬如，现在做了这么多的支架，并且我国的做法非常特殊，最近 5 年几乎 100% 使用药物支架，这是任何一个国家，从古巴到美国到印度，没有看到过的。我们知道，药物支架有其先进的一面，即减少再狭窄，同时也带有其"双刃剑"的另一面，它是可能引起血栓甚至非常晚期血栓的有隐患的治疗工具。我国的支架数每年递增 30%，已经突破 30 万，可能很快成为除美国以外用支架量最多的国家，而且用的都是最贵的、存在血栓风险隐患的支架。

关键是什么呢？我不知道我国的医生们是没有时间，还是根本不想探究："做了这么多支架之后，究竟在我国患者身上发生了什么？多少人出现了支架后的血栓？多少人猝死？多少人需要再次到医院搭桥？用了这么多最新、最贵的技术是否真的让患者活得更长、活得更好？"我们根本就没有令人信服的相关数据。

什么是"价值"？"价值"不是你能做完全闭塞性病变，他能做分叉性病变……大家都在患者身上大比武、大练兵。我认为医生尤其是专家应该认真坐下来讲清楚：应用在患者身上的所有医疗手段给患者和社会带来的是什么？这才是我所谓的价值。

如果这个问题讲不清楚，而是把"价值"体现在做了多少高难技术的手术，评了很多职称，戴着很高的帽子和很耀眼的光环……我认为这是对社会不负责任。不从患者利益出发，而是一味地使用高难技术，只因为它们新或者收费高，甚至只因为自己会用（擅长），就不是一个称职、合格的医生。

日本讲得清楚，美国讲得清楚，英国也讲得清楚。例如，美国和英国的资料发现：稳定的冠心病患者放支架，12% 完全不需要；38% 疗效不明确，用药就够了；只有一半做的合理，给患者带来了利益和价值。类似的相关研究也是我国医务工作者应该正视的。

> 我强调，我们一定要从单纯的经验医学走向循证医学，最终走向价值医学。只有给患者和社会健康带来利益和价值的技术和药物才是值得推荐和推广使用的。

4. 经验医学→循证医学→价值医学的求证（得到证据）过程

（1）循证过程

我想通过"冠心病半个世纪的探索"来和大家讨论"求证循证的过程"。

半个多世纪以前，也就是中华人民共和国成立的那年，美国的一批医学科学家、统计学专家走进美国波士顿旁边的一个人口相对固定的小社区 Frimingham，从民间科学界启动，组织了一个非常重要的队列研究——Frimingham Heart Study（Frimingham 心脏研究），对这个社区的所有居民从出生、成长到死亡（生老病死）进行完整的全程跟踪，跟踪了半个多世纪。

这个研究的最伟大成就和贡献是发现了冠心病危险因素学说，找到了冠心病的发病规律，即冠心病绝对不是病毒和细菌引起的疾病，而是由不健康的社会环境和生活方式/行为导致的多重危险因素相关的疾病。冠心病的危险因素有哪些呢？第一，胆固醇高；第二，吸烟；第三，高血压；第四，糖尿病；第五，肥胖。其中，最确定的是前面 3 项：高胆固醇、吸烟、高血压。

研究首先发现，不但危险因素与疾病存在相关性，而且有明确的量效关系，聚集危险因素种类越多和每一种危险因素的程度越重，未来 10 年心肌梗死、心脏猝死、卒中风险越大，发病年龄越提前。

> **危险因素种类越多、程度越重，发病年龄越早，得病的机会越多。**

这是循证的第一步，即发现了有些因素可能增加冠心病的发生和死亡的风险。但这绝不是循证的结束。

大家看 20 世纪的后一段时间，依据上述相关性做了大量的前瞻性临床试验，比如控制饮食，使用降脂药物特别是他汀降胆固醇（在没有这些药物之前，欧美国家基于胆固醇从嘴里吃进后通过小肠吸收的原理，曾经用过小肠旁植手术离断小肠这种非常残忍的开腹手术来减少胆固醇的吸收）。那么，发现了什么呢？无论是通过饮食的控制改变生活方式，用手术的方式减少小肠的胆固醇吸收，还是应用他汀类药物降低胆固醇，只要胆固醇下来了，冠心病就减少了。大家同时看到，用降压药或者少吃盐，只要血压降下来了，卒中就减少了，冠心病也跟着减少了。

> 这一步非常重要，即必须通过随机双盲试验倒过来证明干预了设定的危险因素就能够减少心肌梗死，减少卒中，减少心脑血管死亡。

20 世纪的最后 50 年，最终画好了一个圆：危险因素增高，心肌梗死、卒中增多；通过改善生活方式、药物或者手术降低危险因素，心肌梗死、卒中减少。这是一个循证过程。

（2）实现价值的转化

现在，大家很热衷谈转化医学。我认为当前的"转化医学"总体来讲还比较狭隘。大家都讲 B to B（Bench to Bedside，即从实验室的结果转化成临床的使用药物）。其实，更大的和最终的转化应该是实现价值的转化，比如从 Frimingham 心脏研究起步，最终通过临床试验证明了降胆固醇、降血压、控制烟草等能够明显减少心肌梗死和卒中的证据。下一步就应该把这些证据进行评估、综合，然后形成指南；用指南进一步做广大医务人员的继续教育（毕业后教育）；用这些科学的主导信息开展公众的健康和科普教育，传播到千家万户，让大众知道运用有科学证据的药物和方法（如改变生活方式）来预防冠心病，而不是被伪科学欺骗。

（3）总结

① 流行病学研究。首先，我们需要做流行病学研究，发现 A 多了 B 就多（如高血压、胆固醇高了，心肌梗死和卒中就多）。

② 临床试验。依据流行病学研究的结论，开展临床试验，从结论反推：干预危险因素，把 A 降下来，观察是否可以减少 B 的发生和发展，从而获取证据。无论美国医生做的、还是中国医生做的，无论控制饮食、使用药物还是手术方法，如果各种试验获取的证据都高度一致，这就是最可靠的证据，应该把它明确地写进指南，作为 IA 类（抗心律

失常药）明确推荐，广泛推广使用，然后通过医生的宣教和公众的传播最终落实在促进健康行为和生活方式上，从而预防疾病。

> 知（了解科学证据），信（相信科学证据），行（改变行为、采取行动）。落实在"行"上，是实现转化的最终落脚点。

四、"理解医学，做合格医生"很重要的一点就是"做好临床决策"

当我们面对一个公共健康问题，如我国高血压的整体防控（咱们国家有 2 亿高血压患者），或者面对一位具体的来门诊看病的高血压患者，我们怎么行动？怎么做出诊断？怎么写治疗处方？我们称之为"临床决策（clinical decision making）"。

"理解医学，做合格医生"很重要的一点就是"做好临床决策"。你可以是针对一个群体，也可以是针对个体的患者。

> 我们刚才讲了大医学、大卫生的概念，讲了生物－社会－心理的模式，讲了循证和价值医学的全新模式。所以，今天的医生在做临床决策的时候一定要跳出单纯的生物技术。

1. 医生做临床决策，首先要尊重患者，考虑到患者的价值取向、关注和对治疗的预期

我最近看到我们人民医院的一位老教授，他有稳定的心绞痛，诊断没有问题。但是，这位老教授明确说自己不愿意做支架，也不愿意搭桥，希望接受药物治疗。而很多医生却一味劝说：你这个病变就得做搭桥或者做支架。后来，我跟他交谈，他觉得，他现在已经 80 多岁了，在快步走路出现胸疼、胸闷（劳力性心绞痛）时，三五分钟后，不吃药也能好转；平时日常工作和活动，不走太快，没有任何症状。他认为接受支架后长期吃阿司匹林、氯吡格雷两种抗血小板药物，万一出血，风险更大。

> 医生不能一厢情愿。

不能强加给患者医生自己的意愿：你要不这么做，你就没救。一定要尊重患者，充分考虑患者的价值取向，对治疗预期的结果和最关注的都是什么。

2. 医生做临床决策，一定要考虑到伦理和法规

现在大家特别热情地追求新技术，努力争当第一，比如干细胞治疗。

在一个技术尚不成熟的时候，绝对不能一哄而起、一哄而上，一定要有严格的法规管理。这是临床决策非常重要的一部分。

3. 医生做临床决策，要考虑到所在国家和地区的医疗保健体系（比如医疗保险的状况和患者获取医疗保险的途径）和患者的经济状况

例如西部偏远农村的乡村卫生院里可能只有复降片，或者国产的两三块钱100片的卡托普利、依那普利、氢氯噻嗪、硝苯地平片等。那里不可能有北京三级甲等医院药房里存放的8块多钱、10块钱1片的降压药物。

有些医生说，便宜药不先进，应该消失。这种说法显然没有考虑到各种患者的不同医保状况和经济状况。

> 我强调医疗保险保障的是基本医疗服务，不是最贵、最先进的医疗服务。

4. 医生要充分考虑你开的处方药物和推荐技术的临床证据，以及自己和本单位的技术水平（自己不会，就要转给别的专家或者别的医院）

> *不打无把握之仗，不打无准备之仗。*

以上是临床决策的因素，综合考虑"以患者为核心、患者利益至上"的各种因素才能做好临床决策，最大限度地治好患者。

我曾经听到一位青年医生讲，他听个别上级医生说要在患者的白骨堆上练就一身过硬本领。

无耻之极！

讨论：你是否遇到过类似情况？你怎么看这种现象？

某医院院长要求医护人员不但要钻研专业医学技术也要懂经济，早上查房时，先到出院处看看患者还剩多少钱，还够做什么检查，一定要让患者把钱花光了才能走，不要

让患者把钱带回家。

我认为教唆医生做这种事情的院长是非常不上档次的院长。

现在很多医生养成了一种习惯思维，看到患者后老想还能施展什么技术？因为医院的技术实在太多了。比如体检中心，项目眼花缭乱，只想患者能支付得起哪个档次的豪华体检套餐，不想患者真正需要什么？

> **最重要的是，千万不要在患者身上做患者不需要的事情。**

为无危险因素、有胸疼、月经正常、心电图有非特异性改变的年轻女性处方 CT，实际是害了她，增加的毛收入是不义之财。我们知道，年轻女性的一次 CT 照射会带来一生癌症的风险，更何况是在她根本不需要接受这种照射（检查）的时候。

不要在患者身上做得过多，反过来想想患者不需要什么，再把该做的做好。

五、推动医疗服务的可及性，实现健康的公平

在课程的开头，我强调医生一定要有同情心，有责任感。为什么呢？因为医生不能只是研发技术、掌握技术、将技术做得很精彩，更重要的是技术能不能到达等待甚至迫切需要治疗的患者。这就是医疗服务的可及性。如何让医学 accessible（易接近）和提高医学的 accessibility（可达性）？

我想，这方面最经典的案例就是贫困地区先天性心脏病（先心病）患儿的救治。

> **一边的技术很精彩，一边的患者很无奈。当技术不可及，技术就没有价值。当医生不光是学习、掌握、研发技术，更重要的是促进和推动那些成熟的、有证据的、可能实现价值的技术到达有需要的患者。**

一方面，先天性心脏病的救治技术发展突飞猛进。一些简单的先心病过去要开胸，现在不再需要开胸，用介入技术就能封堵；过去一些非常复杂，外科手术也鞭长莫及的复杂先心病，现在手术可以获得成功；而且手术和介入联合做成杂交或者镶嵌技术可以进一步使更多的疑难、复杂先心病患者得到救治。

另一方面，我国大部分等待救治的先心病患者在贫困农村；或者是在没有症状时没能及时发现，被误诊、漏诊，延误了治疗；或者由于早年没有医疗保障，家庭的经济状况不能承担治疗费用，尤其是不能到掌握技术更好的大医院救治。

所以，我近些年热心医生的志愿者行动，努力和红十字会、首都志愿者联合会、

慈善总会、春苗基金等慈善机构合作，积极与政府沟通，希望能够得到政府的支持。经过医务界10多年的努力，近些年不但从理论层面得到了国务院和"卫计委"（中华人民共和国卫生和计划生育委员会）的认可，从实践上先心病救治的保障体系也正在得到逐步完善，尽管还没有在每个地方落地（例如江西省做得非常好，有些地方还需要进一步落实）。

医生不但要掌握硬技术，还要从社会的层面来推动基本医疗服务的公平可及性，让人人享有基本医疗卫生保健，不然就很难实现健康的公平，尤其是贫困人群的健康权利。实现"健康公平"的关键在于帮助和保障贫困低收入人群（如贫困地区的农民和城市低保人员）也能享受到基本医疗服务。

医生不但要掌握硬技术，还要创建医疗模式，才能实现技术的可及和医学的价值。现阶段，治疗急性心肌梗死的生物技术非常先进，溶栓药物效果是肯定的，还可以做到直接、快速到导管室用支架开通血管，挽救心肌，挽救生命。

但是大家知道，急性心肌梗死能否救治和能够救治到什么程度，取决于时间。时间就是心肌，时间就是生命。在北京、上海、广州这些大城市的大医院，问题不是技术，很多医生会做支架技术。问题是患者到达医院太晚，即使患者到了医院，已经到了急诊室，后面的流程也不是以"挽救心肌、挽救生命"为主，从而浪费了大量宝贵时间。以北京大学人民医院为例，急诊室呼叫值班的二线，被呼叫的二线还不是一个心血管专科医生，他再去找心脏科的值班医生，然后把患者先收到监护室，最后才到救治现场导管室。流程是错的！从医院门口到第一次球囊扩张时间，指南上推荐是90分钟，现在进一步要求是60分钟，欧洲一些国家这一时间已降到50分钟以下，我国中位数为138分钟（还不算院外的延迟时间）。

> **支架再好、医生技术再熟练，还是不足以使一个迫切需要紧急救治的患者及时得到治疗。**
>
> **关键：实现硬技术的软着陆！**

这是太经典的一个案例了。要实现生物技术的救治价值，使技术到达有需要的患者身上，尤其是在时间上要做到分秒必争时，必须进行服务流程、服务模式的改变（优化和简化）。更严峻的情况是，往往由于经济利益的驱动造成了许多心肌梗死患者在院外的无序流动，甚至有的救护系统舍近求远，把北京海淀区的患者拉到朝阳区，把朝阳区的患者拉到西城区，都浪费了大量的时间。

实现心肌梗死快速救治的另外一个欠缺是教育公众，"有胸痛上医院"，"时间就是心肌，时间就是生命"。让公众知道抢救的紧迫性，家里有这些症状的家人或者本单位职工出现类似的现象要快速送医院。

六、医生的方法论

前面我更多的和大家讨论了价值观念和医学目的，都是有关世界观的问题。下面我想具体谈谈当好医生的方法论。如果说前面的内容是回归人文，那么下面的内容就是强调回归临床，回归基本功。

三个回归：回归人文，回归临床，回归基本功。

1. 始终要坚持实践，基础和实践相结合

医生是一个需要终身学习的职业，根深才能叶茂。根在哪？

> **根就是三基：基本理论、基本知识、基本技能，这叫基本功。**

从医学生进入医学院伊始，就要非常注意把基础医学课程和临床相结合。我上学的时候，在毛主席搞的教育改革和教育革命当中，我们曾经提出了传统教育的问题：一年不沾医学边，三年不沾临床边，六年不沾工农边（北京大学医学部是六年制）。第一年都学的是医学前的一些课程，高等数学、物理和有机化学，最多学到生物学，跟医学不沾边，不讲解剖、生理、生化。当时北京大学医学部的课程安排分成三年基础、三年临床，头三年都是在基础部上的，不接触临床，把临床和基础完全分成两段。大学六年期间根本就不知道农村、农民的疾病状况。

现在这种现象更严重。很多医生从上学到当医生的全过程就没有去过农村，没有在社区工作过，不懂得农村、社区的疾病状况。

最近教育部推行的最新一轮医学教育改革，大家拿了很多美国的模式、英国的模式和现在很热门的古巴的模式，作为我国医学教育改革的借鉴。我们可以看看美国目前的模式是什么？它就是强调医学生从入学的第一年就要接触临床。古巴的医学教育是六年制，医学生不但第一年就接触临床，而且第一年就接触社区医疗，在社区医疗站里直接接受临床实践，在社区医疗站上讨论课。实际上，这些过去在我们国内都做过，只是后来被完全否定掉，现在又重新做。

2."五指"诊断流程

我 1985 年去美国，头半年读美国的一部教科书，让我印象最深的是"五指的诊断模式"。以我们一只手的五根手指为记忆线索，强调基本技能和基本功。

大拇指：首先是问好病史。问好病史既是调查研究、了解患者疾病的症状、病史和他做过的检查，也是医患沟通的启动。只有问好病史，才能帮助患者在头一次面对一个

生疏的医生时树立信心（如"找你看病，我信得过你"），包括情感的交流。

如果医生问病史非常简单、粗犷，三句半就完了，态度不认真，那么一方面医生很难把病问清楚，另一方面患者也难以相信这样的医生。

医生问病史不能诱导患者按照医生的思路去描述，也不能不耐心，要倾听患者的主诉，尊重患者的感受，因为病在患者身上。不要随便打断患者，去灌输医生的主观意愿。

绝不可取的做法：你觉得他就是冠心病，他说的不符合你想的，你就不愿意听，就人为的干扰和诱导他按你的方向去说。

第二步是物理诊断的基本功：望、触、扣、听。中医讲"望、闻、问、切"，西医讲"望、触、扣、听"。

听诊器是必须戴的。

我们有些介入医生不戴听诊器，甚至于有的大学教育领导公开讲：听诊器是煤油灯，CT、核磁、冠状动脉造影是日光灯，谁戴听诊器谁就落后黑暗，上来就造影就是光明和先进。这是太不应该出的一些问题了。

第三步是简单易行、价格低廉、诊断意义非常明确的床旁检查。我特别强调心血管科医生（其他科室的医生也一样）要看好心电图，看好胸部 X 线片，注意血尿便常规检查。这些非常简单的床旁检查提供了非常重要的信息。心血管科医生不会看心电图，CT、造影做得再好，也很难说你是一个合格的医生。

第四步是成本高一点、无创或创伤不大的更先进的技术，如超声心动图、运动负荷试验。

最后才是成本高、有创伤的检查手段，如 CT、核磁、冠状动脉造影等。

现在有些医生本末倒置，反过来了。不问病史或者非常简单地问病史，不戴听诊器，叩诊非常粗犷，忽略心电图、胸片这些基本技能，直奔最贵的创伤性检查，标榜那些是金标准。

从我当医生的经历来看，相当多的心血管疾病靠前 3 项是可以诊断出来的，必要时再用第 4 项，最后比较少数患者用第 5 项。

我曾经在一家大学附属医院里参加博士生的临床技能评审，我查了一个即将毕业的心血管医学博士的 3 个病例。有一个病例非常典型。怎么记录的呢？"该中年女性有胸疼，症状不典型，请示主任，主任指示：明天造影。"

这很像是一场三句半表演，三个博士请问一个博导。

博士甲：患者有胸疼。

博士乙：不典型。

博士丙：咋办?

导师：造影！

这个例子很极端，但却绝不是个别现象。我就不知道患者怎么能相信这种医生。反过来说，这种医生怎么可能看好病？

五指学说不能本末倒置。

七、医学与哲学

我认为，医学是最需要学点儿哲学的学科。一位上了年纪的民主人士曾经讲：一个人学一门技术可为社会做点儿事情，只有懂得哲学道理才能干番事业。

1. 疾病的共性与患者的个性（个体差异）

在学医和从医的过程当中，诊病、治病充满了哲学道理。哲学一个很重要的原理是"共性和个性"，就反映了"读医学教科书和临床实践"的关系。我们刚进医学院的门学医学、当医学生，或者初出校门当医生的时候，更多的是在接触书本知识。书本概括的是共性。例如心绞痛，它一定强调疼痛部位在胸骨后或者心前区，持续的时间常常是3~5分钟，很少超过15分钟，诱发它症状发作的常常是体力活动（如赶公交车、快步走路，尤其是冬天饱餐后迎着冷风用力前行的时候），缓解的方式是休息或者含服硝酸甘油。

我毕业后，有两位患者给我留下的印象非常深。

一位是建筑工人。他的主要表现是咽喉疼，长期在耳鼻喉科看病，怎么看也不好。我们更长一辈的老专家，他们的知识面比较全，不光局限于"头痛医头，脚痛医脚"。当时一位姓郑的主任（郑立教授），他虽然是耳鼻喉科主任，但是内科的基础很好，根据患者讲述的发病特点（患者骑车上下班，每次上北海桥（北京）上坡的时候发作，发作后下车休息好转，下坡时从未发作过）将患者转给了我。这个患者果然是心绞痛。为什么呢？咽喉炎怎么可能上坡就疼，2~3分钟缓解，下坡从来没疼过？这位患者除了部位不典型，其他症状（诱发原因、疼痛时间、缓解方式）都符合典型心绞痛。

第二位患者是北京某医院一位非常知名的老专家。他只要上楼梯、走路走快了就头疼，休息3~5分钟就好了，不动的时候，头从来没疼过，至少没有他看病时描述的那种头疼。后来做运动试验，果然在头疼的时候心电图有ST段下降、缺血的客观表现。实际上，这位患者更典型，只是心绞痛的部位"跑到"了头部，其他症状都符合，共性存在于个性之中。

> 在临床实践中，我们看到的一个一个患者都是不同的，每个患者都有个性，不同的患者可能患有同一种疾病，疾病的共性存在于患者的个性当中。

所以，我们医生在接触每一位患者时，一定要将疾病的共性和患者的个性有机结合，才能做好诊断，不断总结经验，提高自己诊治疾病的临床能力与水平。

2. 一元化的思考

我的老师特别教我们要学会一元化的思考，来注意排除。一个患者可能又有发烧、又有腹痛，可能有多种症状。如果我们能用一种疾病解释所有的症状，这种诊断是最靠谱的。总不能说：发烧是一个原因，腹痛是另一个原因，腹泻是第三个原因。"每一个症状都要对应一个病因"的思维方法一定是很错误的。

我不否认一位患者可能同时存在两种或多种疾病，但最可能的是他的若干种临床表现（症状和体征）的本质是一个疾病。

> 要透过现象看本质。

3. 做医生要不断积累经验，提高临床诊断、治疗水平，要非常注重哲学的思考过程

毛主席讲：开始怎么想的？后来怎么想的？中间发生了哪些变化？变化的根据是什么？从中找出规律性东西来。

主席讲这番话是针对一些政治运动。其实，破案和诊病的过程非常类似，主席的这段话用到医学上同样非常贴切。

（1）开始怎么想的

就是我们第一次医疗接触（如当我们在门诊第一次见到患者）。初步印象和入院诊断就是"开始怎么想的"。

（2）后来怎么想的

出院诊断，甚至是尸体解剖的诊断，是"后来是怎么想的"。患者出院后，你可能还没搞清楚。例如发烧待查，为什么发烧？治疗后，患者诊断还存在什么不完全清楚的疑点？所以在患者出院后，你必须继续不断随访，有时一直到患者过世，经过尸体解剖你才恍然大悟，发现是什么原因。

（3）中间发生了哪些变化

大家查查以往的病例。很多情况下，我们的初步印象、入院诊断和出院诊断、尸体解剖诊断是不一致的，发生了变化。

我举个例子，一位患者最近一个星期快步走路感到心慌、气短、胸疼。按照我们医生常规的思考，可能认为劳力性的呼吸困难一定是左心心力衰竭，是左心的病，因为左心室心功能不全才会出现心慌气短。这是入院诊断。

出院诊断：肺栓塞。

（4）变化的根据是什么

中间发生了变化。很重要的是，变化的根据是什么？为什么把入院诊断时的左心衰竭更改成了右心的病——肺栓塞？因为患者的心电图表明右室负荷重，S1、Q3、T3、VI、V2、V3 导联的 T 波倒置；超声心动图也发现是右室扩大，肺动脉压力增高，三尖瓣关闭不全，甚至可以看到室间隔被向左侧挤压，一派右心负荷增加的景象。进一步给患者做了 CT，明确看到肺血管里有血栓。这些是发生变化的根据。

（5）从中找出规律性东西来

这是非常重要的。看见了变化，又找到了根据，需要总结规律，螺旋式的上升。所以，如果医生每看一位患者都能注意整个过程，就能够不断提高。

> 做合格的医生，不但要重视疾病最后的诊治结果，还一定要非常留心诊治的全过程。

不要轻易放掉一个原因不明的发烧、腹痛和胸疼……要是到患者出院时还没搞清楚，要随访患者、追踪患者，要知道最后发生了什么。

> 随访疾病的全过程应该成为医生的职业习惯。

现在，我们很多医生给患者（如高血压患者）开完药，爱好不好，患者回家后吃不吃，能不能把血压降下来，他不管。开了 ACEI（血管紧张素转化酶抑制剂），患者是不是咳嗽？吃完他汀，患者会不会乏力、肌肉疼痛？医生没有随访就很难提高。

> 医生要想不断提高，一定要坚持哲学的思考，要认真追踪疾病的发生、发展过程，才能不断地螺旋式上升、升华，从经验不多的医生成长为经验丰富的医生。

很多老医生（如北大医院的张树基教授）被人们传颂为名医、神医。在大家困惑不解和一筹莫展的时候，他们常常能够一语惊四座，点破疾病的本质。他们绝对不是天生就是这样的"神医"，也一定是经过了学习积累的过程。

不注意过程，简单做加法，即便看了一千、一万个病例，水平也不会太高。

注意过程，不断总结，随着见过病例的增加，越看越有经验，越看心里越有底。

4. 哲学的思考需要善于观察和联想，由表及里，透过现象了解疾病的本质

医学上非常重要的一个内容叫"综合征（syndrome）"，例如预激综合征、X 综合征。

什么是综合征？就是一个患者同时出现了两种、三种，甚至更多的一些症状、体征与临床表现，但所有这些表现似乎都是一个疾病不同角度的展示。

医学往往是从观察入手的，开始时只是看到若干现象。我刚刚讲到尽量用一种疾病解释同一患者同时出现的若干个体征和症状。由于大家不能一次就看穿疾病的本质，所以医学界提出了"综合征"的概念，即若干症状、体征的组合，通过联想认为这个组合很可能是一个疾病。

心血管领域最经典的是预激综合征。预激综合征是以 3 个人名（Wolf Parkinson White）的第一个字母命名的，称 WPW 综合征。早在半个多世纪以前，大家看到一种很有意思的现象，心电图上表现的 PR 短，QRS 波群增宽，在 QRS 波群的起始部位有一个缓慢上升的 δ 波，同时这个患者特别容易出现规整的快速心律失常，心率非常快，可以跳到 180 次/分钟、220 次/分钟，也可能出现心室率很快，心房颤动。大家就把心电图的表现和快速心律失常联在一起，称为预激综合征。

为什么叫"预激综合征"呢？这里不但有观察，还有联想，即推测患者的心脏除了有正常的房室传导通路外，还有一条房室的旁路，一旦出现从正常通路下传，经旁路回传形成折返时，就出现心动过速。

若干年以后，才找到了"旁路"的组织学证据；后来又在北欧的一个渔民身上成功地切除了"旁路"，根治了其心律失常，证实这个"旁路"就是罪魁祸首；最终从外科治疗走向了射频消融（创伤很小、不开刀的导管技术）。这就是人们认识预激综合征的过程。

临床医生要特别注意床旁观察，不要轻易放过不清楚的现象，并且要善于联想。你把若干症状能够整合在一起就是综合征。现在有很厚的综合征字典，里面有几百、上千个综合征。非常遗憾，极少数、基本上没有中国人提出的综合征。

医生的成长要特别善于观察、善于联想，能够从现象入手进行联想，提出假说，揭示疾病的本质，再通过科学的研究证实本质，最后像预激综合征一样找到根治的方法，从手术甚至于完全走向微创。

八、做合格医生，不能光死读书本，特别要重视能力的培养

这也是毛主席教育思想中非常重要的一个部分。

1. 首先要重视自学的能力

医生是需要终生学习的职业，学校只是很短的一段，要培养自己终生自学的习惯和能力、独立分析问题和解决问题的能力、与患者和社会沟通的能力。在一定程度上，医生的语言比药片和手术刀更重要。

2. 医生应该坚持实践、刻苦读书、善于联想、勤于笔耕

医学是实践科学，医生一定要在患者的床旁，在为人民服务当中，观察患者病情的变化、用药后的反应……才能不断提高。医学不像数学，陈景润解开哥德巴赫猜想，更多的工作可能是在屋子里面遐想。如果做医生不在患者床旁，就很难发现问题、解决问题。

医生应该刻苦读书，把读书和实践结合起来。

医生要善于联想。

医生应该勤于笔耕。这里的"笔耕"，并不是写文章和发表论文，而是把自己实践中发现的特殊病例和经典病例随手记下来，总结出来。

一个病例可能发现一个病。比如三聚氰胺，是一个医生观察到喝奶粉的孩子出现了肾脏的问题（肾结石），再一个一个病例积累起来，看出了问题。再比如"海豹婴儿"，母亲吃完减少妊娠反应的药物导致孩子出现双上臂缺失的畸形。临床大夫观察到一个具体病例，随后又看到很多类似病例，最后发现了问题。

3. 人生很短，抓紧时间干正确的事

医生的成长是一个非常漫长的过程，不但学制长，而且一生都在学习、提高、升华。所谓"三十而立，四十不惑，五十知天命，六十著书立说，七十回顾人生，八十游山玩水，九十活不过那是自己的错"。每十年应该有一个阶段性的人生和职业目标。

三十而立：我们医生在二十多岁走出学校大门，开始临床实践。第一个十年是

坚持医疗实践的十年，学会看病，在患者的床旁摸爬滚打。不会看病？！何来合格的医生？

四十不惑：第二个十年是在继续医疗实践的基础上，研究、创新的十年。要在广泛的医疗实践基础上，轮转了各科以后，选定一个具体的专科，甚至是在专科里选择一个具体的自己喜欢钻研的领域，比如你是钻研心律失常、钻研心力衰竭，还是愿意做冠心病、愿意做高血压？选择一个很具体的领域深入挖掘，做研究、做创新。努力在这个领域做出深度，超出老师，超出前人。

五十知天命：第三个十年应该走出你研究范围的局限。你不能一辈子就研究一个点，应该重新走向更宽阔的层面。五十岁左右正是成为学科带头人甚至学术领军人物的年龄，你肯定要在战略上综合了解学科发展的趋势和方向，了解各方面的重大和关键问题，才能领好这个学科。你不能还只聚焦在某一个领域、某一项具体技术上，那样的话你很难引领一个学科。

六十著书立说：有了30多年的临床经验，又通过自己学习读书，到了可以总结自己学医和行医经验的时候了，写出自己的水平和特色。现在，有很多三四十岁的医生在拼命写书，写的书越来越厚。实际上，大部分内容是抄来抄去，因为三四十岁还没有足够的体验，很难写出有特色、有自己经验积累的书。60岁的时候除了继续做实践，确实应该著书立说，总结可以启示后人的一些成就。

七十回顾人生：医生的一生不但行医，而且人生也非常丰富。以我为例，我经历过"文革"，经历过SARS，参加过医疗队，到过西藏阿里……我们有很多人生的经历，这些经历当中有很多是值得总结的财富。

八十游山玩水：我们有些医生（专家）80岁了还在做手术，我觉得不可思议。80岁还做手术，并且1个人做，一定是牺牲了两代、三代人，甚至更多人的成长。应该把更多的机会让给年轻人，自己也可以享受人生。

九十活不过那是自己的错：通常情况下，如果大家能够坚持健康的生活方式（如零吸烟、管好嘴、迈开腿、好心态），那么你的期望寿命应该是90岁以上。医生是获得医疗保健知识更多的职业，所以大家的期望寿命一定是90岁，不是70岁、80岁。90岁活不过一定是自己的过错，是自己没有好好关注自己的身体和健康。

九、医生一生的三种身份

1. 实践者

医生每天都在看病，都在实践。

2. 教育者

医生要带学生，培养下级医生，同时有责任做公众健康科普教育。不要把"健康教育"局限于上电视、做节目或者开设健康大课堂。实际上，医生每天都在做健康教育。

你接诊了一位吸烟的心肌梗死患者，你给他做了支架，还应该跟他讲清楚："他不能吸烟，吸烟以后可以心肌梗死再发，而且支架容易长血栓"。

你接诊一个肥胖的青少年，天天喝含糖高的饮料。你有责任和他父母及本人谈："孩子应该控制体重，如果不控制体重，孩子长大以后，不但患心血管疾病的危险因素增加，患癌症的危险因素也增加"。

医生每天的日常工作，无论查房还是看门诊，在对患者的治疗和处方当中肯定不只是药物和技术，还应该做好健康教育。

3. 探索者

学医、行医无止境。时至今日，我们面对的仍然是大量的未知数。真正能够找到病因，能够根治的疾病，寥寥无几。医生的一生更多的是在探索。

十、认真对待每一位患者

张孝骞教授有句名言：医生在终生的医疗实践当中都应怀有如临深渊、如履薄冰的态度。

没有一个简单的患者，每个患者都有其特殊性。对于每位患者的诊断治疗都应该非常认真、仔细，"粗枝大叶不行，粗枝大叶往往搞错"。

从我自己带学生的经历就可以看到。以射频消融为例，前面122个患者都很顺利，到第123个患者出现了并发症，并且做出三度房室传导阻滞，最后安了起搏器。主要是大家开始做的时候都非常谨慎，因为没有经验，反而一个一个患者看得很仔细，准备得很充分，把手术当中可能出现的意外和补救措施都考虑得比较到位，为手术顺利进行奠定了基础。到了第123位患者，第一大家觉得经验越来越多了，而且看到是左侧旁道，认为患者左侧旁道出房室阻滞的可能性很小，恰恰在这块儿出现了问题。

现在有些手术量大的医生，或者（被/自）认为是专家的医生，术前不看患者，甚至由于手术过程当中患者被手术巾覆盖，做完手术都不知道患者是男是女。这是很荒谬的现象。

　　做医生真是不敢有任何的轻敌和粗枝大叶，对每位患者都要认真对待，如临深渊、如履薄冰。

十一、四面旗帜（公益、预防、规范、创新）和三个回归（人文、临床、基本功）

医生的成长过程非常漫长，如同赵丹先生主演的影片《李时珍》中反复出现的情景——逆水行舟。医生在成长过程中要耐住寂寞、自强不息、锲而不舍。

人的一生很像沙坑，靠一锹一锹的沙土和一层一层的铺垫。

社会大环境容易改变一个人的性格，我们不想为谁改变，也不想因为外界的变化来改变自己最喜欢的地方。

不要轻易改变自己的追求，不要随波逐流，不必刻意掩饰自己的真性情，最自然的也就是最真诚的。

人生成长过程的每一个阶段的付出如果都是货真价实的，随着年龄增长，再回头看时，都会非常美好。

我总结了自己几十年从医的经历和经验，针对目前医疗卫生改革急需解决的问题和面临的一些挑战，总结提出了四面旗帜和三个回归，即我国医务界应该高高举起公益、预防、规范、创新的四面旗帜，推动医学（包括心血管医学）回归人文、回归临床、回归基本功。

十二、《愚公移山》和医学"禅宗"

1. 山外有山

最后，我想讲一段寓言故事《愚公移山》。愚公移山，坚忍不拔、锲而不舍、挖山不止，最终感动上苍移动了太行、王屋二山。

在今天社会主义市场经济下，医学在蓬勃发展的同时，也衍生出一些趋利性的影响和急功近利、好大喜功的现象。这些负面因素就要求我们今天医学界的愚公们不但要有锲而不舍的精神，而且需要有境界。非常有可能你把太行、王屋二山挖开后，在人们享受交通便利的同时，沿途的众多收费站也如同雨后春笋般地生长了出来。进而让"愚公"感到更加不快的是，不少的收费站是由当年言之凿凿不宜动土的"智叟们"经营的。再过 10 年、15 年，这些"智叟们"和他们的后代可能站出来声明：太行和王屋二山是他们挖开的。今天的"愚公"不但要挖山不止，而且一定做好心理准备。毕竟，"愚公"的心意只在造福子孙，未曾考虑自己的行为蕴藏多少经济利益，"篡改历史"的现象也不能完全避免。所以，胸襟、境界是必备的。

无论如何，一定要以好的心态继续挖山，只因为山外还有山。

2. 换个角度看世界

不知大家是否读过古龙的小说《多情剑客无情剑》，里面有一段关于"手中剑、心中剑"的对话。那本来是模仿禅宗教义的一段对话，我觉得，医生的成长过程与这段对话非常相像。

医生刚刚毕业走进医院的阶段可以比喻成"手中无剑，心中无剑"。手术、介入等各种技术没有经验，做得也不好；对医学的理解和对患者诊断治疗的把控都感觉心中无数；更谈不上做高水平的科研。

医生成长的第二个阶段是"手中有剑，心中无剑"。随着临床经验的积累，应用技术的水平逐步提高了，但对科研和对整个医学大局的把控心中还是没数的。

再进一步，医生职业的发展到了"手中有剑，心中有剑"的阶段。不但技术应用得越来越好（经验丰富直至炉火纯青），而且对医学的理解，尤其创新、科研思路的水平越来越高。

年龄更大一点，经验进一步积累，就进入到了"手中无剑，心中有剑"阶段。医生成长到了一个高度，一定要把技术让给年轻人做。我们国家有些技术发展之所以不快，很大程度上是因为没有开明的传承机制。事实上，以很多外科技术为例，医生的年龄过了 35 岁、40 岁已经不是掌握新技术很好的年龄段了。非常遗憾，一代人老想自己做会了再让年轻人做，不在关键的时候放年轻人一马，帮助年轻一代成长起来。这个阶段你更多的职责是做学科的领军人物。像吴英恺教授，他主要是领导他的学术团队前进，他是个外科医生，自己很早就不做外科手术了。我认为，他的贡献比持之以恒做手术的人更大。这个阶段一定是"心中有剑"，而把"手中的剑"交给年轻人。

最后是"手中无剑，心中无剑"的阶段。80 岁以后更好的选择是享受人生。

十三、医生职业是使命，不是避风港

我不大懂摄影和美术，但是我非常喜欢一幅画，画的主题叫 RISK（风险）。初看画面，并没有什么危险，这是一个皓月当空、风平浪静的大海的夜晚，海面上有条小船。然而，大海的平静是一过性的，风浪是常态，很可能 3 分钟以后或者 20 分钟以后就会起风浪。

我做了这么多年医生，也走了不少家医院，从最开始在北京的北大医院，经过了朝阳医院、同仁医院，到现在的人民医院，也在北京军区总医院工作过一段时间，在上海同济医学院做过院长。我觉得没有一处是避风港，自己始终在探索医学模式的发展，按照自己的理想境界很执著的锲而不舍地探索。现在我已经退休了，还是没有避风港，仍然在"海面"上。这可能就是一种追求、一种境界。

医生职业要求我们一生都在探索。要做成功、合格的医生是一个挖山不止、锲而不舍的过程。我希望大家都能够理解医学，最终能成为一名合格的医生，而且成为一名成功的医生。

（本文作者：胡大一，北京大学人民医院心脏中心主任、教授、博士生导师）

写给读者的话：
医患交流
面面观

一、浅谈医患交流

"医患交流"发生在我们工作当中的每一分、每一秒，要把它说清楚，还真有难度。我与大家分享一下我们的心得体会，请大家指正、补充和完善，目的是促进心血管科临床工作更有效和有序的开展，促进医患和谐，增强医生从业的安全感、成就感和幸福感。

1. 医患之间可能不会交流

如果不会沟通，你所知道的一切都无关紧要。

我有一次在门诊一边处方一边对患者说："A 药早上吃，B 药晚上吃。明白了吗？"

患者答："明白了。"

我说："你重复一遍？"

患者："B 药早上吃，A 药晚上吃。"

于是，我再一次强调了药物服用的正确时间，并且把相应的内容标注在了患者的病历上。

讨论：

医患交流中，医生往往忽视"对方听到（理解）的内容和医生表达的内容相差甚远"。

一方面，网络上、电视上纷纷晒出了各式各样龙飞凤舞的病历，不知道书写这些病历的医生本人是否能够看得明白？另一方面，遇到重要的问题时，如服药时间，医生一边熟练（飞快）地书写病历，一边并不太注意口齿清晰和吐字清楚地向患者表述。患者呢？每每也点头应和，如同我上面提到的情况一样。

胡大一老师说："医生是教育者……医生有责任做公众健康科普教育……实际上，医生每天都在做健康教育。"我们应该劝告患者戒烟，告诫肥胖儿童的家长注意孩子的健康生活方式……

我对这段话有更深的理解：我们对患者的每一次诊治过程都可以被视为是一次健康教育。

医患关系是矛盾统一的。

矛盾：病痛在患者身上，解决问题的是医生。

统一：医生通常解决的是患者的健康问题。

因此，才有了医患交流。通过交流，我们把患者不知道和需要知道的健康状况、疾病知识、应对方法等传递给他们，他们把疑惑、问题等反馈给我们和再次得到解答……

胡大一老师说："勤于笔耕。"我认为有一层含义是对我们认真书写病历的要求。既然是重要内容，不如多费点心思，认真把它们写下来。

沟通是能够学习并且保留的一系列技巧，而不只是一种个性特征。

如同体格检查等核心技巧一样，沟通技巧也需要通过学习才能掌握。

沟通的目的是将医生的理论转化为患者的实践，表达的方式、方法和所要表达的内容同等重要。

医疗卫生和医疗实践性质的变迁增强了对沟通的需求，即使有经验的医生也需要不断提高沟通技巧和知识。

2. 有效的医患沟通

要与患者（必要时也包括家属）建立良好的信任关系，方法很重要，态度与愿望才是关键。

有效沟通依靠医生的专业知识和职业操守（责任感、同情心……），医生对患者的正确态度应该是"尊重、同情和理解"。

问好病史和耐心倾听。问好病史既是调查研究，了解患者疾病的症状、病史和他做过的检查，也是医患沟通的启动。只有问好病史，才能帮助患者在头一次面对一个陌生的医生时树立信心（如"找你看病，我信得过你"），包括情感的交流。

如果医生问病史非常简单、粗犷，三句半就完了，态度不认真，那么一方面医生很难把病问清楚，另一方面患者难以相信这样的医生。

医生问病史不能诱导患者按照医生的思路去描述，也不能不耐心，要倾听患者的主诉，尊重患者的感受，因为病在患者身上。不要随便打断患者，去灌输医生的主观意愿。

绝不可取的做法：你认为"患者不懂医，自己懂"，把自己的看法强加给患者。你觉得他就是冠心病，他说的不符合你想的，你就不愿意听，就人为地干扰和诱导他按你的方向去说。

掌握患者相关信息，包括患者对治疗的预期（这很重要），医生不能一厢情愿。

不能强加给患者医生自己的意愿：你要不这么做，你就没救。一定要尊重患者，充分考虑患者的价值取向、希望治疗的预期结果是什么和最关注什么。欲使患者接受治疗建议，应该客观、详细地比较不同治疗方案的优缺点和不同疗效。医疗技术是医生用在患者身上的，所以医生一定要考虑：你用了这个技术，究竟是对谁好？有没有必要？还有没有更好的选择？简而言之一句话，你用的技术真正给患者带来的是什么？

此外，患者的一些烦恼是源于知识缺乏或受不正确观念的影响。这时为其答疑解惑、纠正错误想法，可以解除不必要的烦恼和浪费（如心力交瘁和经济损失）。

当遇到患者的主观感受和客观检查结果不符时，要努力寻找原因，标本兼治，关注患者的身心全面健康。

医学发展到今天，仍然有太多的未知，医生当然不能"包治百病"。

即便医生解决不了患者的全部问题，端正的态度和正确的沟通技巧还是能够带给患者信心和希望，带给医生成就感的。对患者适时的鼓励与协助，指出问题的可解决性，并给予支持，使患者感到问题是可以解决或改善的。

3. 医患之间沟通不畅的原因

（1）医务人员

使用专业术语往往导致沟通不畅。我曾经很多次遇到过患者拿着心电图，不安地问我："'窦性心律'（正常心律）是很严重的心脏病吗？"

有些医生本身缺乏沟通能力，或者不重视沟通。

生理、心理上的疲劳会让一些医生懒得沟通。

医患双方性格差异也是双方沟通不畅不可忽视的原因。事情就是这样，有人让你第一眼就喜欢他，另一些人却刚好相反。然而不要忘记，当我们面对患者时，我们是在工作。不要把这种无端的好恶带到工作中来。即便患者真的存在问题，都一样，保持客观的态度，按照规章制度，做好自己的分内事。切记，在我们厌烦和指责之前，一定要想一想：自己是否无可挑剔？

此外，专业水平或者职业操守的欠缺也是原因之一，还有一些其他原因，如方言等。

（2）患者

不善于表达。

病情困扰。症状是带有主观色彩的感受。当患者过度关注身体变化时，会提高对症状的敏感性，甚至"诱发出"本不存在的症状。

负面情绪，如焦虑、对自己否定、不好意思询问，甚至害怕医生或者拒绝接受健康知识等负面信息。

4. 医患沟通不畅可能产生的消极影响

漏诊、误诊。

漏治、误治。

患者不配合检查和治疗。

治疗依从性不好。

医患关系紧张的根源地。

5.举例说明

例1：医生的专业知识，不是患者的主观感受

患者被诊断为心房颤动。

医生：你的问题不大，对生命没有威胁，预防卒中就行。

患者：我太难受了，怎么可能问题不大？医生没说实话，一定是治不了，他才这么安慰（糊弄）我。我肯定会偏瘫，或者不知道什么时候就没命了。怎么办呀？

令人不快的结果：患者不接受控制心率的药物治疗，坚持服用转律药物，生活质量明显下降，反复发作心悸。

解决方案：

了解患者的主观感受，尽可能全面、清晰、通俗地针对患者的疑惑给出合理解释；了解患者对治疗的期望值。我记得小时候在学校，每次下课老师说的最后一句话总是："大家还有不明白的，课后找我。"

例2：医生的不耐烦

想一想，有没有过类似的情况发生在我们的工作中："终于结束了，这次又花费了这么长时间！"

经常有这个想法的医生，我建议他摆个钟在桌面上计时。我担保，大家会发现实际花费的时间比我们认为的短得多。

另外一方面，我们在过于计较谈话时间的同时，往往忽略了面前的患者（他们说了什么？问了什么？他们的反应是什么？是豁然开朗，还是迷惑不解？）……甚至忽略了我们自己究竟说了什么。

例3：医生说的，患者听不懂

每每看新闻中介绍先进武器，我都听得糊里糊涂，譬如日本顶着雷非要部署的"鱼鹰"，我只记得"鱼鹰"两个字和日本右翼凭借此举针对中国，是不是叫"运输机"我都忘了，更别提优异和不可靠性能了。

所以，想想患者本来生了病或者不舒服心里就发慌，再听到医生的"医学通用语言"，会很茫然；万一听到的是突如其来的"噩耗"，就只能感到"天都塌下来了"。

解决方案：

与患者充分交流，在使用医学专业术语后，尽可能通俗地讲解相关内容。

除非患者或家属询问，不要直奔可能的最坏结果，如猝死。"心脏病要命"，地球人都知道。

一定请患者复述一遍关键性医嘱。

例4：答非所问

我在门诊遇到过一位老人，她很沮丧，对我说："每次来医院看病，没人在乎我，没人听我说什么？"

我自己也存在这样的问题：注意力全放在向患者表达上，有时候一边写病历一边说，往往忽略了患者偶尔发出的微弱的提问声；即便确实听到了患者发问，思路依然在原来的轨迹上，继续自说自话。我们说的患者没听懂，患者的提问我们没回答，患者的思路也就被堵在了自己不明白的地方。

谈话要有针对性，这个针对性就是"面前的患者"。在我们"滔滔不绝"和"奋笔疾书"的时候，至少留一只耳朵给患者。

6. 引申出的问题：诚实面对自己

常见到介入医生避开"左主干和多支病变患者首选搭桥手术"的重点，而是与左主干和多支病变患者谈：可搭桥，也可支架，搭桥全麻开胸，支架局麻不开胸。

当然，我们也有"谦让"的时候。汤楚中主任回忆有一次北京同仁医院心脏中心内外科一起讨论某个病例的时候，大家倍感为难。内科医生说病变太弥漫，你们外科做搭桥吧；外科医生说患者年龄大，多脏器功能受损，还是你们介入吧。最后胡老师（胡大一）总结，他说大家的意见都有道理，缺点是都把注意力集中在技术上了，为什么就不能想想技术以外的东西呢，药物治疗怎么样，大家考虑了吗？

医生是个"活到老，学到老"的职业，遇到"不知道"和"没见过"正常，需要虚心请教和努力探寻。临床医学问题很复杂，一个人不可能事事都懂，但不能不懂装懂。不懂的事应诚恳告诉患者，并请教他人，帮患者安排会诊。

绝不可取的做法：以自己现有的专业水平为标准，什么都往自己的标准里面套，实在套不进去就往外推。那就太可怕了！

> 归根到底，有效的医患交流建立在对患者以诚相见，医生业务水平过硬和不断提高的基础上。

7. 小结

沟通（不只是医患交流）有一个规律：医生说的经常和对方听的、理解的意思不完全一致。

有位大夫给我讲过一个精神科的例子，虽然极端，但是可以说明问题。

他门诊的一位患者在问诊结束后问："大夫，完了？"

他答："完了。"

后来患者在家上吊，被家属救下，又来就医。

大夫问患者："为什么要上吊呢？"

患者答："你不是说'完了'吗？"

二、Calgary Cambridge指南（卡尔加里–剑桥指南）

Calgary Cambridge 指南是关于医患如何沟通的指南，由 Kurtz（库尔兹）和 Silverman（西尔弗曼）在 1996 年撰写，1998 年更新。该指南以具体、简明的方式介绍了医患之间的沟通技巧。我结合自己的临床实践，和大家分享。

建立医患互信，建设医患和谐，从医患交流开始。医生要有同情心，尊重和关心患者，以饱满的情绪面对每一位患者。其实，这样的要求不高，因为让工作成为乐趣，你会感受到不一样的自己，不一样的成就感。双心医学和医疗的任务之一就是提高医生的从业幸福感。

1. 任何医疗干预都需要结合患者诉求（如担忧、期望），医患交流是发现这些诉求的最直接和有效的途径

沟通是双向的，"单向"叫传达。给予患者能吸收的信息，把患者带入到交谈中来（包括根据患者的反应来确定谈话以及如何继续进行），根据真实情况有的放矢地解决临床问题。

评估患者的真实需要，验证患者是否理解。在提供了我们头脑中的医疗信息后，鼓励患者表达诉求和疑问，如询问患者还需要哪些讲解或者补充，医生恰当地做出回应和澄清，避免造成不解或者误解。

医患共同参与医疗决策制定，通过患者对于决策制定的充分理解，增强患者的依从性和自信心。

如何强调"使用'生活通用的语言'和患者交流"都不过分。

我想很多医生和我一样想不通：为什么那么多人"谈西药色变"，对医生监控下的药物不良反应无比担心，却对没有证据支持的保健品（无论多昂贵）情有独钟？为什么医生在诊病治病上的专业权威总能被横空出世的"大师"们撼动？

语言交流技巧起码是原因之一!

2. 问候患者和自我介绍

如"高先生你好,我是心内科胡大一。"

3. 通过适合的开场提问,确定患者的主要诉求

如"你感觉怎么不舒服?"

4. 鼓励患者用自己的语言讲述就诊原因(症状从出现至今的全过程)和感受

医生不可以想当然(你觉得他得了什么病或者应该有怎样的临床表现),并以此为依据诱导患者的思维和陈述。

5. 综合考虑生物、精神心理和社会因素

我认识一个人,更年期却抱回家一堆心脏科的药。原因是她的主诉是心慌、出虚汗。

生物学病史包括:现病史、既往史、个人史、家族史、体格检查、实验室检查。

确定事件发生的时间和顺序。

与患者相关的社会心理因素包括:疾病对生活的影响(如病痛造成生活、工作能力下降,导致自我评价降低);精神心理状态(如患者对疾病/健康状况的担心,从而引起紧张、忧虑);对疾病的认识和对治疗的期待,以及睡眠和情绪状况。

请对比以下两个问诊模式:

问诊模式1

患者:我最近老感觉心脏不舒服,心慌、乏力。

医生:心跳有多少次?和活动有关系吗?脉搏齐不齐?有没有胸闷?

问诊模式2

患者:我最近老感觉心脏不舒服,心慌、乏力。

医生:你感觉不舒服多长时间了?都是什么时候发作?有没有诱因,比如活动的时候,或者生气之后?除了心脏之外,还有别的不舒服吗?睡眠怎么样?情绪好吗?

讨论:

模式1中,医生只关注了患者心脏不舒服的生物学病因,最后只能得到与心脏相关的信息。

我后来问首诊医生做临床决策时是怎么想的？他说："患者一直在说自己胸闷，心慌，喘不过气来。"这是必然的，患者通常只知道自己哪里不舒服，医生才是综合、全面、客观评价临床表现的人，医生只问患者"心脏问题"，患者当然只答"心脏问题"。在这个病例中，是医生忽略了"心脏不舒服、心慌、乏力"等症状可能是由多种原因引起的，而这正是胡大一老师大力推进"胸痛中心"的现实依据。

6. 当患者开始陈述时，注意倾听

不要随意打断患者，除非确实离题太远。

7. 在患者回答问题之前，稍作停顿

给患者留出时间来想一想，催促患者就更加不对了。

8. 医生在回答患者之前要想清这些问题

我们在解答患者的困惑，而非我们自认为的问题。

构思我们要表达的内容和条理，立足患者和疾病的全面信息，尽可能全面地向患者介绍相关情况，不要想到哪儿说哪儿、说到哪儿算哪儿，避免造成患者断章取义或者"不明所以然"。

思考我们的表达方式，用简明、容易理解的提问和评论，切忌用医学专用术语解释医学专用术语。

9. 医生要循循善诱

运用开放式和封闭式的提问技巧，将提问（谈话）循序渐进的从开放转向封闭，引导谈话沿着正确的方向展开。

看病就像破案，患者亲身经历了"案情"始末，医生要引导他们说出尽可能翔实的情况，这时提出开放性问题；随着线索越来越多（包括各种客观检查结果），整个故事越来越清晰，医生就需要寻找关键性证据了，此时提出封闭性问题，来验证自己的判断。

10. 病情解释

一个大标题总是由分门别类的小标题组成，按照逻辑顺序，逐一向患者分别讲解。

每当医生的谈话告一段落时要进行小结（向患者重复重点），并询问患者有没有疑问，然后再转到下一个环节。

譬如，当我们向患者比较各种治疗方案时，应该将各种可行的治疗方案割裂开，一样一样讲解，每讲完一种治疗方案做一个小结，这样患者可以清晰区分各种治疗方案；

再强调重点，加深患者的理解和记忆。

每当我们陈述完一个环节进入下一个环节时，运用清晰的分类或提示语，如"基于你现阶段的情况，我想和你讨论三个重要问题，首先……"或者"刚刚咱们了解了早搏的种类，现在来看你的情况……"或者"我们刚才比较了各种治疗方案的优缺点，接下来我讲一下我的观点……"

讨论：要按逻辑顺序组织访谈结构

医生在与患者交谈时，要讲究思维逻辑，不能把整个谈话记成"流水账"，不能东一榔头西一棒子，不能翻来覆去（甚至颠三倒四）。自己都没把事情梳理清楚，很难让听众不糊涂。

我不只一次听人炫耀："我说哪儿了？思维太快，嘴跟不上了。"你都不知道自己说哪儿了，别人怎么知道呢？

使用重复和总结等方法加深患者的理解和印象。

运用形象的方法（如心脏示意图、心脏模型）传达信息。

验证患者对所接收信息（如病程发展、治疗方案、康复计划）的理解情况，必要时请患者重述。

11. 在交谈时，我们要留意

（1）通过语言和非语言方式

如用鼓励、停顿、重复、变换措辞的语言及整洁的仪态和着装来展现医务人员的正面态度，如积极、同情、耐心、诚恳……帮助患者应答，消除或尽可能减少患者就医时的不良情绪，如紧张、不安、抵触等。

（2）要与听众有目光交流

首先，说话过程中的大多数时间眼睛看着对方是对对方的尊重，其次可以及时发现对方的反应，包括同意／豁然开朗（如"大夫说得太对了，我就是这个难受法儿"）、信任、感动、疑惑（如"我没你说的那么严重，你是大夫，你懂，一定没错儿，可是……"）、茫然／惊吓（如"你在说什么呀？什么波？什么段？哪个分数怎么了？啊！这个词我懂：'猝死'。猝死？！怎么就猝死了？！"）、不满……

（3）留心从患者处提取语言和非语言（如身体动作、面部表情）的线索，适时、恰当地予以验证和妥善处理

我在门诊中遇到过一位女性患者主诉自己的心脏很不舒服，去过很多地方看病都没

能找到确切原因，说着说着就掉眼泪了，而且越说越伤心，最后泣不成声。我们可以据此判断无论出于什么原因，这位患者的不良情绪非常严重，对于心脏症状的主观感受、心脏病的治疗依从性和预后康复都将带来负面影响。因而，最好的解决办法是在"发现线索"的第一时间询问患者相关情况，验证自己的判断，第一时间予以妥善处理，不要留下"后遗症"（对于这位女性患者的最终诊断是焦虑，产生焦虑的原因是四处就医而没有得到对心脏症状的明确诊断以及听到了很多关于心脏病的可怕"下场"）。

（4）面部的表情

我强调医生也有职业表情——专业、真诚、认真、坦率，专注于面前的患者，最好有一点儿笑容，不要流露出迷惑不解的神情。

（5）姿态、位置、移动（如咂嘴、摇头、皱眉等动作可能引起患者的不安）。

（6）语言表达技巧

除了注意语速、音量、语调外，医生一定要警惕"奇怪"、"糟糕"等口头语脱口而出。

讨论：

第（4）、（5）、（6）点提示我们，医生在医患交流当中要控制自己的情绪，在没有明确的结论之前，不要给患者负面性暗示。

（7）不要影响谈话氛围

阅读（病历和各项检查结果）、书写病历或使用计算机时，不要忽视正在进行的交流。

（8）显示出恰当的信心

既包括医生对于自身专业知识的把握，也包括医生对患者的信心。医生不能解决所有问题，但确实可以帮忙改善。

12. 在交谈过程中，医生需要在头脑中阶段性总结，回想和确认自己和患者双方相互理解了哪些谈话内容

（1）及时询问患者

当医生的陈述告一段落时，要询问患者是否理解并鼓励患者讲出没听懂、不明白的地方。

（2）医生要正确理解患者的意思

患者表述中可能存在的问题：

① 患者不能清晰表达症状和体征（如"我浑身没劲儿，也说不出具体哪儿不舒服"）。

② 患者用的是"大白话"，与医生平时装在脑子里的"条条框框"不能在第一时间对应。

③ 医生听不太懂患者的方言。

④ 患者的思维逻辑混乱，或者由于文化水平等限制，确实难以沟通。

讨论：

① 医生需要适时向患者核对自己的理解是否符合患者的本意。

② 医生需要和患者一起理清脉络。

例如，高血压患者出现头晕怀疑是降压药物的不良反应。医生应该帮助患者查找引起头晕的真正原因，是药物不良反应还是另有玄机（睡眠不足、饥饿、感冒、发热或者降压过低等）；而不是"没问题，你说不能耐受这种药，我就给你换一种"。

又如，患者说自己胸疼。医生就需要通过"疼的时候什么感觉（如针刺状）？一般疼多长时间可以缓解？如何缓解（如休息或者含服硝酸甘油）？一般在什么情况下出现胸疼（如活动或情绪激动时）？发生胸疼的频率如何？"等一系列问题来清晰自己的思路和明确下一步措施。

③ 必要时请家属在现场帮忙。但禁用"患者出去，家属留下"等语句。

13. 确定患者陈述事件的日期和顺序

14. 了解患者对疾病的相关想法

例如：

患者的担忧（如血管里放个小金属架子，倒了怎么办）。

患者的期望（如希望重返工作岗位）。

影响（如不明原因的胸痛打乱了患者的日常作息）。

患者的信仰（避免医患双方在诊疗和康复过程中产生不快）。

讨论：

医生充分了解患者信息，不是为了解决所有的问题，事实上也做不到解决所有问题。这些信息为医生制订治疗和康复方案可以提供更加全面的参考；从患者的真实愿望和需求出发，可以更好激发患者的主观能动性，积极配合治疗和康复，纠正不健康生活方式，努力回归健康人生；真诚的交流和沟通是建立医患互信的直通车，医患和谐的关键在于"人心"，并不是要求医生无所不能。

15.明确、公开表示在一定程度上接受患者的看法和感受的合理性，讲解、分析和纠正其中的不正确和不符合，鼓励患者积极正确面对和应对

"医生是教育者，肩负着公众健康教育的责任。"但是这个"教育责任"不是老师给学生批考卷（如"你的主诉与客观检查不符，所以你的主诉是错的"），而是通过医生的"教育"与患者一起妥善处理他们面临的健康问题和困惑。

16.运用换位思考，医生就不难理解自定义的"说不通"、"不明事理"、"胡搅蛮缠"了

患者就医通常是因为身体不舒服或者检查结果显示"不正常"。你跟他说"他没病"，他跟你说"他难受"。其实不只是你认为他"说不通"，他也认为你"没听明白"。

17.提供支持

表达关心、理解和帮助的愿望，肯定患者克服病痛的努力和指导患者的自我保健，建立伙伴关系。

18.表达体贴

处理令人尴尬、烦扰的话题和躯体的疼痛时，包括与体格检查有关的问题，医生要敏感，要体贴。

19.向患者明确疾病诊断或治疗进行到了哪个阶段

解释非结论性（似是而非）的问题；在开具体格检查时说明该项检查的基本原理（该项检查对疾病诊断有什么意义）；进行体格检查时，向患者解释操作过程，在开始检查前征得患者允许。

20.在一定程度上向患者介绍医生的思考过程

要知道，法院判决前还要经过严格的庭审过程呢！"我不是告诉你了吗？你就是这个病，就得这么治。哪儿来那么多'为什么'呀？我依据什么做的结论，跟你说了，你懂吗？"这种想法和做法是不对的。

21.当医生遇到困境（如疑难杂症或者自己拿不准）时

采取积极措施（如会诊），诚恳地向患者说明情况（包括患者的真实情况和医生正在采取的积极举措）。

22. "让患者参与"不能成为医生推诿责任的借口

（1）"让患者参与"不是"让患者自我抉择"

绝不可取的做法：

① "你这个病做手术也行，不做手术也行，你自己决定。"

②（前文提到）"可搭桥，也可支架，搭桥全麻开胸，支架局麻不开胸。"

（2）"让患者参与"

根据患者的实际健康状况，充分了解和考虑患者的预期，向患者全面介绍各种可行性方案的基本原理和优缺点，和患者共同制订优选方案。

23. 安排患者复诊和随访

24. 向患者详细介绍日常生活中的注意事项

介绍可能出现的应急情况和紧急处理方法，建立畅通的医患通道。

25. 在谈话结束时，简要地进行总结

重述重点（如明确治疗计划）和询问患者是否还存在疑问（如患者对医嘱是否心存疑虑）。

三、关注医源性心理障碍

1. 医源性心理障碍的定义

"医源性"一词由德国精神病学家 Bumke（布姆克）于 1925 年提出，指错误的诊断、反复检查和长期未确诊、错误的治疗以及医生不恰当的言语、表情、态度和行为给患者造成的不良影响，造成患者发生异常的心理生理反应。其狭义定义为：因医务人员的语言、文字、态度、行为、医疗水平等处理不当导致患者产生神经症状，临床表现为焦虑、抑郁、恐惧、烦躁、头痛、心悸、胸闷、肢体震颤、强迫观念、癔病或疑病，严重者可导致机体发生器质性病变。医源性心理障碍在各学科都可以见到，尤其是可以威胁生命的疾病学科更容易发生，如肿瘤科、心血管科、神经科等。

2. 避免心脏科的医源性心理障碍

（1）医患交流时，医生要摆对位置

每每患者讲："医生都厉害着哪！多问两句就烦了。""医生说了，'我是医生还是你是

医生，听你的还是听我的？'"或者听到医生命令，甚至训斥患者时，我知道我们当中不曾有人怀疑过自己在医患关系中处于主导地位。

医患关系是怎样形成的？

医患关系的产生源于供需，本该秉承平等互助的原则。患者的无助是双重的：一是生病了或者不舒服。二是难受，却不知道自己怎么了，也不知道应该怎么办。这时候，医生职业应运而生。医生提供给患者医疗卫生服务，也因此得以维持生计。试想如果餐馆不但价格贵，而且服务也不好，连菜品都需要碰运气，你会光顾几次？在医院，医生是提供服务的一方，医学专业知识是我们必须具备的职业技能，不是光环，无从带给我们优越感和强势。

职业的高尚并不意味着从事这个职业的人高尚，我们需要用自己的实践、努力和体会领悟医生职业的内涵。

（2）医患交流时，医生要做好角色扮演

角色分配。

医生：画家也好，作家也罢，总之是创作者。

患者：一张白纸。

角色扮演。

医生在做医患交流时，要把患者当作对于（疑似）其所患疾病一无所知（大多数情况下，患者确实一无所知），清晰的来龙去脉（根据、因果关系）和积极的态度（如鼓励性的语言）是必要的。另外，患者带着"心脏不舒服"或者不正常的检查结果来心脏科就医，消除症状（找到病因）和明确诊断/排除心脏病同样重要。

切记，"医患交流"不是"病例讨论"，我们面对的不是同行。

（3）医患交流时，医生的语言要客观

想要把人们说的话搜集完全是不可能的。下面是我平时听到医生的一些比较集中和典型的不恰当表达方式，与大家分享。

医生解释病情时言语不当：

①"别多问了。"

我再次强调：我们没有权力命令或者申斥患者；患者为什么不能就自己的健康状况向医生发问？否则，他们来医院干吗？

②"和你说了你也不懂！"

你不说，他更糊涂。患者找你看病，你不解答他对健康的忧虑，那让他怎么办呢？

③"家属留下，患者出去。"

我遇到过一位基本健康状况良好的老太太，遭遇了上述要求，之后便深信自己身患

顽疾，从此研习《钢铁是怎样炼成的》，开始了"战士"的心路历程。

当医生出于保护患者的考虑时，也请选择更加有策略的方式方法把患者支开。

④"没有什么特别好的药"，"你的病不好治"或者"你的手术不好做"。

当我们遇到棘手的病情，确实没有太好的方法时，正确的思路是向患者介绍可以选择的各种治疗措施和相应可能达到的效果，了解患者对于治疗和康复的预期，医患双方共同抉择相对最优方案，而不是直接给予负面信息。

如果是出于某种原因留下伏笔，请不要以吓唬患者为代价。

⑤"你怎么才来看病？"

那他就是才来看病！你根据患者现阶段的实际健康状况具体问题具体分析就行了。

⑥"听你的还是听我的？"

医生的这种心理很可怕。首先，主诉当然是听患者的，因为那些是患者的真实感受，即便当中有不合理、不可能。医生不能否定这些真实存在的感受。其次，要了解患者对于治疗的预期，医生不能一厢情愿。第三，医生学艺不精或者"一招鲜，吃遍天"，"我就会这个，别的不知道"，所以自然"没的解释"，也不用解释。

⑦为使患者配合或接受治疗，夸张描述疾病的严重程度和不良预后。

"你的心肌缺血面积太大了"，"血管病变太严重了"。"你还是赶快做冠状动脉造影吧，你的血管肯定有问题，如果不放支架，说不定哪天还会有心绞痛发作，也可能很快就会发生心肌梗死，随时都有猝死的风险。"

就事论事，客观的陈述状况和讲解怎么办要实在的多。

⑧医生不自觉（下意识）的行为习惯。

"你能自己走着来真厉害"，"没有发生卒中真是庆幸"。

患者已经走着来了，患者没有发生卒中，这些评论一点儿意义都没有。如果发现患者在日常行为中存在潜在危险，那么告知他们注意事项（包括急救措施）就可以了。

（4）避免医源性心理障碍，医生要不断提高自身的专业水平，这是一切（包括避免医疗纠纷）的基础

医生不怕生病吗？当外科大夫在手术中划伤，担心感染；当我们在体检中被发现患上了重病（包括心脏病）……我们无动于衷吗？当我们面对患者时，请想想我们自己生病时的感受。

（本文作者：丁荣晶，北京大学人民医院心内科副主任医师、心血管内科博士后）

第一篇　认识心脏

One

第一章 正常心脏的结构

心脏位于胸腔内，膈肌（用于分隔胸腔和腹腔）的上方，两肺之间，其前为胸骨及肋骨，其后为食管和脊柱。以胸骨中线为界，一般人的心脏约 2/3 位于身体正中线的左侧，1/3 在中线的右侧，在左侧胸前可触及到明显的心脏跳动。也有极少数人是"右位心"（心脏主要位于右侧）。

心脏的外形好像倒挂的圆锥体或者鸭梨，大小似各人自己的拳头。成年人心脏长径 12 ~ 14 厘米，横径 9 ~ 12 厘米，前后径 6 ~ 7 厘米，重量约 260 克。心尖钝圆，向着左前下方。以右手握笔写字的姿势作比喻，手背好比心底，手指尖端相当于心尖，心尖就是可触及到心脏搏动最强的地方。

心脏主要由心肌构成，内有四腔：后上部为左心房和右心房，前下部为左心室和右心室。正常情况下，左右侧心腔不直接相通，心房间以房间隔为隔断，心室间以室间隔为隔断。同侧心房与心室之间有瓣膜，控制心房和心室之间通道的开放或关闭，使血液只能由心房流入心室，不能倒流。右心房和右心室之间的瓣膜称为"三尖瓣"，左心房和左心室之间的瓣膜称为"二尖瓣"，右心室经过肺动脉瓣与肺动脉相通，左心室经过主动脉瓣与主动脉相通。

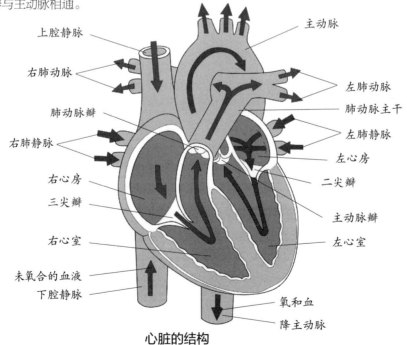

心脏的结构

第二章　血液为什么会不停地流动

1. 心脏是血泵

问题：人体时时刻刻不能离开血液流动。推动血液循环的动力来自何方？

答案：心脏。

血液能在血管中不停地流动主要依赖血压，心脏不断收缩舒张（跳动）就是血液循环的动力。当心脏收缩向主动脉射血时，动脉内的压力最高，此时对动脉血管壁产生的压力称为收缩压，也称高压；心脏舒张时，动脉弹性回缩产生的压力称为舒张压，又叫低压。

2. 血液循环

心脏是人体的一个重要器官，它把血液泵到肺部和体细胞，并使之从那里返回。血液从心脏到达人体的最远端后再返回大约需要 1 分钟。

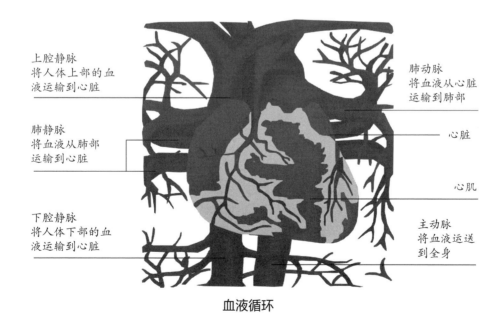

上腔静脉
将人体上部的血液运输到心脏

肺静脉
将血液从肺部运输到心脏

下腔静脉
将人体下部的血液运输到心脏

肺动脉
将血液从心脏运输到肺部

心脏

心肌

主动脉
将血液运送到全身

血液循环

心脏和全身血管组成了人体的循环系统，血液在其中按一定的方向流动，周而复始，称为血液循环。

血液循环的主要作用是向器官、组织提供充足的血流量，以供应氧和各种营养物质，并带走代谢的最终产物（如二氧化碳、尿素和尿酸等），使细胞维持正常的代谢和功能，保证身体各部位不间断的新陈代谢。

心脏的四个腔都连接大血管，心房与静脉相连，心室与动脉相连。两个心房的作用是回收流回心脏的血液，两个心室的作用是将血液射向全身。其中右心房连上、下腔静脉，左心房连肺静脉；右心室连肺动脉，左心室连主动脉。右心房收纳全身静脉血，通过三尖瓣进入右心室，右心室通过肺动脉将血液射入肺脏；气体交换后静脉血转换成动脉血，然后通过肺静脉经左心房进入左心室，左心室通过主动脉将富含营养物质和氧气的动脉血射入全身的大动脉，经小动脉和毛细血管送到组织细胞供代谢需要；释放了氧气和营养物质并收集了组织细胞代谢废物的血液经静脉系统回流到右心，再送至肺部进行气体交换，周而复始地循环。

心脏的瓣膜（三尖瓣、肺动脉瓣、二尖瓣和主动脉瓣）就像单向阀门，控制着血流方向，使血液不能反流，只能沿着"设定好"的路径单向流动。

人体组织内部的气体交换是怎样完成的？

静脉血流经肺部毛细血管时，由于外界空气不断地进入肺内，因此肺泡内的氧分压总是比静脉血中的高，二氧化碳分压则比静脉血中的低，于是氧气不断地由肺泡向血液扩散，二氧化碳则由静脉血向肺泡内扩散。这就是肺泡内的气体交换。

经气体交换后，静脉血变成含氧高而含二氧化碳低的动脉血。当动脉血流经组织时，由于组织细胞在代谢过程中不断地消耗氧和产生二氧化碳，因此组织内的氧分压总是低于动脉血中的氧分压，二氧化碳分压则高于动脉血中的二氧化碳分压，于是氧气总是不断地由动脉血向组织扩散，二氧化碳则由组织向血液扩散。这就是组织内的气体交换。经过气体交换，动脉血就变成了静脉血。

各心室每次收缩射出的血量称为每搏输出量，每分钟射出的血量称为每分钟输出量。通常所说的心输出量是指每分钟输出量。健康人的心输出量在不同生理情况下有很大的变化。例如，进餐后心输出量可增加30%～40%，中速步行时可增加50%左右，情绪激动时可增加50%～100%。正常情况下，两个心室每次收缩射出的血量是相等的。

3. 大小循环

根据血液在体内循环的部位和功能不同，分为体循环（大循环）和肺循环（小循环）。体循环和肺循环通过心脏连在一起，共同组成了血液循环。

4. 体循环

当心脏收缩时，左室内含氧量充分的动脉血因主动脉瓣开放首先被泵入主动脉，并通过主动脉的分支流到全身各部位的毛细血管，进行物质交换（把氧和营养物质运送到各器官组织和细胞，带走新陈代谢产生的废物和二氧化碳），成静脉血，最后汇集到上下腔静脉返回右心房。

5. 肺循环

右心房内的静脉血因三尖瓣开放流入右心室后，通过开放的肺动脉瓣泵入肺动脉。血液经肺动脉分支到达肺毛细血管，在肺毛细血管中同肺泡内的气体进行交换，排出二氧化碳，吸进氧气，血液变成鲜红色的动脉血，然后由肺静脉送回左心房。左心房的动脉血经二尖瓣进入左心室，从而进入体循环，周而复始。

6. 动脉

人类的血管可分为动脉、静脉和毛细血管。动脉的主要作用是将心脏泵出的血液送到全身。动脉内血液的压力较大，血管壁较厚。正常动脉壁分为内膜、中膜和外膜。内膜位于动脉的最内侧，与血液接触，具有许多重要的生理功能，譬如它参与血小板黏附与聚集、凝血、白细胞黏附及血管内分泌等过程。中膜是动脉的主要部分，由平滑肌细胞、弹性蛋白和胶原等组成，主要是维持动脉的弹性和收缩性。外膜是动脉壁的最外层，由成纤维细胞和少量平滑肌细胞组成。

7. 冠状动脉

心脏不停地跳动，本身也需要营养、热量和氧气，还要排出代谢的废物。冠状动脉和静脉组成了满足心脏新陈代谢所需要的血管系统。

冠状动脉起源于主动脉根部，分为左冠状动脉和右冠状动脉，在心脏表面行走，并分出许多小支进入心肌，在心肌中形成丰富的毛细血管网，供给心肌血液。左冠状动脉主要供应左心室前壁和侧壁，其主要分支是前降支和左回旋支；右冠状动脉主要供给左心室下壁、后壁和右心室；两者还有丰富的吻合支。

> **冠状动脉名称的由来：**供应心脏血液的动脉系统及其分支形成网络，分布在心脏表面，外观犹如一顶皇冠戴在心脏上，所以称之为冠状动脉。

8. 冠状动脉很辛苦

人的一生中，心脏在不停工作。心脏工作整个过程所需要的热量几乎完全依靠有氧代谢来提供，因此冠状动脉是否能够持续不断地为心脏输送大量氧气至关重要。心肌的热量储备非常小，当心脏工作量加大（如劳动）时，心肌耗氧量的增加依靠冠状动脉扩张、冠状动脉血流量增加来满足。如果冠状动脉管腔狭窄，在需要时不能相应增加血流量，就容易出现心肌缺血或者心绞痛。

> **有氧代谢**：人体消耗的热量主要来源于食物中的碳水化合物、脂肪和蛋白质，这三种营养素在体内氧化分解都可以产生热量，而分解释放热量的过程需要氧气。体内这一系列需要氧气才能进行的化学反应就称为有氧代谢。

第三章 生命的节律——心脏不停跳

心脏先有电兴奋，之后是机械的收缩舒张。这与心肌细胞中的一种具有自动节律性或起搏功能的细胞相关。正常情况下，以窦房结为首的心脏传导系统就像发电厂一样能自动有规律地释放出脉冲电流，促使心脏跳动。窦房结是心脏正常心律（窦性心律）的起搏点。心脏不停地收缩和舒张，形成了有节律、有规则的搏动。同时，心脏靠冠状动脉不停地供给血液，以保证有足够的营养和氧气维护自身的跳动。

一、心脏的"工作制度"

心脏始终坚持奉行劳逸结合的"工作制度"，收缩期为工作期，舒张期为休息期。心脏每收缩和舒张一次构成一个心动周期，心房和心室交替收缩、交替休息。

更多内容请参看 391 页"第一节　心脏独特的电生理特点 / 一、心脏为什么会自己跳动"。

1. 心率

心率是心脏搏动的频率，即每分钟跳动多少次。健康成人在清醒、安静状态下的心率通常在每分钟 60 ~ 100 次，多数在 70 ~ 80 次；儿童心率比较快，随着年龄的增长，心率渐渐趋缓；剧烈活动时心率增快可达到 160 次 / 分钟或以上（一般健康人的最大心率公式近似推导：最大心率 = 220 − 年龄，如果心跳达到了最大心率的 80%，心脏就要承受更多负担，容易发生心脏事件）；睡眠时可降至 40 ~ 50 次 / 分钟。

2. 心律

心律不仅指心跳是否规则，还指心脏搏动的节律（心脏里正常发号施令的最高级司令部被称为一级起搏点或主要节律点，叫窦房结；此外，还有二级起搏点、三级起搏点）。

3. 窦性心律是正常心律

我们做心电图时常常看到报告中出现"窦性心律"的字样。窦性心律就是正常的心律。假如不是窦性心律，如房性心律、室性心律，则意味着异常心律。

4. 窦性心律不齐是正常健康的心律

吸气时窦性心律就快些，呼气时就慢些。

5. 紧张时心率为什么会加快

我们的心脏接受交感、副交感（迷走）神经的双重支配。交感神经支配心脏的各个部分。两侧交感神经分布不对称，右侧交感神经主要支配窦房结和心房，兴奋时以增快心率为主；左侧交感神经主要支配房室交界区和左心室，兴奋时以加强心肌收缩力的效应为主。两侧迷走神经对心脏的支配也有差别，但不如交感神经支配的差别显著。右侧迷走神经主要支配窦房结，左侧迷走神经主要支配房室交界区。

当人们紧张时，引起交感神经兴奋，窦房结发出的脉冲增加使心率加快，心室收缩加强，可产生心慌等不适感。

二、善待我们的心脏

心脏一天搏动约 10 万次。人体中如蜘蛛网般遍布全身的血管和数不尽的微血管究竟有多长？答案是：血管和微血管的总长度不亚于香港到纽约的距离。我们的心脏可以在一昼夜间使全部血液在周身循环奔跑 1296 圈，完成体内的物质运输，维持新陈代谢和宝贵的生命。据推算，一个健康的成年人每天心脏搏出血量所做的功相当于将一辆 5 吨重的汽车抬高 5 米，如此循环往复、生生不息。心脏的泵血能力是多么的强大和惊人啊！

第二篇　心脏五环

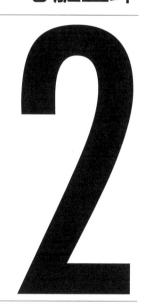

Two

第一章 防发病（零级预防）

健康的生活方式包括减少人们每天饮食中脂肪的摄取量。但正确的饮食习惯只是一个方面，有规律的锻炼、远离烟草和学会如何正确对待压力同样重要。

20世纪60~80年代，20年间美国吸烟人数减少了一半，坚持经常锻炼的人增加了两倍多，高血压人数降低了30%以上，心肌梗死死亡率下降了37%，脑卒中死亡率下降了50%，人均寿命延长了6年。

管住嘴，迈开腿，健康从心做。关心身体所需将帮助我们拥有愉快的心情，展现出我们最迷人的一面。

零级预防指从每个新生命启动开始，从小培养健康生活方式，预防心血管病的危险因素，即高血压、血脂异常和糖尿病，不沾染烟草。零级预防针对全人群，即预防的全人群策略。

预防心血管疾病的发生，重点有4个：预防高血压、预防血脂异常、预防糖尿病和不沾染烟草。

在没得病的时候去防病，对多重危险因素在源头给予综合控制，将我们干预疾病的重点从"下游"转移到"上游"，这是一个非常重要的医疗观念和模式的转换。我们已经将大量人力、物力和财力放在溶栓、介入和搭桥上了，却对花钱少、收益大的预防重视的非常不够。在这个宝贵的机不可失、失不再来的人类健康问题上，我们再也不能等闲视之。

预防心血管疾病的发生，最基本的措施是改变不健康的生活方式。世界心脏联盟

（WHF）宣布 2002 年世界心脏日的主题是"A Heart for Life"（生命需要健康的心脏），鼓励公众增加体育活动，提倡有氧代谢运动，提倡健康饮食与戒烟，特别推荐跳绳作为青少年有氧代谢运动的简便方式并在全球推广。

第一节　饮食与心脏健康

人类健康并没有随着工业化的进展、社会经济的发展和科技的进步而完善，反而在我们尽情享受现代文明成果的同时，"生活方式病"日益流行，正威胁着我们的健康与生命。表现尤为明显的是现今儿童营养比 15 年前或 20 年前好多了，但体质非但没有随之改善，反而有下降的趋势。

一、健康饮食，从小培养

食物为人体提供燃料，没有食物人类无法生存。

进食是为了提供给人体充足的营养和热量，并不是以量取胜。

吃的多不等于吃得好，营养缺乏与营养过剩的情况同时存在，产生这种现象的主要原因是营养摄取不均衡造成的。

热量摄取过量和消耗不足以及各种营养素的比例不当是我国居民（包括少年儿童）营养与健康的主要问题。

人们对以上的饮食习惯并不陌生。事实上，从某个角度来说，这种饮食习惯正是社会及家长所积极怂恿的。殊不知，由于这些高热量食品（如巧克力、奶油等）的摄入，少年儿童，尤其是城市居住的少年儿童，每日平均热量摄取水平大大超出人体的需要，导致儿童肥胖比例上升。在超重和肥胖少年儿童的饮食中，脂肪供能比（脂肪提供给人们的热量占人们摄入全部食物所提供热量的比例）的平均水平接近 35%，超过了中国营养学会建议的 25%～30% 的上限水平。更糟糕的是，孩子们爱吃的甜食（如人造黄油）和零食（如炸薯条）中反式脂肪酸含量较多，而反式脂肪酸致动脉粥样硬化的作用最强。

另一方面，大量的精细加工使食物中许多原本身体需要的成分（如膳食纤维，部分微量元素等）丢失，得不到补充。

少年儿童每日摄入的热量：一般女孩每日摄入总热量为 1700～2200 千卡，男孩 1900～2500 千卡。还可以根据各自的体格，每日的活动量大小进行增减。

表 2-1-1 造成少年儿童超重和肥胖的饮食因素

喜欢吃奶油、黄油或者人造黄油、乳酪	喜欢吃炸面包圈或甜甜圈
爱吃油炸食品	每星期吃快餐（如汉堡和炸薯条）在2次以上
经常吃薯条、饼干、坚果或巧克力等零食	每个星期不止1次吃（各种）香肠或热狗
喝全脂牛奶	喜欢吃全脂冰激凌

二、三大营养素：碳水化合物、蛋白质、脂肪

良好的饮食习惯和合理的营养是保证身体健康、预防疾病的首要因素。我们提倡平衡膳食，即碳水化合物、脂肪、蛋白质等各种营养素比例适当。一般认为，合理的膳食结构为：碳水化合物占总热量的 50%～60%，脂肪占总热量的 25%～30%，蛋白质占总热量的 10%～15%。同时注意增加不饱和脂肪酸、膳食纤维、维生素以及矿物质的摄取，减少饱和脂肪酸和反式脂肪酸的摄取，适量摄取胆固醇。

1. 热量

热量是维持身体基础代谢和活动能力的热量。热量的供给要靠食物中的营养素，提供热量的营养素有三类：碳水化合物、蛋白质和脂肪。营养学上热量用千卡作为单位。每克碳水化合物供给的热量为 4 千卡；每克蛋白质供给的热量为 4 千卡；每克脂肪供给的热量为 9 千卡。

2. 碳水化合物

碳水化合物是糖、寡糖和多糖的总称。平时我们食物中的碳水化合物主要来自五谷杂粮。

碳水化合物是机体热量的主要来源，我们每天摄入总热量的 50% 应来自于碳水化合物。碳水化合物在体内以血糖的形式分解代谢，给机体直接提供热量。这比蛋白质和脂肪分解代谢提供热量更迅速、更直接、更有效。另外，许多含碳水化合物的食物中含有丰富的水，很多水溶性的营养素就溶解在这些水中，这样就为机体提供了许多其他重要的营养素。

含碳水化合物丰富的食物有小麦、大米等谷类食品以及新鲜水果、蔬菜、豆类等。值得注意的是，全麦粉和粗粮要比精米、白面更有营养价值，因为前者含有更多的维生素、矿物质和膳食纤维。

3. 蛋白质

蛋白质是构成人体各种组织不可缺少的物质，它能维持机体正常代谢及各种生理功能，补偿修复组织蛋白的消耗，增强对疾病的抵抗力。蛋白质由各种氨基酸组成，最好的来源是动物性食品，包括鱼、家禽、畜肉（瘦肉）、奶及奶制品，还有鸡蛋。豆类也是优质蛋白质的来源。

作为热量来源，蛋白质不如碳水化合物迅速有效。蛋白质可作为能源在体内储存，一旦碳水化合物"燃烧"完，在机体急需热量时，就会动用蛋白质。

4. 脂肪

脂肪同样对人体起着重要的作用，能够保护皮肤的健康，固定内脏器官的位置，促进脂溶性维生素的吸收，同时也是人体最丰富的热量来源。

脂肪含热量最高，并以浓缩的热量形式储存。它作为能源并不十分理想，因为脂肪消化吸收较慢，在体内分解代谢过程也比较复杂。

人体必需的营养素除了上述三大产能营养素之外，还包括矿物质、维生素、膳食纤维和水。

三、脂肪——健康的双刃剑（低脂饮食有益健康）

保持血液平衡的重要原则是：使总胆固醇降低，高密度脂蛋白胆固醇升高。

虽然大多数食物中含有脂肪，但不是所有的脂肪都是一样的。一些种类的脂肪会伤害心脏和血管，而另一些反而有益。选择健康类别的脂肪摄取，关注你的总体脂肪摄取量，坚持低脂饮食，我们所有人，包括2岁以上的孩子，都会从中获益。

脂肪也称作油脂，95%左右的成分为脂肪酸，脂肪酸包括饱和脂肪酸和不饱和脂肪酸，不饱和脂肪酸又分为单不饱和脂肪酸和多不饱和脂肪酸。另外，还有一种反式脂肪酸。

饮食中的脂肪来自食物本身和我们在烹调过程中的添加。归纳起来，脂肪有两种食物来源：一种来自动物性食品，如肥肉或大油，它主要由饱和脂肪酸组成；另一种来源于植物性食品，如植物油，它主要含不饱和脂肪酸。

1. 选择单不饱和脂肪酸和多不饱和脂肪酸

（1）对心脏来说，单不饱和脂肪酸是最好的选择，多存在于植物油中

单不饱和脂肪酸以橄榄油和茶油中含量最高。它既能降低血清总胆固醇和低密度脂蛋白胆固醇（坏胆固醇）的浓度，又不降低高密度脂蛋白胆固醇（好胆固醇），也

不会产生过氧化反应。

低密度脂蛋白胆固醇（坏胆固醇），其沉积在血管壁上是造成动脉粥样硬化的主要原因。

高密度脂蛋白胆固醇（好胆固醇）主要有两个重要功能：

① 它附着在动脉血管壁上起保护层作用，防止脂肪类物质在血管壁上沉积。

② 一旦脂肪类物质沉积在血管壁上，它有助于溶解并清除沉积的脂肪类物质。

（2）多不饱和脂肪酸主要存在于植物油和鱼产品中，人体内不能合成，必须由食物提供

多不饱和脂肪酸在细胞膜上占有较大空间，可加速脂肪分解，减少胆固醇的合成和促进胆固醇排出体外。

2. 要避免摄入过多的脂肪，主要是指不要吃过多含饱和脂肪酸的动物性食品

饱和脂肪酸是影响血脂的最主要因素，可以导致血清总胆固醇和低密度脂蛋白胆固醇（坏胆固醇）水平的升高，减少前列腺素的生成和促进血小板聚集。要尽可能少地摄取饱和脂肪酸，其最大摄入量应小于总热量的10%。

生活小窍门：

在烹调前将肥肉剔除；在加热冷却的食物之前，撇去凝固在表面的油脂。

3. 避免反式脂肪酸

食品在高温煎炸之后反式脂肪酸含量比之前高，如炸薯条。另外，在烘烤食品，如面包圈、丹麦卷；袋装零食，如玉米片、土豆片；人造黄油及制品，如饼干、蛋糕中含量也很高。

反式脂肪酸是对心脏危害最大的一类脂肪酸，其分子结构更接近于饱和脂肪酸，但比饱和脂肪酸对人体的危害更大。科学上更多的证据表明，反式脂肪酸对健康产生的不良影响平均起来远远超过了食品污染物或农药残留物。

四、有益的营养素——膳食纤维和植物固醇

膳食纤维主要存在于蔬菜、水果和谷物中，尤其是它们的皮质中含量最多。它对其他营养素起着调节作用，主要成分为非淀粉多糖类，又分为可溶性膳食纤维和不溶性膳食纤维。特别是可溶性膳食纤维，它主要包括果胶、树胶和 β - 葡聚糖，通过吸收肝脏

分泌的大量含有胆固醇的胆汁酸，阻止其进入血液，增加胆汁酸的排泄；并进而促使肝脏从血液中吸收胆固醇补充到胆汁酸池中，从而降低血中胆固醇。又由于可溶性膳食纤维具有黏着性，使摄入的糖分在胃肠的扩散受到妨碍，输送受到部分抑制，延长糖分的吸收时间，这样就相对节约了胰岛素的分泌。同时还可通过糖载体增加肌细胞等末梢组织的糖利用，使耐糖能力得到改善。一般推荐的膳食纤维摄入量为 20～30 克／天。

植物固醇主要来源于植物油、坚果类及蔬菜、水果，主要成分为谷固醇、豆固醇和麦角固醇等。由于植物固醇的分子结构与胆固醇相似，所以可与胆固醇竞争性存在，抑制胆固醇在肝脏内的合成，促使胆固醇经粪便排出，还可通过影响胆固醇与肠黏膜细胞接触的机会妨碍其吸收。因此，含有植物固醇的食物能降低血清胆固醇。一般推荐每日植物固醇摄入量为 2 克。

五、膳食宝塔和膳食指南

针对日常生活中普遍存在的营养不均衡，中国营养学会制定了符合中国国情的"中国居民平衡膳食宝塔"和《中国居民膳食指南》供人们参考，希望达到平衡膳食，合理营养，保证健康的目的。

1. 中国居民平衡膳食宝塔

"中国居民平衡膳食宝塔"（后简称"宝塔"）是结合我国居民的膳食结构特点设计的，从均衡营养的角度，提出了一个比较理想的膳食模式。它把平衡膳食的原则转化成各类食物的重量，并以直观地宝塔形式表现出来，便于理解和实际应用。

"宝塔"所建议的食物量，特别是奶类与豆类食物的量，可能与我们的现实生活还有一定距离，但为了改善膳食营养状况，还是应当把它看作一个奋斗目标，努力争取，逐步达到。

（1）"宝塔"结构

"宝塔"共分五层，包含人体每天需要的主要食物种类。"宝塔"利用位置的分层和面积差异的区分反映了各类食物在膳食中的地位和应占的比重。由下往上，越靠近宝塔底部，说明该类食物越是我们生活所必需的（比如水是生命之源），越发地不能忽视。有些女性为了减肥而不吃粮食，甚至采取控制饮水量的方式，是不对的。了解"宝塔"，可以帮助我们安排健康、低脂的饮食：选择宝塔下半部分的低脂食物是明智的，适量的选择上半部分的食物。

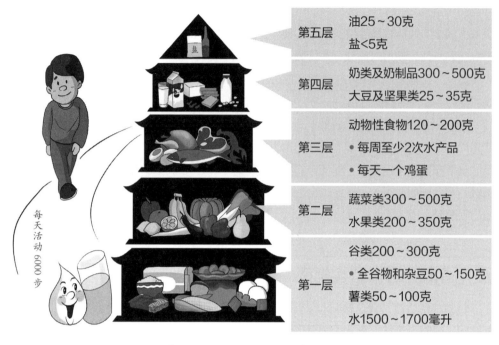

中国居民平衡膳食宝塔（2022）

① 谷类食物位居"宝塔"最底层，每人每天应摄入 200～300 克。

② 蔬菜和水果紧随其次，分别每天应摄入 300～500 克和 200～350 克。

③ 然后是鱼、禽、肉、蛋等动物性食物，每天应摄入 120～200 克。其中，水产品每周至少食用 2 次，每天一个鸡蛋。

④ 奶类和大豆坚果类食物合居第四层，每天应吃相当于鲜奶 300～500 克的奶类及奶制品，相当于干豆 25～35 克的大豆及其制品。

⑤ 塔顶是烹调油和食盐，每天烹调油不超过 30 克，食盐低于 5 克（包括酱油、酱菜、酱中的食盐量）。

⑥ "宝塔"中虽没有建议糖的摄入量，但多吃糖并不是明智选择。

⑦ "宝塔"有水和身体活动的形象，强调足量饮水和增加身体活动的重要性。

需要说明的是，"宝塔"建议食物的摄入量一般是指食物没有加工之前的重量，熟食要折合成生重来计算。而每一类食物的重量也不是单指某一种具体食物的重量，譬如谷类食物的建议摄取量实际上包括了人们每天面粉、大米、玉米粉、小麦、高粱等全部同类食物摄取量的总和。

（2）应用"宝塔"时，要因地制宜，因人而异

"宝塔"的建议是以一般健康成人为基础制定的，在实际应用时要根据个人年龄、性别、身高、体重、劳动强度、季节等情况适当调整。同时，"宝塔"建议的是一个平均值，只要遵循宝塔各层各类食物的大体比例，日常生活中不需要每天都一板一眼地执行。毕竟，饮食能带给人乐趣，改善饮食习惯本来是为了大家在享受美食的同时获得健康的体魄，一举两得，要是一提到吃饭就头疼，就事与愿违了。

另外，"宝塔"包含的每一类食物中都有许多品种，虽然没有营养成分完全相同的两种食物，然而同一大类中各种食物所含的营养成分大体近似，可互相替换。如 50 克猪瘦肉相当于 30 克牛肉干、相当于 80 克生鸡翅；又如 50 克大豆相当于 110 克豆腐干、相当于 350 克内酯豆腐（《中国居民膳食指南（2022）》列出了各类食物的等量互换表，在具体安排食谱时可以查询）。

我国幅员辽阔，各地的饮食习惯及物产都不尽相同。应用"宝塔"，把营养与美味结合起来，按照同类互换、多种多样的原则搭配一日三餐。如牧区奶类资源丰富，可以适当提高奶类在日常饮食中所占比例；渔区可以适当提高鱼及其他水产品的摄取；山区则可利用山羊奶以及花生、核桃、榛子等资源。因地制宜，充分利用当地资源，尊重各自的生活习惯，让追求健康是快乐的，而不是任务，更不是痛苦，"宝塔"才真正发挥了作用。

2. 一般人群膳食指南

《中国居民膳食指南（2022）》适用于 6 岁以上人群。

（1）食物多样，谷类为主，粗细搭配

除 0～6 月龄婴儿的营养可完全由母乳供给外，任何一种天然食物都不能提供人体所需的全部营养。因此，不挑食成了我们从小就需要培养的好习惯。

食物可分为五大类：

第一类为谷类及薯类。谷类包括米、面、杂粮；薯类包括土豆、山药、红薯等，主要提供碳水化合物、蛋白质、膳食纤维及 B 族维生素。

第二类为动物性食物。包括肉、禽、鱼、奶、蛋等，主要提供蛋白质、脂肪、矿物质、维生素 A、B 族维生素和维生素 D。

第三类为豆类和坚果。包括大豆、其他杂豆类及花生、核桃、杏仁等坚果，主要提供蛋白质、脂肪、膳食纤维、矿物质、B 族维生素和维生素 E。

第四类为蔬菜、水果。主要提供膳食纤维、矿物质、维生素 C 及有益健康的植物化学物。

第五类为纯热量食物。包括动植物油、淀粉、食用糖和酒类，主要提供热量。动植物油还可提供维生素 E 和必需脂肪酸。

（2）多吃蔬菜水果和薯类

新鲜蔬菜水果是人类平衡膳食的重要组成部分，也是我国传统膳食的重要特点之一。蔬菜水果是维生素、矿物质、膳食纤维和植物化学物的重要来源，水分多、热量低。薯类含有丰富的淀粉、膳食纤维以及多种维生素和矿物质。蔬菜水果和薯类对促进身体健康，保持肠道正常功能，提高免疫力，降低患肥胖、高血压、糖尿病等慢性疾病的风险具有重要意义。

（3）每天吃奶类、大豆或其制品

奶类营养成分齐全，组成比例适宜，容易消化吸收。奶类除含丰富的优质蛋白质和维生素外，含钙量较高，且利用率也很高，是膳食钙质的极好来源。大量的研究表明，儿童、青少年喝奶有利于生长发育，能增加骨密度，从而推迟其成年后发生骨质疏松的年龄；中老年人喝奶可以减少骨质丢失，有利于骨健康。

需要注意的是，"宝塔"中建议每人每天饮奶 300 ~ 500 克或食用相当量的奶制品，而对于饮奶量更多或有血脂异常和超重、肥胖倾向者应选择低脂、脱脂奶及其制品。

大豆富含优质蛋白质、人体必需脂肪酸、B 族维生素、维生素 E 和膳食纤维等营养素，还含有磷脂、低聚糖、异黄酮、植物固醇等营养成分。大豆是重要的优质蛋白质来源，为提高较贫困居民的蛋白质摄入量和降低过多消费肉类的居民带来的不良影响提供了解决办法。

（4）常吃适量的鱼、禽、蛋和瘦肉

鱼、禽、蛋和瘦肉均属于动物性食物，是人类优质蛋白质、脂类、脂溶性维生素、B 族维生素和矿物质的良好来源，是平衡膳食的重要组成部分。动物性食物中蛋白质不仅含量高，而且氨基酸组成更适合人体需要；由于富含赖氨酸和蛋氨酸，与谷类或豆类食物搭配食用，可明显发挥蛋白质互补作用。

鱼类脂肪含量一般较低，且含有较多的多不饱和脂肪酸，有些海产鱼类富含二十碳五烯酸（EPA）和二十二碳六烯酸（DHA），对预防血脂异常和心脑血管病有一定作用。

禽类脂肪含量也较低，脂肪酸组成优于畜类脂肪。

蛋类富含优质蛋白质，各种营养成分比较齐全，是经济的优质蛋白质来源。

畜肉类一般含脂肪较多，热量高；但瘦肉脂肪含量较低，铁含量高并且吸收利用好；肥肉和荤油应尽量避免食用。

调整肉食结构，适当多吃鱼、禽肉，减少猪肉等红肉的摄入。物极必反，不吃动物性食物也是不正确的。

（5）减少烹调油用量，吃清淡少盐膳食

食用油和食盐摄入过多是我国城乡居民共同存在的营养问题，与此相关的慢性疾病患病率迅速增加。与 1992 年相比，成年人超重上升了 39%，肥胖上升了 97%，高血压患病率增加了 31%。

养成清淡少盐的膳食习惯是必要的，不要太油腻，也不要太咸，不要摄食过多的动物性食物和油炸、烟熏、腌制食物。

（6）食不过量，天天运动，保持健康体重

限制进食量和运动是保持健康体重的两个主要因素，食物提供人体热量，运动消耗热量。如果进食量过大而运动量不足，多余的热量就会在体内以脂肪的形式积存下来，增加体重，造成超重或肥胖；相反若食量不足，就可能由于热量不足引起体重过低或消瘦。体重过高或过低都是不健康的表现，易患多种疾病，缩短寿命。

（7）三餐分配要合理，零食要适当

合理安排一日三餐的时间及食量，努力做到进餐定时定量。早餐提供的热量应占全天总热量的 25%～30%，午餐应占 30%～40%，晚餐应占 30%～40%，可根据职业、劳动强度和生活习惯适当调整。一般情况下，早餐安排在 6：30～8：30，午餐在 11：30～13：30，晚餐在 18：00～20：00 为宜。要天天吃早餐并保证其营养充足。早餐应进食一些水分充足的食物，以减少心脏病的突发和对其他器官的损害。起床后 2 小时未用早餐者心脏病的发生率较高，原因是由于长时间没有进食，血黏度增高，血容量不足，易引起心脏病发作。中午人体代谢最旺盛，所以要吃饱。晚上代谢活动下降，饮食要适量。不暴饮暴食，不经常在外就餐，尽可能与家人共同进餐，并营造轻松愉快的就餐氛围。零食作为一日三餐之外的额外加餐，可以合理选用，但来自零食的热量不能忽略不计。

（8）每天足量饮水，合理选择饮料

水是人体维持生命必不可少的营养素，也是其他许多营养素的溶媒和载体。体内水的来源有饮水、食物中包含的水和体内代谢产生的水。人体内的水主要通过肾脏以尿液的形式排出，其次是经肺呼出和经皮肤、随粪便排出。进入人体内的水和排出来的水应当基本相等，使机体处于动态平衡中。饮水不足或过多都会对人体健康带来危害。

水的需要量主要受年龄、环境温度、身体活动等因素的影响。一般来说，健康成人每天需要水 2500 毫升左右。在温和气候条件下生活的轻体力活动的成年人每日最少饮水 1200 毫升（约 6 杯）。在高温或强体力劳动的条件下，应适当增加饮水量。

饮水最好选择凉白开，应少量多次，要主动，不要感到口渴时再喝水。

国际饮料指导专家组公布了一份指南，对现有饮料进行了分组，并就各种饮料的每日摄入量提出了建议。指南强调：6 岁以上儿童及成人，饮用水是补充人体每日所需水分的最佳饮料（专家组推荐每日摄取饮用水 600 ~ 1500 毫升）。以下依次为茶和咖啡；低脂奶、脱脂奶和大豆饮料；无热量甜饮；含某些营养成分的饮料（如果蔬汁、含脂奶、运动饮料）；最低等为含热量甜饮。

目前市场上供应的饮料五花八门，数不胜数。遗憾的是，相当多的饮料是含热量的甜饮。有统计资料显示，近年来美国少年儿童每天的热量摄入量增长了 150 ~ 300 千卡，其中半数来源于这些饮料。我国的少年儿童，甚至成人，正在步他们的后尘。另外，饮用含糖量高的饮料，如果不及时漱口刷牙，残留在口腔内的糖还会在细菌作用下产生酸性物质，损害牙齿健康。

（9）如饮酒，应限量

建议成年男性一天饮用酒的酒精量不超过 25 克，成年女性一天饮用酒的酒精量不超过 15 克。孕妇和儿童青少年应忌酒。有一个简单的公式可以大致推算出每日男性及女性的安全饮酒量：男性为 2500 ÷ 酒精度，女性为 1500 ÷ 酒精度。

（10）吃新鲜卫生的食物

一个健康人一生需要从自然界摄取大约 60 吨食物、水和饮料。人体一方面从这些食物中吸收利用身体必需的各种营养素，以满足生长发育和生理功能的需要；另一方面又必须防止其中的有害因素可能诱发的食源性疾病。

食物放置时间过长就会引起变质，可能产生对人体有毒有害的物质。

食物中还可能含有或混入各种有害因素，如致病微生物、寄生虫和有毒化学物等。

吃新鲜卫生的食物是防止食源性疾病、实现食品安全的根本措施。

① 正确采购食物是保证食物新鲜卫生的第一关。一般来说，正规的商场和超市、有名的食品企业比较注重产品的质量，也更多地接受政府和消费者的监督，在食品卫生方面具有较好的安全性。购买食品时，留心查看包装标识，特别是关注生产日期、保质期和生产单位，注意食品颜色是否正常、有没有酸臭异味、形态是否异常，以便判断食物是否发生了腐败变质。烟熏食品和加色食品，可能含有苯并芘或亚硝酸盐等有害成分，不宜多吃。

② 合理储藏可保持食物新鲜，避免污染。高温加热可杀灭食物中大部分微生物，延长保存时间；冷藏温度通常为 4～8℃，一般不能杀灭微生物，只适于短期贮藏；冷冻温度低达 -23～-12℃，可抑止微生物生长，保持食物新鲜，适于较长期贮藏。

③ 烹调加工过程是保证食物卫生安全的一个重要环节。在这一环节中，需注意保持良好的个人卫生以及食物加工环境和用具洁净，避免食物烹调时交叉污染；对动物性食物应注意加热熟透；煎、炸、烧烤等烹调方式易产生有害物质，应尽量少用；食物腌制要注意加足食盐，避免高温环境。

④ 有一些动物或植物性食物含有天然毒素，如河豚鱼、毒蕈、含氰苷类的苦味果仁和木薯、未成熟或发芽的马铃薯、鲜黄花菜和四季豆等。为了避免误食中毒，一方面需要学会鉴别这些食物，另一方面应了解对不同食物进行浸泡、清洗、加热等去除毒素的具体方法。

六、营养与心脏健康

有益于心脏的健康饮食起始于正确的选择。如果你负责照顾家人的一日三餐，你的健康选择将令全家受益。尽量选择新鲜食材，回家加工，而不是一味地购买成品和半成品。当购买包装食品时，比较同类食品的营养成分标签作为挑选的依据。

表 2-1-2　心脏健康饮食替换参考表

建议被替换食品	建议食用食品
包装、加工食品（袋装、罐头蔬菜）	自己挑选搭配新鲜食品（新鲜蔬菜）
油炸食品	其他低脂烹调方式（如炖、煮、蒸等）
全脂牛奶	脱脂或低脂牛奶
冰激凌	脱脂酸奶
牛肉或其他红肉	鱼、去皮鸡肉
白面包	黑麦面包、全麦面包

1. 有益于心脏健康的 8 种食物

（1）玉米

玉米富含亚油酸（多不饱和脂肪酸）和膳食纤维，能够减少胆固醇的吸收和沉积，达到降血脂和保护血管的功效；植物固醇、植物雌激素等活性物质可通过改善血脂代谢降低血液黏稠度，降低血小板的黏附和聚集，抑制动脉粥样硬化的形成和发展，保护心血管。常适量食用玉米油，可降低胆固醇并软化血管；常吃玉米羹，不容易发生高血压和动脉粥样硬化。此外，玉米营养丰富，含有钙、磷、镁、铁、硒等矿物质，维生素 B_1、维生素 B_2、维生素 B_6、维生素 E 和胡萝卜素等。

（2）大蒜

许多人因为大蒜有浓烈辛辣的刺激性气味而不喜欢吃。其实大蒜不仅具有很强的杀菌作用，还含有许多活性成分（比如蒜氨酸等），可抗血小板凝聚、降血压、降胆固醇、改善血液纤溶亢进和外周微循环、显著降低血液黏稠度和改善红细胞浓集现象，有抗动脉粥样硬化、扩张血管和预防心脑血管疾病的作用。

（3）洋葱

洋葱在欧美国家被誉为"菜中皇后"，具有降血压和降血脂的作用，外国人常用洋葱搭配高脂肪、高热量的食物，以解油腻。洋葱含有一种能使血管扩张的前列腺素 A（据报道，洋葱是唯一含有前列腺素的蔬菜）。这种物质能舒张血管，降低血液黏稠度，减小血管的压力，对抗体内儿茶酚胺等升压物质，降低血管脆性和血压，预防血栓形成。洋葱中的环蒜氨酸和硫氨酸等化合物有助于血栓的溶解，二烯丙基二硫化物、烯丙基二硫化物和含硫氨基酸具有降低胆固醇的作用。

（4）鱼

鱼类不仅含有优质蛋白质，而且含丰富的不饱和脂肪酸。尤其是深海鱼类，富含长链多不饱和脂肪酸，可降胆固醇。生活在北极的爱斯基摩人主要食物是鱼，他们很少患心血管疾病。

（5）山楂

山楂富含果胶、维生素 C 和三萜类及黄体酮类等药物成分，具有扩张和软化血管、增加冠状动脉血流量、改善心脏收缩力、降低血压和胆固醇、兴奋中枢神经系统、利尿和镇静等作用，心血管疾病患者可适量常食。另外，山楂中含有苹果酸、抗坏血酸等有机酸，能够增加消化酶分泌，可除油解腻，促进消化。

（6）苹果

苹果中含有苹果酸、果胶、枸橼酸、维生素C等10多种营养素，含糖分不多，有降压通便的作用。常吃苹果可改善血管硬化，有益于摄盐过多的高血压患者。苹果富含类黄酮，能防止低密度脂蛋白胆固醇（坏胆固醇）氧化而渗入血管壁引发动脉粥样硬化，造成血管阻塞，预防心血管病变。

（7）香蕉

香蕉含淀粉、果胶、维生素C、维生素E及矿物质钾等。心血管疾病患者体内往往钠多钾少，香蕉富含的钾离子有助于人体内多余的钠排泄，对抑制钠离子收缩血管和损坏心血管的不良作用有一定缓解作用。吃香蕉能维持体内钾钠平衡，舒张血管，降低血压，对心脏健康有益。

（8）橘子

橘子含大量维生素C、叶酸、钾、类胡萝卜素和黄酮类化合物等多种物质，能降压、护肾，并防止胆固醇在动脉壁上的沉积。但一次吃得太多容易"上火"，推荐每天吃1~3个橘子。

2. 心血管疾病患者的饮食禁忌

（1）忌高脂

热量是引起体重增加的原因。

1克脂肪提供的热量是9千卡，要比1克碳水化合物提供的热量4千卡相加1克蛋白质提供的热量4千卡还要多。

超重是心脏病、高血压、糖尿病和许多其他健康问题的独立危险因素。即使你还不为健康问题担心，你可能也希望减掉一些体重，以便使自己感觉好一点儿。因为脂肪富含热量，所以少吃脂肪可减少人体热量的摄入，最终减轻体重。

另外，患有冠心病、高血压、血脂异常等疾病的患者，必须限制高脂肪、高胆固醇食物的摄取量，尤其是动物脂肪、动物内脏、蛋黄等，否则会削弱调节血脂药物的作用，降低疗效，甚至超过药物的治疗作用，导致病情进一步恶化。胆固醇的摄入量一般每天不超过300毫克，这相当于一个鸡蛋中胆固醇的含量。

（2）忌高钠

人体需要钠，但摄入过多会有害健康，尤其是心血管疾病患者的大忌。过多摄入钠会引起机体水钠潴留，加重心脏负担；也可引起小血管收缩，加重高血压；血压越高，心脏病、卒中和肾病的发病风险就越大。如果心血管疾病患者只重服药，不重限钠，治疗效果往往不理想。所以，要努力将每日摄盐量控制在 5 克以下。

> **当心"隐形盐"**
>
> 食盐是饮食中钠的主要来源，但不是唯一的来源。譬如，一个中等大小的新鲜番茄中就含有11毫克钠；每5毫升酱油相当于1克食盐；人们常会使用小苏打当发酵粉来做馒头、包子，而小苏打的化学名称就叫作碳酸氢钠。
>
> 钠藏身于很多种食物当中，如番茄酱、芥末、酱油、咸菜、熏制食品（腌鱼）、午餐肉、方便面等。
>
> 一般而言，新鲜食材含钠量低；加工食品含钠量高（食品加工过程中加入钠是为了提高口味及保鲜度），购买时要注意阅读食品标签。

问题1： 日常我会有规律地锻炼，当我运动时会出很多汗，需要补充钠吗？

答案： 不需要。人体每天只需要 500 毫克钠就可维持健康状态，我国建议成人每天钠的摄取量为 2200 毫克。

问题2： 在烹调过程中少放盐，是否就是解决问题的方法？

答案： 不是。市场上很多食物，比如罐装食品，加工过程中已经加入了很多钠，要注意阅读食品营养标签。

问题3： 能不能光凭味觉来判断高钠食品？

答案： 不能。有些高钠食品尝起来不是咸的，比如一些甜食。

（3）忌高糖

除了与糖尿病密切相关外，如果食物中含糖过多而不能完全被机体利用，便会转化为脂肪，容易引起血液中甘油三酯升高，加重血脂异常和动脉粥样硬化的症状，对心血管病患者非常不利。

提示

注意避免或少饮含精糖高、热量高的饮料。

（4）忌过量饮酒

如果你不喝酒，那么这是个好习惯，不需要改变。否则，对于酒的选择和"适量"的把握就非常重要了。

前文（见 92 页）已经提到，《中国居民膳食指南（2022）》明确建议：成年人如饮酒，一天饮用的酒精量不超过 15 克。

大量饮酒会引起脂肪代谢紊乱，导致血液中甘油三酯和低密度脂蛋白胆固醇（坏胆固醇）升高。严重的甘油三酯增高可致急性坏死性胰腺炎，十分凶险，致死风险极高。

大量饮酒可导致心房颤动（节假日心脏综合征）和酒精性心肌病（心脏扩大和心力衰竭）。

每天摄入酒精 30 克以上者随饮酒量的增加血压显著升高。

过量饮酒会增加卒中和某些癌症（比如乳腺癌、消化道癌症）的危险。

无节制的饮酒会使食欲下降，甚至发生营养缺乏、急慢性酒精中毒、酒精性脂肪肝，严重时还会造成酒精性肝硬化，并可能导致事故及暴力的增加，对个人健康和社会安定都是有害的。

人们按酒精含量习惯将酒分为高度酒（又称烈性酒）、中度酒和低度酒三类。

高度酒是指 40° 以上的酒，如高度白酒、白兰地和伏特加等。

中度酒是指 20° ~ 40° 的酒，如 38° 的白酒等。

低度酒是指酒精含量在 20° 以下的酒，如啤酒、黄酒、葡萄酒、日本清酒等。各种低度酒间的度数相差很大。

① 白酒。白酒基本上是纯热量食物，不含其他营养素，1 瓶 500 毫升装的白酒热量在 1925 千卡左右。其中酒精也是纯热量物质，在其代谢过程中还要消耗身体内其他营养成分。长期大量饮用白酒，不仅使热量摄入超标，还会造成蛋白质、维生素和矿物质缺乏，损害肝功能，影响中枢神经系统的兴奋性。

喜欢喝白酒的人要尽可能选择低度白酒，忌空腹饮酒，摄入一定量食物可减少酒精的吸收。饮酒时不宜同时饮碳酸饮料，因为会加速酒精的吸收。高血压、血脂异常、冠心病患者应忌白酒。

② 黄酒。黄酒是以糯米、黍米和粳米为原料，经过发酵压制而成，酒精浓度为 15°左右。其酒味醇厚，含有氨基酸和维生素。烹调中加点黄酒，可去除腥味。

③ 啤酒。啤酒在发酵、蒸馏等过程中，许多营养成分被破坏，真正保留在其中的营养既少也不全面。啤酒本身的热量并不高，但由于酒精含量低，不容易醉，人们往往会不知不觉喝进大量啤酒，导致热量摄入超标的同时，胃容积扩大，久而久之发展成为"啤酒肚"。

普通的啤酒酒精含量为 3.5% ~ 5%，通常把含酒精为 2.5% ~ 3.5% 的啤酒称为淡啤酒，1% ~ 2.5% 的称为低醇啤酒，1% 以下的则称为无醇啤酒（注意：标在啤酒瓶上的度数是啤酒的麦芽含量，而非酒精含量）。

④ 葡萄酒。从营养角度考虑，最值得肯定的当属果酒中的葡萄酒了。对葡萄酒的广泛认可要从"法国矛盾"谈起。法国人喜食肉类、鹅肝、奶酪等脂肪含量高的食品。然而，心脏病的死亡率却比美国和英国少一半，而且法国的人均寿命也是世界上最长的国家之一。这种现象被称为"法国矛盾"。在著名的"法国矛盾"研究过程中，受到格外关

注的就是葡萄酒。葡萄酒中含有多种植物化学物质，如白藜芦醇、原花青素等黄酮类物质，它们具有抗氧化作用；多酚能抑制血小板的凝集，防止血栓形成，对预防心血管疾病及延缓衰老有一定作用。

生活小窍门

① 细嚼慢咽，切忌挑食、偏食。

细嚼慢咽有助于营养成分的消化和吸收；挑食、偏食容易造成营养不均衡、营养缺乏与营养过剩的情况同时存在。

② 饭后不要立即喝水（包括茶和饮料），因为会妨碍人体对营养物质的吸收。

③ 饭后不宜剧烈活动、上床睡觉或立即大便。

3. 有助于心脏健康的烹饪方法

首先，不论我们是否患病，在饮食方面都应该遵循低脂、少盐和少糖三大原则。烹调时，少用糖和蚝油、酱油、腐乳等含盐量高的调味料。

其次，烹调方法要得当。合理的烹调方法可以减少营养素的损失，提高营养素的消化吸收利用率，同时又不会因为烹饪过程而增加很多热量。下面就介绍几种有助于心脏健康的烹调方法。

（1）炒

利用旺火、热油，快速成菜的一种烹调方法，在生活中被广泛应用，尤其是叶菜类蔬菜，可以减少维生素的损失，并且保持蔬菜鲜绿的颜色。但注意油不能放太多。

（2）炖

把食物洗净切块后下锅，加入适量的清水和调料，大火烧开后，撇去浮沫，再改用小火炖至熟烂。其食物特点是质地软烂，味道醇厚，鲜香可口。

（3）煮

煮和炖非常相似，就是把食物放到锅里，加水，先用大火煮开后，再用小火煮熟。一般适用于体积小、容易熟的食物，煮的时间比炖短。其食物特点是味道清鲜，食物的有效成分能较好地溶解于汤汁中。

（4）熬

熬是在煮的基础上进一步用小火将食物熬至汁稠熟烂，比炖的时间更长。多适用于含胶质多的食物。其食物特点是汁稠味浓，熟烂易化，适合老年人和体质弱的人食用。

（5）蒸

把经过调味后的食品原料放在器皿中，再置入蒸锅（笼）利用蒸汽使其成熟的一种方法。有用米粉蒸的叫粉蒸，有用荷叶或菜叶包扎蒸的叫包蒸，也有将食物直接放入容器中隔水蒸的。蒸食的特点是原汁原味。

（6）煨

具体操作方法有二：一是将食物置于容器中，加入调料和适量的水，然后放置在小火上慢慢煨熟至软烂；二是传统的方法，用菜叶、荷叶等将食物包裹扎紧，外敷黄泥糊，再置火灰中，利用火灰的余热将其煨熟。其食物特点是熟酥，味香浓。

（7）凉拌

一般将食物清洗干净，用开水烫过，切细，再加调料拌匀。这种加工方法一般适用于蔬菜类食物，能较好保持食物的营养素和有效成分，特点是鲜、嫩、脆、清香可口。

注意：如果不留心食物的挑选和准备阶段（比如蒸食物前调味阶段的调料选择），任何适宜的操作方法和技巧都无法避免高脂肪和高钠的结局。

七、日常营养，科学饮食

1. 合理安排一日三餐

前文（见 91 页）已经介绍了《中国居民膳食指南》中建议的第 7 条原则："三餐分配要合理，零食要适当。"回到现实生活中的一日三餐，你是怎样安排的呢？食材的选择是五花八门，还是品种极为单调？你是否不吃早餐，午餐马马虎虎，晚上一定要用"饕餮盛宴"款待自己方才罢休?

首先，一日三餐要定时，要注意两餐之间间隔的时间。一般两餐之间间隔 5 ~ 6 小时比较合理，间隔太长会在饭前有强烈的饥饿感，间隔太短则胃里的食物还没有排空。特殊人群根据需要可在两餐之间增加餐次。

其次，要合理安排食物的质和量。通常早、中、晚三餐的热量比例应该为3：4：3。"早吃好，午吃饱，晚吃少"，这一养生经验是有道理的。早餐不但要注意数量，而且还要讲究质量。经过一夜的睡眠，人体内的营养已经基本用完，需要及时补充。早餐中蛋白质、脂肪的含量应多一些，以满足上午学习、工作和劳动的需要。

我们一天的热量供应集中在午餐。午餐可以适当多吃一些，同样要注意营养搭配，以满足下午体力和脑力活动的需要。

晚餐以清淡、容易消化为原则；以富含碳水化合物的食物为主，例如谷类、蔬菜；

富含蛋白质、脂肪和较难消化的食物要少吃。高蛋白、高脂肪、高热量的摄入，会使血液的黏稠度增加，加上夜间睡眠，血流变慢，血压降低，脂质易沉积在血管壁上，促使动脉粥样硬化及微小血栓的形成。晚餐不宜吃得过多，晚饭后人们的活动量往往比较小，热量消耗少，在胰岛素的作用下，摄入的物质将更容易被转变为脂肪储存，同时血液中糖、氨基酸、脂肪酸的浓度也会增高。至少要在就寝前2小时进餐，这样既能保证活动时热量的供给，又能使胃肠在睡眠中得到休息。

2. 暴饮暴食的危害

人们平时一日三餐，定时定量，消化系统形成了与之相适应的规律。倘若突然改变饮食习惯，会完全打乱胃肠道对食物消化吸收的正常节律，可能引起胃肠功能失调。摄入过多的食物或饮料致使胃压力增加，可引起急性胃扩张。大量油腻食物停留在胃肠内不能及时消化，会产生气体和其他有害物质。这些气体与有害物质刺激胃肠道，很可能引发急性胃肠炎，出现腹痛、腹胀、恶心、呕吐、腹泻等症状。由于在短时间内需求大量消化液消化食物，因而明显加重了胰腺的负担，致使十二指肠内压力增高，增加发生急性胰腺炎或急性胆囊炎的危险。大量饮酒会使肝胆超负荷运转，肝细胞加快代谢速度，胆汁分泌增加，造成肝功能损害，诱发胆囊炎。研究发现，暴饮暴食后心脏病急性发作的危险也明显增加。

3. 十大垃圾食品

（1）油炸食品

① 经常进食油炸食品是引发肥胖、血脂异常和冠心病的危险因素。

热量过剩导致的超重、肥胖以及相关疾病已经成为我国城市和富裕农村地区居民的重要营养问题。油炸食品不仅含有较高的油脂，食物经过煎炸后热量也会增加许多。100克蒸土豆提供热量70千卡；同样重量的土豆炸成薯条后重量为50克，提供的热量为150千卡；炸成薯片重量为25克，提供热量为138千卡。

② 常吃油炸食物的人癌症的发病率远远高于不吃或极少进食油炸食物的人群。

富含淀粉类的食品，如面粉类、薯类等，油炸时会产生大量丙烯酰胺（具有神经毒性、遗传毒性和致癌等危害），不宜多吃。

蛋白质、脂肪在高温油炸的过程中也会发生反应，生成多环芳烃化合物，这一类物质具有致癌作用和遗传毒性。

（2）罐头类食品

罐头食品在通常条件下可以长期保存不变质，不受季节、地域的限制。但是制作罐头时需经高温加热灭菌处理，不论是水果类罐头，还是肉类罐头，其中的营养素都遭到大量破坏，特别是各类维生素几乎被破坏殆尽。另外，很多水果类罐头含有较高的糖分，并以液体为载体进入人体，致使糖分的吸收率大为增高，在进食后短时间内导致血糖大幅攀升，加重胰腺负荷。

（3）腌制食品

　　腌制的食物通常具有特殊的风味，并且储存时间比较长。可是腌制过程中需要大量放盐，并且产生大量的致癌物质亚硝胺。经常进食腌制食品会加重肾脏负担，增加高血压以及鼻咽癌等恶性肿瘤的发病风险。由于高浓度的盐分严重损害胃肠道黏膜，胃肠炎症和溃疡的发病率也会升高。

（4）加工的肉类食品（火腿肠等）

　　这类食物含有一定量的亚硝酸盐，亚硝酸盐在人体内结合胺形成潜在的致癌物质亚硝酸胺，过多食用有害健康。其他的添加剂，如防腐剂、增色剂和保色剂等，也会加重肝脏负担。此外，火腿等制品大多为高钠食品，大量进食可能造成血压波动及肾功能损害。

（5）肥肉和动物内脏类食物

　　尽管这一类食品中含有一定量的优质蛋白质、维生素和矿物质，然而肥肉中约89%是脂肪，动物内脏中含有大量的胆固醇，长期大量进食会大幅度增高患心血管疾病和恶性肿瘤（如结肠癌、乳腺癌）的风险。

表 2-1-3　部分食物中胆固醇含量（毫克／100克）

食物	胆固醇含量	食物	胆固醇含量
鹌鹑蛋黄	3640	猪肾	354
猪脑	2571	鱿鱼	268
鸭蛋黄	1576	奶油	209
鸡蛋黄	1510	猪肠	137
虾皮	428	青鱼	108
猪肝	288	肉鸡（肥）	106

（6）奶油制品

　　奶油由牛奶中分离的脂肪制成，以饱和脂肪酸为主，主要用于佐餐或者面包和糕点的制作。常吃奶油类制品会导致体重增加，甚至引起血糖和血脂的升高。奶油制品中的高脂肪和高糖成分常常影响胃肠排空（食物由胃排入十二指肠的过程），甚至导致胃食管反流，很多人在空腹进食奶油制品后会出现反酸、烧心等症状。

（7）方便面

方便面属于高盐、高脂、低维生素、低矿物质的一类食物。其中，盐分含量高和含有一定量的人造脂肪（反式脂肪酸）会对心脏健康造成相当大的负面影响。加之含有防腐剂和香精，又可能对肝脏产生潜在的不利影响。

（8）烧烤类食品

近年来，烧烤食物（主要指炭火烧烤）的种类逐年扩大，如猪肉、牛肉、动物内脏、豆腐干、鱿鱼、小黄鱼及虾、贝类等海鲜。食物在高温烧烤的过程中，一些成分会发生反应，生成强致癌物质苯并芘。再从食品安全的角度看，烧烤类食物还容易引起食源性疾病的发生。比如肉类在烧烤的过程中可能没有彻底烤熟，食者可能会感染上绦虫病、旋毛虫病等寄生虫病。

（9）冷冻甜点

冰激凌、雪糕含有较高的奶油和糖，可能在降低食欲的同时却易导致肥胖；还可能因为温度低而刺激胃肠道。

（10）果脯、话梅和蜜饯类食物

这类食品中含有亚硝酸盐，可在体内转化成致癌物质亚硝胺；香精等添加剂可能损害肝脏等脏器；较高的盐分可能导致血压升高和加重肾脏负担。

4. "洋快餐"也是垃圾食品

现如今的孩子们对所谓"洋快餐"特别感兴趣，家长们也热衷于带孩子进出这些快餐店。殊不知在美国，快餐业曾被称为"制造胖子"的行业。

"洋快餐"的食品多以高温煎炸的快餐食品为主，如汉堡包、炸薯条等，这些食品中的反式脂肪酸最多。摄入反式脂肪酸可升高人体内低密度脂蛋白胆固醇（坏胆固醇）水平，增加总胆固醇，升高甘油三酯和Lp（a）脂蛋白（一种脂肪酸的运输工具，专门将有害脂肪酸，带到人体内的各个部位）水平，降低高密度脂蛋白胆固醇（好胆固醇）水平，这里的每一种因素都会增加冠心病的危险。反式脂肪酸摄取增加2%，冠心病发病率增加23%。反式脂肪酸还与心源性猝死的危险相关。随着反式脂肪酸的摄入量增加，糖尿病的发病率也随之上升。摄入反式脂肪酸还可促进炎症反应和引起内皮细胞功能紊乱

5.多吃粗粮有益健康

粗粮是指小米、高粱、玉米、荞麦、燕麦、薏米、红豆、绿豆、芸豆等谷类和豆类及一些加工精度低的米面。粮食在加工过程中，会损失一些营养素，特别是膳食纤维、维生素和矿物质，而这些成分恰恰是人体需要和容易缺乏的。粗粮中的这些营养成分含量较高。

我们在前文中已经提到：膳食纤维是有益的营养素。除了有降低血中胆固醇和改善耐糖能力的功效外，膳食纤维在通过消化道过程中吸水膨胀，体积增大，增加了胃内容物的体积，使得胃排空速度减慢，延缓胃内容物进入小肠的速度，使人产生饱腹感，有利于糖尿病和肥胖症患者减少进食。同时膳食纤维能够刺激和加强肠道蠕动，连同消化道中其他"废物"形成柔软的粪便易于排出，既防止便秘又有助于体内毒素排出。

建议每天吃 50 克以上的粗粮。占到全天主食的 1/3 ~ 1/2。

物极必反，虽然膳食纤维对人体健康有诸多益处，但也并非多多益善。过多的膳食纤维会引起腹胀、排便次数增多且量大。长时间过量摄入膳食纤维会影响其他营养物质的消化吸收和利用，易导致营养不良。

6.食用油的选择

动物油中饱和脂肪酸和胆固醇含量高，应该少吃，或者不吃。

除去动物油外，购买食品时，注意阅读成分标签，警惕各种各样的氢化油（反式脂肪酸）、椰子油和棕榈油。

植物油种类繁多。由于单一油种的脂肪酸构成不同，营养特点也不同，应注意更换烹调油的种类，食用多种植物油。

目前，橄榄油和茶油已被世界卫生组织（WHO）推荐为"对人体心血管健康有益的保健型营养油"。

（1）橄榄油

橄榄油由橄榄榨成，被誉为"地中海的液体黄金"，是所有食用油中含油酸（单不饱和脂肪酸）最高（约为 75%）的一类。油酸对胃溃疡、便秘有明显治疗作用，能减少胆囊炎、胆结石的发生，可降低人体内低密度脂蛋白胆固醇（坏胆固醇）和提高高密度脂蛋白胆固醇（好胆固醇）。值得一提的是，橄榄油中脂肪酸的组成与母乳相似，能够促进人体对铁、锌等微量元素的吸收。

（2）茶油

茶油从油茶子中提取，营养成分以及物理化学性质与橄榄油非常相似，被誉为"东方橄榄油"。茶油中含丰富的不饱和脂肪酸——油酸、亚油酸、亚麻酸等,对人体健康有利,有降低血液中胆固醇、抑制肿瘤的作用。茶油还含有固醇、生育酚、角鲨烯、茶多酚等活性物质,能增强人体免疫力,清除自由基,促进新陈代谢,对于预防和延缓衰老有一定作用。

(3)豆油

豆油含丰富的多不饱和脂肪酸(如两种人体必需的脂肪酸——亚油酸和 α - 亚麻酸)和维生素 E,能提高人体免疫力,有助于体弱消瘦者增加体重。豆油属半干性油脂,含磷脂较多,不宜做炸油使用。

(4)玉米油

玉米油又叫粟米油,提炼自玉米胚芽,不饱和脂肪酸含量高达 80% ~ 85%,其中的亚油酸是人体自身不能合成的必需脂肪酸。由于玉米油中维生素 E 的含量高于其他植物油,玉米油对于血栓性静脉炎、生殖机能障碍、肌萎缩症和营养性脑软化症均有明显的疗效和预防作用。玉米油可直接用于凉拌。

(5)花生油

花生油含有丰富的油酸、亚油酸、卵磷脂和维生素 A、维生素 D、维生素 E、维生素 K 及生物活性很强的天然多酚类、固醇类物质,其中油酸含量约为 53%,亚油酸约为 25%,可以减少血小板聚集,降低胆固醇。

(6)葵花子油

葵花子油从葵花子中提取,含有丰富的亚油酸;葵花子油中,生理活性最强的维生素 E 含量比一般植物油高;而且亚油酸含量与维生素 E 含量的比例比较均衡,便于人体吸收利用。

(7)色拉油

色拉油是植物油中加工等级最高的食用油。植物油经过脱酸、脱杂、脱磷、脱色和脱臭五道工艺之后制成色拉油,特点是色泽澄清透亮,气味新鲜清淡,加热时不变色、无泡沫、很少有油烟,并且不含黄曲霉素和胆固醇。

(8)调和油

调和油由几种油混合调制而成,适应现代人对健康饮食的需求。

(9)菜籽油

菜籽油虽然也是植物油,然而缺少亚油酸等人体必需脂肪酸,而且其中脂肪酸构成不平衡，营养价值比一般植物油低。

菜籽油中含有大量芥酸和芥子苷等物质。芥酸是一种长链脂肪酸。长期食用富含芥酸的菜籽油，会因芥酸过多蓄留更易引起血管壁增厚和心肌脂肪沉积。联合国粮食组织和世界卫生组织（WHO）建议食用菜籽油中的芥酸含量不得超过5%，然而一般未处理过的菜籽油中芥酸含量可高达40%。老年人，尤其是高血压、冠心病患者尽量少吃菜籽油。

生活小窍门：

菜籽油与富含亚油酸的植物油配合使用，其营养价值将得到改善。

7. 合理烹调蔬菜

蔬菜的营养价值除了受品种、部位、产地和季节等因素影响外，还受加工方法的影响。加热可能破坏蔬菜中水溶性维生素（尤其是维生素C），导致矿物质损失，降低蔬菜的营养价值。如蔬菜煮5～10分钟，维生素C损失可高达70%～90%。

（1）先洗后切

正确的方法是先把蔬菜清洗干净，然后再切。不要先切后洗，不要把蔬菜放在水中浸泡很长时间，这么做只会使蔬菜中的水溶性维生素和矿物质流失过多。

（2）急火快炒

维生素C在80℃以上快速烹调时损失较少，凉拌加醋可减少维生素C的损失。胡萝卜素含量较高的绿叶蔬菜用急火快炒的方法，不仅能减少维生素的损失，还可帮助胡萝卜素被人体吸收。

（3）开汤下菜

维生素C含量高、适合生吃的蔬菜尽可能凉拌生吃；或者在沸水中焯1～2分钟后再拌；或者用带油的热汤烫菜。用沸水焯蔬菜，可以软化膳食纤维，改善蔬菜的口感。

（4）炒好即食

蔬菜烹调好出锅就要尽快食用，现做现吃，避免反复加热。这不仅是因为营养素会随储存时间延长而丢失，还可能因细菌的硝酸盐还原作用增加亚硝酸盐含量。

8. 动物性食物的选择

鱼、禽、蛋、肉是一类营养价值很高的食物，并且每类食物的营养成分都有各自的特点，要合理选择和充分利用。

鱼、禽类与畜肉相比，脂肪含量较低，不饱和脂肪酸含量较高。特别是鱼类，含有较多的多不饱和脂肪酸，适宜作为首选的动物性食物。

目前我国居民肉类摄入仍以猪肉为主，平均每人每天摄入量为 50.8 克，占畜、禽肉总量的 64.6%。由于猪肥肉的脂肪含量较高，含饱和脂肪酸较多，不建议人们选择；瘦肉中脂肪含量相对较低，可适量食用。

蛋类的营养价值较高。蛋黄中维生素和矿物质含量丰富，且种类齐全，但由于胆固醇含量很高，不宜过多食用。成人正常情况下每日吃 1 个鸡蛋即可。

动物肝脏中脂溶性维生素、B 族维生素和微量元素含量丰富，适量食用可改善我国居民维生素 A、维生素 B_2 等营养欠佳的状况。但动物脑、肝、肾、大肠等含有大量胆固醇和饱和脂肪酸，属于不健康食品。

9. 吃鸡蛋的学问

你知道吗？鸡蛋和面食一起吃，可以提高蛋白质的利用率。

鸡蛋的营养价值高，富含优质蛋白质、卵磷脂、维生素 A 等。随着生活水平的提高，人们吃鸡蛋的花样越来越多，其中有些吃法不科学，并且可能对我们的健康产生不良影响。

问题 1：蛋壳颜色越深，营养价值越高？

答案：错误。鸡蛋的营养价值从外观上可以通过蛋清的浓稠度判断。

在市场上，鸡蛋一般分为红壳和白壳两种。许多人喜欢红壳的，认为红壳蛋营养价值更高。事实并非如此。影响蛋壳颜色的主要色素是棕色原卟啉（又称卵卟啉），这种物质没有营养价值。

评价鸡蛋中蛋清的品质，主要看蛋清中蛋白质的含量。蛋清越浓稠，表明蛋白质含量越高，蛋清的品质越好。

蛋黄的颜色有深有浅，从淡黄色至橙黄色都有。蛋黄颜色的深浅仅表明其中色素含量的多少。蛋黄中主要的色素有叶黄素、玉米黄素、黄体素、胡萝卜素及维生素 B_2 等。有些色素（如胡萝卜素）可在体内转变成维生素 A。因此正常情况下，蛋黄颜色较深的鸡蛋营养稍好一些。

问题 2：老年人忌吃鸡蛋？

答案：错误。老年人适量摄取鸡蛋是安全的。

由于蛋黄中含有较高的胆固醇，于是就出现了老年人忌食鸡蛋的说法。科学实验证明，这种说法没有道理。

蛋黄中含有丰富的卵磷脂，作为一种乳化剂，卵磷脂能够使脂肪悬浮在体液中，有利于脂肪的吸收、转运和代谢。卵磷脂还可以防止胆固醇在血管壁上沉积，降低血液黏度，促进血液循环。蛋黄中的卵磷脂被消化后释放出胆碱，进入血液中进而合成乙酰胆碱，是神经递质的主要物质，可提高脑功能，增强记忆力。

只是凡事都有限度，合理饮食最重要。

问题3：生鸡蛋更有营养？

答案：错误。鸡蛋要经高温烹调后再吃，煮鸡蛋是鸡蛋的最佳食用方法。

从营养和食品安全两个方面来看，生吃鸡蛋不仅不利于充分发挥鸡蛋的营养价值，而且不卫生。

鸡蛋中的蛋白质只有经过充分加热后，分子结构才能变得松散，才能更有利于人体的消化和吸收。但鸡蛋也不宜过度加热，因为蛋白质过分凝固会形成硬块，影响我们的食欲和蛋白质的消化。

生鸡蛋里含有抗生物素蛋白和抗胰蛋白酶。抗生物素蛋白会影响食物中生物素的吸收；抗胰蛋白酶能够抑制我们消化道中胰蛋白酶的活性，影响蛋白质的消化和吸收。鸡蛋经加热处理后，这两种物质就会被破坏，问题就解决了。

不同的烹调方法也会影响鸡蛋中营养的消化和吸收率，例如煮鸡蛋蛋白质的消化和吸收率为99%，炒蛋为97%，嫩炸为98%，用开水或牛奶冲蛋为92.5%，生吃为30%~50%。

问题4：望蛋营养价值高？

答案：错误。吃这种鸡蛋不仅无益，还会引起食物中毒和其他疾病。

望蛋也叫"毛鸡蛋"，是蛋在孵化过程中剔除下来的死胎蛋。鸡蛋在孵化过程中，由于受到沙门氏菌和寄生虫的污染，或温度、湿度条件不好等原因，致使发育停止不能孵出小鸡。这时鸡蛋内原来的蛋白质、脂肪、维生素和矿物质等营养成分都已发生变化，绝大部分已经被胚胎利用和消耗掉了，所以望蛋的营养价值极低。而且，望蛋中含有许多大肠杆菌、葡萄球菌、伤寒杆菌、变形杆菌等。

10. 怎样用少量盐做出美味佳肴

许多人爱好浓味的饮食，随着年龄的增长，人的味觉灵敏度往往明显下降，于是就会放更多的盐和酱油。生活中有些事可以改变，花上两三个月适应低盐食品，再次尝试以往的口味时，你会不会感觉太咸了？在我们努力尝试的日子里，只要注意食物的烹调方法并在流程上下工夫，就可以解决美食与盐之间的矛盾了。

（1）晚放盐

要达到同样的咸味，晚放盐比早放盐用的盐量会少一些。人体味蕾上有咸味感受器，它与食物表面附着的钠离子发生作用，才能感知到咸味。晚放盐，就算少放了些，盐分尚未深入到食品内部，舌头上的感觉依旧，既保证了同样的咸度又减少了盐的用量。

（2）多放醋

酸味可以强化咸味，多放醋就感觉不到咸味太淡。让菜里多一点酸味，不仅让疲惫的味蕾为之一振，还能促进消化，增加矿物质的吸收率，减少维生素的损失，一举多得。

（3）少放糖

少量的盐可突出糖的甜味，少量的糖却会减轻菜的咸味。需要控制盐分的人最好在烹饪时不放糖，平时也要少吃蜜饯类小吃，这些食物在制作过程中会大量使用盐。

（4）适当加调味品

做菜时加点辣椒、花椒、葱、姜、蒜之类的香辛料炝锅，再适当放些提鲜的调味品，在表面撒一点芝麻、花生碎，或者淋一点芝麻酱、花生酱、蒜泥等，会令菜肴变得更加生动可口。

遇到原本味道浓重的原料，如西红柿、芹菜、香菜、茼蒿、洋葱之类，少放盐也无妨。

在生活中还要注意以下几点：

① 少去饭店吃饭。饭店的饭菜油、盐用量比较多，也不好控制。

② 避免吃腌制品，如咸肉、酱菜等。

③ 购买加工食品时，看清包装上注明的钠盐含量。

④ 使用控盐勺控制盐的用量，比如使用盛装 2 克盐的盐勺。

11. 选择适合自己的奶及奶制品

（1）液态奶

液态奶是指挤出的奶汁，经过滤和消毒，再经过均质化处理，即成为可供食用的鲜奶。鲜奶经巴氏消毒后除维生素 B_1 和维生素 C 略有损失外，其余营养成分与刚挤出的奶汁差别不大。

（2）奶粉

奶粉是液态奶经消毒、浓缩、干燥处理而成。其中，对热不稳定的营养素（如维生素 A）略有损失，蛋白质消化能力略有改善。奶粉可分为全脂奶粉、低脂奶粉、脱脂奶粉及各种调制奶粉与配方奶粉等。奶粉储存期较长，食用方便。

全脂奶粉是鲜奶消毒后，除去 70%～80% 的水分，采用喷雾干燥法，将奶粉制成雾状微粒。

脱脂奶粉的生产工艺与全脂奶粉大致相同，但原料奶经过脱脂的过程。脱脂过程使脂溶性维生素损失。脱脂奶粉适合于腹泻的婴儿及要求少油膳食的人群。

调制奶粉，又称人乳化奶粉，是以牛奶为基础，按照人乳组成的模式和特点调制而成，使各种营养成分的含量、种类和比例接近母乳。譬如，改变牛奶中酪蛋白的含量和酪蛋白与乳清蛋白的比例，补充乳糖的不足，以适当比例强化维生素 A、维生素 D、维生素 B_1、维生素 C、叶酸和微量元素。

（3）酸奶

酸奶是在消毒的鲜奶中接种乳酸杆菌后，经发酵培养而成的奶制品，易于被人体消化吸收，除乳糖分解形成乳酸外，其他营养成分基本没有变化。常喝酸奶有助于改善胃肠道功能，促进消化吸收，增强机体免疫力。酸奶更适宜于乳糖不耐受者、消化不良者、老年人和儿童食用。

（4）奶酪

奶酪又称干酪，是一种营养机制很高的发酵乳制品，是在原料乳中加入适当量的乳酸菌发酵剂或凝乳酶，使蛋白质发生凝固，并加盐，压榨排除乳清之后的产品。制作1 千克奶酪大约需要 10 千克牛奶。奶酪中的蛋白质、脂肪、钙、维生素 A、维生素 B_2 是鲜奶的 7～8 倍。在奶酪的生产过程中，大多数乳糖随乳清排出，余下的也都通过发酵作用生成了乳酸，因此奶酪是乳糖不耐受者和糖尿病患者可供选择的奶制品之一，但在选择时需留心对比其脂肪含量，适量食用。

（5）奶油

奶油脂肪含量通常在 80%～85%，主要是饱和脂肪酸，营养组成也完全不同于其他奶制品，不属于膳食指南推荐的奶制品。

（6）含乳饮料不是奶，购买时要阅读食品标签，认清食品名称

12. 饮料的选择

饮料的主要功能是补充人体所需的水分，同时带给消费者愉悦的味觉感受。绝大部分饮料产品含有 80% 以上的水，有些饮料含有一定的营养成分，而更多的则含有不少热量和糖。

（1）饮用水类

首先必须指出的是饮用水类饮料不完全等同于饮用水。该类饮料是指密封于容器中的可以直接饮用的水，包括：饮用天然矿泉水、饮用天然泉水、其他天然饮用水、饮用纯净水、饮用矿物质水及其他饮用水（如调味水）。

① 矿泉水是指从地下深处自然涌出或人工开采所得到的未受污染的天然地下水，经过滤、灭菌、罐装而成。矿泉水含有一定的矿物质，其中的矿化物多呈离子状态，容易被人体吸收。

② 纯净水一般以城市自来水为水源，把有害物质过滤的同时，也去除了钾、钙、镁、铁、锌等人体所需的矿物元素。

③ 饮用矿物质水是通过人工添加矿物质来改善水的矿物质含量。与纯净水相比，这样的水虽然增加了部分矿物元素，但是添加的矿物质被人体吸收、利用的情况以及对人体健康的作用如何还需要进一步研究。

（2）茶饮料类

茶饮料类饮料是指以茶叶的水提取液或其浓缩液、茶粉等为原料，经加工制成的饮料，包括茶饮料（茶汤）、调味茶饮料、复（混）合茶饮料等，其中调味茶饮料又分为果汁（味）茶饮料、奶（味）茶饮料、碳酸茶饮料。

茶叶中含有丰富的微量元素（如铁、锌、硒、铜、锰、铬等）和多种对人体有益的化学成分（如茶多酚、咖啡碱、茶多糖等）。茶多酚、儿茶素等活性物质可使血管保持弹性，消除动脉血管痉挛，防止血管破裂。

然而，长期大量饮用浓茶会影响消化功能。茶叶中的鞣酸会阻碍铁质的吸收，特别是缺铁性贫血者应谨慎选择此类饮料。

（3）蛋白质类饮料

蛋白质类饮料是指以乳（制品）或有一定蛋白质含量的植物的果实、种子、种仁等为原料，经加工制成的饮料，包括含乳饮料、植物蛋白饮料（如豆奶、椰子汁、杏仁露、核桃露、花生露等）、复合蛋白饮料。含乳饮料、植物蛋白饮料中含有蛋白质、维生素、矿物质等人体所需的营养物质。虽然许多植物原料具有治疗作用（例如杏仁的降血脂功能和花生仁对控制高血压的好处），但一些产品中添加的甜蜜素会对某些群体造成伤害，老人、儿童、孕妇以及体弱者都不宜经常饮用含有甜蜜素的植物蛋白饮料。

（4）果汁类和蔬菜汁类

用水果和/或蔬菜等为原料，经加工或发酵制成的饮料，包括100%果汁（蔬菜汁）、复合果蔬汁（浆）、果肉饮料、发酵型果蔬汁等。

纯果汁或蔬菜汁营养丰富、热量较低，适合大多数人饮用，但胃酸分泌较多的人和糖尿病患者不宜饮用。炎热的天气使纯果汁饮料容易变质，保存时一定要注意。

复合果蔬汁是由一定的纯果蔬汁加色素、糖和水调配而成，其中含有的人工色素对人体健康不利。复合果蔬汁的糖分较多，特殊人群慎用。

（5）碳酸饮料类

碳酸饮料是指在一定条件下充入二氧化碳气的饮料，包括可乐型、果汁型、果味型以及苏打水、姜汁汽水等。其中可乐型饮料含有较多咖啡因。咖啡因是一种中枢兴奋剂，能刺激胃酸分泌，使人大脑兴奋、呼吸加快、心率加快；儿童和经常失眠的人不宜饮用；老年人经常饮用含咖啡因的饮料，会加剧体内钙质的流失，引起骨质疏松，容易骨折；血脂异常和高血压患者多饮，会加速病情的恶化。

13. 科学补钙

人体骨密度的最高峰值是在 30～35 岁，此时骨头中的含钙量最高。35 岁以后，人体中钙的流失速度越来越快，骨密度逐年下降。应该在 30 岁之前注意从膳食中补充钙元素，尽量延长骨密度的高峰值，从而预防和推迟骨质疏松。最需要补充钙的是儿童、孕妇、乳母和老年人。

（1）少年儿童补钙不仅是为了骨骼强健

钙摄入不足是一个全球性普遍存在的问题。我国 96% 的居民每天摄取的钙还不到中国营养学会推荐量的一半（800 毫克／天）。54% 的少年儿童血清维生素 D 水平低下。钙和维生素 D 摄入不足的危害不仅局限在骨骼疾病上。越来越多的证据显示，膳食钙和维生素 D 在肥胖、热量代谢和胰岛素抵抗方面起着重要作用。增加钙摄入可以降低血清总胆固醇、低密度脂蛋白胆固醇（坏胆固醇）和甘油三酯水平，升高高密度脂蛋白胆固醇（好胆固醇）水平。同时，血清钙和维生素 D 水平降低是葡萄糖平衡发生异常的危险因素。因此，保证每日摄入足够的钙可以降低 2 型糖尿病的发病率。

（2）膳食补钙是首选

牛奶、羊奶及各种乳制品是补钙的不错选择，其次是鱼虾、贝壳类海鲜；肉类、鸡蛋和萝卜的含钙量也比较高。

牛奶不仅是优质蛋白质的来源，也是含钙丰富的食品。每 100 毫升牛奶含钙量约104 毫克，并且人体对牛奶中钙的吸收率很高，是膳食中最好的天然钙来源。

在进食富含草酸的蔬菜（如菠菜、苋菜、空心菜、竹笋、茭白等）前最好用开水烫一下，以减少草酸含量。因为草酸会与钙结合生成草酸盐沉淀，抑制钙吸收。

为了提高钙吸收率，还要多晒太阳（阳光行走），适当补充维生素 D，因为维生素 D 能够促进钙吸收。

如果有需要，可以在医生指导下服用钙补充剂和维生素 D 补充剂，不建议自行选用。因为过量补钙，会引起血液中血钙含量过高，可能导致高钙血症，并引起并发症，如肾结石、血管钙化等。

14. 科学补铁

铁是人体必需的一种矿物质，在我们体内发挥着重要作用，比如参与氧气和二氧化碳的运输，提高人体免疫力等。铁缺乏会造成贫血。2002 年的营养调查显示，我国缺铁性贫血患病率为 20.1%，其中 2 岁以内婴幼儿和 60 岁以上老人贫血率分别为 31.1% 和 29.1%。由于月经失血等因素也是造成缺铁的原因，妇女也要注意补铁。

问题 1：怎样了解机体是否缺铁及铁的吸收情况呢？

答案：最简单的方法是测一下血红蛋白。

问题 2：吃菠菜、用铁锅能预防缺铁吗？

答案：不能。菠菜中的铁含量在叶菜中只处于中等水平（2.9 毫克/100 克），而且菠菜中的铁以无机铁的形式存在，容易和植物中的酸类结合生成植酸铁、草酸铁等，不容易被人体消化吸收。

铁锅作为烹调工具，通过微小铁屑的脱落和铁的溶出增加食物中的铁含量。这样做虽好，但是铁锅中的铁元素多为元素铁，人体的吸收率有限。

（1）维生素 C 有助于铁的吸收

（2）改善蔬菜的烹调方法

蔬菜中的铁经常与蔬菜中存在的草酸、植酸等物质发生反应，形成沉淀，不容易被人体吸收。因为草酸很容易溶解在水中，可以利用焯的方法把蔬菜中影响铁吸收的草酸等物质尽可能去掉来提高蔬菜中铁的可吸收率。

（3）坚持营养均衡的膳食原则

动物性食物中的铁含量相对较高，而且易被人体吸收。

（4）饮用茶和咖啡要适量

茶叶中含有鞣酸，在肠道内会和铁形成难溶的复合物，从而影响铁的吸收。咖啡也会抑制铁吸收。

八、高血压患者的饮食

饮食与高血压的关系密切。如果你担心自己的血压，推荐你食用芹菜、洋葱、大蒜、胡萝卜、荠菜、菠菜等蔬菜，山楂、苹果、柿子、香蕉、西瓜、桃、梨等水果。这些食物中含有一些植物化学物质、微量元素和维生素，对防治高血压有一定作用。

饱餐与甜食易使人发胖，肥胖易使血压升高。

食用油和食盐摄入过多是我国城乡居民共同存在的营养问题。2002 年中国居民营养与健康状况调查结果显示，我国城乡居民平均每天摄入烹调油 42 克，远远高于《中国居民膳食指南》的推荐量 25 克。每天食盐平均摄入量为 12 克，是"中国居民平衡膳食宝塔"建议值的 2 倍。与此相关的慢性疾病患病率迅速增加。与 1992 年相比，成年人超重上升了 39%，肥胖上升 97%，高血压患病率增加了 31%。

高血压患者的饮食中，既要保证充分的热量、脂肪和蛋白质，又不宜过量。

1. 少吃盐

高血压意味着人体内血流以一种额外的力量冲击血管壁，从而导致心脏工作量加大。长此以往，高血压会损坏血管，并导致冠心病、卒中和肾脏疾病。

食盐的主要成分是氯化钠，钠离子和氯离子都会引起血压升高。过多的摄入盐会让人体口渴，导致饮水量增加，促进肾脏对水的重吸收，减少水的排出量，从而增加体内血容量（全身血管内的血量）。血容量越多，血压越高。

2. 限制热量摄入，控制体重

热量过剩会导致体重增加，体重增加会引起血压升高。有研究发现在 40～60 岁的男性中，肥胖者的高血压患病率为正常人群的 1.9 倍，通过对体重的控制可使高血压发生率减少 28%～48%。低脂饮食能帮助人们将体重和血压维持在健康水平。

3. 增加优质蛋白质

不同来源的蛋白质对血压的影响是不同的。鱼类蛋白质富含蛋氨酸和牛磺酸，可帮助降低高血压和卒中的发生；大豆及其制品富含优质蛋白质，虽然没有降血压的作用，却可预防卒中。

4. 增加钾的摄入

之前我们提到，钾能对抗钠对人体产生的不利影响。新鲜的绿色蔬菜、豆类、香蕉、杏等都是含钾高的食物。但同时也要注意防范高钾血症。

5. 增加镁、钙的摄入

镁有助于血管扩张，如果镁缺乏会引起动脉骤然收缩，血压升高，心律不齐和肌肉痉挛。补充镁的最安全方法是通过含镁丰富的食物来补充。富含镁的食物有各种干豆、鲜豆、香菇、菠菜、桂圆、豆芽等。

钙不足也可使血压升高，钙增加会使血压下降。富含钙的食物有奶类、豆类等。

6. 食用醋对血压的良性作用

醋是通过抑制血管紧张素转换酶生成而直接抑制血压升高的。醋还具有利尿作用和有利于身体对钙的吸收，这些作用对降低血压有一定帮助。

九、血脂异常患者的饮食

血液中的血脂含量超过了正常范围，就会使血液变得黏稠，易沉积在血管壁上，逐渐形成小斑块（就是我们平常说的动脉粥样斑块）。这些斑块逐渐变大，会导致血管狭窄，甚至堵塞血管，从而对人体造成危害。

高胆固醇血症患者要严格限制高脂肪、高胆固醇食物，如肥肉、动物内脏、猪油、黄油、鱼子、蟹黄等；高甘油三酯症患者要严格限制甜食，如糕点、糖果、果汁、白糖、蔗糖、巧克力等。

口味宜以清淡为主，以素食为主，主食要粗细粮搭配。注意合理调配一日三餐，晚餐不宜多食荤腥、味厚的食物；少吃甜食，以免血液中的甘油三酯升高，血液黏稠度增加，促使病变加快；动物性食品中，尽量选择鱼类、脱脂或低脂牛奶、瘦肉，鸡蛋每天不超过一个。

多喝水。每日饮水不少于1500毫升。饮水不足容易使血液变得黏稠；而血液黏度增高、流速减慢会促使血小板在局部沉积，容易形成血栓。多饮水有利于稀释血液，保持机体血液循环顺畅。

多吃新鲜蔬菜与水果。蔬菜与水果含有丰富的维生素C和膳食纤维。维生素C具有降血脂的作用，膳食纤维可以降低血中胆固醇。山楂、苹果、梨、猕猴桃、柑橘等均有一定的降脂作用。

适度吃豆制品。大豆含有丰富的卵磷脂，有利于脂类透过血管壁被利用，使血液中的胆固醇下降。

具有降血脂作用的食物：除前文（见94页）提到的玉米、洋葱和山楂外，我们再向大家推荐几种明智的选择。

1. 燕麦

燕麦俗称油麦、玉麦，是山西和宁夏固原等地区的主要杂粮之一。美国食品药品监督局（FDA）批准燕麦片、燕麦麸、燕麦粉等燕麦制品使用"可减轻心血管疾病"的标签，因为这些燕麦制品可以降低血中低密度脂蛋白胆固醇（坏胆固醇）浓度，不影响高密度脂蛋白胆固醇（好胆固醇）浓度。

2. 山药

山药有"神仙之食"的美誉，其黏液蛋白能预防心血管系统的脂肪沉积，保持血管弹性，防止动脉粥样硬化；减少皮下脂肪沉积，避免肥胖。

3. 海藻

海藻又被称为"海洋蔬菜"，其低热量、低脂肪的特点引起了营养学家的关注。藻类含有植物多糖等植物化学物质，具有抗氧化、调节免疫力、抑制肿瘤、抗感染、降低胆固醇、延缓衰老等多种生理功能。海带等褐藻含有丰富的胶体纤维，能显著降低血清胆固醇。

4. 银耳

银耳滋而不腻，为滋补良药。银耳多糖属于植物多糖，有降低胆固醇、增强免疫力、抗肿瘤、抗衰老和美容润肤等作用。银耳同样富含膳食纤维。

5. 芹菜

芹菜含有较多膳食纤维，特别含有降血压成分，也有降血脂、平衡血糖的作用。另外，吃芹菜时不要把嫩叶扔掉。营养学家们对芹菜的叶和茎做了 13 个项目的营养成分测比，结果是叶的 10 个项目含量都高于茎，其中包括胡萝卜素、维生素 C、维生素 B_1 等。

十、糖尿病患者的饮食

糖尿病作为一种慢性病，发病率逐年升高，是心脑血管病的独立危险因素，严重威胁着人们的生命安全。饮食不合理有时是糖尿病发生的直接原因；同时饮食治疗也是糖尿病治疗的最基本手段，是一切治疗的基础。控制糖尿病从控制饮食开始。

1. 首要原则：控制食物的总热量

热量摄入量以达到或维持理想体重为宜。

2. 主食不宜控制过严

谷类中的淀粉为多糖，不会使血糖急剧增加，并且饱腹感强，应作为热量的主要来源。要严格限制含单糖和双糖的食物，如含葡萄糖、果糖、蔗糖、麦芽糖的食物及蜂蜜等。

3. 限制脂肪摄入量

超重使成人和儿童同样面临患 2 型糖尿病的危险。低脂饮食能帮助人们控制体重，从而减少糖尿病的危险因素。过多摄入脂肪还会增加胰岛素抵抗，降低胰岛素敏感性，使血糖升高。如果你已经是糖尿病患者，减少脂肪摄入有助于疾病的控制和避免其他相关健康问题。

4. 蛋白质的摄入可按正常标准

糖尿病患者糖异生作用增强，蛋白质消耗增加，应适当增加蛋白质供给。成人按每天 1.0~1.2 克/千克体重的标准摄取，并且优质蛋白质应该大于摄取蛋白质总量的 1/2。

5. 增加膳食纤维的摄入量

膳食纤维有助于预防和治疗糖尿病，有平稳血糖和改善糖耐量、保持大便畅通并减少饥饿感的作用，每天最好摄入 20 克以上。粗杂粮、蔬菜、水果等食物中膳食纤维的含量较丰富。

6. 增加维生素和矿物质的摄入

糖尿病患者尿量较多，容易出现 B 族维生素丢失，应注意补充。铬、锰、锌等元素有助于改善糖尿病患者脂质代谢紊乱。

7. 坚持定时定量进餐，提倡少食多餐

少食多餐既能保证营养充足，又能减轻胰腺负担，有利于控制血糖。建议每日 4~5 餐为宜。定时定量进餐使血糖不会波动太大，还可有效预防低血糖。

十一、冠心病患者的食物选择

冠心病（心脏血管狭窄或堵塞）是现今社会的头号健康杀手。

高脂肪含量的饮食易引发冠心病。大量脂肪的摄入会导致人体产生更多胆固醇（一种通过血液运载脂肪的蜡样物质），血液中过量的胆固醇黏附在血管壁上，使血管变窄，

以至最终完全堵塞。心脏血管堵塞会导致急性心肌梗死。

低脂肪含量食物有助于保持血管壁清洁和管腔通畅，从而预防冠心病。

冠心病患者每天脂肪供能比应控制在 20%～25% 以下，其中动物脂肪不超过脂肪摄入总量的 1/3；胆固醇摄入量应控制在每日 300 毫克以下；保证蛋白质的质和量，优质蛋白质中动物性蛋白和豆类蛋白各占一半。

控制总热量，防止超重和肥胖。

限制高脂、高胆固醇食物的摄入。

提高植物性蛋白的摄入，尤其是大豆。

多食五谷杂粮。

多吃水果、蔬菜，其丰富的膳食纤维能降低人体对胆固醇的吸收。

供给充足的维生素和矿物质。

选择有益于心血管健康的食品，例如洋葱、大豆、香菇等。

少食多餐，切忌暴饮暴食。

忌吃过腻、过咸、过甜的食物。

忌酒、浓茶及一切辛辣的食品（茶叶中所含的茶碱、维生素 C 和鞣酸对身体有益，喝茶有助于消化和利尿，但应避免喝浓茶）。

生活小窍门：

晚饭要清淡，避免夜间保持高胆固醇状态而加重动脉粥样硬化症状。

依据以上原则，我们对食物进行以下分类：

第一类：可随意进食

谷类，尤其是粗粮，如小米、高粱、大豆、小麦；豆类制品，其中含有丰富的植物蛋白质。尤其是大豆类（黄豆、黑豆、青豆），相当于等量鱼类、肉类中所含蛋白质的 2 倍以上，并且它的氨基酸和不饱和脂肪酸含量也较一般植物食品高；蔬菜，如洋葱、大蒜、绿豆芽、扁豆、冬瓜、韭菜、青椒等；菌藻类，如香菇、木耳、海带、紫菜等；水果。

第二类：应适量进食

瘦肉，包括瘦猪肉、牛肉、羊肉和家禽肉；鱼类，包括多数河鱼和海鱼；植物油，包括橄榄油、茶油、豆油、玉米油、香油、花生油、鱼油；奶类，包括去脂乳及其制品；鸡蛋，血胆固醇高的患者每周应限制蛋黄在 4～5 个之内。

第三类：尽量少吃，最好不吃

动物脂肪，如猪油、黄油、羊油等；肥肉，包括猪、羊、牛等的肥肉；脑、骨髓、内脏、鱼子；糖、酒、烟、巧克力等；软体动物等。

第二节 有氧代谢运动——通向全面身心健康之路

一、有氧代谢运动为心脏减负

你现在正坐着读书，体内氧气的供应与消耗是平衡的，心率假设每分钟为 70 次。同时一位长跑运动员也坐着看书，他的心率是每分钟 50 次。这时两人看上去没什么两样，但安静时心率的差别证明他比你健康。因为他的心脏负担比你轻，每分钟少跳 20 次。这就是有氧代谢运动的结果，长期锻炼提高了长跑运动员的心肺功能。

二、看看你的"体态"，识破"累"的原因

1. 体态变了

肌肉少了，骨骼轻了，脂肪多了，整天背着十几斤，甚至几十斤的多余体重会不累?

2. 肌力减退

出门打车，上楼乘电梯……当肌力渐渐减少为"0"时，肯定躺着也累。

3. 心肺功能削弱

乘虚而入的是高血压、高血脂、高血糖……

4. 灵巧性、协调性下降

在机体的灵活性、协调性低下者中，绝大多数人在轻轻摔倒时会出现骨折，有时一般的小碰撞都可能致命。

5. 综合体质缺乏

工作能力低下，甚至没有生活能力。

6. 以女性为例，问题很严重

女性在 16 ~ 18 岁已达到生理上的成熟，机体从此走向退化、衰老；以后每过一年，心脏泵血能力降低 1%；30 岁后每隔 10 年，身体丧失 3% ~ 5% 的肌纤维；一到中年，就

开始有发胖迹象，29% 的女性血管变窄，心脏负担加重；60 岁后肌力丧失 10%～30%，脂肪明显增多，上肢到下肢的血液速度比 25 岁时减慢 30%～60%；70 岁后几乎每天都会感到无精打采，身体灵活度降低 20%～30%，介质减少 20%～30%；75 岁后每况愈下，体循环中含氧量减少 29% 之多。

> 以国家体委成人体质监测规定指标为标准做的一项调查结果显示：（1）闭目单脚直立：打太极拳的人群最拿手，绝大部分是优秀；某机关受试工作人员中优秀率不到 10%。（2）反应心肺功能的台阶试验和肺活量：中长跑人群心肺功能全部优良，某机关受试工作人员中优秀率为"无"。（3）身高、标准体重与体质好坏呈正比：体质合格率高的单位身体形态合格率高，反之反是。（4）40 岁以上男性体质总评最差。（5）骨质测定：长跑人群合格率接近 100%，打太极拳的人群为 80%～90%，机关干部 60% 左右，健美人群 100%。

三、有氧代谢运动改造美国人的故事

问题： 人老了，什么病都来了？

答案： 人类的命运在相当程度上是掌握在自己手中的。

1986 年我到美国德克萨斯州去参加一个国际心脏病的年会，通过一位朋友介绍，我住在了肯尼思·库珀博士的有氧代谢运动中心，就这样认识了库珀，也一下子被他的有氧代谢运动吸引住了。

库珀苦学 8 年获得了医学博士学位，此后成为了一名心脏内科医生。篮球、中长跑和水上运动是他中学与大学时代广泛涉猎的体育活动。但在攻读博士学位的 4 年中，运动中止、饮食过量，体重从 77 千克增长至 92 千克，血压也上升了。毕业后，繁忙的工作常使他感到精疲力竭。因为工作前后形成的不良生活方式，导致了库珀肥胖、全身无力和睡眠不好，以至于不能坚持紧张的工作。于是库珀对自己和周围人们的健康状况进行反思，决心从自己的事例中找出缺乏运动、精神紧张、不良饮食习惯以及肥胖与健康的关系，最终做出了一个惊人的决定，重新回到母校哈佛大学研读公共卫生学硕士，将自己的人生定位从健康的"下游"挪到了"上游"。通过跑步和合理饮食，库珀的体重从 95 千克下降到 77 千克。之后，他研究出了著名的"12 分钟体能测验"与"有氧代谢运动得分制"，成为全世界推广有氧代谢运动的第一人，并在 20 世纪 60 年代创办了全球第一个预防科学研究所。美国前总统卡特、布什、克林顿都接受过库珀有氧代谢的指导训练。

库珀"预防比治疗更重要"的理论历经了 50 年的实践验证，他首推的有氧代谢运动使 60 年代曾猖獗美国并导致死亡率第一位的心血管疾病早在 30 年前就得到了一定程度的有效控制。美国人类健康统计中心公布的数字表明，1968 年仅 24% 的美国成年人参加跑步运动，1984 年增加到 59%。同期，美国吸烟人数减少了一半，心肌梗死死亡率下降 37%，卒中死亡率下降 50%，高血压人数降低了 30% 以上，高血压死亡率下降 60%，人均寿命从 70 岁增至 75 岁。据报道，1970 年～1980 年美国人平均寿命增加 4 年，这一成就是美国历史上从未有过的。

四、有氧代谢运动是增进健康的最佳方式

人类的健康来源于科学的运动。并非任何运动都有益于健康，也不是运动量越大、越剧烈，出汗越多，运动后越疲劳越有效。有氧代谢运动才是增进健康的最佳方式。

1. 什么是有氧代谢运动

有氧代谢运动是指以增强人体吸入、输送与使用氧气能力为目的的耐久性运动，在整个运动过程中，人体吸入的氧气大体与需求相等。也就是说，人在运动中需要增加氧气的供给，而在有氧代谢运动的同时机体自身通过适度加快心率与呼吸，就可以满足这一需求，实现氧气供与需的平衡。

2. 有氧代谢运动的特点

有氧代谢运动的特点是低至中等强度、有节奏、不中断和持续时间较长。一般讲，其对技巧要求不高，因而方便易行，容易坚持。有氧代谢运动的常见种类包括步行、跑步、骑车、游泳、跳健身舞、做健身操、扭秧歌、滑雪等一些中低强度但能持续时间较长的运动项目。无论年龄和性别，有氧代谢运动都对促进身体健康、增强体质、治疗和预防慢性疾病具有重要作用。

平衡是有氧代谢运动的核心概念。平衡是健康之本，它包括机体动与静的平衡，心理上紧张与松弛的平衡，以及新陈代谢的平衡。

3. 有氧代谢运动——通向全面身心健康之路

（1）改善心脏功能，预防冠心病

氧气吸入肺部以后，要靠心脏跳动的挤压才能经由血液输送到全身。有氧代谢运动的特点是使心肌变得强壮，跳得更有力，每次跳动能挤压出更多血液，同时改善心脏本

身的血液供应。

医学研究还证明，有氧代谢运动能提高血液中高密度脂蛋白胆固醇（好胆固醇）的比例，从而减少发生冠心病和动脉粥样硬化的可能性。

（2）控制高血压

有研究表明，对于高血压患者，有氧代谢运动可使收缩压和舒张压分别下降 11 和 6 毫米汞柱，甚至更大些。对于血压正常人群，有氧代谢运动对血压的影响较小。

高血压患者常常合并肥胖、糖尿病和血脂升高。坚持有氧代谢运动不仅有益于血压控制，还有利于减肥、降血脂（尤其是降甘油三酯）和控制血糖，全面改善健康状况。各项指标的综合控制又促进血压下降，步入良性循环。

（3）减少体内脂肪，预防与肥胖相关的疾病

体力活动不足与饮食过量会引起体重与体脂增加。当肥胖发展到一定程度，患高血压、糖尿病和冠心病的危险大大增高。有氧代谢运动加上适当的饮食控制（管好嘴，迈开腿），能最有效地除去体内多余脂肪，而且不会像不科学的减肥方法那样损害人体肌肉成分，使人疲乏无力。运动燃烧热量，同时也增加人体肌肉含量，使身体更加强壮。如果坚持每天两次快步行走（每分钟走 120 米），每次 20 分钟，一年可消耗 12 千克纯脂肪。

（4）增强肺功能

有氧代谢运动使得锻炼者呼吸加深加快，从而提高了肺活量，提高了吸入氧气的能力。

（5）增加骨骼密度，防止骨质疏松

随着年龄的增长，人体骨骼中的钙渐渐减少，因此骨头变得松脆易折，这就是为什么老年人常发生骨折的原因。有氧代谢运动，尤其是走、跑和健身操练习，骨骼需要支撑体重，能够有效防止钙丢失与骨骼强度的降低。

（6）有氧代谢运动帮助人们整理心情，改善心理状态，增加应对生活中各种压力的能力

紧张是心血管疾病的危险因素。预防心血管疾病，不但要关注血压、血脂、血糖和腰围，而且要重视心理健康。克服紧张情绪可以提高机体免疫力，降低心血管和其他慢性病的发病率，总而言之，可以重塑一个更健康的身体。

问题 1：当你处于紧张状态的时候，怎样才能从根本上而不是形式上使机体对紧张产生生理保护性反应呢？

答案：从精神卫生意义上讲，有氧代谢运动是最理想的调节紧张、完善性格的方式。因为有氧代谢运动不仅对呼吸系统、血液循环系统、骨骼肌肉、消化系统、内分泌系统以及神经调节系统有好处，同时也锻炼了你的意志和耐力，有利于发散焦虑、抑制情绪。

美国曾就有氧代谢运动调节紧张的作用做了大量的妇女调查研究工作。调查表明，一般不常运动的妇女的静态心率为 75～80 次/分钟，但当她们经过一段时间的小量有氧代谢运动后，静态心率明显的下降至 60～65 次/分钟。

问题2：心率的下降有什么好处呢？

答案：这种受过"锻炼"的心脏效率大大提高了，心脏每次搏动收缩泵出的血液多了，血流速度减慢了，从而使导致紧张的肾上腺素分泌减少。即使是处在紧张的状态之下，心率的减慢所带来的一系列反应也会使我们沉着冷静，能很好地控制自己的情绪。

综上所述，持之以恒的有氧代谢运动不仅带给我们健美的体魄，同时也从根本上帮助我们达到控制紧张的目的，并潜移默化地改变着我们的性格，使我们在有氧代谢运动中更加趋于成熟与完善。

（7）最有效的衰老抵抗

大量研究证明，1 小时有氧代谢运动能使衰老迟到 2.5 小时。

（8）有氧代谢运动为智慧与健康添翅膀

人的智力活动主要是靠大脑的运动，而大脑的活动需要人体1/4的总供血量，1/5的总供氧量。有氧代谢运动使经过脑的血量增加，不仅延缓脑细胞的衰老，而且可以提高神经的反应速度。科学证明，体育运动能促进大脑发育，体育锻炼时能使大脑释放出一种特殊的化学物质（内啡肽），使人产生愉悦的感觉，对发展智力水平、提高记忆力有良好的作用。

大肌肉群参与运动，促进血液循环和热量代谢，可将体内、体表的一些污物排出，给身体做一次"大扫除"；运动时肌体温度会达到 37～39℃，体温升高能将体内的一些细菌杀死；运动使控制汗腺的神经系统得到锻炼，使该系统更好地控制人体温度；全身血液循环加快，包括皮肤内小动脉、小静脉、动静脉吻合支血管和毛细血管都得到了尽量舒张和收缩，使得皮肤有更多的营养供应，相当于给皮肤做了一次按摩。

4. 有氧代谢运动的内啡肽效应

许多与有氧代谢运动有关的健康及舒适感都与体内分泌的强大激素——内啡肽有关。这种激素常在耐力活动中分泌产生，是一种吗啡类物质，作用比吗啡约强 200倍，具有镇痛作用。在多数情况下（包括剧烈运动），内啡肽由脑垂体腺分泌释放。

妇女妊娠时内啡肽水平趋于升高，分娩时更高。这种现象可以解释为什么妊娠中孕妇能够忍受住多种痛苦和不适，以及在分娩时对疼痛有极强的耐受能力。假如妇女有规律地进行有氧代谢运动，体内内啡肽水平的基础就会增高，日后分娩时对疼痛会有比其他妇女更强的耐受能力。

在部分精神抑郁患者体内，内啡肽的水平明显较低，运动可升高他们体内的内啡肽水平。多年来，世界上的精神病学专家一直将运动作为治疗精神抑郁患者的有效方法。

五、不能改善心血管系统功能的运动方式

为什么有氧代谢运动如此重要，如此不可替代呢？除了有氧代谢运动以外，还有许多别的运动方式。我们将分析另外四种基本运动方式，并从中得出结论。

1. 静力运动

运动时在不改变人体姿态和不移动关节角度的情况下收缩用力。如推一面墙，向上拉自己坐着的椅子或者保持膝关节90°的半蹲（马步）。实践证明，在合理安排的情况下，静力运动可增强肌肉的力量，但丝毫不能提高心血管系统的功能。不但如此，四肢的静态用力还会使血压短暂升高，所以有心脏病与高血压的患者不应从事静力运动，在生活中也要避免搬动过重的物件。

2. 等张运动

最典型的等张运动就是举重练习，肌肉在克服阻力的同时改变关节角度，这种锻炼可以有效地增加肌纤维的体积和力量。但与静力运动一样，传统的举重不能提高人的耐力和心肺功能。原因是举重要求短时间、高强度的肌肉收缩，而这种活动是无法影响到全身的。唯一的例外是"循环练习"，即合理安排的等动肌肉运动。

3. 等动肌肉运动

等动肌肉运动也是力量练习，不同的是练习者需将规范动作归还到出发点，而不是靠地心引力放下杠铃或哑铃等重物。通过一系列安排紧凑、强度低、重复次数多和连续不间断的循环练习，这种双向的肌肉收缩可以产生有氧代谢运动的效果。

例如，可以把腿、臂、胸、背、腰、腹、肩等不同肌群的力量练习串起来做，选择30%～40%的重量（假设你的最大负重是100千克，就选择30～40千克的重量），每组做30秒，练习中两组之间的休息时间不超过20秒，这样循环2～3次就是一次锻炼。还有一种要求更高的"超级循环"，就是在两组力量练习之间不休息，而是跳绳或跑步30秒。这样的效果更好。

循环练习虽然能够提高心血管系统功能，但它要求有较完善的设备和专用的练习时

间，在循环中出现较长时间的中断就失去意义了。另一个问题是循环练习要求的技术含量较高，并且非常艰苦，没有一定锻炼基础的人很难承受。

4. 无氧代谢运动

无氧代谢运动是指肌肉在没有持续的氧气补给的情况下工作，在运动当中机体供应的氧气不能满足其本身对氧的需求，在运动后得到补偿。因为没有氧气，所以热量的使用不充分，运动时间也受到限制。典型的无氧代谢运动是 100 米、200 米赛跑，以及各种高强度、短时间的项目，如跳高、跳远、投掷等。这些运动是对人类力量与速度极限的不断挑战与突破，却不利于人体健康。高血压患者从事这些活动，无疑会导致血压急剧增高，甚至发生脑出血的严重后果。

在 1977 年，曾有一位 1976 年蒙特利尔奥运会的百米冠军在原地跑步器上只走了 16 分钟就筋疲力尽了，测试的得分是"差"。但 2 天后，他又在田径比赛中跑出了好成绩。这是怎么回事呢？原因是：体育训练的专门化原则限制了这位短跑明星心血管系统耐力的发展。

5. 全面与平衡是运动的重要原则

值得一提的是，各种运动形式并非是互相排斥或者绝对独立的。在有些运动项目中，它们同等重要，最典型的是篮球、足球和中长跑。对于普通锻炼者来说，把力量练习、柔韧性练习和有氧代谢运动综合起来会得到最佳的锻炼效果。

表 2-1-4　不同锻炼方式对身体变化的影响

锻炼方式	有氧代谢能力	力量
单纯力量练习	没变化	增长30%
单纯耐力练习	增长15%～25%	增长1%～12%
二者循环练习	增长5%	增长18%
超级循环练习	增长12%	增长23%

六、有氧代谢运动的质量是关键

1. 质

有氧代谢运动的"质"就是在锻炼中心率要达到"有效心率范围"，并在这个区域保持 20 分钟以上。

（1）一般健康人的最大心率用公式近似推导：最大心率 = 220 - 年龄

运动时，心率在最大心率的 50% 以下时，健身效果不明显；有效健身的心率应当达到最大心率的 50% 以上；保持脉搏在最大心率的 60%～70% 范围内，可防范不良事件的发生；当心跳达到最大心率的 80%，心脏负担明显增加，为了防止事故，要慎重；最好不要超过 85%。

运动要循序渐进，千万不要突击作业。根据自己的年龄和身体情况选择适宜的运动量。从小运动量开始（选择最大心率的百分数低一些），经过一段时间适应后，再逐步加大运动量，不断提高健身效果。为了健康，人们应该保持一定运动量，坚持长期锻炼，建议锻炼时的心率是最大心率的 60%～70%。

（2）如何测心率

将右手中间 3 个手指的指肚轻轻放在颈部（锁骨上面）或左手的手腕处，就可以数出每分钟心脏跳动的次数，即心率。也可以直接将手放在胸部摸到心跳，然后数 15 秒钟，得数乘以 4。

（3）锻炼时，如何自测心率

除非有特别的仪器，人在运动中是无法自测心率脉搏的。最可行的方法是在运动刚结束时立即把脉，数 15 秒钟乘以 4。通常，从停下来到摸到脉搏、看表，需要 15～20 秒，建议在测得的心率数上再加 10%。举例来说，测出 15 秒钟的心率为 40，乘以 4 是 160，再加上 16（160×10%），就得到运动中的心率是每分钟 176 次。

2. 量

有氧代谢运动的"量"就是每次至少持续 20 分钟的耐力运动，每周 3 次；每周 4 次，每次 20 分钟，收效更明显；每周 5 次，每次 20～30 分钟，进步最快。没必要天天练，因为天天锻炼的成效不比每周锻炼 5 次大多少，反而增加受伤的可能性。

七、科学合理的运动需要医务人员的参与

1. 体检在先

有氧代谢运动必须达到一定的"质"与"量"，你能承受吗？安全有效是有氧代谢运动的原则。

实施计划前做一次全面体检，这对 40 岁以上的人尤为重要。不要漏查运动心电图，即在踏车或活动平板上行走时进行的心电图监测与记录，如果查出心肌缺血就要在医生指导下运动。

所有慢性病患者和有冠心病危险因素的人都应该体检在先，并在医生指导下运动锻炼。运动中一旦出现身体不适，要及时找医生查明原因。

2. 以高血压患者为例，看医务人员在科学运动中的作用

正方观点：坚持有氧代谢运动有利于血压下降。研究表明，充分合理的有氧代谢运动对于轻度高血压患者的降压效果良好，甚至优于某些降压药物；停止运动，降压作用可能消失。另外，有氧代谢运动和控制饮食有益于减肥，也对降压有利。

反方观点：中年男性与运动相关的猝死中 80% 由于心脏缺血导致，其中有血压记录者的 1/3 有血压升高，揭示了高血压患者在运动中猝死的危险可能增加。

问题： 怎样在充分发挥运动对高血压控制的有益作用的同时，避免运动中可能存在的风险？

答案： 首先，高血压患者在决定开始运动前应做静息时的常规心电图；平时静坐过多的职业，应做运动试验；对于有其他冠心病危险因素，诸如吸烟、肥胖或血脂异常的患者，运动试验必不可少，心肌缺血的患者运动量要小些；超声心动图有助于发现左心室肥厚，有严重左心室肥厚的患者，运动量要小。

大多数高血压患者为中老年人，除了坚持有氧代谢运动，还需要改变生活方式。医生在鼓励患者经常运动的同时，还要对他们的运动情况进行监测、随访和综合的慢病管理。组织患者集体锻炼有利于持之以恒，锻炼断断续续，患者很难获益。

对于参加运动的高血压患者，医生在处方抗高血压药物时也应注意，如短期使用利尿剂会降低患者的运动能力，β 受体阻滞剂使患者运动时的心率不易达到预期水平。

八、有氧代谢运动的过程

1. 准备活动

一般来说，准备活动有两个目的：一是活动各个关节与肌群，提高其温度，增加其弹性以适应将要进行的运动；二是逐渐提高心率，让心血管系统做好高强度运动的准备，安全地进行锻炼。

准备活动通常需要 5~10 分钟。准备活动对各种体育活动以及运动训练都非常重要，忽视这一环节可能造成肌肉酸痛、关节韧带损伤等不良后果，甚至发生因为突然进入大

强度运动而引起的头晕、恶心等症状。

2. 有氧代谢运动

这是整个运动的核心。理想的有氧代谢运动必须符合以下三个标准：

第一，全面、大肌肉群的活动，并能提高锻炼者的心率到"有效心率范围"，持续20分钟以上。

第二，简单易行，能使锻炼者有兴趣在较长一段时间从事的运动项目。

第三，受条件限制较少，能在大多数场合和气候条件下进行。

3. 放松整理

经过比较剧烈的20~30分钟耐力锻炼之后，若突然停止运动，或坐或躺都十分有害。因为肌肉突然停止运动会妨碍血液回流到心脏，从而造成大脑缺血，人会感到头晕，甚至失去知觉。

正确的做法是放慢速度，继续运动3~5分钟，同时做些上肢活动，让心率慢慢降下来。

4. 肌力练习

肌力练习主要是针对一些在耐力活动中没有得到充分锻炼的肌群，如上肢和腰腹。锻炼者可做徒手俯卧撑、引体向上、仰卧起坐，也可进行举重练习。

5. 放松性柔韧性练习

然后再进行几分钟放松性柔韧性练习，整个锻炼就可以结束了。比较安全有效的柔韧性练习方式是坐在地上或躺在垫子上进行静力伸展活动，保持某一部分肌肉韧带在被牵拉的状态下静止30秒~1分钟。这样比反复震颤的动作好。

6. 定期做体能测试

不仅要有一个良好的运动开端，更重要的是持之以恒，从有氧代谢运动中兼得身心健康的益处。

九、使运动成为兴趣和生活的一部分

很多人认为自己没有时间锻炼。那么，你是否有时间看电视呢？花越多的时间看电视，你就越容易超重。为什么不每天拿出看电视的半小时用于锻炼或者学习一个低脂菜肴的烹调方法呢？

锻炼，为了健康和快乐。

实际上，锻炼可以被融入日常生活中。利用午休的 10 分钟时间步行；步行到报摊去买报纸；爬楼梯而不是坐电梯；去远一些的公园，而不是最近的那个……你会惊奇地发现，这些小小的改变会带来很大的变化。

刚才我们讨论了严格意义上的有氧代谢运动。具体操作时，人们不用一次性完成所有的运动。在一天之中，从这儿或那儿抽出 10 分钟进行运动，最终使全天的运动时间加起来达到 20 ~ 40 分钟。毕竟，运动总比不动强。

同时，运动并不总是枯燥乏味的，它们可以变得十分有趣。简单的选择就可促进心脏功能。看看以下列出的运动项目，我们并不陌生：

参加对抗性训练或者参加健身操课程

步行（户外或在大商场里）

游泳会收到良好的效果

参加舞蹈课程

骑自行车

遛狗

参加运动队

写出自己的其他想法

☐ ＿＿＿＿＿＿＿＿＿＿＿＿＿＿＿＿＿＿＿＿＿＿＿＿＿＿＿＿＿＿＿＿

☐ ＿＿＿＿＿＿＿＿＿＿＿＿＿＿＿＿＿＿＿＿＿＿＿＿＿＿＿＿＿＿＿＿

☐ ＿＿＿＿＿＿＿＿＿＿＿＿＿＿＿＿＿＿＿＿＿＿＿＿＿＿＿＿＿＿＿＿

如同我们每天刷牙一样，使锻炼成为习惯。别人的鼓励也会使一切变得更加容易。向家人或朋友寻求支持，说不定他们还想一起加入锻炼的行列呢。

十、有氧代谢运动，快走为先

锻炼身体并不意味着一定要去健身房或购买特殊的运动设备。走路是一项伟大的运动，除了一双舒适的鞋之外，你不需要任何特殊装备。你的活动场所可以选在人行道、公园，甚至是大商场。不同年龄段的人在运动时间安排上是一致的。

热身：先轻松地走上 5 ~ 15 分钟。与其他运动一样，快走也要从慢速开始，在几分钟之内逐步加快，以帮助你的心脏和肌肉做好准备。

大踏步前进：在走路的同时充分摆臂。你可能有点上气不接下气，一旦你说不出话来，请放慢速度！

放松：结束之前逐渐回到开始时的速度，持续 5 分钟；结束后做一些温和的伸展运动。

快走是最安全的有氧代谢运动项目，更是老年人的明智选择。当然，慢跑也是很好的运动项目，只是与快走相比更容易造成关节和韧带的损伤。

为什么呢？因为快走时双脚与地面基本上是水平接触，无论是双脚对地面的作用力还是地面对双脚的反作用力都相对较小。而慢跑时，由于速度相对较快，双脚与地面的碰撞力较大，因而地面的反弹力也较大，较大的反作用力长时间作用于踝关节，会带来损伤。

快步行走也称"耐力行走"、"速度行走"或者"竞争性行走"，可使人们获得理想的耐力，又不会刺激产生过多有害的自由基，也没有损伤骨骼和肌肉的危险。有一项研究对102名绝经前妇女监测了6个月，证明了这一点。她们被分为对照组（不改变日常生活习惯）和三个步行组。研究者鼓励步行者每周走5次，每次走4800米，但每一组所设定的速度不同。第一组速度为每1600米用20分钟，共走60分钟；第二组为每1600米用15分钟，共走45分钟；第三组为每1600米用12分钟，共走36分钟。这样运动6个月之后，步行者的健康状况都有所提高：第一组耐力提高4%，第二组耐力提高9%，第三组耐力提高16%。研究结果还显示，第三组（12分钟走1600米）收到了最充分的健康效果，相当于用9分钟跑步1600米的效果。三组人中没有发现任何肌肉、骨骼或韧带损伤。假若进行慢跑，这一年龄组的妇女至少会有1/3的人出现不同程度的骨、关节或韧带损伤。

1. 把脉求安全

走慢了可不管用。运动中必须达到"有效心率范围"。

具体到快走这项运动，20岁的人走时脉搏应为每分钟120～140次，30岁的人是115～130次，40岁的人是110～125次，50岁的人是100～120次，60岁的人是95～110次。

通过脉搏就能获知活动强度，这给我们带来了一定的方便，使"走路"成为一项相当安全的运动。

2. 带瓶水上路

大约在10年前，人们还认为运动时不应饮水，即使长时间、大运动量的运动也不提倡饮水。持这种观点的人认为，饮水会加重疲劳，使胃肠不适。

现在的看法完全改变了，主张想喝就喝。理由是想喝水就表明人体需要水，当身体水分不足时，坚持运动易感疲劳。此外，水分不足，血液黏稠度会增加，有时甚至会出现脑血管堵塞的严重后果。人若失去相当于体重10%的水分，就有生命危险。实际上，若失去5%的水分，人体就已经面临很大危险了。

但是，喝水还是应有节制。通常，在走的中间想喝点水，就喝。刚走完时，可以补充由于出汗失去的一部分水分，另一部分应在一两小时后再补充。不要一下子摄入大量水分，否则容易感到疲劳，而且增加胃的负担。

十一、"心血管体操"——与山共舞

人在爬山时每一步都需要付出比平时大许多倍的体力。爬山者有一个共同的感觉：心跳加速、呼吸频率加快。初爬者还有很强的肌肉疲劳感。这种由肌肉耗能形成的人体心血管系统运动，被称为"心血管体操"。

1. 爬山形成了独特的心血管运动特点

双腿交替攀登，使双腿肌肉收缩，肌肉间隙中的压力升高，静脉血管受到挤压，使回心血流加速；而肌肉松弛时，肌肉间隙中压力降低能从毛细血管和动脉吸引血流，再向心房方向推送。骨骼肌收缩与放松的节律运动促进静脉血回流，对心脏可起到辅助泵的作用。

爬山中的双腿运动能克服重力影响，有效降低下肢的静脉压，减少下肢血液瘀滞。

爬山的运动节律平稳，血流量对血管壁的压力比较固定，这种平稳和固定作用在肌肉压力下对血管壁如同做了"按摩"，对恢复血管的弹性有着积极的作用。

从对心脏的影响上看，如果爬山姿势正确，对心脏的负担影响不大。不过，心脏病患者还是要遵医嘱，量力而为。

2. 爬山是一门艺术

有人超体力向山上行进，造成心动过速；有人长期爬山，却感觉体能没有进展。

以上这两个问题的解决办法同样是要密切注意运动时的心率。保持心率在最大心率的 60%～70% 范围之内，爬山运动就比较安全、有效；如果超过 85% 的最大心率，要适当的减慢爬山速度，做深呼吸，放松、整理，等到心率减至"有效心率范围"内，再继续保持。

有七成的老年人在走陡坡或登山时，脉搏很容易达到最大值，因此在运动过程中对老年人要特殊照顾。

十二、谨防过度运动

锻炼身体可以带来益处，如果运动不得当，就会存在风险。运动过程中最常见的风险多与骨骼肌肉损伤有关。损伤的危险性随着运动强度、频度和时间的增加而加大，不同的运动形式引起损伤的风险也不一样。

较严重但罕见的运动并发症是心肌梗死或心脏性猝死。发生过这样一个故事：一位有氧代谢运动的忠实崇拜者在一天晨练长跑时倒地猝死。后来查明他的运动量超过了极限。并且，他有冠心病的基因，几代人中都有死于冠心病的先例。事实上，他是一名不稳定斑块破裂形成血栓的受害者。所以，我们特别强调：先评价再运动；有氧代谢运动是一种循序渐进的持续而温和的运动。

在儿童和年轻人当中，与运动相关的死亡并不常见。但如果有先天性心脏缺陷（如肥厚型心肌病、严重的主动脉瓣狭窄、心脏传导异常）或心肌炎的青少年，则不能参加剧烈的体育运动，必须在医生指导下进行适度的活动。

另外，过度运动会使身体产生过多的氧自由基，从而有碍于心血管健康。一位中年妇女 20 多年来一直坚持每天跑步 5000 米，近半年来却跑不了 5000 米了，而且稍微一活动就心慌气短，而且容易感冒。经检查确定，除了血压高、心率快以外，没有其他异常。医生认为，每天 5000 米的运动量超过了其有氧代谢运动量的范围了。

许多事实也证明，无论是否正在从事运动锻炼，只要存在剧烈的体力或情绪变化，就可能促使心脏快速搏动，并可能造成致命的心脏性猝死。一位熟悉有氧代谢运动的空姐谈起了自己的亲身经历：

"就在几天前，我们的飞机在起飞前接到通知说有一位迟到的旅客要上飞机。于是，我走到飞机尾部，降下梯子，帮助一位 40 岁的男子上机。当时我注意到他呼吸困难，大汗淋漓，面色苍白如纸。他一只手提一个大箱子，另一只手拿着一个笨重的手提包。

帮助他坐到飞机尾部吸烟区的座位上后，我就重新回到了自己的位置。刚刚坐下就看到警报灯亮了起来。我告诉机长可能遇到了麻烦，然后冲到飞机尾部。此时，那位旅客已经昏倒在座位上。我尝试用人工呼吸和胸外心脏按压的方法进行抢救，但是一切毫无效果。"

当面对以上类似的状况时，经受过有氧代谢运动"锻炼"的心脏可以更好地应对突发事件。

无论如何，锻炼身体所面临的危险与健康受益相比是微不足道的。根据自己的年龄和身体状况合理安排锻炼计划，就能把风险降为"0"。一组 43 项研究还表明，那些不运动的人与参加体育锻炼的人相比，患癌症和心血管疾病的危险因素大 2 倍。

十三、有氧代谢运动与儿童、青少年

如果儿童、青少年在其成长岁月里保持不良的饮食和作息习惯，未来健康的机会就会减少。一位学生说："我很为自己担忧。我父母在我这样的年龄参加的运动要比我现在多得多。看看他们现在，如果他们不太健康，那么等我到他们的年纪时，我将会是怎样的呢？"

1. 儿童肥胖 / 超重，是定时炸弹

肥胖是一个过程，除了基因之外，后天因素主要是生活方式。经验表明，对孩子的溺爱容易滋生肥胖，比如纵容其吃零食，不忍心孩子运动或劳动。

因为缺乏运动进而造成肥胖，可能出现孩子的生命比自己的父母短暂的现象。

与超重并存，大多数超重的孩子体内至少潜伏着一个心血管疾病的主要危险因素，例如高胆固醇、高甘油三酯、高胰岛素或高血压等。其中，糖尿病是威胁人类健康的重要疾病，80% 的糖尿病患者死于心血管并发症。

动脉粥样硬化的发病是一个慢性、进行性的发生和发展过程，启动在青少年时期（这种情况更容易在超重儿童中发生），发病多在中年以后。儿童肥胖 / 超重的增加将造成几十年后中国心血管疾病人群的壮大。

只要心血管危险因素足够强，儿童期间就可能发生严重的动脉粥样硬化，甚至出现急性心血管事件。我国有 9 岁儿童发生血管硬化的报道。

超重儿童的心脏更有可能发展成不正常的肥厚心肌组织，将导致其成年后心脏病和心力衰竭的患病概率增高。

肥胖还会带给孩子心理伤害，比如某些同学（恶劣的还有老师和家长）的歧视性取笑，会加剧肥胖儿童的自卑心理、敌对情绪，最终影响人格。

2. 开始锻炼的最佳年龄是几岁

孩子一旦出生就应该开始锻炼！鼓励他们用"小"腿和"小"臂去活动，如抓球或其他力所能及的活动。

至于有氧代谢运动，在 10 岁以前不应当鼓励孩子参加要求很高和时间过长的活动。因为 10 岁以下儿童的骨骼和肌肉发育尚未完善，因而在紧张的有氧代谢运动中容易造成损伤。

在美国达拉斯举行的一次马拉松比赛中，马拉松组委会参考了由孩子家长提供的长跑训练记录材料后，同意一名 6 岁的孩子参加比赛。尽管这个孩子惊人地完成了 27 公里的马拉松比赛，但由于严重的体液损失和电解质紊乱，孩子赛后立即发生了严重抽筋、体温增高和精神错乱的症状。庆幸的是，经过数天治疗后，孩子完全恢复了健康。此后，马拉松组委会将参赛者的年龄限制在了 18 岁以上。

进入 4 年级的儿童可以参加严格的体育训练和定期参加一些身体适应的运动。

孩子进入中学以后，循序渐进的有氧代谢运动应该成为他们生活中的一个重要组成部分。

问题：体育锻炼是否一定有明显的成效呢？

答案：是肯定的。对 18 岁和 19 岁的美国空军入伍新兵进行的检查发现，每个人的健康状况与其来自哪个州有关。譬如，来自加利福尼亚的新兵与来自其他气候条件相似

的南方某州新兵进行比较发现，南方某州新兵的体质明显较差。原因是加利福尼亚州所有学校都有体育课。而当加利福尼亚州也开始停止体育课时，结果在短期内新兵的身体素质明显下降。可以看出，体育锻炼的优点非常显著。

3. 有氧代谢运动可磨炼意志力和培养自信心

一位行政人员曾经谈起自己的体会："开始认为跑 3 公里对我来说简直是不可思议的事，但经过数月坚持不懈的努力，还是达到了这个标准。其收获后来在我生活中的其他方面也产生了影响。从此，即便有大量的工作要做，我似乎也不再感到困倦了。对于情绪紧张似乎也有了更强的忍耐力。"

这位行政人员继续描述他在跑步中的一些经历时说："现在，每天坚持跑步数公里的习惯，使我比以往任何时候都更加了解我自己。每次跑步结束时就会感到自己如同一台加满油的机器。我可以在情绪沮丧的状态下开始跑步，心里想着许多关心和焦虑的事情，而在跑步结束后，就会感到自己成为一个健全的整体，思维和身体也融为一体了。"

有氧代谢运动能增加运动者工作和学习的兴趣，潜移默化地影响着他们的思维和情绪，至于性格，有助于保持运动者身体内部处于平衡状态，增强其自信心和改善自我估价，并且使诸如毅力这些看起来很难改变的品质发生变化。

曾有一位具有典型内向型性格的女性，总是躲避参加社交及聚会活动，从不愿意让人看到她穿短裤。自从参加有氧代谢运动后，她的态度发生了变化。她开始定期参加跑步，经平板运动紧张度测试成绩满意，性格也得到了完全的改变，变成了一位典型的外向型女性。这位女性的性格变化，主要是自信心改善的结果。

4. 有氧代谢运动促进家庭和睦

家庭是儿童生活的主要场所，家庭对儿童的影响是潜移默化却又决不容忽视的。当父母缺乏与子女交流时，会导致与子女间的接触减少。而在参加运动的家庭中，则有许多可以分享的乐趣，并且常常成为充分交流和关系融洽的原因。全家运动的习惯有助于增强父母与子女间的交流，尤其是增强家长和 10 岁左右子女间的交流。我们遇到过无数的家庭讲述他们是如何通过定期运动、良好饮食及其他有益于健康的活动消除了家庭成员间的障碍。

这里要提出一个警告：正如不能强迫孩子做其他事情一样，也不能强迫他们运动。除非他们自己喜欢，过分要求孩子只会激起他们憎恨和逃避，促使他们进一步远离父母。

也有一些好心的父母在尝试提高孩子适应性方面走得过了头。一位父亲经常鼓励子女参加运动，而且在后院建了一个小巧别致的运动场。孩子每跑完一圈就获得 50 美分的奖励。这个方法开始时似乎很有效，孩子们为了挣钱常常跑得很远。然而，当他停止给钱时，孩子们也就停住了脚步。

根据从参加运动的家庭中得到的经验，鼓励孩子的正确方法是：家长为孩子做出榜样，而不是单纯要求孩子去完成。孩子们总是会模仿大人的，不论吸烟（坏习惯）、喝酒（坏习惯），还是运动（好习惯）。

鼓励孩子开动脑筋，寻找自己的兴趣。如果孩子对跑步不感兴趣，他也许喜欢足球。发现并鼓励孩子参加经他们自己选择并且喜欢的有氧代谢运动，对整个家庭来说，运动就会变得自然和富有乐趣了。

5. 儿童体重控制的重点是防止体重增加，而不是积极减轻体重[1]

儿童一旦肥胖，由于体内脂肪比例增高，酸性代谢产物排泄不充分、蓄积量增大，儿童会经常感觉疲乏、贪睡、不愿活动；又因为肥胖导致水、糖、脂肪代谢紊乱，可能出现高胰岛素血症，从而会出现异常饥饿感，表现为嘴馋、特别贪吃。越是肥胖，越是贪食，越是懒惰，越不愿运动，在失去儿童天真活泼的天性同时，也促成了惰性的养成，变得既贪吃又贪睡，越来越胖，形成恶性循环。儿童肥胖，长大后 90% 会变成大胖子（"增生性肥胖"是指脂肪细胞数目大量增加，并且常伴随细胞体积加大，这在小胖孩身上最容易体现。由于小胖孩本身细胞基数大，因此成年后更容易发生肥胖，程度也更严重）。

儿童的体重管理是个严肃的医学行为，在减少脂肪的同时，还必须保证身体和智力发育。儿童肥胖治疗与成人的不同之处在于防止体重增加比力求减轻体重更重要。"快速减肥"减掉的多是水分，脂肪往往并没有减掉，因而效果不能持久。随着儿童的成长，身体组织的增加，减少或维持脂肪组织的恒定有助于体重的正常化。有报道说：有人给孩子吃减肥药，这无疑是对孩子"善意"的摧残。针对儿童超重或肥胖应该"对症下药"，怎么胖起来的就怎么瘦下去。问题出在饮食结构上，就改变饮食结构；是缺乏运动的原因，就科学合理地增强运动量；是多重原因造成的，就多管齐下。

治疗儿童肥胖最好、最有效的方法是鼓励整个家庭运动和养成健康膳食习惯，并非单纯针对儿童本身。

要有耐心，也要细致，家长和孩子一起努力，才能让孩子健康快乐地成长。所以，问题的关键不是要在计划时间内将肥胖儿童的体重明显降下来，而是要在这样一段时间里帮助儿童和家长树立正确的健康观念（身体、心理和社会适应能力的三维立体健康观），帮助儿童下定自觉控制体重的决心，并且在比较活泼的气氛中让儿童掌握一些生活技能。儿童的可塑性极大，在家长的鼓励和督促下，帮助他们树立正确的生活态度，转变不良的生活方式，继而逐渐改变他们生活中的行为，从而达到自觉而科学的减重目的。

---

[1] 史轶蘩. 肥胖症临床诊治手册. 上海：上海科学技术出版社，2001 年.

第三节 体重管理

前文曾多次提到了"减肥"一词。谁也不会对当下的减肥风潮感到陌生，比如减肥食品的推销，或者有人告诉你可以在 30 天减掉 15 千克。假如这些方法有效，为什么现今超过半数的美国人仍然超重？答案的关键词是"长期效果"。更为严重的是，不正确的减肥方法还会将身体健康推向危险的边缘。虽然也有一些安全有效的方法，但却没有教会人们如何防止体重反弹。

所以，我们单独拿出一个章节郑重提出"体重管理"的概念取代单纯的"减肥"观念，并且突出医生的作用，因为取得医务人员专业知识的支持在某些情况下是必须的，一切的基础是安全。

问题："体重管理"和"减肥"有什么不同？

答案：相信自己的判断，如果某个商业化的减肥项目听起来好得不像是真的，那么它就不是真的。

如果某个减重计划许诺在短期内可以大幅度减轻体重，这个计划起码有悖健康原则。

某个减重计划是否只食用某类或某几类食品，或者要求食用某些特定的食物？事实上，任何食物都不是体重增减的关键，营养均衡有利于人体健康。

防止体重反弹的最有效方式是良好的生活习惯，它是一种人们追求健康的生活方式和态度，绝不单纯只是一次阶段性的减肥过程。

不要拿健康开玩笑，在参加减肥计划之前做好健康检查。

一、减重不是时尚

有没有人告诉过你，你需要减轻体重了？

那么在为自己的体重发愁之前，起码知道为什么要减轻体重。虽然有许多正当的理由支持我们减掉多余的体重，不过绝不是因为别人这样说，而是为了我们自己。因为我们希望自己无论看起来，还是自我感觉都变得更好。总而言之，我们希望生活更快乐。

合理和恰当的减重会促进人体健康。超重可能引发下列疾病：骨关节炎、2 型糖尿病、高血压、心脏病、胆囊炎、打鼾或其他类型呼吸困难以及癌症。如果你面临超重的问题，最好的办法是减掉一些体重。

1. 减轻体重的关键

减轻体重的关键在于营养均衡和有规律的锻炼，养成良好的生活习惯，循序渐进。

每周减轻 0.25 ~ 0.5 千克是合理的。如果超过了这个数字，那么减掉的很可能是水或肌肉，而不是脂肪。

不要将注意力集中在每天的体重增减上。每周最多称一次体重，每次称重要在一天当中的同一时刻。

2. 减去多余的体重，同时也意味着什么

衣服可以穿得更加得体；有更多的精力做自己想做的事；身体更加强健；更有自信。

二、当减重成为需要

假如你超重，哪怕减轻一点儿重量也是对健康有好处的。

问题："超重"如何定义呢？

答案：目前用于评价的常用指标包括腰围和体重指数。

1. 腰围

腰围是反映脂肪重量和脂肪分布的综合指标，是衡量人们是否应该采取行动的金标准。

男性腰围应小于 85 厘米，女性腰围应小于 80 厘米。

细胳膊、细腿、大肚子就是"腹型肥胖"的鲜明写照。这种类型的肥胖之所以最危险，是因为腹型肥胖的形成源自于脂肪沉积在肚皮和内脏器官上，包围在心脏、肝脏、胰脏等重要器官周围，患冠心病、脂肪肝和糖尿病的危险性都非常高。俗话说，腰带越长，寿命越短。

2. 体重指数（BMI）

体重指数（BMI）= 体重（千克）/身高^2（米）

中国成年人最理想的 BMI = 22

表 2-1-5　我国的 BMI 与体型界定

BMI 指数	体型界定
<18.5	体重过低
18.5 ~ 23.9	体重正常

续表

BMI 指数	体型界定
24.0～27.9	超重
≥28	肥胖

表 2-1-6　世界卫生组织的 BMI 与体型界定

BMI 指数	体型界定
<18	偏瘦
18～25	体重正常
25～30	超重
>30	轻度肥胖
>35	中度肥胖
>40	重度肥胖

举例说明：身高 1.75 米，体重 80 千克，按照公式计算：

BMI=$80/1.75^2$=26.1

（BMI 一般不需要带单位，此时的体重指数就是 26.1。）

BMI 等于 26.1，无论按照上面哪个表格的数据，这个体重都超标了。然而，如果是 24.2 呢？按照世界卫生组织的标准算正常，按照我国"卫计委"的标准就是超重。

我国"卫计委"对世界卫生组织的标准进行重新界定是适时的。这是由亚洲人群的生理特征决定的。包括中国人在内的亚洲人身材比欧美人瘦小，但危险并没有因此减少。"将军肚"是亚洲人，特别是中国人肥胖最显著的特点和潜在危险，包括男性和女性。我们经常听到这样的抱怨，"一胖就先胖肚子"，就是这么回事。总结起来，相对于欧美人，我国居民的发胖特征是：体型小，指数小；肚皮大，危害大。

必须明确的是，BMI 存在着局限性。首先，BMI 并不能有效评价腹型肥胖的程度。第二，应用时要具体情况具体分析。譬如，BMI 值可能过高估计肌肉发达的运动员和水肿病患者的肥胖程度；老年人的肌肉组织与脂肪组织相比，肌肉组织的减少较多，BMI 值可能过低估计其肥胖程度；BMI 值相等时，女性体脂百分含量一般大于男性……

另外，儿童、青少年的身体状况，不仅要考虑 BMI 指数，还应该把年龄因素（生长发育状况）考虑进去。

表 2-1-7 7 - 17 岁青少年体重判断标准

性别	年龄	超重	肥胖
女	7	17.2≤BMI<18.9	BMI≥18.9
	8	18.1≤BMI<19.9	BMI≥19.9
	9	19.0≤BMI<21.0	BMI≥21.0
	10	20.0≤BMI<22.1	BMI≥22.1
	11	21.1≤BMI<23.3	BMI≥23.3
	12	21.9≤BMI<24.5	BMI≥24.5
	13	22.6≤BMI<25.6	BMI≥25.6
	14	23.0≤BMI<26.3	BMI≥26.3
	15	23.4≤BMI<26.9	BMI≥26.9
	16	23.7≤BMI<27.4	BMI≥27.4
	17	23.8≤BMI<27.7	BMI≥27.7
男	7	17.4≤BMI<19.2	BMI≥19.2
	8	18.1≤BMI<20.3	BMI≥20.3
	9	18.9≤BMI<21.4	BMI≥21.4
	10	19.6≤BMI<22.5	BMI≥22.5
	11	20.3≤BMI<23.6	BMI≥23.6
	12	21.0≤BMI<24.7	BMI≥24.7
	13	21.9≤BMI<25.7	BMI≥25.7
	14	22.6≤BMI<26.4	BMI≥26.4
	15	23.1≤BMI<26.9	BMI≥26.9
	16	23.5≤BMI<27.4	BMI≥27.4
	17	23.8≤BMI<27.8	BMI≥27.8

三、追求健康，也要量体裁衣

身体健康不受体形的限制，任何体形的人都可以拥有健康的身体。不是每个人都要去追求"瘦"。注意，"瘦"不代表健康。虽然大多数杂志被"瘦人"充斥，但这些模特的体重通常低于自身健康标准。

在开始减重计划或制订减重目标之前，先向医生咨询，了解自身的健康状况，这一点对吸烟或本身患有疾病的人尤为重要。

刚才也提到，对有些人来说符合自身健康标准的体重比供参考的标准或高或低。就像裁缝做衣服，追求健康也一样，需要量体裁衣。

四、唯一的正确时间是现在

很多人可能已经无数次的设想过自己应该减轻体重了，却迟迟没有行动。是什么拦住了我们的去路？

我从明天开始。

我会失败。

体重还会反弹。

我什么都不会。

太难了。

现在不是正确的时间。

我不知道该做什么或怎么做。

胖点儿有什么关系？

我没有时间。

我不想控制饮食。

要付出的代价太大了……

也许有这样或那样的原因使人们没有做好准备；也许有人认为自己不具备时间和相应的技巧，或者担心下降的体重早晚还会回来；也许你想一切等明天再说。可无论如何，事实是人们可以减掉多余的体重。通过逐步培养良好的生活习惯并持之以恒，减掉的体重是不会再回来的。再说，空想让人难以找到合适的时机，就算到了明天我们会发现"开始"对我们一样的困难。改善健康状况的唯一正确时间是现在。想想减重是不是比这些困惑更重要？如果是，那么冲破阻碍，勇往直前。

当遇到健康问题时，也不要用它作为拒绝减轻体重的借口。询问医生，就自己的具体问题具体分析，用什么方法可以达到安全减重的结果。

五、下定决心

找一张大纸，从中间对折。在折线的左边写下减重的顾虑。如担心什么，或是什么成为了阻碍？在折线的右边写下减轻体重可以带来的益处和自己的期待。比如，如果拥有了身材和健康，会做什么，或者可以帮助自己做到什么以前做不了的事情？对比左右两边，并得出结论：减轻体重是否利大于弊？

如果你以前尝试过减重，不论结果如何，在这次尝试之前列出曾经"什么有效、什么无效"。利用以前的经验教训帮助这一次获得最终成功。

所有这一切，可以和你信任的医生一起完成。

六、制订长远目标

制订目标能够帮助我们面对挑战。不过，就算是长远目标，也要实事求是，不要好高骛远。目标可以是一个理想体重。这个体重一定是以"有利于健康"为原则，依据个人的具体条件制订（减掉原有体重的 5%～10% 不但可行，而且有利于健康）。目标也可以是一个运动计划，如每星期走 2 万米。

七、制订行动计划

愿望往往离现实很遥远，令我们很难走到终点并产生挫折感。面对现实，把长远目标肢解，当你完成了第一个预期，再制订第二个。

短期目标只是行动计划的一部分，更重要的是在计划中明确列出可行性方案。从小处做起，坚持就是胜利。在计划的执行过程中，别忘记奖励自己。只要坚持，在能够自我意识到之前，就已经取得了良好的进展。

习惯不可能在一夜之间改变，也不要妄想一下子改善每件事情。相反的，我们需要一样一样慢慢来。从简单的事情开始，选择一两件小事先做，现在就做。当初步的改善获得成功时，再进一步规划接下来的目标。循序渐进有助于计划迈向成功。

表 2-1-8　减重计划表

目标	执行计划
加强运动量	1. 每天爬楼梯，不坐电梯 2. 每隔一天围着住宅楼步行

续表

目标	执行计划
减少脂肪摄取量	1. 用脱脂牛奶代替全脂牛奶 2. 在周一、三、五吃水果代替零食

八、计划跟进

不要只把行动计划放在脑子里，把它们写在纸上。然后，每天记录完成情况，写下吃了什么、当天都做了哪些运动……这些记录可以督促计划的落实，还可以帮助人们了解自身的生活规律（比如一天中的什么时间自己比较喜欢吃东西）。这些记录也留下了已经取得的成绩，当感到受挫时，帮助我们重拾信心。

九、奖励自己

当达到目标时，别忘了奖励自己。即使什么目标也没达到，人们也可以因为已经做过的努力奖励自己。作为奖赏，为自己选择一个与食物无关的奖品。譬如，如果你完成了这一周的锻炼计划，就花时间享受一个热水泡泡浴。或者如果你坚持执行了制订的饮食计划，就给自己买样新东西。还有其他的事情可以做：与朋友分享，买本新书或杂志，购置一些音乐光盘，或者留出时间好好地放松休息。

十、健康饮食与体重管理

了解应该吃什么、什么时候吃、为什么要吃这些东西和怎么吃，以及培养新的饮食习惯，可以帮助控制体重。

问题：应该吃什么？什么时候吃？为什么要吃这些东西？怎么吃？

答案：按顿吃饭，一顿饭不吃经常导致下一顿过量，或者机体对食物更猛烈的吸收。最好是将进餐时间在一天当中均匀分配。

不挑食。这么做不仅有益于健康，也可防止不正确的饮食习惯。

我们当中的很多人吃东西是因为无聊、压力大、不安、疲倦，或者仅仅是出于礼貌。学会聆听自己身体的呼唤。假使你不饿，那么做些别的事情来代替，例如散步。

细嚼慢咽。胃将饱腹感传达给大脑需要 20 分钟。细嚼慢咽会帮助我们不过量饮食。

吃饭时集中注意力，不要边看书或者边看电视边吃饭……

少吃脂肪。低脂饮食中同样含有热量！不要一次吃掉一整盒饼干，只是因为在包装上写着"低脂"或"脱脂"。

多吃蔬菜和水果（不是果汁），全麦或燕麦等五谷杂粮以及豆类食品。这些食物（高膳食纤维食品）消化起来比低膳食纤维食品慢得多，所以你会有更长时间的饱腹感。

补充足够的水分。喝足够的水可以充斥胃，使饥饿感不总是如影随形。并且水是消化系统正常工作的必要条件，尤其是当摄入大量膳食纤维的时候。多喝水不会让人长"浮膘"。努力每天至少喝 8 杯（150 毫升/杯）水。除了凉白开之外，还可适当饮用不含热量、不含咖啡因的饮料。随身带着水，在车里放瓶水，在办公桌上放瓶水，运动时也带瓶水在身边。

购买食品时，注意阅读食物标签。预包装食品都被要求在食物标签上列出相关营养信息，了解这些内容有助于人们做出正确的选择。

十一、锻炼与体重管理

有很多理由都支持锻炼身体应成为人们日常生活的组成部分。有研究表明，运动是减重的最佳途径并能防止体重反弹。

运动的益处：运动燃烧脂肪。脂肪燃烧得越多，你增加体重的可能性就越小，减轻体重的可能性就越大。

运动使新陈代谢，即人体燃烧热量的速度加快。

经常锻炼可以增加人体肌肉含量。肌肉比脂肪燃烧热量快。1 克脂肪一天燃烧 9 千卡热量，1 克肌肉一天燃烧 10 千卡热量。人体的肌肉含量越多，体内热量燃烧越快。

经常锻炼能帮助机体更好地工作。

经常运动使人精力旺盛，还能控制食欲。

锻炼可以改善睡眠质量。

十二、持之以恒

明确了自己的目标，也制订了相应的计划，并且还知道如何把这个计划付诸于行动。然而，要想取得成功，需要持之以恒。刚刚开始时，很容易充满兴趣和满怀信心。但问题的关键是如何从始至终获得动力。

调整自我状态，迈向成功

把行动计划和目标贴在冰箱上或放在办公桌附近，时刻提醒自己。

每天把自己的活动和饮食记录下来。用显眼的标记物（如金色的星星）来标记进展，可以增强信心和保持进展。

每个周末，回顾这一周所取得的成就。

参加一种课程，它帮助你学习新的技巧和结识新人。

不要对自己太苛刻，也不要因为一次的退步就放弃。要有耐心。新习惯的养成需要时间和练习。从错误中学习，在需要时修正计划，然后坚持到底。

十三、相信自己

当人们认为自己不会成功，这个"认为"很可能成为现实。相信自己可以坚持，并且实现目标。

当遇到挫折时，想象自己获得成功后的样子和可以做的事情。假如一个小目标没有实现，不要把它当做放弃整个计划的理由。调整这个没能实现的目标，继续尝试。学会接受赞扬，即使别人的赞扬令人尴尬，只要说"谢谢"就可以了。

制作一个表格，其中包括别人喜欢你和你喜欢自己的地方，并及时加进新的内容。当你需要鼓励的时候，拿出这个表格来仔细研究。当然，还要和家人、朋友分享，包括快乐和困惑。

第四节 戒烟

一、戒烟的益处

某所大学进行了一项研究表明，戒烟的冠心病患者动脉粥样硬化的进展速度比继续吸烟的冠心病患者每年减少 6.6%。这项研究的对象是 10 名年龄小于 50 岁的男性冠心病患者，其中 5 人在心肌梗死后的 13 个月中继续吸烟，另 5 人戒了烟。通过造影检查发现，吸烟患者冠状动脉阻塞的速度每年平均增加 4.8%，而戒烟患者的阻塞速度反而下降 1.8%，两组患者冠状动脉阻塞进展的平均速度每年相差 6.6%。

"被动吸烟"这个词通常是描述吸入二手烟的人，但吸烟者本身是否也存在"被动吸烟"的问题呢？你是否曾经思考过，每次点燃手中的烟，是真的出于喜好，还是由于成瘾导致的自然而然，甚至是不得已而为之呢？是烟草控制人类，还是人类控制烟草？每年都有超过 100 万人成功戒烟，你也行。

表 2-1-9　戒烟目标及表现

目标	表现
戒烟20分钟后	心率趋于平缓
戒烟12小时后	血液中的一氧化碳含量恢复正常
戒烟2星期～3个月后	1. 体循环改善；2. 肺功能提升
戒烟1～9个月后	咳嗽和气短减少
戒烟10年后	患肺癌的风险是仍持续吸烟者的一半

出于语言简洁明了的考虑，文中大部分内容只使用了"香烟"一词。事实上，"烟斗"、"雪茄"和"无烟（咀嚼）烟草"一样有害。

表 2-1-10　戒烟的原因

提升自身健康	为了你的家人	更好地享受人生
1. 减少你患上或死于癌症、冠心病、卒中、肺气肿和其他与吸烟相关疾病的风险	1. 减少你家人患上或死于癌症、冠心病、呼吸道传染病和其他由于吸入二手烟引起的健康问题的风险	1. 你的家里从此不再乌烟瘴气
2. 帮助预防肺炎和支气管炎	2. 如果你（妻子）怀孕了，戒烟会提高新生儿的健康概率	2. 手头宽裕了
3. 消灭由吸烟引起的咳嗽	3. 你的孩子们不用再呼吸你吐出的烟雾了	3. 你会更有精神
4. 消除与吸烟有关的头痛	4. 为孩子们树立好榜样	4. 不用再担心自己一身烟味，甚至连呼吸也一样，还有发黄的牙齿和手指
5. 呼吸顺畅，更好地享受身心全面健康		5. 提高你的味觉、嗅觉、视觉和听觉

戒烟可以节省下来的开支

一盒烟（香烟、雪茄……）的价格 _____ × 每星期吸烟的盒数 _____

= 一个星期节省的开支 _____ × 4 个星期（1 个月）=1 个月节省的开支

=_____ × 12 个月（1 年）=1 年节省的开支 =_____

二、吸烟成瘾的真相——烟草是一种慢性成瘾性毒品

"吸烟让我感觉良好。"这是我们通常听到的吸烟的理由。背后的原因就是"尼古丁"。

尼古丁作为兴奋剂，其功效是强大的，它使大脑同时陷入放松和警醒的矛盾状态中。但为了维持"良好"的感觉，人们需要重复吸食以保持体内的尼古丁含量。逐渐的，为了达到同样的效果，人体对尼古丁的需求越来越大。

头脑的警醒

吸入烟草后，尼古丁最初作用于大脑，你会突然感觉敏锐、集中和警觉。

大脑的放松

当更多的尼古丁进入血液，它会诱发大脑释放出化学物质，令人感到平静舒缓。

烟草被吸入人体后通过气管进入肺部，尼古丁直接通过肺泡上皮细胞进入血液，8秒钟后进入大脑。

尼古丁和大脑特殊受体的相互作用使吸烟成瘾。在中脑，尼古丁与尼古丁乙酰胆碱受体的 α_4 和 β_2 亚基相结合，释放多巴胺等兴奋性神经递质，令人们在吸烟后产生短暂的快感，可改善情绪，提高注意力。

然而，尼古丁很快被机体清除，你需要重复吸食才能维持感觉良好的状态。

长期吸烟的积累致使乙酰胆碱受体 α_4 和 β_2 亚基发生适应性改变，对尼古丁的敏感性下降。逐渐的，为了维护同样效果，人体对尼古丁的需求越来越大。

三、吸烟也是病

吸烟并非是人们普遍定义的"嗜好"，烟草依赖是一种疾病。需要指出，主动吸烟和被动吸烟者同样受害。总的来说，吸烟至少与 25 种疾病相关，几乎对于现今人类的主要致死原因全都做出了"贡献"。如同开车时同时踩住了刹车和油门，吸烟使人别无选择地迅速消耗着生命。

已有研究显示，吸烟者的平均寿命比不吸烟者短 10 年。虽然"大量吸烟"有害健康的事实被人们广泛认可，但仍有人认为"少量吸烟"可能危害不大。这种看法是错误的。挪威研究者曾经历时 25 年，分析了 43000 名吸烟者的健康和死亡记录，发现每日吸 1~5 支香烟者死于心血管疾病和肺癌的危险比不吸烟者增加 3 倍。

另一方面，也有研究证据表明，下决心戒烟永远不会太迟，即使人到中年以后才戒烟，致命的危险也能减低一半。

吸烟是明确的心血管疾病危险因素

在烟雾中，人们吸入尼古丁、一氧化碳、烟碱和其他毒性物质，不但导致癌症（尤其是肺癌），使呼吸系统疾病的危险增加，也显著增加心血管疾病的危险，事件的终点可能是心肌梗死、心脏性猝死和卒中。

尼古丁是一种强有力的兴奋剂，可使血压升高，心率加快（每分钟可以增加心跳高达 33 次），减少输送到全身各处的血液。一氧化碳与血红蛋白结合并与氧气竞争，使机体产生缺氧效应，造成动脉壁缺氧、水肿，阻碍血流，使内皮受损，为胆固醇在血管壁上的沉积创造条件。缺氧促进平滑肌细胞摄取低密度脂蛋白胆固醇（坏胆固醇），促使动脉发生粥样硬化。吸烟还促使胰岛素敏感性下降，产生胰岛素抵抗，使脂代谢发生紊乱，造成血甘油三酯升高，高密度脂蛋白胆固醇（好胆固醇）降低，同样促使动脉发生粥样硬化。焦油还会黏结在肺上。

四、别让孩子们也被烟草埋葬

这一次，让我们回到故事的起点，从人生的儿童、青少年阶段谈起，重新审视"吸烟"这个侵蚀生命的严肃课题。在孩子们面临的若干心血管病危险因素中，有两个突出的重点：吸烟和肥胖。在美国，所有可预防的致死原因中，吸烟占第一位，肥胖占第二位。如今越来越多的年轻男孩和女孩点燃了手中的香烟，前仆后继在吞云吐雾的征程上，也许就在他们的父辈和祖辈已经开始深知吸烟的危害，或身受其苦而不能自拔，或正在为拨云见日而奋力戒烟的时候。

世界范围内，绝大多数吸烟者吸烟的历史要追溯到他们的青少年时代，而且 1/3~1/2 的香烟尝试者成为长期烟民。在发达国家，90% 的吸烟者在 18 岁以前开始吸烟。我国部分城市的调查结果显示：青少年吸烟者大多在 15 岁以前，甚至七八岁时就已开始接触烟草。

值得警惕的是，开始吸烟的年龄越早，越容易成瘾和难以戒除，进而越容易发生与吸烟有关联的疾病。吸烟的青少年易患慢性支气管炎、肺气肿、肺源性心脏病和肺癌。

15～19 岁开始吸烟的人中，患上述病症的死亡率比 20～25 岁后才吸烟的人高 55%，比不吸烟者高 1 倍多。

动物实验还发现，吸烟对记忆力有不良影响。尼古丁会损伤大鼠的学习和记忆能力，尤其是记忆能力明显下降。青少年吸烟后往往出现头晕，上课时注意力难以集中，思考能力和记忆力明显下降，学习成绩下降。

更糟糕的是，青少年经济没有独立，吸烟的花费成了必须解决的问题。事实上，吸烟也确实导致了一些青少年犯罪的发生。

五、戒烟

医生、护士，尤其是从事心血管疾病防治的医务人员应带头不吸烟、戒烟，并自觉承担起劝诫和帮助患者戒烟的责任。实际上，患急性心肌梗死、不稳定性心绞痛、接受冠状动脉搭桥手术或介入（支架）治疗的患者最容易成功戒烟，而最好的劝说与指导者是给其治病的医护人员。遗憾的是，许多心血管专家只把给患者搭桥、放支架作为自己的责任，不认为自己有责任去劝诫患者戒烟，甚至医生自己就是烟民。1985 年～1987 年我在美国医院进修时，看到医生在患者接受心脏移植手术前与患者认真谈话，要求患者要认真改变生活方式，戒烟，不吃不健康食品。而至今我们的医护人员对这一问题还是非常不重视。

我认为，一个患了心肌梗死、接受搭桥或支架治疗的患者不戒烟是"无药可救"的，早晚还会旧病复发；而一个只给患者搭桥、放支架，不劝诫指导患者戒烟、改变生活方式的医生是不负责任的医生。

1. 你是如何看待戒烟的

下面有 5 种对于戒烟的不同感受。看看哪一种和你的最接近？

（1）我不想戒烟

我喜欢抽烟。为什么要戒烟？我厌倦了每个人的喋喋不休，也没有准备好讨论戒烟的问题。

（2）我正在考虑戒烟

我曾经想过好几次：不再抽烟了。其实我以前也尝试过戒烟，可是太难了。现在，我又想戒烟了。

（3）我决定戒烟了

戒烟对于健康的益处比我吸烟的原因重要。我已下定决心，是改变的时候了。

（4）我准备好戒烟了

我已定好开始戒烟的具体日期。

（5）我正在努力戒烟

我不再抽烟了，尽管有时我确实想念它。那时候，我就做些别的事情分散注意力。

2. 拒绝戒烟的借口

人们用各种"借口"挽留住对烟草的爱恋。之所以称之为"借口"，是因为所有与吸烟相关的所谓"受益"都可通过其他方式得到。

借口1：吸烟帮助我克服紧张（当我忧虑时，吸烟让我的手有地方放）。

解释：尼古丁（烟草中最主要的毒素之一）是一种兴奋剂，因此吸烟确实能够提高人们在紧张时的反应能力。

解决方案：有氧代谢运动、冷静思考和深呼吸同样可以克服紧张。

借口2：戒烟后我会发胖。

解决方案：这是事实，一般人戒烟后体重会增加。然而，体重能够得到控制，有氧代谢运动和健康饮食可帮助你达到减掉多余体重的目的。

饮食有规律，并遵循营养健康原则。不要饥一顿、饱一顿。饥饿会激发人们吸烟的渴望。

当你确实需要加餐时，选择低热量食物（蔬菜、水果、脱脂酸奶等）。

嚼无糖口香糖让嘴保持忙碌。

吃饭前先喝一杯水，帮助人们产生饱腹感。

每天运动20分钟～1小时，每周运动3～5次。如果运动还没有成为你作息的一部分，那么快走是个很好的开端。

借口3：我太老了，不需要戒烟。

解决方案：不论年纪，戒烟总是会带来好处的。年纪不是阻止人们积极面对人生的托词。

借口4：我害怕出现戒断症状（断绝毒品供应所呈现的）。

解释：尼古丁的上瘾程度等同于海洛因，生理上成瘾是真实的。当吸烟者的身体不能持续定期获得尼古丁时会产生种种不适的感觉，比如烦躁、坐立不安，或头晕、咳嗽、咽部不适，好像得了感冒。随着肺部清除积累的黏液开始，咳嗽会增多、肠道可能紊乱（便秘和腹泻），可能产生眩晕感和妨碍睡眠。

在精神层面，成瘾也同样存在。起初，吸烟可以舒缓压力；很快吸烟就演变成了一种应激反应，每当你感到紧张、压力、恼怒或者无聊，就会不自觉的点燃手中的烟；再往后，烟草成了你处理日常困扰的主人。

解决方案：戒断症状只持续1~4个星期，所有症状都将在这段时间内主动改善。而戒烟使人们，甚至是人类（其中也包括我们的家人）受益终生。

表 2-1-11　戒断症状及缓解办法

戒断症状	缓解办法
咳嗽	（1）喝热饮 （2）使用止咳药（糖浆）
坏脾气、烦躁（吸烟的愿望令人们难以集中精神）	（1）散步 （2）深呼吸或者全身放松 （3）找家人或朋友（最好是有过成功戒烟经验的人）谈谈
口干	（1）喝冷饮 （2）嚼无糖口香糖
感觉疲劳	（1）每天适当加大运动量 （2）增加晚上睡眠或午休时间
头痛	洗个热水澡，帮助身体放松
饥饿	（1）为自己提供一顿低热量的加餐 （2）每天喝8杯水 （3）嚼无糖口香糖
睡眠障碍	（1）睡前洗个热水澡 （2）睡前喝杯热牛奶 （3）睡前做一些阅读 （4）睡前做些伸展练习 （5）晚上不要喝提神饮品

3.编制戒烟计划

"千里之行，始于足下。"拟定起始时间成为戒烟过程的第一件事。记住，最佳的时间就是"现在"。碾碎手中的最后一根烟蒂，扔掉所有库存和烟缸之类让人浮想联翩的东西，开始制订行动计划！

找人帮忙比孤军奋战容易达到效果。假如你决定戒烟了，把这个消息告诉家人、朋友和同事，获得他们的支持，或者寻找志同道合的同伴一起戒烟。从中挑选一个人作为你的主要支持者，你可以每天和他（她）分享戒烟的成果和挫折。你也可以听取医生的建议，借助医疗手段（必须指出，假若你确定选择某种辅助产品戒烟，使用前一定要进行详细的医疗咨询）。提醒周围人（包括家人）不要吸烟，向别人，更向自己证明坚持的决心。

（1）与以往相反，这一次是要罗列出戒烟的理由

把这些理由写在纸上，放在你每天都能看到的地方。

（2）"知己知彼，百战不殆"

做任何事情之前，首先需要了解自己，戒烟也是一样。戒烟的过程并不单纯是一个远离烟草的过程，也是一个了解和剖析自身的过程。

吸烟在人们生活的方方面面发生着作用。久而久之，特定的场合、某种情感或感受、进行某项活动、某个特定的人物在场、甚至是一天中的某个固定时刻……都会诱发人们不自觉地燃起香烟。这就是所谓的"吸烟的诱发因素"。

① 生理原因。

例1：早上起床是一天中体内尼古丁含量最低的时刻，你会感觉颤抖、心情不好或者头疼。

例2：长时间的会议令你感觉头脑不清。

② 心理因素。

例1：交通堵塞是否引导你开始摸索烟盒?

例2：在什么样的情绪下，你吸烟更频繁?

总结自己通常在什么情况下或环境里抽烟，譬如吃饭、喝酒或咖啡、生气、无聊、紧张、遇到挫折、开车、参加聚会、打电话、看电视还是仅仅因为看到别人吸烟? 尽量避免诱发因素，并提前计划当这些特定情况发生时的可行对策。一定要把计划写在纸上，最好一式几份，一份贴在冰箱上，还有的放在钱包里……

表2-1-12 吸烟诱发因素及替代措施

吸烟的诱发因素	替代吸烟的措施
工作中感到压力	深呼吸
吃完晚餐	立即离开餐桌，去刷牙
和朋友一起玩牌	选择禁烟场所

（3）吸烟最大的诱发因素

吸烟最大的诱发因素就是烟草本身和与之相关的物品（如烟灰缸、打火机、火柴）。将它们请出你的房间和驾车。

（4）清洁满是烟味的衣服、地毯、窗帘、车

换言之，清洁供我们呼吸的空气。

4. 戒烟合同

我，_____，承诺在 _____（年月日）的 _____（具体时间）开始戒烟。

我戒烟的原因是：_____

_____。

我将：_____

学习新的方法处理压力和排遣无聊：_____。

尝试其他兴趣替代吸烟：_____

_____。

我将取得 _____ 对我的支持。

如果我戒烟成功，我将奖励自己：_____。

1 星期 _____、1 个月 _____、半年 _____、1 年 _____。

签字 _____

日期 _____

见证人 _____

5. 戒烟应该一次性完全戒断

问题 1：考虑到吸烟者戒烟时的困难，是否可以慢慢减量，最终完全戒除烟草？

答案：不可以！"我只抽一小口？"不要愚弄自己。"一小口"只能加剧你对吸烟的渴望，不会使人就此满足。同时，"少量吸烟"同样有害。吸烟对身体的危害是一个慢性累积的过程，达到一定量后，烟吸多与少对身体的危害是同样的。

与其胡思乱想，不如在戒烟的日子里做些特殊的事情关照自己，尤其是在刚刚开始的阶段。用本来花在烟草上的钱，吃自己爱吃的食物，去看场电影，或者奖励自己一束鲜花、一件新衣服。还有，不要忘记大量饮水。

问题 2：戒烟前能否一天一次抽个够，直至厌恶香烟的气味？

答案：不能！这种方法不可取。临床上经常遇到一次性大量吸烟（40 支以上）发生急性心肌梗死的病例，尤其是年轻男性。

在整个戒烟的历程中，让自己忙起来。出去散步或骑车郊游，哪怕是参加一门舞蹈课程……最重要的是让手忙起来，收拾房间、玩儿拼图游戏、学习编织或缝纫……与此同时，还要刻意改变一些日常习惯，以避免诱发吸烟的环境出现，尤其是回避你曾经的吸烟场所。时刻留意吸烟的诱发因素，如果在戒烟过程中有新的发现，与先前总结的诱发因素记录在一起，提醒自己。

在每餐之后刷牙。当牙齿和口腔清新时，人们会减少对吸烟的渴求。

6. 遭遇抵抗

在戒烟过程中，总会突然燃起对香烟的渴望。这时做一些不能一举两得的事情（即不能一边抽烟一边做的事），如淋浴、游泳、去禁烟场所……

你还可以随身携带应急装备，包括无糖口香糖、薄荷糖和其他能让你忙起来的小玩意。

一定要记住那句老话："近朱者赤，近墨者黑。"尽可能和不吸烟的人在一起，无论是聊天还是吃饭，聚会或是其他社会活动……同时，回避吸烟场所，不喝酒。当吸烟的诱惑无法避免时，想象自己已经离开了原地，去了遥远的海滩或者山顶，总之是个环境清新和自己向往的地方。

当你感到压力时，吸烟不是唯一的解决办法。

学习放松技巧：深呼吸、冥想、瑜伽……

欣赏令人舒畅的音乐，或者洗个热水澡。

当遇到困难或者不快时，与其浪费时间感伤，不如思考解决问题的方法。

向自己信任的人咨询。

吸烟解决不了实际问题。不要执著于感受（饥饿、气愤、孤单或者疲倦），而是把精力投放在真实的需要上（吃东西、沟通或者睡眠）。

7. 坚持

戒烟的最初几个星期是最难熬的，而要想生活归于彻底正常可能要花上一年时间。

首先要相信自己。倘若你始终坚信自己早晚回到老路上，那么很快你就会寻找机会再次燃起香烟；或者在无烟的日子里，你用幻想点燃香烟和享受吞云吐雾来克服对烟草的思念，不用太久，你的白日梦就会成为现实。

积极乐观的面对自己的选择，把注意力放在自己的进步上。关注戒烟进行时的每一天，今天的任务就是今天没有吸烟。当你坚持了48小时远离烟草，祝贺你。假使出现了反复，也不意味着宿命的降临。很多人在成功戒烟之前都有过好几次失败的经历。不成功的经历是一次学习的过程，人就是在实践中不断成长的。提醒自己放弃烟草的理由和决心；回顾自己已经为戒烟付出的努力和艰辛；思考经过了戒烟的尝试之后，当你再次吸食烟草，感觉和看法是否一如往常（你是否对吸烟有了新的认识？吸烟是否真的如你想象中的那么有效）；找出令自己重拾烟草的原因（比如是不是出现了新的诱发因素），并且有针对性的采取对策；不要掉进同样的陷阱（例如上次老王递了支烟给我，我以为一支烟没有伤害。那么，下一次你就可以事先告诉朋友们你在戒烟，请他们体谅你的情况，不要递烟给你）。

不要欺骗自己，一支香烟会伤害到你，吸烟不会给人们带来任何益处。

戒烟永远不嫌太老，改善健康状况永远不会太迟，不要放弃自己。

8. 戒烟药物

戒烟初期的不适感可到戒烟门诊咨询，在医生的建议下应用戒烟药物治疗。在戒烟最初阶段应用一些尼古丁替代治疗或者尼古丁受体拮抗剂，可相应程度地减轻人们吸烟的愿望和改善戒断症状（如烟瘾发作时的无所适从、心烦意乱），有助戒烟成功。然而，戒烟药不是万能药，使用效果因人而异。戒烟成功与否的决定因素还是人的决心和毅力。

现在世界上公认有效的戒烟药物有 3 类：

（1）第一类：尼古丁替代治疗（NRT）

尼古丁替代治疗的目的是替代烟草中的部分尼古丁成分，减轻戒断症状。区别于尼古丁经肺直接进入动脉和大脑，尼古丁替代品中的尼古丁从静脉进入血液系统，不易成瘾；治疗时的尼古丁用量也远远低于人们吸烟时的获取量，对人体危害很小。常用的尼古丁替代品有：尼古丁咀嚼胶、尼古丁贴片、尼古丁吸入剂和尼古丁喷雾剂。尼古丁替代治疗已经面市 20 多年，广泛验证了安全性和有效性。

应用尼古丁替代治疗药物的同时必须完全戒断烟草，否则身体承受的危害就重了。

尼古丁替代治疗的禁忌证：孕妇、儿童、疾病终末期、癌症晚期、心肌梗死急性期、卒中急性期、急性心力衰竭发作期、重度抑郁症和接诊医生不建议使用的人群都不能应用尼古丁替代治疗。

①尼古丁舌下含片。

尼古丁舌下含片起效迅速，释放均匀，减少了因口服给药对胃肠道的刺激。剂量规格是 2 毫克/片，起始剂量是 1～2 片/小时，最高剂量 20 片/日，可根据烟瘾发作的时间应用，应用 4 周后逐渐减量，推荐治疗时间为 12 周。

不良反应：使用者有时会出现口干、打嗝、恶心、头晕、头痛和喉咙肿痛的感觉。

②尼古丁咀嚼胶（口香糖）。

尼古丁咀嚼胶的优点是使人快速减弱对烟草的渴求，方便使用，还可避免过度进食。

使用方法：美国FDA1984年批准尼古丁咀嚼胶上市，1995年批准其为非处方药。剂型有2毫克/片和4毫克/片。尼古丁依赖程度低，包括尼古丁依赖评分（见下表）≤6分或吸烟<20支/日，应用2毫克咀嚼胶；尼古丁依赖程度高，包括尼古丁依赖评分>6分或吸烟>20支/日，和早期使用2毫克咀嚼胶治疗失败者，应用4毫克咀嚼胶。

表2-1-13 尼古丁依赖性评分表（请在相应的方框内打 ×）

评估内容	分数			
你早晨醒来后多长时间吸第一支烟	≤5分钟 □3	6～30分钟 □2	31～60分钟 □1	>60分钟 □0
你是否在许多禁烟场所很难控制吸烟的需求	是 □1	否 □0		
你认为哪一支烟你最不愿意放弃	早晨第一支 □1	其他时间 □0		
你每天抽多少支卷烟	>30支 □3	21～30支 □2	11～20支 □1	≤10支 □0
你早晨醒来后第1小时是否比其他时间吸烟多	是 □1	否 □0		
你卧病在床时仍旧吸烟	是 □1	否 □0		

每欲吸烟时吃1片尼古丁咀嚼胶，慢慢咀嚼，直至口腔有种麻刺的感觉，待嚼到有辣味时，把它含在腮边和牙龈之间，等到麻刺感消失后继续咀嚼，这样重复大约30分钟，让大部分尼古丁从咀嚼胶中析出。为保证治疗效果，在使用咀嚼胶前15分钟内避免饮用咖啡、果汁和碳酸饮料，使用咀嚼胶同时避免进食或者饮水。

单独使用咀嚼胶，通常每天10～15片，不超过24片，一个疗程至少需要3个月；然后持续减少用量，当每天只需1～2片尼古丁咀嚼胶时，疗程便可结束；不主张使用尼古丁咀嚼胶超过1年。

对于使用尼古丁贴片或者安非他酮的戒烟者，在戒烟初期，咀嚼胶也有帮助。

不良反应：使用者有时会出现口腔和下颚疼痛、打嗝、恶心、头晕、头痛等症状。

③尼古丁贴片。

选择躯干或四肢清洁、干燥、无毛、无伤口部位，撕去尼古丁贴片保护纸，迅速将之粘贴到相应的部位，同时紧压10～20秒，以确保贴片牢固。剂量规格分为10厘米²、

20 厘米 ^{2} 和 30 厘米 ^{2}，类型主要有 16 小时和 24 小时两种。

重度吸烟者（每日吸烟 20 支以上），在第 1~4 周用 30 厘米 ^{2} 戒烟贴，第 5~8 周用 20 厘米 ^{2} 戒烟贴，第 9~12 周用 10 厘米 ^{2} 戒烟贴。中轻度吸烟者（每日吸烟量小于 20 支），在第 1~4 周应用 20 厘米 ^{2} 戒烟贴，第 5~8 周应用 10 厘米 ^{2} 戒烟贴。规定的保留时间过后，撕下旧的贴片，在粘贴新贴片时注意经常更换不同的部位。粘贴尼古丁贴片不影响洗澡。标准疗程一般为 12 周，某些戒烟者为了避免复吸可能需要治疗更长时间，治疗时间不要超过 6 个月。

（2）第二类：安非他酮

安非他酮是一种具有多巴胺能和去甲肾上腺素能的抗抑郁药，1997 年用于戒烟，适用于戒烟过程中合并抑郁症的患者。安非他酮是口服药，至少在戒烟前 1 周开始服用，疗程为 7~12 周。安非他酮与尼古丁替代治疗联合应用可使戒烟效果增加。

不良反应有口干、易激动、失眠、头痛和眩晕等症状。

癫痫患者、厌食症或应用单胺氧化酶抑制剂者禁用。饮食紊乱者慎用。

（3）第三类：伐尼克兰

伐尼克兰是作用于 $\alpha_4\beta_2$ 尼古丁 - 乙酰胆碱受体的部分激动剂，对该受体同时具有激动和拮抗的作用。激动特性可以减轻吸烟者对吸烟的渴望和戒断症状，拮抗特性可以减少吸烟时的满足感，从而有助于戒烟成功。国内外临床试验结果表明，伐尼克兰治疗烟草依赖不亚于尼古丁替代治疗和安非他酮。

伐尼克兰有 0.5 毫克和 1 毫克两种剂型，在戒烟日之前 1~2 周开始使用，疗程 12 周，也可以再治疗 12 周，同时考虑减量。

不良反应：出现失眠、恶心、胃肠胀气、便秘等症状。

六、4 个 D

总结前文，我们列举出在戒烟中最重要的 4 种技巧：

深呼吸（Deep breathe）：用鼻子深深地吸气，数到 5，用嘴慢慢将气吐出。

喝水（Drink water）。

做事情（Do something）：让手和嘴忙起来。

延迟（Delay）：吸烟的急迫感只持续 3~5 分钟，最多 10 分钟，错过这几分钟，不要屈服。

七、未来

戒烟，无非是人们用一种习惯取代另一种习惯的过程，这是一条通往健康彼岸的康庄大道：

决定戒烟→戒烟→坚持戒烟→有规律的有氧代谢运动＋健康营养均衡饮食→体重管理→压力管理→美好人生。

你将看到的是一个崭新的自己。

第五节　管理好心情也是一种生活方式

一、故事的开端：压力无处不在

压力无处不在，无时不在。从远古时候起，世界就充满了危险，给人们带来压力。为了抵御熊和老虎的袭击，我们的祖先随时做好了奋战或者撤退的准备。时间进入到公元 21 世纪，大棕熊变成了预算和账单，剑齿虎变成了最后期限和家庭压力。由于挑战改变了，我们需要新的技能和技巧来应对。

1. 紧张

紧张是人们面对变化时产生的生理和心理上的反应，包括主观反应和客观反应。当这些反应产生时，人们的机体也会发生相应的变化，如肌肉绷紧、心跳加速、呼吸加快以及糖和脂肪被释放到血液中以适应体内代谢加快。同时，你还可能经历不同类型的情绪变化，从焦虑、担心到兴奋和期待。人们一些不自觉的表现也会泄漏自己的紧张，如坐立不安、到处走动、说话声音的改变或者不停吃东西……

2. 紧张的两面性

紧张并不都是坏的。从短期来看，紧张可帮助人们更警觉、更有效率。而紧张潜在的消极影响是由很多因素共同决定的。例如，你是否经常紧张？你紧张的程度如何和持续多久？还有最重要的一点：你如何看待令自己紧张的这件事情？

（1）紧张的光明面

紧张可以激励人们充分发挥机体功能，去实现特定的目标，从而增加生活乐趣。

（2）紧张的阴暗面

如果人们不能及时调整，从紧张中恢复过来，就可能导致身心俱疲和疾病的发生。

3. 克服紧张的意义

人们不能完全消除紧张，因为这是人与生俱来的正常反应，但是可以驯服它，并和它和平共处。倘若取得成功，我们的身体会更加健康，包括免疫功能的增强与心血管和其他慢性病发病率的降低。此外，无论在工作和生活中，克服紧张还可帮助人们改善人际关系和减少不必要的不快。

二、每个人的紧张都是独一无二的

同样一条消息对不同的人产生的影响不尽相同。譬如，同一场体育比赛的结果起码会引起激动、悲愤和无动于衷三种情绪。就每个人而言，引发紧张的原因以及面对紧张的反应也各不相同。

1. 什么会导致紧张

很多事情都可能引发紧张，而且因人而异。是否有些看起来不起眼的日常琐事会使你大动肝火？是否一些人生的重大事件改变了你的生活？是否有什么悬而未决的大事小情日复一日的让你揪心？在下面 3 个清单中，哪些事情曾经在过去的 6 个月里引起过你的紧张情绪？

（1）日常琐事

经常使用的物品没有放在原来的地方或者丢了东西

堵车

出门时忘记带外套

排队等候

家里乱七八糟

睡过头了

汽车在路上抛锚了

与同事意见不统一

被警察开罚单

迟到

与家人发生争吵

错过了公共汽车

其他：_____

（2）重大事件

结婚

离婚或分居

被解雇了

被判入狱

家人、朋友或者同事去世

更换工作

搬家

准备重新回到学校念书

孩子即将出生

被诊断患有重病

要上前线

准备动手术

孩子长大成人准备离开家（或离家很久的孩子准备回来看望父母）

其他：_____

（3）困境

日常开支或者还款问题

恶劣的居住环境

吵闹的邻居或者有些邻居是非太多

酗酒或者吸毒

患有慢性病

与家人或朋友的关系恶化

身体受伤，生活一段时期内不能自理

邻居家被窃或者发生了其他不幸

饮食不正常

孩子的教育问题

不满意目前的工作

经济不景气

其他：＿＿＿＿＿＿＿＿＿＿＿＿＿＿＿＿＿＿＿＿＿＿＿＿＿＿＿

多米诺骨牌效应：没有人生活在真空里，能够完全与世隔绝。由于人们之间的相互联系，一个人对外界压力产生的反应也会影响到其他人，产生多米诺骨牌效应。事实上，人们可能下意识地去模仿自己喜欢的人或者身边的人。试想，我们的紧张情绪将如何影响孩子们？如何影响伙伴们的精神和工作状态？

2. 识别你的紧张"签名"

之所以称为"签名"，是因为没有哪两个人紧张时的表现是完全相同的。阅读下面的3个列表，对比自己的实际情况，归纳出自己紧张时的生理、心理和行为表现，总结规律。了解自己，才能进一步探讨我们哪里需要改善和如何改善。

（1）生理反应

头疼

皮肤起疹子

肌肉紧张

背痛

口干

胃疼

心跳加快

胸痛

烧心

喉炎

感冒

手抖

腹泻

视线模糊

掌心出汗

失眠

便秘

疲劳

磨牙

其他：＿＿＿＿＿＿＿＿＿＿＿＿＿＿＿＿＿＿＿＿＿＿＿＿＿＿＿

（2）心理反应

急躁易怒

无望

忧虑

愤世嫉俗

爱忘事

气愤

沮丧

害怕

冷淡

充满敌意

神经质

注意力难以集中

担心、不安

糊涂

激动

其他：_____

（3）行为表现

疏远与亲人、朋友的关系

总是看电视

对别人大喊大叫

吸烟

语速比平时快

喝酒

食欲亢进或不振

服用镇静剂或者其他药物

神不守舍，如走路比平时爱摔跤、开车走神（出危险）

无心工作（以至于工作成绩下降）

责备其他人

烦躁，不能专心地做一件事情；"一心多用"，效果更差

动不动就哭

不自觉地敲手指或者扯头发

其他：_____

药物、酒精、香烟和食物，这些都是人们在紧张时经常想起的东西，它们也确实可以暂时稳定情绪，缓解急躁，使人感到放松。

但是，表面症状的缓解掩盖了真实和更深层的紧张。而且，没有节制力的使用者给自己带来了更大的危机。他们可能成瘾，可能不能胜任工作（如饮酒过量的后果），也可能损害健康。

你是否依靠上述不正确的方法调节情绪？如果是，放弃它们！脚踏实地和积极有效的面对真实的人生。

3. "紧张日记"

表 2-1-14　引起紧张情绪的事件

日期和时间	事件/场景	生理反应	情绪	行动
2015/09/20（周日）18:00	在家里，等着家人一起去看电影，而电影已经快开演了	磨牙、肌肉绷紧	急躁、焦虑、气愤	不停走动和不断催促对方
……				

现在，让我们以"周"为单位，详细记录自己的每一次紧张事件，包括时间、地点、事件、你旁边还有什么人、你当时的反应如何，当你按此方式填写了几周之后，重新阅读这些记录，看看是否有规律可循。

你很可能发现生活中遇到的大部分不痛快是微不足道的。不要担心微不足道的小事！

三、如何克服紧张

想要挣脱紧张的束缚？这里有很多种放松的方法可供选择。你不需要使用所有这些方法，利用起码一个星期的时间进行实践，选择出最适合的一种或几种方法，并每天实践1~2次。千万记住，在你感到紧张的时候使用这些方法自我调节。

1. 让笑成为习惯

"笑"被誉为"生活的良方"、"灵魂的安慰剂"和"心灵的慢跑"。"笑"是舒缓紧张情绪的最好方法。

开怀大笑作用于肺、心脏，使大脑释放促进快乐的化学成分，使肌肉得到放松。

即便是微笑，已经足够冲走消极的想法和紧张的情绪了。

购置一个活泼幽默的台历，欣赏戏剧或者小丑表演，观察宠物的滑稽动作……让"笑"成为习惯！

2. 深呼吸

假如你感到紧张时的反应是呼吸急促，那么深呼吸是适合的方式。另外，深呼吸还是熟练运用其他放松技巧的基础，并且可以在任何时间和地点应用。

舒服地坐下或平躺，把手放在胃上，缓慢地深深吸气，仿佛吸入的气体进入了腹腔，小腹也要鼓起来了，整个腹腔好像一个被吹起来的气球，并保持几秒钟不要把气呼出。

呼气的时候一定要慢，并使气体从嘴中呼出，噘起的嘴可以帮助你控制呼气的速度，如同慢撒气的气球。

重复吸气和呼气的步骤。

3. 伸展运动

伸展运动易学，而且是放松肌肉最快的方法。由于肌肉紧张的部位不同，伸展运动的方式也不同。

（1）肩部抻拉

① 双臂向前平伸，与肩同高，十指交叉。

② 翻转掌心，下颌向胸部回收，双臂向外延伸。

③ 保持 10 ~ 20 秒钟。重复 3 次。

（2）背部抻拉

① 身体直立，双手放在后腰上。

② 缓慢的将上身向后仰，同时放松颈椎，保持 5 秒钟。

③ 再缓慢的将上身前倾，直到感受到背部肌肉拉长，保持 5 秒钟。

④ 重复第三和第四个步骤 3 次。

4. 渐进式放松

你是否曾经过于紧张，以至于无法令自己放松，尽管你很努力的尝试，却忘了平日放松时的感受。渐进式放松就是针对这种时刻的最好方法。它分为 3 个步骤，是一个先使肌肉收紧后再放松的过程。人们通过充分体会这两种状态下的不同感受，重新感知自己的身体。

第一步，紧握拳头，感觉手部肌肉的紧张。保持这一动作几秒钟。

第二步，松开拳头。注意体会紧张感的消失，你是如何感到自己的手比刚才轻了，前臂也可能比刚才轻了。

第三步，比较收紧和放松时的不同感受。当你握拳时，是否手在抖动；而松开拳头时，你的手是否感到发热和刺痛？

将以上 3 个步骤运用于身体的其他部位：面部、颈部、胳膊、胸、腹部、背、腿和脚。

5. 冥想

如果你认可"望梅止渴"的原理，那么你就知道"冥想"是如何发挥作用的了。就像瑜伽课程最后的放松一样，通过暗示自己感觉肢体发热和沉重，同样可以使身体得到放松。学会跟随自己的思想！

第一步，舒服地坐下或平躺，衣着要宽松，闭上双眼，然后试着清空思绪。

第二步，将思想集中在胳膊上，反复对自己说："我的胳膊很热、很沉，"直到你真的觉得它们很热、很沉。

将第二个步骤应用于身体的其他部位（面部、颈部、手、胸、腹部、背、腿和脚），直到全身得到放松。

6. 想象

借助想象的翅膀，任由我们的思绪飞到一个愉快、安全的地方，机体也因此得到了放松。

舒服地坐下或躺下。

构思一幅平静、安宁的美景，如高山流水。

感受温暖和放松。

注意力集中很关键：在尝试以上 2 ~ 6 技巧时，集中精神很关键。注意力不集中会影响整个效果。不过，走神是正常的，通过练习可以得到改观，不要因此而放弃。当走神时，想一些自己最喜欢的场景，如天空中的焰火、孩子的面庞等，可帮助我们集中精神；在放松之前进行有氧代谢运动（如慢跑）有助于人们集中精力调整呼吸和清空思绪。

7. 宠物带给人们快乐

它们欢叫、歌唱、跳跃、舞蹈，无休止快乐地摇着尾巴。谁能够抵抗这种魅力？对于处在紧张状态中的人们，宠物常常是上天的恩赐。宠物给予人的是无条件的爱，在某种程度上也给予了人们精神寄托。假使你自己不能养宠物，也可以帮助那些需要照顾宠物的人或者定期参观动物园、宠物商店。

照顾植物也能获得同样的助益。

四、聆听内心的声音

无论你意识到了没有，我们的心声（头脑中的"自言自语"）都直接影响着我们与身外世界的交流，其中也包括我们的紧张程度。

1. 你究竟在想什么

人的思绪连续不断地运转，永不停息。你的想法是消极的，还是积极的呢?

我是个大傻瓜。

别急，这不是世界末日。

我曾经犯过同样的错误，并从中学到一些东西。

（1）黑白人生观

黑白人生观过于简单地认为生活中非黑即白、非是即非、非对即错，没有中间地带。持有这种观念的人生活是枯燥的。他们丧失了很多选择，难以拥有梦想，不愿尝试解决问题，无法享受丰富多彩的人生。

（2）完美主义

一味要求自己和他人完美只能导向失败。持有这种信念的人经常使用"应该"、"我不应该犯任何错误"、"人们应该公正地对待我"、"生活应该对我仁慈一些"等词语在所有的责备声中，问题并没有得到解决，还可能导致局面进一步恶化。

（3）只见眼前

《扁鹊见蔡桓公》中的蔡桓公小病不治，最终成了绝症。生活中的其他事情也是一样，凡事要从长远的角度打算，从现在做起，逐步解决能够解决的问题，不要等到真正的大事件发生了，造成无法挽回的损失再后悔。

（4）"宇宙的中心"

如果你认为自己对周围发生的每一件事情都负有责任，那么你很可能过高估计了自己的重要性，把自己置身于"宇宙的中心"了。你会因为别人的情绪或感受而责备自己，尤其是那些你亲近的人。认识到自己确实对于很多事情无能为力，将是你得到的最大解脱。

2. 做出你的选择

睿智的分析问题，平静地接受现实，勇敢地面对改变，确信自己能主宰自己的生活。乐观的生活态度使人们更加健康。

尤其要记得，即使不能控制事态的发展，至少能够控制自己的反应，这将在很大程度上改善我们处理事件的能力和效果。

下面的练习将帮助大家改善消极情绪、了解生活中蕴涵着更加丰富多彩的选择。遇到问题时，人们通常是可以采取行动的，至少可以通过调节心情来缓解压力。

表 2-1-15　缓解压力的方法

可控事件	可能采取的行动	不可控事件	可以改变的观念
罗列出给你带来麻烦，但自己可以掌控的事件，比如日常琐事。有些时候，人生中的重大事件也是可以解决的	尽可能全面的列举解决方案。每当有了新的主意就记录下来，并且不要替换原先的记录。因为一个新的想法可能引出更多创意	罗列出你虽然不希望发生，却又无能为力的事情。但当你研究列表后就会发现，一些原本以为的"不可控事件"其实可以被移到"可控事件"栏中	乍看之下，无从下手。那么，换个角度呢
例： 汽车坏了	例： （1）去汽车维修站 （2）定期做汽车保养 （3）乘坐公交车 （4）换一辆性能更可靠的汽车 （5）自己维修汽车	例： 被解雇了	例： （1）利用这个机会慎重考虑自己今后的职业生涯 （2）在重新开始工作之前，有更多的时间和家人在一起了 （3）重回学校充电

3. 思维替换

利用一个星期的时间，倾听自己内心的声音，让头脑中的想法跃然纸上，然后用正面积极的思维方式取代头脑中固有的负面消极想法。

表 2-1-16　积极的思维方法

负面想法	正面观点
我做的事没一件是对的。我是个十足的大傻瓜	无论如何，我尽力了。虽然结果不近人意，但我还是从中学到了一些东西。下次遇到类似的事情，我相信自己能更好地处理
我不能相信竟然发生了这种事	如果能力所及，我会尽力而为；否则，我应该学会放宽心
为什么倒霉的总是我	不顺心是无法避免的。但生活中总有阳光普照
如果我当初……就好了	汲取经验和教训才是重点，过去的就让它过去吧
我的生活没有任何希望	天没有塌下来，明天的太阳也照样会升起。我要乐观地面对生活
他们为什么就不理解我呢	仁者见仁，智者见智。其实，我有时也不同意其他人的观点

4. 沟通方式

学习倾听自己的心声只是战役的一半，另一半是如何与他人沟通。当与别人产生分歧时，你是否感到急躁、忧虑、挫败，以至于血压上升？

学习判断有效和无效的交流方式，可以帮助我们清楚表达自己的意图，减轻谈话双方的压力，用尊重自己也尊重他人的方式交流，然后自信地面对每一天。

（1）攻击性的谈话方式

例 1："早听我的，就不会发生这种事！"

攻击性的谈话方式传达了一种恐吓、威胁的态度，从而导致双方的不愉快，甚至发生口角。而在和别人争吵的同时，你也在与自己的身体争吵：你的心跳会加快，血压会上升。

例 2："我必须每件事都要自己做吗？我告诉过你下班前需要这份报告。"

例 3："你哪儿学的开车，傻瓜？重新再报个驾校吧！"

例 4："因为这是我说的！"

（2）隐蔽攻击性的谈话方式

例1："你听说他做的蠢事了吗？"

习惯采取隐蔽攻击性谈话方式的人同样认为自己的感受和判断是对的。不同在于他们不公开表达自己的观点，而是喜欢在背地里说三道四，遇事编造借口，不说出自己的真实想法。这种沟通方式不利于问题的解决，因此同样的问题会反复出现，得不到改善。

例2："我不能相信他这么对待我。你让我怎么容忍这些自以为是情圣的家伙？我告没告诉过你他最近的一段感情终结了……"

（3）消极的谈话方式

例1："他们根本不会听。"

当意见不统一时，缺乏自信的人通常保留自己的想法和不同意见；当接受任务时，他们也通常不会坦承实际困难（比如这些报表太多了，是否可以再找一个人和我一起完成）。这一类人经常置身于压力之中。

例2："从来没人注意我。你怎么想？是因为我没有一个讨人喜欢的个性吗？"

例3："好吧，我不介意又是我洗碗。我知道你最喜欢的电视节目开始了。你认为今天的晚饭怎么样？你听见了吗？"

（4）自信的谈话方式

例1："我不是完全认同，让我们再仔细分析一下。"

自信的谈话方式既清晰地表达了自己的观点，又表示了对对方的尊重。相信自己，大方地说出自己的意见，毕竟没有人是万能和不出错的。不要害怕说"不"，你会看到结果的改观。

例2："我能理解你为什么要和朋友去参加这次聚会。但今天是你妈妈的生日，我们答应和她一起过的。"

例3："我确实认为是公开公司合并消息的时候了。我知道你持反对意见，让我们就这个问题详细讨论一下。"

例4："我需要和你谈谈我们之间的事。你有时间吗？"

五、压力缓冲器

生活本身就是最好的压力缓冲器。合理规划的人生引导人们培养自信自强的性格，设立并追求目标，抵制无聊和孤单。细心照料自己的身体，也可以提高机体本身的抗压能力。

1. 合理规划人生

（1）工作

工作带给人们成就感和满足感，同时也是生存的经济来源。但稍不留神，工作就会变成生活的统治者。正如鲁迅先生曾经写道的：人们究竟是为了活着而吃米，还是为了吃米而活着。

把所有鸡蛋统统放进一个篮子里，往往是个大错误。这样做只会让你越陷越深，无法自拔。生活是由多个部分组成的。充实的人生才能帮助我们实现更多的愿望：实现自我、得到认同、发挥创造力、找到精神寄托……当生活中的一部分不那么顺利时，还有其他美好的事物支撑着我们。

工作中的减压法：① 注意休息，午餐时间走出办公室，不要因为任何原因耽搁了计划好的休假…… ② 在需要的时候寻求帮助。③ 合理安排时间，确定什么事情应该优先处理。④ 关注自己的成绩，不要只看到任务的完成情况。

（2）家庭和朋友

与家人和朋友建立紧密、亲近的纽带，可以在艰难的时刻得到关怀、支持和情感支柱。

（3）私人空间

独自一人的时候，允许我们集中精力去思考问题（比如反思和家人的关系、自己的事业前途、财政状况、健康情况）和做自己想做的事情。

（4）回报社会

帮助他人使我们有机会回报社会，同时也使自己得到特殊的回报（如从不同的角度了解生活）。

（5）信仰

你是否认为自己的言行和思想都应该遵循一定的道德标准？还是怀抱着就现阶段而言难以企及的理想？或者相信真的有某种超能力联系着地球……

2. 重要性评估

问题1：你认为生活中最重要的是什么？

问题2：你花费最多时间在做什么？

问题3：你是否花费最多时间在做自己认为的最重要的事情？

（1）确定你的精力是如何分配在生活中每一个领域的，用高、中、低3个等级评估这些领域的重要性。

（2）同样用高、中、低3个等级评估自己希望这些领域在生活中占据的地位。切记，生活掌握在自己手里。

表 2-1-17　生活中最重要的事物评估表

生活模块	精力投放（实际的重要性）	心中的重要性
例：锻炼	低	中
家庭		
朋友		
对自己至关重要的人		
独处		
娱乐		
爱好		
工作		
志愿者服务（如义务清扫楼道）		
道德观的维护		
其他		

3. 寻找突破口

不幸的是，紧急事件总是具有优先权，而愿望只能退居二线。制订一个行动计划，可以在一定程度上帮助人们跟随自己的心。选择你在生活中最感兴趣的 3 个领域，然后列举自己的兴趣点，从而明确自己最想做的事情和究竟从哪里开始实现心愿。例如：

表 2-1-18　明确自己的兴趣

我希望有更多的时间	我感兴趣的选项	感兴趣的程度
例：1. 锻炼	（1）每星期去健身房3~5次 （2）每天遛狗2次 （3）每星期远足1次	低 中 高
2.		
3.		

4. 呵护身心 4 步骤：合理锻炼、健康饮食、开心娱乐和充足睡眠

（1）合理锻炼

有氧代谢运动能改善心理状态，增加应对生活中各种压力的能力。从身心全面健康的意义上讲，有氧代谢运动是最理想的调节紧张、完善性格的方式。除了带给人们强健的体格和充沛的精力和活力，受过"锻炼"的心脏效率会大大提高，心脏每次搏动收缩泵出的血液增多，血流速度减慢，从而使导致紧张的肾上腺素分泌减少。即使处在紧张的状态下，心率减慢所带来的一系列反应也会使人们沉着冷静，更好地控制自己的情绪。

（2）健康饮食

营养均衡的饮食提供人们每天体力和脑力劳动所必需的热量。要注意控制咖啡因和糖的摄入量。

（3）开心娱乐

不必仅仅因为自己有时间娱乐而怀有犯罪感。工作时间认真工作，玩的时间痛快地玩。开车、园艺、打牌、拼图游戏、艺术创作、音乐欣赏、打保龄球……在享受爱好（艺术、音乐、体育……）的同时，身体得到了充分的放松，想象力和创造力也得到了加

强，这些都有利于工作时更好地发挥。

（4）充足睡眠

每晚按时上床睡觉是恢复生机的最好方式。睡前不要喝含咖啡因或酒精的饮料，进行锻炼的时间也不宜过晚。如果可能，培养自己睡午觉的习惯。假如精神紧张，就多给自己1小时的睡眠。

六、实践，再实践

"没人像我这么倒霉。"当人们遇到不顺心的一天，总是自怜自哀。选择正确的解决方法对应可能出现的紧张局面，然后再来看看我们崭新的另一天！

生活小窍门

每天至少做一件自己感兴趣的事。

当感觉紧张时，合上双眼，然后慢慢地重复一些轻柔的语句或歌曲，并渐渐地放开声音。这样，可以帮助人们平稳思绪。

当遇到自己不想做的事情时，尽早面对和解决它，不要因为害怕而拖拉。

准备备份钥匙，固定放在钱包里，以避免由于各种疏忽把自己锁在门外而出现的紧张时刻。

你的目标是去除每天上班路上忙忙碌碌的感觉，你可以头天晚上收拾好第二天要带的东西或者提前15分钟出发。

⋯⋯⋯⋯⋯

小游戏

这个小游戏将帮助我们练习如何解决生活中遇到的问题。

下面列举了人们可能遇到的"倒霉事儿"。参照随后的"选择答案"，针对每一个问题选择出你认为正确的答案（多选题）。

① 注定的！我每天上班都得迟到15分钟。

② 我总是坐那辆最慢的车，选那条最堵的路，又晚了。

③ 我的老板认为我是女超人。我并不想抱怨，但她就知道没完没了地让我干活。我能怎么办？

④ 没有足够的时间让我做每一件我想做的事。但我不想放弃任何一个乐趣。

⑤ 当站在同事们面前发言时，我的眼睛发花，脑袋里一片空白。我能看到的就是自己的前途渺茫。

⑥ 明天就是最后期限了。我不想上交一份只完成了一半的计划，可是还有太多工作要做，我做不完了。怎么办？

⑦ 没什么可说的。我唯一的愿望就是"哪怕只有一次，我临出门时不用像现在这样四处找钥匙"。

⑧ 你能相信吗？他们居然不说一声就来我家了。我就不能有1分钟的空闲吗？

选择答案

是解决问题的时候了。假若上述的情况发生，你会怎么做？每种情况并非只对应一个正确答案。另外，开动脑筋，想想是否还有其他的解决方案。

A. 安装电话答录机，在你忙碌时，用它来接听电话。

B. 坦诚相待。表达自己的真实想法，并提出合理化建议。

C. 回顾"五、压力缓冲器"中的"重要性评估"（见168页）和"寻找突破口"（见170页）。

D. 在笔记本上预先写下一周的活动安排，并随身携带。每当记起需要添加的内容时，随时补充；每当完成了一项计划时，就把相应的记录划掉。

E. 尽力而为。

F. 多放几个闹钟在屋里，确保自己按时起床。

G. 在两件事之间留出充裕的时间。例如，你预计完成第一件事情需要2小时，那么把第二件事情安排在2.5小时以后，为自己留出半小时的富裕。

H. 尝试深呼吸、伸展或冥想等放松练习。

I. 整理房间和办公室，使物品摆放的井井有条。

J. 随身携带一些读物，以免认为自己总是浪费时间。

K. 提前做准备。不要总是等到油箱空了，油卡用完了，最后期限就在明天了……

L. 点上蜡烛，播放轻音乐，洗个热水澡。

参考答案：①E、F、K；②D、G、H、J；③B、C、E；④A、C、D、I、K；⑤E、H；⑥A、B、H、K、L；⑦I；⑧B、H。

实践出真知。"学习控制压力和提高自我调节能力"一样需要实践（反复练习）。由于个体差异，每个人的进步速度不尽相同。给自己足够的时间，急于求成是不可取的。

不积跬步，无以至千里。即便出现反复，也不要放弃。凡事都是从量变到质变，改变在不知不觉中已经发生了。

第二章　防事件（一级预防）

很少人只有一个危险因素，往往是吸烟、高血压、血脂异常、糖尿病、肥胖和静息生活方式等多种危险因素并存，因此对于心血管疾病危险因素分兵把守，只能事倍功半。因人而异，分析每一个人的危险因素是什么，估计其未来10年发生心肌梗死或卒中的危险程度。譬如，糖尿病合并血脂异常，这两个危险因素常常"狼狈为奸"，必须吃药治疗，同时有效改变不良的生活方式；对于没有糖尿病的轻度高血压患者，可以根据改善生活方式和限盐6个月后的情况再决定是否用药。这里要特别提醒一句，在血脂异常的干预力度上，糖尿病和冠心病的危险程度等同（糖尿病是冠心病的等危症），切切不可忽视。

一、专科医生与社区全科（通科）医生的联防

在横向上，心脏学科、内分泌学科、老年病学科、神经学科和精神学科等应紧密联合起来，共同综合治理控制上述的多重危险因素。在纵向上，专科医生应关注社区干预，与全科医生联防，加强我国社区医生的继续教育。这是科学研究→院内治疗→院内急救→院前急救（社会和社区），多种医学功能的集合，结成广泛联盟，筑起全面防线。

1. 定位你的"私人医生"

需要特别强调医院专科医生与社区全科（通科）医生的联防。现在很多人处于亚临

床（亚健康）状态，当疲劳、记忆力减退时要到医院看病。一个优秀的专科医生会给他开出综合性的健康处方，对其生活方式进行全面干预。可是很多人出了医院大门，又被工作、生活的惯性卷进了漩涡。这时就需要社区医生的积极参与，由社区医生把关，盯着患者去实施健康处方。当然，事情总是分轻重缓急的，问题不大的患者不用老去看病，打电话监督就行。人们老是不太注意身边的社区医生，一点小毛病就上大医院，却忘记了越是大医院就越是忙碌，不如选择一位优秀的社区医生作为自己的"私人医生"，经常与他沟通。

2. 治疗的连续性

医院专科医生与社区全科医生联防的另一现实意义是患者可以获得连续性治疗而不至于医院开了药，制订好了方案，回到家或者社区就全变了。比如有些社区医生过分顾虑他汀类药物存在的很少见的横纹肌（溶解）或肝脏损害的危险，不敢用药。而他汀类药物，一会儿吃、一会儿停，比不吃还坏。还有些患者在血压平稳后就把降血压药停了，而不是持续合理用药，因为用药的失误，过一段时间病情重了，又得来住院，这个医疗资源的浪费很可惜。

说到底，社区的全科医生和医院的专科医生是联盟关系，互相合作的关系，只有专科医生和社区全科医生认识一致、行动一致，才能保证心血管疾病防治实践的连续性。中国老百姓也要更新观念，去寻找、去定位自己的社区医生。

二、两个"防"

此外，发生心肌梗死、卒中等严重事件的基础是不稳定斑块及其破裂后引发的不同程度的血栓。对于稳定斑块患者（见于稳定性心绞痛），防事件是保证其斑块继续稳定，不向不稳定的方向发展；对于不稳定斑块患者（见于不稳定性心绞痛或急性心肌梗死），防事件是促使其向稳定转化，防止发生心肌梗死和卒中。这部分内容的核心就是两个"防"。

1. 调脂防线

第一是构筑一条调脂防线，使原来稳定的斑块更加稳定，原来不稳定的斑块向稳定转化。他汀类药物可通过降低胆固醇稳定斑块。

2. 抗栓

第二是抗栓，最便宜、最有效的百年老药阿司匹林，预防用量为 75~100 毫克，每日 1 次。在不稳定性心绞痛或急性心肌梗死发病时，第一次阿司匹林剂量不应小于 300 毫克，应将药片嚼碎服下，以便尽快起作用。"高血压理想治疗"试验结果表明，在满意控制血压的同时，每日服用阿司匹林 75 毫克，可使心肌梗死的危险降低 30% 左右，而不增加脑出血的危险，但可能使脑以外的其他部位出血，如胃肠出血增加 2 倍。总体上讲，充分治疗高血压，联合使用小剂量阿司匹林对预防心肌梗死有益，但需要注意两点：第一，应在把血压控制在满意水平（<140/90mmHg）的基础上联合使用阿司匹林，第二，注意减少出血并发症，有溃疡病史者，尤其是老年患者应更加小心。

对于不稳定性斑块（临床表现为不稳定性心绞痛）的高危人群，单用阿司匹林不够，还应联合用上氯吡格雷。氯吡格雷不良反应小，对胃刺激小，对减少白血球的威胁小。强化抗栓还常用低分子肝素，这一治疗仅需短期应用。长期使用阿司匹林与氯吡格雷是持续有效的干预。

对于后果严重的静脉血栓栓塞和心房颤动的血栓栓塞，阿司匹林的疗效较差，不如华法林。使用华法林时，一定要定期监测用药后的抗凝强度，采用的指标是国际标准化比率（INR）。INR 过高（ > 3.0），易出血；过低（ < 2.0），常疗效差。

近年来，已有一系列新的抗凝药物问世，如达比加群、利伐沙班、阿哌沙班、依度沙班等。这些新型口服抗凝药无需监测，疗效不差于，甚至略优于华法林，安全性优于华法林，严重出血和颅内出血少于华法林。但这些新药一旦引发出血，尚没有针对性的拮抗剂，费用高，尚未进医保。新型口服抗凝药可用于深静脉血栓和无瓣膜病的心房颤动患者的血栓栓塞防治，但对瓣膜病患者的心房颤动抗凝仍应用华法林。

第一节 合理应用阿司匹林，预防心脑血管疾病

阿司匹林在临床上的应用已超过一个世纪。它首先作为解热镇痛药物应用，之后用于抗风湿治疗（需用大剂量）。近年来的大量临床试验一致显示了阿司匹林的抗血小板作用对于卒中和心肌梗死的 1 级和 2 级有预防作用。

一、阿司匹林预防血栓的应用范围

急性心肌梗死发作早期，尽快嚼服 300 毫克阿司匹林。

与安慰剂对比，阿司匹林可使患者死亡风险减少 25%；与早期溶栓药合用，可使死亡率下降 40%～50%。病情稳定后，应长期坚持服用阿司匹林（75～150 毫克/日）。

冠心病（心绞痛、心肌梗死、接受过冠状动脉支架植入/搭桥手术的患者）或缺血性卒中患者应长期服用阿司匹林 75～150 毫克/日。

男性≥ 55 岁，女性经绝期后，有糖尿病、血脂异常和高血压等多种心血管危险因素的患者，每日服用阿司匹林 75～150 毫克/日，用于 1 级预防，防患于未然，预防卒中或心肌梗死。

65 岁以下，没有器质性心脏病，无高血压、糖尿病、血脂异常的心房颤动患者，预防卒中可用阿司匹林，剂量为 75～100 毫克/日；有器质性心脏病或有上述高血压等危险因素者，应用华法林，阿司匹林效果不好。

经绝期前，没有高血压、糖尿病或血脂异常的女性，无上述危险因素的中青年男性，无需使用阿司匹林。

二、阿司匹林的合理剂量

除急性心肌梗死早期需用一次 300 毫克剂量之外，用于心肌梗死或卒中 1 级和 2 级预防的阿司匹林剂量为 75～150 毫克/日，常用 100 毫克/日的片剂。剂量小于 75 毫克/日，效果不确切；大于 150 毫克/日不必要，增加不良反应而不增加疗效。

三、阿司匹林需用药多久

作为 1 级或 2 级预防，只要患者可良好耐受，未发生严重不良反应，应长期坚持用药。

四、阿司匹林有哪些不良反应

阿司匹林的主要不良反应是引起出血。对于有活动溃疡病的患者，可加重溃疡病，引起消化道出血。高血压患者应在使用降血压药物，使血压下降至 140/90mmHg 以下时开始使用阿司匹林。血压未得到控制时使用阿司匹林，可能增加脑出血的风险。

五、阿司匹林在每天的什么时间服用

阿司匹林一旦有抗血小板作用，这种作用是持续性的，停服药物 5～7 天后，作用才逐渐消失，因此可根据患者的方便，设定自己每日的服药时间。如高血压患者夜间血压高，难以控制，需用多种降血压药物时，可将一种降压药物放在睡前服，并同时服用阿司匹林，可在一定程度上加强降血压的作用。

六、如何看待"阿司匹林抵抗"

近年来，"阿司匹林抵抗"被炒作得很热。它是指一些一直坚持服用阿司匹林的患者发生了卒中或心肌梗死。这种现象引起了学术界的关注和研究兴趣。但至今很难界定哪个患者的确存在"抵抗"。现有的研究性检测指标与患者临床实际的情况不一致。不少学者认为，与其称这种现象为"抵抗"，不如称之为"无效"，不可因为这一不能明确界定的现象导致需用阿司匹林的心血管高危患者对使用阿司匹林产生怀疑和用药延迟。

德国一位药理学专家讲，需用阿司匹林的患者因考虑阿司匹林抵抗而未及时使用阿司匹林，是最明确地"阿司匹林抵抗"。

第二节　高血压

一、自我风险测试

你吸烟。

你口重，和 / 或经常吃油炸食品和 / 或动物脂肪。

你经常喝酒（一天内摄取的纯酒精 ≥ 25 克）。

你经常感觉到压力。

无论工作还是在家，你都很少活动。

你超过了 60 岁。

你的父母、兄弟姐妹中曾经有人得过高血压、冠心病或者卒中。

你超重。

你血脂异常。

你有糖尿病。

你有冠心病或肾脏疾病。

你曾经发作过卒中。

你已经超过一年没有量血压了。

以上越多的选项与你相符，你患上高血压的可能性就越大。是时候直面这个无声杀手，学习如何将自己的血压控制在安全范围以内了。现在控制高血压，是为了防范日后更加严重的健康问题。

二、无声杀手高血压

高血压意味着心脏超负荷运转，动脉血管遭到损毁，心、脑、肾这些重要脏器受到挑战……高血压的发生不受年龄、性别和社会背景的限制，它的到来通常没有任何征兆，却能引发卒中、心肌梗死、心力衰竭、肾衰竭、失明，甚至死亡……

1. 你会不会就是这个无声杀手的下一个受害者

由于很多病例没有明显的自觉症状，高血压往往不被人们重视。等到出现头晕、头胀甚至偏瘫、失语、眼底出血等情况后才测量血压或才开始治疗已有的高血压，常常为时偏晚。

（1）超负荷的心脏

血压升高致使心脏收缩泵血时需要克服更大的阻力，花费更大的力气。如果心脏长时间超负荷运转，如同绷紧的橡皮筋最终无法回缩一样，久而久之心肌会变得肥厚，继而心腔增大，心肌收缩力下降，临床上就发生了心力衰竭。

（2）高血压损坏血管

健康的动脉内壁是光滑的，外层富有弹性，保证了血流的畅通。持续血压升高会导致动脉管壁增厚，管腔变窄，血流减小（血管壁上的压力升高，血管壁受损）。高血压还会使动脉内壁变得粗糙，便于血小板沉积。随着血小板的聚集以及血管弹性的降低，血栓形成的风险增大，血管腔越来越窄，甚至突然完全彻底闭塞、血流中断。

（3）血管损伤可能导致全身各个部位出现严重问题

① 冠状动脉狭窄或堵塞可引起心绞痛、急性心肌梗死或心脏猝死等心脏事件。

② 脑动脉狭窄或堵塞可引起一过性脑缺血发作或缺血性卒中。没有了血液及其所携带的氧，脑组织就会死亡，意味着该部位脑组织所控制的功能丧失。血压过高还可能引起脑血管爆裂，引发出血性卒中。

③ 肾脏内的动脉小血管狭窄或堵塞可引起肾萎缩和肾衰竭。肾脏不能正常的将机体

新陈代谢产生的废物排出体外，随着病情加重，毒素逐渐蓄积，人体出现中毒。肾脏的动脉损坏可造成肾组织血供减少，同样会发生肾脏疾病。

④ 眼底小血管破裂或发生堵塞可导致失明或视力减退。

…………

2. 不要成为高血压的下一个受害者

预防和控制高血压的最好方法是定期体检、测量血压，低盐、低脂、低糖饮食，少饮酒，远离烟草，多运动和药物治疗（如果有需要，遵从医嘱）。

感觉良好不一定代表血压正常，感觉不好也不一定代表血压异常。唯一可以明确的方法是定期监测和在感到不适时随时测量血压。应学会自测血压。

药物治疗只能作为全部治疗方案的一部分。患者首先要改变饮食习惯、戒烟、不过量饮酒、有规律地锻炼和控制体重。

一旦确诊，高血压往往会跟随人们一生。然而，我们可以通过健康的生活方式和药物控制高血压，并避免可能随之而来的不良侵害。

三、基础知识

1. 什么是血压

机体的血管分为动脉、毛细血管和静脉，血压包括动脉血压、毛细血管压和静脉血压。我们通常所说的血压是指动脉血压。

血压就是血液在流动时，对动脉血管壁产生的单位面积的侧压力。

血压通常以毫米汞柱（mmHg）表示，其法定单位为千帕（kPa）。1 毫米汞柱 =0.133 千帕，或者 7.5 毫米汞柱 =1 千帕。

血压常使用血压计测定，血压计以大气压为基数。如果测得的血压读数为 90 毫米汞柱（12 千帕），就表示血液对血管壁的侧面压力比大气压高出 90 毫米汞柱（12 千帕）。

2. 血压与循环系统

心脏和血管组成循环系统。血液中的氧被人体利用后，经由静脉血管回到心脏；心脏将回流的血液送到肺，重新得到氧气供给；富含氧的新鲜血液（动脉血）从肺回到心脏；心脏将新鲜血液泵出，通过动脉输送到全身。

循环系统的任何环节发生变化都可能引起血压的改变，以下是 3 个引起血压变化的主要因素。

（1）心脏收缩的力量

心脏收缩射血所用的力量越大，整个循环系统中的压力越大。

（2）血管的收缩与舒张

如果某种原因导致动脉狭窄，通过狭窄的动脉输送血液就需要更大的压力，血压就会升高。

（3）血容量

血容量是指在人体循环系统中流动的血液总量。血容量越大，对血管壁造成的压力越大。

3. 收缩压和舒张压

收缩压，也称"高压"，是当心脏收缩射血时形成的血压。

舒张压，又叫"低压"，是在两次心跳的间隙（心脏舒张时）形成的血压。

血压通常以如下形式表示：120/80 mmHg，120 是收缩压，80 是舒张压。

需要注意的是，收缩压和舒张压是指心脏的"收缩"和"舒张"，而非血管本身。

脉压：收缩压 – 舒张压 = 脉压。例如，血压 130/80mmHg，脉压 =130-80=50mmHg。

4. 什么是高血压

以下标准适用于 18 岁以上的成人，儿童高血压的诊断尚无统一标准。

在没有服用抗高血压药的情况下，收缩压 ≥ 140mmHg（18.7 千帕）和/或舒张压 ≥ 90mmHg（12.0 千帕）即为高血压。

收缩压 ≥ 140mmHg 和舒张压 < 90mmHg 为单纯收缩期高血压。

患者已经被确诊为高血压，目前正在用抗高血压药，血压虽然低于 140/90mmHg，也属于高血压。

5. 高血压的分类、分级

依据血压水平将血压分类为正常、正常高值和高血压。

继而再按照血压水平将高血压分为 1、2、3 级，即轻、中、重度。

假使患者的收缩压与舒张压分属不同的级别，按两者中较高的级别分类。

单纯收缩期高血压也可按照收缩压水平分为 1、2、3 级。

表 2-2-1 血压水平的定义和分类

类别	收缩压（mmHg）	舒张压（mmHg）
正常血压	<120	<80
正常高值	120~139	80~89
高血压	≥140	≥90
1级高血压（轻度）	140~159	90~99
2级高血压（中度）	160~179	100~109
3级高血压（重度）	≥180	≥110
单纯收缩期高血压	≥140	<90

如一位患者体检发现血压达 180/90mmHg，此时依据收缩压、舒张压中较高值来判断，该患者属于高血压 3 级（重度高血压）；若其舒张压 < 90 mmHg，则属于单纯收缩期高血压，根据收缩压数值也是评定为 3 级（重度）高血压。

血压水平越高（如收缩压 ≥ 180mmHg），危险性越大，易发生诸如脑血管意外、心肌梗死等并发症。此时，降血压至关重要。

值得一提的是，单凭一次测量血压的结果不能诊断为高血压，需要间断性观察血压变化。原因是血压在一定范围内变动是正常的。如早上的血压比晚上高，体力活动或情绪波动会影响血压，医院诊室测得的血压比在家高（"白大衣效应"）。

6. 原发性高血压与继发性高血压

高血压是一种以体循环动脉压升高为主要特点，由多基因遗传、环境及多种危险因素相互作用所致的全身性疾病。可分为原发性高血压和继发性高血压两大类，通常所说的高血压是指原发性高血压。

（1）原发性高血压

原发性高血压即原因不明的高血压，亦称高血压病，是一种独立的常见多发病，占高血压总人数的 90%~95%。高血压病有其自身的病因、发展规律和临床表现，但原因尚不十分明了。

（2）继发性高血压

继发性高血压亦称症状性高血压，约占高血压总人数的5%，是由某些确定的疾病和原因引起的血压升高，高血压仅仅是这些疾病的众多临床表现之一。继发性高血压的常见病因包括：

① 肾实质病变引起的高血压：急性或慢性肾小球肾炎、慢性肾盂肾炎、多囊肾、先天性肾发育不全、肾硬化症、肾癌、肾内瘤、肾结核、肾结石、肾积水、肾淀粉样变性以及各种原因引起的肾衰竭。

② 肾血管病变引起的高血压：肾动脉粥样硬化、多发性大动脉炎累及肾动脉、肾动脉栓塞、先天性肾动脉畸形、肾动脉狭窄、肾蒂扭转以及肾动静脉瘘等。

③ 肾周围病变引起的高血压：肾下垂、肾周脓肿或炎症、肾周围血肿或新生物压迫肾动脉等。

④ 内分泌性高血压：肾上腺皮质功能亢进症、原发性醛固酮增多症、皮质醇增多症、嗜铬细胞瘤、假两性畸形、妊娠高血压综合征、绝经期高血压、多囊卵巢等。

⑤ 心血管疾病所致的高血压：如先天性主动脉缩窄、多发性大动脉炎等。

⑥ 神经系统疾病：头颅外伤、脑肿瘤、脑干感染等。

⑦ 结缔组织疾病：皮肤炎、硬皮病、红斑狼疮、白塞病、结节性动脉周围炎等。

⑧ 药源性高血压：药物包括甘草、避孕药、激素、麻黄素、苯异丙胺、单胺氧化酶抑制剂、三环类抗抑郁剂等。

⑨ 高原性高血压（高山缺氧状态）。

⑩ 贫血：贫血与高血压之间没有明显的、直接的因果关系，但可同时存在于同一个人身上。贫血是指血红蛋白的减少，其结果可导致血红蛋白携氧减少和人体组织的缺血缺氧。为了维持机体正常运转，心脏就要更加努力的工作（心率加快和心输出量增加）以满足体内所需要的血液和氧，引起血压升高。贫血患者常表现为收缩压升高，舒张压反而偏低。

⑪ 睡眠呼吸暂停，即睡眠时鼾症，呼吸暂停。

⑫ 其他：痛风、过敏性紫癜、真性红细胞增多症、铅中毒急性期、血紫质病急性发作期、高钙血症等。

四、测量与监测血压

1. 血压测量"方法多"

（1）袖带加压法

袖带加压法是最常用的测量方法，简便易行、无创，随处可以操作。必备工具是血压计，常用的有水银柱式血压计、表式血压计以及电子血压计。

（2）24小时动态血压监测

24小时动态血压监测简称动态血压监测，就是用动态血压记录仪测定一个人昼夜24小时内每间隔一定时间的血压值，其分析内容包括全天（白昼/夜晚）的收缩压和舒张压、平均动脉压、心率以及它们的最高值和最低值、血压负荷值、血压变异度和昼夜血压节律。最常用的动态血压记录仪为袖带式，可定时给袖带充气，测量肱动脉血压，并自动存储数据，一天最多可存储200多个血压值，监测结束后经计算机分析并打印。

（3）直接测量法

病情危重和接受大手术的患者需要采用直接测量法，即利用特制导管经皮穿刺周围动脉，送入主动脉，导管末端经换能器外接床边监护仪，自动显示血压数值。这种方法的优点是直接测量主动脉内压力，不受周围动脉收缩的影响，测得的血压数值准确；缺点是有一定创伤性，并需要专用设备，技术要求高。

2. 血压计"种类多"

（1）水银柱式血压计（也称汞柱式血压计或袖带血压计）

目前大多数医院使用的是水银柱式血压计，其准确性和可靠性较高。使用前需检查设备，水银必须足量，刻度管内的水银凸面一定要恰好在刻度"0"；使用完毕后一定关好开关以防水银漏出。应用水银柱式血压计需要一定的专业技巧（譬如，检查者必须知道听诊器正确的摆放位置，判断袖带的充气程度，利用听诊器听准脉搏出现的第一个声音以及消失前的最后一个声音，并同时完成汞柱读数）。考虑到汞对环境的污染，在国际上水银柱式血压计已很少使用。

（2）气压表式血压计（又称无液测压计）

气压表式血压计形如钟表，是用表头的机械动作来表示血压读数，其余部分与水银柱式血压计相似。气压表式血压计的优点是携带方便，操作简单。缺点是测血压的准确度不如水银柱式血压计（一般要6个月与水银柱式血压计校准一次），且维修比较困难，刻度数字较小，给视力不好的人带来困难。

（3）电子血压计

电子血压计操作和携带方便，若能正确使用，与传统的水银柱式血压计同样准确，但受条件影响较大，如周围噪声、袖带移动及摩擦等因素的影响。因此要规范操作，免除干扰，同时不要忘记听从医嘱按时复诊。

3. 如何使用水银柱式血压计

由于水银柱式血压计的使用专业性强，需要掌握一定技巧，所以在这里单独对它的使用方法做一个简单介绍，以便在家也可以正确使用水银柱式血压计。

具体方法：

① 被测量者在安静环境休息5～10分钟。

② 可采取仰卧位或坐位，被测的上肢裸露，肘部与心脏同一水平，上臂伸直并轻度外展。

③ 检查者要将袖带气囊部分对准肱动脉，紧贴皮肤缚于上臂，袖带下缘距肘弯横纹以上2～3厘米。

④ 先于肘窝处触知肱动脉搏动，再将听诊器胸件置于肘窝处肱动脉上，轻压听诊器胸件与皮肤密接，不可压得太重，不得与袖带接触，更不可塞在袖带下。

⑤ 向袖带内充气，边充气边听诊，待肱动脉搏动消失，再将汞柱升高20～30mmHg，然后以恒定速率（2～6mmHg/秒）缓慢放气，心率较慢时放气速率也应较慢。

⑥ 两眼平视汞柱缓慢下降，听到第一次声响时的汞柱数值为收缩压，随着袖带继续放气和汞柱继续下降，声音消失时（消失音）的汞柱数值为舒张压。

⑦ 获取舒张压读数后快速放气至零。

4. 测量血压"四项注意"

（1）由于血压有波动性，所以需要非同日的数次测量才能判断血压的升高是否为持续性

（2）测量血压时环境要安静

（3）测量工具应标准

（4）测量方法要得当

测血压时，需要强调的细节：

① 被测量者应尽量放松，至少在测量前安静休息5分钟，在测量前30分钟内禁止吸烟或饮咖啡，排空膀胱。

② 如果被测量者取坐位，最好坐靠背椅。若疑有外周血管病，首次就诊时测双臂血压。老人、糖尿病及经常出现体位性低血压情况的患者，应测立位血压。不论被测者体位如何，测血压的手臂应该放在心脏水平。

"心脏水平"是指测量血压时，上臂应与右心房在同一水平。在仰卧位，右心房大约在床与前胸壁中间水平。此时如果上臂放在床上，它将低于心脏水平，因此仰卧位测量血

压应在上臂下垫一薄枕。坐位时，右心房位于肋骨中点或第 4 肋间（即男性乳头）水平。

③ 袖带大小要合适，袖带内气囊至少包裹 80% 的上臂。大多数人的臂围是 25～35 厘米，适合使用宽 13～15 厘米、长 30～35 厘米规格的气囊袖带；肥胖或臂围大者要选择大规格袖带；儿童要用较小袖带。袖带相对臂围过宽时，测得的血压低于实际血压。

④ 将袖带紧贴缚在被测者上臂，袖带下缘应在肘弯以上 2～3 厘米。

⑤ 测量时快速充气，气囊内压力应达到脉搏消失并再升高 20～30mmHg。

⑥ 相隔 1～2 分钟重复测量，取 2 次读数的平均值记录。如果 2 次测量的收缩压或舒张压读数相差 > 5 mmHg，需再次测量，然后取 3 次读数的平均值。

5. 血压有误差，积极找原因

如果自测血压与在医院就诊时得到的结果相差悬殊，要咨询医生，找出可能存在的原因。

上臂位置对血压的影响：上臂位置放在高于心脏的水平，可使测出的数值比实际血压低；相反，上臂位置低于心脏水平，测得的数值比实际高。

若使用水银柱式血压计，测血压时应将血压计放在检查人员的眼睛正前方，双眼平视水银柱的变化，俯视和仰视均不易读准血压值。

心房颤动和其他心律失常患者，由于每次心脏的输出量不等，在测血压时，不同时间会得到不同的测量结果，所以应测量几次，取平均值。但是还要注意，不能连续测，每两次测量之间要有片刻休息，使上臂血流恢复正常后再测，同时放气宜慢，否则误差就会增大。

气囊和袖带的长度与宽度对准确测量血压十分重要。如果袖带太宽，测得的血压比实际低；袖带太窄，测得的血压比实际高。测血压的袖带应分为儿童用和成人用，也应将上肢和下肢的袖带分开。

血压计不准确也是血压有误差的原因之一。

6. 高血压患者如何监测血压

心血管并发症的危险与血压水平之间有明显的相关性，血压愈高，危险性愈大。通过治疗，血压得到满意控制，心血管疾病的致残和致死率也会显著下降。重复测量血压的意义不仅在于评价治疗效果，还在于当血压不能得到满意控制时，要及时发现，及时解决。

（1）究竟应该间隔多长时间测量一次血压呢

① 由医生根据患者的病情决定治疗方案。

② 由于各种活动、情绪变化均明显影响血压，有条件的患者可每日自测血压。

（2）在血压监测过程中可能出现以下情况

① 双上肢的血压差别一般不超过 10mmHg，少数人达到 20mmHg。通常左上肢血压略高于右上肢血压。若两上肢血压差超过 20mmHg，应该做进一步检查，以明确是否存在以下疾病的可能：主动脉缩窄、大动脉炎、动脉导管未闭、锁骨下动脉发育异常及主动脉夹层等。

② 下肢血压略高于上肢血压（高出 20～40mmHg），至少不低于上肢血压。高血压病患者测量出来的血压也是下肢高于上肢。如果下肢血压高于上肢血压超过 40mmHg 就不正常了，多见于主动脉瓣关闭不全等疾病，也可能由于测量下肢血压的袖带不合适，例如用测量上肢血压的袖带来测量下肢血压会引起测量结果偏高。上肢血压高于下肢血压也属于不正常，可见于：主动脉缩窄、大动脉炎、腹主动脉瘤、主动脉夹层或下肢动脉粥样硬化。

7. 哪些因素影响血压波动

（1）年龄与性别

在婴儿向成人发育的过程中，血压迅速上升。在成人期，血压上升的趋势减慢，但以后随着年龄的增加又逐渐升高。有资料表明，40 岁以上人群的高血压发病率是 15～39 岁的 3.4 倍。收缩压从 35 岁起开始上升，每 5 岁增高 4mmHg；舒张压从 30 岁起开始升高，每 5 岁增加 1.5mmHg。

两性如血压水平相同，男性进展到恶性高血压、高血压危象的比例明显高于女性，预后也比女性差。女性在 45～50 岁血压上升稍快，尤其是收缩压，这与更年期有关。

（2）气候冷热变化

根据调查，寒冷地区的高血压患病率明显高于温热地区。

就个人而言，血压也是随天气的冷热变化而波动的，高血压患者的波动尤其大。"五一"劳动节以后，天气逐渐转暖，血压有逐渐下降的趋势；在七八月份的高温季节，血压下降更加明显，如果原来血压水平只是轻度升高，此时血压可能降至正常范围；过了"十一"国庆节，天气逐渐转冷，血压逐渐升高；11 月以后，随着寒流侵袭，气温明显下降，血压上升就更加明显；12 月、1 月和 2 月是一年中气温最低的月份，血压水平也最高。

（3）昼夜节律

血压白天与夜间的变化是有节律的。受睡眠与活动的影响，睡眠时血压下降，活动时血压上升。若白天活动，夜间睡眠，血压的正常节律呈两峰一谷，长柄勺型：即白天血压波动在较高水平，晚8时起血压逐渐下降，至夜里2～3时降至最低谷；清晨睡醒前血压快速升高，晨醒后开始日常活动的最初几小时内（清晨6～9点，当交感神经功能状况从抑制转向兴奋时）血压达到或者接近最高峰，这种现象医学上称为"血压晨峰"；然后血压持续波动在较高水平，至下午4～6时可能出现第二个高峰；以后逐渐下降，最大差值可达40mmHg；晨起后血压又开始上升。

（4）精神和体力活动

运动、饱餐、生气、激动、做梦、大便、性交时血压都可能升高，而休息、安静、心平气和时血压平稳正常。正常血压的人或高血压患者在受到精神刺激后，血压都可能上升，高血压患者的血压升高更明显。

在安静状况下，由于体内新陈代谢率较低，心率减慢，心脏排血量少，血压就偏低；相反，人在活动时，体内代谢增加，耗氧量增加，心率加快，心脏排血量增加，血压升高。精神长期紧张和过度疲劳还可能引起大脑皮质功能紊乱，刺激血管运动中枢，加强小动脉收缩，使外周血管阻力增加、血压上升。

美国心脏病专家弗里德曼和罗森曼在研究心脏病与性格的关系时指出：平静状态时，A、B型两种性格的人血中儿茶酚胺值相差不大；但在应激情况下，A型性格（有强烈的上进心、持续的时间紧迫感、永不满足、脾气急躁、性格外向、易激动等）血中儿茶酚胺值明显高于B型性格（不争强好胜、无竞争压力、不受外界干扰、容易控制自己的情绪等）。A型性格交感神经的反复兴奋易引起心肌收缩力增强，心率加快，心输出量增多，血管收缩或痉挛，最终导致血压升高。

上海市的一项调查发现，脑力劳动者的高血压发病率高于体力劳动者，工作繁忙而紧张的人群高血压发病率高于相对工作节奏缓慢的人群。

表2-2-2 不同职业人群的高血压发病率

职业	高血压发病率	职业	高血压发病率
司机	13%	教师	6%
接线员、会计	12%	高温工人	5%
售票员	11%	学生	4%
烟草工人	10%	农民	2%
一般工人	7%		

（5）生活方式

① 吸烟成为高血压的重要原因。

吸烟对人体有害，也是高血压病的危险因素之一，并且增加高血压患者的并发症与死亡率。吸一支烟可使收缩压升高 10～25mmHg，每分钟心跳增加 5～20 次。烟中的尼古丁兴奋血管运动中枢，使小动脉收缩，增加外周阻力，导致血压升高；吸烟产生的烟碱和一氧化碳加速动脉粥样硬化和血栓形成；吸烟刺激交感神经系统，促使儿茶酚胺和血管加压素分泌增加，引起心率加快、血压增高和心律失常。长期大量吸烟，引起小动脉的持续收缩，久而久之小动脉管壁变厚并逐渐硬化，从而引起高血压。

② 饮酒加重高血压。

大量流行病学调查结果显示：饮酒者的血压水平高于不饮酒者。在控制了年龄、体重、吸烟等因素后，饮酒与否及饮酒量多少与血压呈显著正相关。每日饮酒量愈多，则愈易发生高血压。大量饮酒可使血压急剧升高，甚至导致脑出血或猝死。另外，饮酒史的长短也与高血压有关。

③ 摄盐超标是引发高血压的重要原因。

与每日食盐摄入量小于 6 克相比，每日食盐摄入量大于 12 克患高血压的风险增高 14%，每日食盐摄入量大于 18 克患高血压的风险增高 27%。50 岁以上和有家族性高血压的人，血压对食盐摄入量的变化更为敏感。30% 的高血压患者发病与盐摄入过多有关。世界卫生组织的目标是 2025 年实现全世界每人每日食盐摄入量小于 5 克。超重和肥胖者的血压对食盐也敏感。

高盐饮食还可能改变血压昼高夜低的变化规律，变成昼高夜也高，大大增加发生心脑血管意外的危险性。此外，高盐饮食可增加患肾脏疾病的危险并加重糖尿病病情。

④ 脂肪对血压的影响。

膳食中饱和脂肪酸的含量越高，不饱和脂肪酸与饱和脂肪酸的比值越低，越容易引发高血压。饱和脂肪酸可减少体内前列腺素的生成，而前列腺素有降低血压的作用。动物性脂肪含饱和脂肪酸多，所以常吃动物性脂肪会对血压产生不利影响。

⑤ 超重或肥胖与高血压。

不健康的生活方式极易引发超重或肥胖，而后者将增加患高血压的风险。多年研究表明，不论是儿童还是成人，体重与血压高低均有一定相关性。在一段时间内体重上升快的人，血压升高也快。肥胖者发展成高血压的危险性是正常体重者的 8 倍。肥胖者的血压能随体重下降而降低。

⑥ 城市高血压的发病率高于农村。

肥胖只是高血压的危险因素之一，只要具备"身体素质和环境"，无论胖瘦都有患上高血压的风险。在城市生活的人，生活节奏快，缺乏运动，受环境污染重，高脂肪、高盐食物摄入多，因此城市高血压的发病率高于农村。

（6）药物

药物性高血压是由药物引起的血压升高。

易引起血压升高的药物包括：糖皮质激素（地塞米松、氢化考的松、强的松等）、口服避孕药、麻黄素、保太松、喘息定、苏打。

临时应用激素不会使血压明显升高，小剂量使用一段时间也不会引起血压明显变化，长期大剂量使用激素可引发药物性高血压。

在口服避孕药物的育龄妇女中有 10% 左右出现血压异常升高。避孕药引起的高血压多在服药后 2~5 年内出现，个别病例在服药后数周内出现。避孕药物引起的高血压通常为轻、中度。在停药后，血压可以逐渐降至正常。服用避孕药剂量越大、时间越长，患高血压的危险越大。因此，有高血压病倾向（① 有高血压家族史。② 原先有肾病或隐匿性肾病。③ 肥胖、年龄偏大、吸烟、有糖尿病及血脂异常病史）的妇女应避免口服避孕药。有血栓栓塞性疾病或由其他原因所致的慢性高血压患者，也应禁用口服避孕药。

（7）其他

① 站立时血压高于仰卧。血压必须略有上升才能保证站立时头部血液供应。

② 进餐时血压通常也上升。消化器官要工作，腹腔内脏器血管扩张使血流充足以保证需要，四肢血管为保证内脏血液供应，就要让血管收缩，给急需处提供保障，这就是餐后不宜剧烈活动的原因之一。

8. 当医生处方"24 小时动态血压监测"时通常出于以下考虑

（1）24 小时动态血压监测可以提供高血压患者三个方面的信息

① 血压水平，正常的情况下，白天血压不超过 140/90 mmHg，夜间不超过 120/80 mmHg。

② 血压变化（或称变异），是指血压在一定时间、范围内的波动程度。血压的波动程度与器官的损害呈正相关，血压波动越大，器官的损伤程度越严重。

③ 血压白天与夜间的变化节律。

（2）有助于了解血压的波动特点

通过动态血压监测可以获知更多的血压数据，能更加客观地反映血压在全天内的变化规律。例如嗜铬细胞瘤引起的高血压是一种继发性高血压，以阵发性血压升高（血压骤升骤降）为临床特点，假若测量血压时恰为其缓解期，就很难发现高血压。动态血监测能测量人体昼夜不同时间的瞬间血压，得到的数据远比偶测血压值多得多，最大限度避免了偶测血压的缺点。

（3）有助于判断高血压病情程度

① 评估血压升高的程度比单纯诊断高血压重要，动态血压水平较高者，病情更重。譬如，同样是诊断为高血压病的患者，一个人 24 小时内有 1 次超过 140/90mmHg，达到 160/100mmHg，而另一个人虽然血压最高 150/95mmHg，却有 10 次超过 140/90mmHg，答案是后者的病情更重。

② 可通过昼夜血压节律评估高血压病的严重程度。[（白天收缩压平均值 - 夜间收缩压平均值）/ 白天收缩压平均值]×100%，正常情况下 ≥ 10%。若得到的计算结果 < 10%，说明血压昼夜节律减弱或消失，多见于重症高血压或伴有心、脑、肾器官严重受损者以及睡眠呼吸暂停综合征和严重失眠者。还有患者甚至表现为白昼血压低于夜间或直立位低血压、夜间血压持续升高，这些情况多见于严重自主神经功能障碍和一部分有明显动脉粥样硬化的老年人。

（4）有助于判断预后

血压升高造成的心血管损害是循环系统长期承受压力过高的结果，偶测的血压无法反映个体的平均血压水平；动态血压监测反映的血压水平、昼夜节律与心、脑、肾的损害程度之间有较好的相关性；有心肌肥厚、眼底血管病变或肾功能改变的高血压患者，日夜之间的血压差较小。

（5）找到"血压峰值"，有利于医生用药

理想的治疗方案应该包括全部 24 小时内的血压得到有效控制，在许多情况下动态血压监测可用来评价降压药物的治疗效果。根据血压高峰与低谷时间，选择合适的降压药物、调整剂量和服药时间、调整给药次数与间隔时间，能有效控制血压，减少药物的不良反应。

（6）排除"白大衣（诊所）高血压"，避免吃"冤枉药"

我们总能遇到这样的患者，他们在医生诊室测量血压时血压升高，而在家测量时血压正常，可能是当环境改变和看到"白大衣"时不由自主地产生紧张、焦虑情绪，交感神经活动增强的缘故。通过 24 小时动态血压监测，患者自身携带测血压装置，脱离生疏的环境回到熟悉的日常生活，可以帮助排除假性高血压和确诊真性高血压，尤其适用于年轻患者或性格内向、精神紧张者。

（7）对早期无症状的轻度高血压或临界高血压（血压的"正常高值"）患者提高检出率并给予及时干预

五、高血压的危害

高血压有"三高"：患病率高、致残率高、致死率高。

1. 高血压携带的三颗"炸弹"——心肌梗死、卒中、尿毒症

高血压患者由于动脉压持续性升高，引发全身小动脉硬化，从而会影响组织器官的血液供应，造成各种严重的后果。在高血压的各种并发症中，以心、脑、肾的损害最为显著，可概括为"大心、小肾和卒中"。

"大心"指长期高血压会导致患者心肌肥厚，继而发展为心腔扩大和心力衰竭，高血压患者还易患冠心病（心肌梗死、心绞痛）。

"小肾"指肾小动脉硬化，可致肾衰竭和尿毒症。

卒中包括脑出血与脑血栓。

心肌梗死、卒中、尿毒症就是高血压携带的三颗"炸弹"，一旦被这三颗"炸弹"击中，那就是严重的甚至是致命的损害。积极控制血压对于拆除这三颗"炸弹"尤为重要。

此外，高血压伴随下列情况时同样危及生命：子痫、主动脉夹层、肺水肿、高血压脑病等。

2. 高血压的常见靶器官损害和检测手段

（1）左心室肥厚

心电图或超声心动图。

（2）动脉壁增厚

颈动脉 B 型超声提示内中膜厚度 ≥ 0.9 毫米或具有动脉粥样硬化性斑块的超声表现。

（3）肾脏受损

① 血肌酐轻度升高：男性115～133mmol/L（1.3～1.5mg/dl）、女性107～124mmol/L（1.2～1.4mg/dl）。

② 微量白蛋白尿：尿白蛋白30～300mg / 24h。

③ 白蛋白／肌酐比：男性≥22mg/g（2.5mg/mmol）、女性≥31mg/g（3.5mg/mmol）。

④ 眼底动脉硬化：检眼镜查看眼底、眼底照相等。

3. 高血压患者的主要并发症

心脏疾病：高血压性心脏病、心力衰竭、心房颤动、心绞痛、心肌梗死。

脑血管病：脑梗死、脑出血、短暂性脑缺血发作、高血压脑病。

肾脏疾病：蛋白尿、高血压肾病、肾功能不全、尿毒症。

外周血管疾病。

视网膜病变：出血或渗出、视神经乳头水肿。

4. 高血压对心脏的损害

（1）心力衰竭

高血压是损害心脏收缩和舒张功能的主要疾病之一。由于血压长期升高，使左心室负荷逐渐加重，左心室早期呈代偿性肥厚，晚期扩张，心力衰竭为主要表现。心脏变化通常出现在高血压病起病数年至10余年后，根据心功能情况分为心功能代偿期和心功能失代偿期。在心功能代偿期，患者无明显自觉症状；但在心功能失代偿期，心脏扩大、心肌收缩力减低，回流心脏的血流受阻，造成肺瘀血、水肿，导致急慢性心力衰竭。开始时患者仅在劳累、饱餐后或说话过多时感到心悸、气喘、咳嗽；随着病情进展，上述症状进行性加重；最终多表现为夜间阵发性呼吸困难并痰中带血，严重时可发生急性肺水肿。

例如，69岁男性患者，间断喘息5年，突发喘憋加重、不能平卧2小时，夜间急诊入院。患者既往高血压病史30年，最高220/130mmHg，未坚持服药，平时血压150～180/90～105mmHg，否认冠心病、糖尿病等病史。该患者首先可考虑由长期高血压引发的慢性心功能不全急性加重。

（2）心律失常

高血压病引起心脏改变，往往首先出现左心室顺应性下降，即舒张功能减退。左心房的血液不能"轻松"进入左心室，而是必须加强收缩将血液挤入左心室，长期下去会引起左心房内压力（收缩的强度）增高、左心房扩大等改变。左心房扩大和压力升高可导致房性早搏、房性心动过速或心房颤动等心律失常。而当高血压病引起左心室肥厚、扩大等改变，加上冠状动脉供血不足等因素，很容易发生室性早搏、室性心动过速等心律失常。有的患者可能因为心脏传导系统供血不足而出现窦房阻滞、房室传导阻滞等心律失常。

（3）冠心病

① 高血压能促进冠状动脉粥样硬化的发生和发展，是冠心病的独立危险因素之一。高血压患者发生冠心病的危险比血压正常的人高 2 倍。约 70% 的冠心病患者有高血压病史。单纯收缩压/舒张压升高也会使冠心病的危险性增加。

② 血压升高能促进动脉粥样硬化的发生，而硬化的动脉又加剧血压升高，高血压和动脉粥样硬化相辅相成。

5. 高血压与脑损害

血压升高且波动较大时，可引起高血压脑病，导致脑梗死或脑血管破裂形成脑出血。

（1）高血压脑病

高血压脑病是高血压的一种严重并发症，是一种短暂脑功能障碍综合征。正常情况下，血压升高时脑部血管收缩，血压下降时脑血管扩张。当血压持续升高时，由于某些诱因（情绪激动、气候变化、内分泌失调等），导致脑的小动脉持续痉挛，继而被动性扩张，出现一系列脑细胞缺血、水肿和颅内压升高的表现（如头痛、眩晕、恶心、呕吐、视力障碍、意识模糊、昏睡、昏迷、偏瘫、偏盲、复视、失语等），最终造成大脑血液循环障碍、功能损伤。

高血压脑病的临床特征包括：① 常因过度劳累、紧张和情绪激动诱发。② 血压在数分钟至数天内急剧升高，发病急。③ 尤其是舒张压升高很明显，常常超过 120mmHg。④ 先是严重弥漫的头痛，早晨多见。⑤ 病情危重，可出现昏迷、偏瘫、癫痫等表现。⑥ 病情变化快，若不积极处理，常危及生命。

（2）脑梗死

脑小动脉在高血压的机械性冲击下，可发生纤维性坏死、管腔阻塞，从而使脑组织因血液供应被阻断而发生梗死。

脑梗死即民间所指的"中风"，目前"中风"一词已弃用，取而代之的是"卒中"。卒中包括缺血性卒中和出血性卒中，脑梗死则是指缺血性卒中。小灶的梗死，如腔隙性脑梗死发生时，依据梗死的部位不同，患者可有头晕、头痛、恶心、呕吐等表现；如果发生大面积脑梗死，可能出现偏瘫、失语，严重时会危及生命。

（3）脑出血

脑出血，即出血性卒中。脑动脉在长期高血压作用下，发生机械性扩张，造成血管壁坏死，此时若有活动、精神紧张、情绪激动或用力咳嗽、排便等因素，血压会突然升高引起血管破裂，从而导致脑出血。主要表现为剧烈头痛、呕吐、意识障碍、肢体瘫痪等，是高血压致残致死的主要原因之一。脑出血若不积极救治，约 1/4 患者在 24 小时内死亡。也有一些先天性脑动脉瘤病例，在上述诱因作用下或无明显诱因，动脉瘤突然破裂造成脑出血，以中青年多见。

6. 哪些高血压患者容易发生脑血管意外

高血压患者不及时治疗或间断服药，可使血压波动较大，容易引发卒中。

伴有糖尿病的高血压患者血压水平波动较大时，容易出现卒中。

伴有左心室肥大的高血压患者易发生卒中。

伴有血脂异常，且年龄在 50 岁以上的高血压患者易发生卒中。

动脉粥样硬化的患者，尤其是脑动脉硬化者，发生脑血管意外的风险也显著升高。

7. 脑血管意外的"常见诱因"

脑血管意外的发生因素分为自身因素、外界因素和诱发因素三大类。下列几种情况是脑血管疾病发生的最常见诱发因素。

情绪激动、精神紧张。

用力过猛，如排便、性交时，尤其是收缩压在 180mmHg 以上以及有冠状动脉疾病、脑动脉疾病、糖尿病等并发症的患者，容易发生危险情况。

酗酒。

饮食不节制，熬夜，生活不规律。

8. 高血压与肾脏损害

控制不佳的高血压病患者 5 ～ 10 年后可出现肾脏损害，这与高血压引起肾动脉硬化、继而累及肾单位有关，临床上早期表现为尿蛋白，继续发展可出现肾功能不全。

高血压引起的肾病临床表现分为以下几个阶段。

（1）开始阶段（肾功能代偿期）

通常有夜尿增多，尿常规检查出现蛋白尿、少量红细胞和管型，其中以蛋白尿多见。

（2）第二阶段（肾功能失代偿期）

当出现肾功能失代偿时，症状为多尿、口渴，常出现低比重尿（尿液比重多在 1.010 左右），这表明肾脏浓缩功能不良。随着肾功能不全进一步发展，尿量明显减少，血肌酐、尿素氮含量增高，全身浮肿，出现电解质紊乱及酸碱平衡失调。X 线片或 B 超检查双侧肾脏呈对称性轻度缩小。

（3）终末阶段（尿毒症期）

高血压肾损害到终末期多发展为尿毒症。患者可以出现恶心、呕吐、厌食、口有尿臭味及口腔黏膜溃烂、消化道出血、代谢性酸中毒和电解质紊乱等症状，还可出现贫血及神经系统症状，严重者出现嗜睡、谵妄、昏迷、抽搐。

9. 高血压与眼损害

很多患者因为眼结膜下出血初次就诊，却被确诊为高血压。高血压还可能引起眼底动脉硬化，严重者有导致失明的危险。

高血压患者早期眼底正常，当血压升高到一定程度时，先是视网膜动脉出现痉挛（功能性收缩）；血压持续升高，视网膜动脉长久痉挛，形成硬化；再发展下去，视网膜动脉硬化更加明显，可能出现视网膜动脉管壁渗透性增强，可见棉絮状白斑；若血压再升高，还可以使血浆中血细胞渗出来，造成视网膜水肿、渗出及出血。这些改变即为高血压视网膜病变，最严重的是视神经乳头水肿。

高血压眼底改变分为四级

Ⅰ级：视网膜小动脉出现轻度的狭窄、硬化、痉挛和变细。

Ⅱ级：小动脉呈中度硬化和狭窄，出现动脉交叉压迫症，视网膜动脉阻塞。

Ⅲ级：动脉中度以上的狭窄伴局部收缩，视网膜有絮状渗出、出血和水肿。

Ⅳ级：视神经乳头水肿并有Ⅲ级眼底的各种改变。

高血压眼底改变与病情的严重程度和预后相关：Ⅰ至Ⅳ级眼底改变者，5年生存率分别为85%、50%、13%和0%；Ⅲ、Ⅳ级眼底改变是急进型和恶性高血压诊断的重要证据。

10. 为什么高血压患者容易引起主动脉夹层动脉瘤

约有80%的主动脉夹层动脉瘤患者有高血压病史，这可能是由于高血压使主动脉长期处于应激状态，久而久之，中层弹性组织发生退行性改变所致。

主动脉夹层动脉瘤：也称为主动脉内膜剥离症或壁间动脉瘤，其实并不是真正的主动脉瘤，而是主动脉内膜撕裂，血液进入动脉壁中层所形成的血肿或血流旁路。一般认为由于动脉壁的粥样硬化斑块破裂和主动脉壁中层的弹性组织、肌层出现退行性改变，主动脉壁中层发生断裂使动脉壁分离为两层，是夹层动脉瘤的常见病因。

六、高血压的临床表现

1. 无症状性高血压

高血压的起病方式与症状发展的缓急因人而异，在确诊为高血压病的人群中近40%无自觉症状。许多人是在常规体检或其他疾病（如头晕、鼻出血、眼结膜出血等）的诊治过程中才被发现有高血压的。

无症状的高血压不易早发现、早诊断和早治疗，一旦出现心、脑、肾等重要脏器并发症，血压可能已难治。要减少高血压对人类的危害，普查、定期体检及血压的自我测量是早期发现并及时干预的最有效方法。

2. 高血压患者的"常见表现"

高血压患者可能出现头痛、头晕、耳鸣、后颈部发硬、眼花、健忘、注意力不集中、疲乏、烦躁、失眠、心悸、四肢麻木、鼻出血、月经过多（女性）、眼结膜下出血、咯血等症状；病程发展到后期，症状通常由相应的心脏疾病、肾功能不全、脑血管病变或其他严重并发症引起。

（1）脑部表现

头痛，部位可以在后脑部、前额部、太阳穴（双侧或单侧）搏动性胀痛；也可以仅有头沉、压迫感。很多患者的头痛在醒后出现，起床后好转，当剧烈运动或情绪紧张及疲劳后加重。也可有脑中嗡嗡响、耳鸣等症状。高枕卧位时头痛可以减轻。

（2）肢体缺血表现

有的高血压患者感觉手脚麻木、有蚁走感；有的人双腿对寒冷很敏感，走路时常常腿疼；背部肌肉疼痛也要重视。这些现象可能是因为血管收缩或动脉粥样硬化使肢体或肌肉供血不足引起的。

（3）视力减退

病根未必在眼上！

病例：老王感觉近两年视力减退明显，以为是自己年纪大了，并没在意。不料近来又经常头晕、头胀，去附近卫生院检查，测得血压高达180/100 mmHg。

点评：当高血压发展到一定程度时，眼底视网膜上的小动脉发生硬化、水肿，血流减少而致视力下降。高血压眼病患者中约70%有眼底改变。

（4）高血压红色预警：眼中的血丝

病例： 小李经常眼睛红肿，还布满血丝，他以为是整天打电玩的缘故，于是买了一些缓解眼睛疲劳的滴眼液。后来有一天，他从沙发上站起来的时候，突然晕倒在地。到医院检查，医生测得小李的血压是 255/170 mmHg。

点评： 如果眼中布满的血丝较长时间不能消退时，尤其是合并头晕、头痛等其他不适，一定要及时测量血压。

七、特殊人群：儿童、青少年、老年、妊娠和更年期

1. 控制血压要从娃娃抓起

在临床实践中，一般16岁以上视同成人。那么，我们应该怎么看待16岁以下的儿童和青少年，乃至婴儿的血压问题呢？

（1）"控制血压从娃娃抓起"的两层含义

少年儿童高血压问题包含两个层面：血压升高和高血压。我们不能说偶然的血压升高一定就是疾病；但如果血压经常、持续升高，那就靠近高血压了。所以关注孩子的高血压问题要从血压升高的现象开始，不要等到真正演变成了高血压再重视。从孩童时期开始关注和干预血压，不仅是为了给孩子一个健康的童年，更是为了减少他们成年后患高血压和心血管病的风险。

① 研究证实，成人原发性高血压起始于儿童时期，意味着高血压可能伴随着孩子的成长而"成长"，这是从人的一生中疾病演变过程的角度来说的。由于儿童高血压不常见或者尚没有统一的诊断标准，所以更容易被忽视，等到得到重视的时候，高血压已经"长大了"。

② 儿童也会患高血压。儿童血压是反映其心血管系统的发育和功能状况的一项基本指标。请大家注意"心血管系统的发育"这个表述，人的心血管系统也有一个发育的过程。既然是发育，就存在发育状况的差异，即有的孩子心血管系统发育得好，有的则发育得不理想甚至较差。心血管系统发育的状况直接影响着儿童的血压，反过来，血压的状况也影响心血管系统的发育。因此，儿童血压必须得到重视。

（2）儿童和青少年高血压的诊断

儿童和青少年高血压的诊断标准目前尚不统一。

① 参考1。

1988 年美国国立卫生研究院提出"儿童高血压诊断标准"。

表 2-2-3　18 岁以下人群的高血压诊断标准

	收缩压		舒张压
新生儿（第7天）	≥96		
新生儿（第8~30天）	≥104		
婴幼儿（≥2岁）	≥112	或	≥74
儿童期（3~5岁）	≥116	或	≥76
儿童期（6~9岁）	≥122	或	≥78
儿童期（10~12岁）	≥126	或	≥82
儿童期（13~15岁）	≥136	或	≥86
青春期（16~18岁）	≥142	或	≥92

② 参考 2。

16 岁以下（不含 16 岁）少年儿童的血压是一个随着年龄增长不断变化的数值，为了便于推算，可采取以下公式：

收缩期血压 =（年龄 ×2）+80mmHg

舒张期血压 = 2/3× 收缩期血压

以上是理想血压，如果收缩压高于此标准 20mmHg 者为高血压，低于此标准 20mmHg 为低血压。

③ 为儿童量血压，一定要用儿童专用的袖带，绝不能用成人袖带代替，否则测量出的血压会低于实际血压，从而延误一些血压高的孩子的治疗。应记下收缩压、舒张压变音点和舒张压消音点 3 个值。

（3）儿童和青少年高血压的特点

① 约 50% 的患儿有高血压家族史。

② 约 50% 的患儿是肥胖儿。

③ 症状不典型，易被误诊为神经系统或五官科疾病。若儿童出现头痛、视力模糊、发育迟缓、恶心呕吐、不活泼、心功能不全或脑血管意外等表现，需要引起临床医生和家长的高度重视。

④ 60%～80% 的患儿为继发性高血压。

⑤ 病情相对较轻，一般不发生心、脑、肾等重要脏器损害。不过，少数患儿的病情也可能在短时间内迅速恶化，发展为急进型高血压或顽固性高血压。

（4）儿童和青少年高血压的相关因素

① 肥胖是青少年致病的首要原因。少年儿童形成高血压的因素很多，譬如遗传、膳食与营养、心理与行为等，而肥胖又是与这多重因素相关的一个结果，成为高血压的主要诱因。

② 心理和行为与血压相关。性格也是导致高血压的因素。儿童时期正是性格的形成期，如果孩子有内向、抑郁、多动、自卑、畏缩等表现，最好多关注这些负面情绪与孩子血压的关系（包括研究情绪在孩子的成长过程中与血压变化的关系）。

③ 睡眠与血压是互动的。对于少年儿童，良好的睡眠是个宝。孩子的睡眠不佳（包括睡眠时间不足和睡眠质量不好），容易出现高血压和其他疾病；血压偏高的儿童又往往影响睡眠，不易深睡，容易被惊醒或者做噩梦。

④ 不良的饮食习惯大多有高血压隐患。不良饮食习惯是孩子们容易出现的问题，如常吃油腻食物，喜好甜食、零食、咸食，食量大，进食速度快等。不良的饮食习惯导致营养不良和营养过剩（由于不良饮食习惯造成摄取营养不均衡，因此营养不良和营养过剩可能同时存在），都容易使孩子成为高血压的"俘虏"。

儿童和青少年高血压的祸根：方便食品、加工食品和含糖饮料

美国医学组织调查发现，在 10～13 岁的美国儿童中有 11% 患高血压，盐摄入过量是祸根。市场上出售的加工食品和方便食品，如干脆面、炸薯片、三明治、蛋糕、饼干和含糖高的饮料等，对大多数孩子极具诱惑力。殊不知，这些食品的盐和糖含量都偏高。更具欺骗性的是，这类食品的口味并不总是咸的。

美国科学家曾把市场上销售的 30 多种罐装食品给幼鼠吃，到了第 4 个月，这些幼鼠都发生了不同程度的高血压，对照组的小鼠仍保持健康。

一般而言，1～6 岁的幼儿，每天食盐量不要超过 4 克，要从小培养孩子多吃新鲜蔬菜、水果的习惯，饮食要清淡，不给或少给孩子买快餐食品。

---

⑤ "瘾君子"可能"赐给"孩子高血压。荷兰乌得勒大学医学中心一项研究显示，孕妇在怀孕期间吸烟或被动吸烟可能会增高新生儿的高血压发生率。这项研究包括了 456 个健康足月的新生儿，当他们 2 个月大的时候接受了血压测量。另外有研究表明，接受

二手烟儿童的舒张压比接受二手烟的成人更容易升高。

⑥ 婴儿血压与喂养方式有一定关联。母乳喂养的婴儿与人工喂养的婴儿相比收缩压平均偏低 0.8mmHg（0.1~1.5mmHg）。

（5）儿童和青少年高血压的防治重点是健康生活方式的培养

合理膳食，科学锻炼，控制体重，远离烟草（包括一手烟和二手烟）。"大阿福"（胖小子）虽然看起来可爱，但不健康。

2. 60 岁以上老年人高血压的特点

血压波动大，容易发生体位性低血压（立位比卧位的收缩压下降超过 20mmHg，平均动脉压降低 10% 以上），所以老年人在降压治疗的初期应注意测量立位血压。

老年人高血压半数以上属于单纯收缩期高血压。发生冠心病、卒中和终末期肾病的危险以单纯收缩期高血压最大，其次是双期高血压，然后才是单纯舒张期高血压。

脉压较大。通常情况下，脉压越大提示大动脉硬化程度越严重。欧洲高血压协会专家指出，脉压和大动脉僵硬度的增加可作为老年高血压人群并发心血管疾病，尤其是心肌梗死的预测因子。

并发症多且严重。老年人心肌收缩力下降，心功能减退，心脏传导系统功能减弱。随着收缩压增高和脉压增大，舒张压越低危险越大。

常伴有不同程度的肾功能减退。如果患者了解相关病情，在进行降压治疗前要告知医生，以免造成药物蓄积和中毒反应。

3. 妊娠高血压综合征

妊娠高血压综合征简称妊高征，是指孕妇在怀孕前或妊娠 20 周前血压不高，而正常妊娠 20 周后出现 2 次以上血压升高（≥ 140/90mmHg）；若收缩压比原来升高超过 25mmHg，或舒张压升高超过 15mmHg，也列入妊娠高血压综合征范畴。

（1）妊娠高血压综合征的要点

① 以高血压、水肿（常超过膝以上）和蛋白尿（定性为 +~++++，定量为 > 0.5 克 /24 小时）为特征。

② 尿蛋白定量 > 5 克 /24 小时应考虑重度妊高征。

③ 若有高血压和蛋白尿，同时伴头痛、视物不清、恶心、呕吐等，应考虑先兆子痫。

④ 妊高征的最严重表现是子痫，患者出现抽搐或昏迷。子痫阶段病死率很高，常因严重的并发症（胎盘早剥、心力衰竭、脑出血、急性肾衰竭等）而死亡，也容易引起早产、新生儿窒息、胎儿宫内死亡等。

（2）妊娠高血压综合征的临床分类

表2-2-4 妊娠高血压综合征的临床分类

分类	症状
轻度	踝部水肿，血压130/90~140/100mmHg或较原来升高＞30~15mmHg
中度	三联症（水肿、高血压、蛋白尿）中出现两个症状，140/100mmHg＜血压＜160/100mmHg
重度	① 先兆子痫－头痛、眩晕、视力模糊，血压≥160/100mmHg及蛋白尿/水肿 ② 子痫－抽搐、昏迷，血压≥180/110mmHg

（3）妊娠指数评分标准（妊娠指数分值越高，症状越严重）

表2-2-5 妊娠指数评分标准

项目	0分	1分	2分	3分
卧床休息后水肿	无	双下肢	全身性	全身性
蛋白尿（g/L）	0.5	0.5~2	2~5	＞5
收缩压（mmHg）	＜140	140~160	160~180	＞180
舒张压（mmHg）	＜90	90~100	100~110	＞110

4. 更年期高血压

绝经期妇女往往发生代谢性变化，出现体形肥胖，特别以腰、腹、臀部为主；有可能出现糖尿或血压增高以及不同程度的水钠潴留（严重者有明显浮肿）；出现骨质疏松，骨脱钙，易骨折等现象，尤以股骨、颈骨骨折多见。

更年期高血压也称绝经期高血压，患者较容易出现阵发性潮红与出汗、皮肤瘙痒、蚁走感、心动过速、心悸等症状，血压增高且波动性较大；在此期间，血压的波动还容易受精神紧张和体力劳动的影响；更年期过后，大多数妇女的血压可以逐渐恢复正常。更年期高血压需要长时间的调整，关键在于解除焦虑，在医生指导下治疗。

八、高血压的诊断

1. 定期测血压，养成健康好习惯

即使你认为自己一切正常，也要至少每年测量一次血压。当第一次发现血压高时，休息 30~60 分钟再测 1 次。注意严格按照规定的动脉血压测量方法测量。如果测得的结果仍然高于正常值，再选择不同日重复测量 2 次。如结果依旧，应该及时就医。

2. 高血压的轻重程度如何判定

（1）收缩压水平比舒张压水平在预测心血管并发症发生方面的价值更大

（2）与高血压类型有关

比如急进型高血压病程进展快，舒张压高，器质性脏器损害重，并发症多，预后远比缓进型高血压病差，属于极重的高血压类型。

急进型高血压是指舒张压 > 130~140mmHg，出现视网膜动脉中、重度硬化和视网膜病变（眼底 III 级改变），常无严重的肾功能损害，若不积极治疗可迅速转化为恶性高血压。

恶性高血压是指舒张压 > 130~140mmHg，出现视神经乳头水肿（眼底 IV 级改变），常伴有严重的肾功能损害，若不积极治疗，预后极差，多数患者在 6 个月内死亡。

由于恶性高血压和急进型高血压的病理改变和临床表现相似，不易区分，可统称为恶性急进型高血压，属于高血压急症之一。

我国恶性和急进型高血压多见于中青年人，而国外则多见于 40~60 岁的中老年人。恶性和急进型高血压约占高血压患者总数的 10%。

（3）与高血压病期有关

高血压分期主要依据靶器官的损害程度，而不仅是血压的水平而定。三期高血压病的病情最重，伴有重要脏器（心、脑、肾）损害严重且已丧失代偿能力；二期高血压病次之，有心、脑、肾轻度损害或单一器官损害的征象，但仍处于器官功能代偿阶段；一期高血压病的心、脑、肾等脏器尚无受到损害。

依据舒张压水平和临床表现可将高血压病分成三期

一期：血压达到确诊高血压的水平，舒张压大部分时间波动在 90~100mmHg，休息后能够恢复正常，临床上没有心脏、脑、肾并发症表现。

二期：血压达到确诊高血压水平，舒张压超过 100mmHg，休息后不能降至正常，并符合下列各项中的一项：① X 线片、心电图或超声心动图检查，有左心室肥大的征象。② 眼底检查，见有眼底动脉普遍或局部变窄。③ 蛋白尿和/或血浆肌酐浓度轻度升高。

三期：血压达到确诊高血压水平，舒张压达到 110～120mmHg，并符合下列各项中的一项：① 脑血管意外或高血压脑病。② 左心心力衰竭。③ 肾衰竭。④ 眼底出血或渗出，有或无视神经乳头水肿。

表 2-2-6　根据器官损害程度的高血压分期

一期	无靶器官器质性改变的表现
二期	至少下列器官受累为表现之一： 左心室肥大（由心电图或超声心动图检出） 肾动脉普遍性或局灶性狭窄 微量蛋白尿、蛋白尿和/或血浆肌酐轻度升高（1.2～2.0mg/dl） 超声或放射线检查发现动脉粥样硬化斑块的证据（主动脉、颈动脉或股动脉）
三期	器官损害的症状和体征均已显露，包括： 心脏：心绞痛、心肌梗死、心力衰竭 脑：卒中、短暂性脑缺血发作、高血压脑病、血管性痴呆 眼底：视网膜出血和渗出，伴或不伴视神经乳头水肿（这些表现是恶性或急进型高血压的特征性表现） 肾：血浆肌酐升高（>2.0mg/dl）、肾衰竭 血管：夹层动脉瘤、有症状的动脉闭塞性疾病

3. 诊断高血压可能需要哪些辅助检查（由心血管专科医生进行判断）

表 2-2-7　诊断高血压可能需要的辅助检查

特别推荐的检查	① 尿液分析（浸片实验辅以尿沉渣检查）；② 血清肌酐；③ 血清钾（常同时测血清钠）；④ 血糖；⑤ 血清胆固醇；⑥ 心电图
补充实验	① 空腹血浆甘油三酯和高密度脂蛋白胆固醇；② 血浆尿酸；③ 血红蛋白和红细胞比积；④ 尿培养；⑤ 胸部X线；⑥ 超声心动图
扩充检查	① 复杂高血压：心、脑、肾功能试验；② 查找继发性高血压：肾素、血管紧张素、醛固酮、皮质类固醇、儿茶酚胺测定、主动脉和肾动脉造影术、肾和肾上腺超声波检查、计算机断层显像等

（1）尿液检查对高血压的鉴别诊断和判断疾病的轻重程度很有帮助

医生可根据尿化验判断高血压与肾炎的关系。一般来说，高血压没有肾脏并发症时，尿常规检查可完全正常；如果合并肾脏的器质性损害，尿常规检查可出现蛋白尿、管型、红细胞；如果并发泌尿系统感染，可出现白细胞。

（2）血生化检查主要包括电解质、肾功能和血糖等

① 肌酐和尿素水平能反映高血压患者肾的损害程度。

② 血糖和血脂：高血压、高血糖、高血脂（"三高"）密切相关。

（3）高血压患者出现明显心电图异常

说明心脏已受到损害。

（4）高血压患者接受胸部 X 线检查（胸透、胸片）的目的

了解心脏和大血管（主要是左心室和主动脉）的形态、大小、轮廓和搏动情况。由于 X 线检查反映高血压影响心脏的不同阶段，是高血压影响心脏的影像学表现，临床医生可通过 X 线检查了解高血压的发展阶段和心脏受损程度，为治疗提供客观依据。

（5）超声检查包括心脏超声和 B 型超声（B 超）

① B 超：目的是发现某些继发性高血压的病因，如肾实质损害、肾积水、肾结石、肾肿瘤、多囊肾、肾动脉病变、甲状腺病变、肾上腺病变等。

② 超声心动图：有助于了解心脏大小、左心室的室壁厚度、心室收缩和舒张功能及主动脉内径的宽度、钙化情况、瓣膜功能等。配合多普勒和彩色多普勒超声心动图，还可以非常直观、清楚地了解到心脏和血管内血流运动是否正常。

九、高血压的综合治理

1. 降压是硬道理

由于血压水平与心、脑、肾并发症的发生率呈线性关系，因此必须采取有效的治疗使血压降至正常范围：

一般情况下，高血压患者的血压都应降至 140/90mmHg 以下。

75 岁以上的高龄老人可降至 150/90mmHg 以下。

合并糖尿病的患者血压应 < 130/80mmHg。

有慢性肾病、24 小时蛋白尿 > 1 克者血压应 < 125/75mmHg。

高血压患者的首要治疗目标是最大程度的降低心脑血管发病和死亡的总危险。研究数据证实，血压降低 10/5mmHg，卒中发生率降低 40%，心肌梗死发生率降低 16%，心力衰竭减少 50%，恶性急进型高血压减少 94%，同时不增加癌症与其他非心血管疾病相关的死亡。

表 2-2-8　高血压患者如果不进行治疗的后果

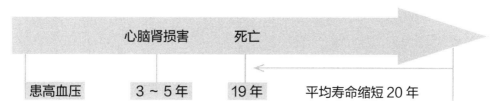

同时必须看到，高血压并不是孤立存在的。选择健康的生活方式，对血压、吸烟、血脂、肥胖和血糖等相互关联、相互影响的指标进行综合治理，合理控制已经出现的并存临床情况，采取积极乐观的人生态度，才是患者面对疾病时的正确态度。

继发性高血压患者则要首先找到病因，肥胖伴鼾症的患者应注意有无睡眠呼吸暂停。针对原发疾病进行治疗，一般原发病治愈后，高血压也就得到控制了。

高血压的严重程度也不是单纯与血压升高的水平有关，必须结合心血管病危险因素、靶器官损害和并存的临床情况来判断患者是属于低危、中危、高危，还是很高危?

心血管危险是指在一定时期内（1、5 或 10 年）高血压患者发生心血管事件（心绞痛、急性心肌梗死、心源性死亡等）的危险程度，用 % 表示。

表 2-2-9　高血压的危险分层

其他危险因素和病史	1 级高血压	2 级高血压	3 级高血压
无其他危险因素	低危	中危	高危
1~2 个危险因素	中危	中危	很高危
≥3 个危险因素	高危	高危	很高危
靶器官损害或有糖尿病并存的临床情况	很高危	很高危	很高危

不同危险分层的高血压病患者 10 年中发生心血管事件的百分率：低危组为 < 15%，中危组为 15%~20%，高危组为 20%~30%，很高危组 ≥ 30%。

如一位高血压患者，其血压水平位于 180/90mmHg，依据分级，属于高血压 3 级;

判断其危险分层，应从高危水平算起：无危险因素时为高危组，伴有 1～2 个危险因素或 ≥ 3 个危险因素、有心脑肾损害或糖尿病时属于很高危组。

高危和很高危患者：需立即开始对高血压及并存的危险因素和临床情况进行药物治疗；中危和低危患者：医生需要先观察患者的血压及其他危险因素一段时间，进一步了解情况，然后决定是否开始药物治疗。

高血压病的发病因素复杂，治疗时应因人而异。

心血管疾病的"九大危险因素"：

① 收缩压和舒张压水平（1～3 级）。

② 男性 > 55 岁。

③ 女性 > 65 岁。

④ 吸烟。

⑤ 血脂异常：TC ≥ 5.7mmol/L（220mg/dl）或 LDL-C > 3.6mmol/L（140mg/dl）或 HDL-C < 1.0mmol/L（40mg/dl）。

⑥ 早发心血管病家族史：一级亲属，发病年龄 < 50 岁。

⑦ 腹型肥胖或肥胖：腹型肥胖（男性腰围 ≥ 85 厘米，女性腰围 ≥ 80 厘米）；肥胖 BMI ≥ 28。

⑧ 缺乏体力活动。

⑨ 高敏 C 反应蛋白 ≥ 3mg/L 或 C 反应蛋白 ≥ 10mg/L。

2. 轻度高血压不容忽视

"轻度"高血压是指舒张压等于或小于 100mmHg。

美国国家高血压诊断、评估、治疗联合委员会在一次新闻发布会上明确指出：轻度高血压不仅能增加卒中、冠心病和肾功能衰竭的危险，也是造成死亡的重要病因。

由于"轻度"一词给人一种相对安全的错觉，致使医生们不积极动员患者治疗和改善生活方式，因而常常导致令人吃惊的严重后果。英国一家人寿保险公司的统计资料表明，即使是轻度高血压，也会缩短寿命。据报道，我国轻度高血压的发病人数达 3000 多万人。

针对轻度高血压患者的治疗，首选非药物疗法，也就是改善生活方式：有规律的有氧代谢运动、必要时减轻体重、低盐低脂饮食、不酗酒、少喝含糖饮料、远离烟草、充足睡眠、保持乐观的生活态度。坚持 3～6 个月，如果降压效果不明显，就需要药物治疗。但是请记住，即使进行药物治疗，上述的健康生活方式也必须坚持。

3. 高血压病的用药原则

就医时，医患之间要充分沟通。尽可能把有关信息，哪怕是你认为微不足道的小事（比如目前的用药情况）告诉医生；询问自己弄不明白的地方，因为有些琐碎的问题可能影响治疗效果；带上纸和笔，随时记录，以免过后遗忘。

药物治疗对于控制血压至关重要，但却不能根治高血压，这就意味着一旦开始药物治疗，就要坚持服药，突然停药可能导致血压波动。

一些降压药物是通过减轻心脏和血管负担发挥作用的，而另一些则是除去体内过量的水分。为了达到更好的疗效，医生很可能联合处方几种降压药物或采用单片复方制剂。严格遵守医生处方服药是治疗高血压的重要一环。

咨询医生服药的具体方法，包括每天的服药次数、每次服用的剂量和服药的最佳时间，然后坚持执行。

偶尔一次忘记服药，如想起来时距下次服药时间较长，可补服药物；如已接近下次服药时间，不必再补服药物。

患者在用药过程中注意观察降压效果和是否产生不良反应，如果降压效果不理想或者服药后出现任何不适（如头疼、头晕、干咳、下肢和踝部水肿、恶心、视力模糊或者排尿出现异常等），不要自行停药，应及时与医生沟通，寻找原因和解决办法。

影响降压效果的因素，除了药物的品种和剂量外，还有未按规律服药、使用了能增高血压的药物（一些感冒药也能引起血压升高）、吸烟、情绪激动、盐摄入量过多、睡眠呼吸暂停未纠正、失眠、超重或存在引起高血压的病因（即继发性高血压）等因素。

血压得到满意控制后，不可停药，也不可盲目减量，是否减药或停药要由医生根据具体情况确定。例如夏季血压比冬季低一些，患者可在医生指导下根据季节变化适当增减药物剂量。

老年人切忌急剧降压，血压的快速下降可能导致重要脏器，尤其是心、脑、肾的供血不足，带来不良后果。

（1）提倡使用单片复方制剂，每天一口水、一片药

单片复方制剂是把不同类别的降压药物的常规或小于常规的剂量制成一片药物。这已成为降压药物发展的大势所趋。

首先，大多数高血压患者要实际降压达标，需要联合使用两种或多种降压药物。第二，药物使用的种类越多，片数越多，每日服用次数越多，越容易忘记漏服药物。第三，同一种药物剂量加倍，不良反应增大，费用倍增，而降压疗效增强的很有限。

单片复方制剂联合使用不同类别降压药物，疗效明显大于同种药物增加剂量，不良反应减少，费用小于两种（几种）药物单独使用。单片复方制剂最重要的临床意义是：

每天一口水，一片药，便于坚持治疗，不易漏服药物。

使用单片复方制剂也是我国的传统。20世纪60年代，我国就把传统降压药物利血平、氢氯噻嗪和双肼苯哒嗪的1/8片到半片混合在一起，诞生了广泛应用的复方降压片和降压0号。近年来，出现了一系列新型降压药物组方的单片"复降片"：血管紧张素转换酶抑制剂或血管紧张素受体拮抗剂分别与小剂量噻嗪类利尿剂（氢氯噻嗪或吲哒帕胺）或钙通道阻滞剂的复合剂型，并且已有这三类药物的"三联"复方；还出现了降压药与降脂药（他汀）或叶酸的复方制剂。

（2）哪些人需要单片复方制剂

① 使用单一一种降压药物效果不好者。② 初诊高血压患者收缩压 ≥ 160mmHg 和/或舒张压 ≥ 100mmHg，起始即可选用单片复方制剂。

（3）哪些人不首选单片复方制剂

高血压同时有冠心病或心力衰竭的患者，因需调整药物剂量，一般不首选单片复方制剂。

（4）效不更方

① 频繁更换药物，血压易波动而难以满意控制。目前提倡使用长效降压药，往往用药 5~7 天才有明显降压效果。有的患者才用药一两天，一测血压，下降的不明显，就急着换药了，换来换去，哪种药物也不行。

② 降压药服了两三年了，血压稳定，耐受良好。可有的患者担心药物用长了会蓄积不良反应，还可能"耐药"而使疗效变差。

我建议"效不更方"，不要随便改药换药。

4. "一线"减压药物——降压药物的"四大金刚"

为了方便记忆，临床医生把目前常用的降压药物总结为 ABCD 四个系列：A——ACEI/ARB（血管紧张素转换酶抑制剂/血管紧张素受体拮抗剂），B——β 受体阻滞剂，C——CCB（钙通道阻滞剂），D——Diuretics（利尿剂）。

肾素 – 血管紧张素 – 醛固酮系统药物：包括血管紧张素转换酶抑制剂（药物名的字尾为普利类）、血管紧张素 II 受体拮抗剂（药物名的字尾为沙坦类）。

交感神经抑制剂：包括 α 受体阻滞剂、β 受体阻滞剂、α 和 β 受体阻滞剂、中枢性降压药、神经节阻滞剂和交感神经末梢抑制剂。

钙通道阻滞剂：用于降压的钙通道阻滞剂有二氢吡啶类和苯烷胺类。

利尿剂：如噻嗪类、襻利尿剂和保钾类利尿剂，其中以噻嗪类利尿剂应用最为普遍。

表 2-2-10　抗高血压一线药物选择指南

药物类别	适应证	禁忌证	慎用
ACE抑制剂	心力衰竭 左室肥大 心肌梗死后 糖尿病伴微量蛋白尿	孕期 双侧肾动脉狭窄	黑人患者
β受体 阻滞剂	心绞痛 心肌梗死后 快速性心律失常 孕期	哮喘 慢性阻塞性肺病 外周血管病 心脏传导阻滞	高甘油三酯血症 胰岛素依赖型糖尿病 心力衰竭 运动员、性活跃男性 体力活动者 黑人患者
钙通道 阻滞剂	心绞痛 外周血管病 老年患者 收缩期高血压 糖耐量异常 黑人患者	孕期	充血性心力衰竭 房室传导阻滞
利尿剂	心力衰竭 老年患者 收缩期高血压 黑人患者	痛风	糖尿病 血脂异常 孕期

5. 血管紧张素转换酶抑制剂和血管紧张素受体拮抗剂

（1）血管紧张素转换酶（ACE）抑制剂和血管紧张素受体拮抗剂是心血管药物进展的里程碑之一

① 治疗高血压的一线降压药，主要用于轻、中度高血压，是糖尿病合并高血压的首选用药。对心脑肾血管有保护作用，可逆转左室肥厚。

② 高血压合并心力衰竭时的首选药，与利尿剂合用是治疗心力衰竭的最佳选择。

③ 心肌梗死的二级预防，长期使用能减少再发心肌梗死和降低死亡率。

④ 治疗糖尿病性肾病，能改善肾功能，阻止肾功能恶化，减轻蛋白尿，防止肾小球滤过率下降。

⑤ 防止心肌梗死和高血压引起的心室扩大肥厚和血管增生肥厚等心血管重构变化。

⑥ 降低脂质过氧化水平，抗动脉粥样硬化。抗心肌缺血，减轻心肌缺血引起的心律失常，可能减少心房颤动的发作。

（2）血管紧张素转换酶抑制剂和受体拮抗剂的作用机制包括

① 扩张动脉和静脉，降低血压。

② 血管紧张素转换酶抑制剂增加心力衰竭患者的心输出量。

③ 舒张心脑血管，降低血管阻力，增加心脑血流量；舒张肾脏出球小动脉，降低肾小球内高压力、高滤过、高灌注程度。

④ 逆转左室肥厚，保护血管内皮细胞，对抗氧自由基。

⑤ 血管紧张素受体拮抗剂具有高亲和能力、高选择性、高特异性，除了有良好的抗高血压、抗心肌肥厚、抗心力衰竭作用外，还有保护肾脏的作用。

（3）禁忌证

妊娠和哺乳期妇女、儿童、双侧肾动脉狭窄、低血压或循环状况稳定者、严重肾衰竭、过敏体质、粒细胞减少症、血管神经性水肿等。

（4）注意日常活动，防止体位性低血压的发生

① 站起身时动作要缓慢。

② 睡眠时把头枕高。

③ 避免长时间站立。

④ 避免热水浴。

⑤ 活动四肢。

（5）异常反应

服用血管紧张素转换酶抑制剂时，若出现干咳，四肢、面部、黏膜、声门或喉头血管性水肿，面部苍白或潮红，味觉减退或异常等反应，应立即报告医生。

6. β 受体阻滞剂

β 受体阻滞剂的发现和临床应用是 20 世纪药理学和药物治疗学的重大进展之一。

（1）β 受体阻滞剂的作用机制

① 对心率的影响：各种 β 受体阻滞剂能不同程度减慢心率。

② 对血压的影响：非选择性 β 受体阻滞剂和选择性 $β_1$ 受体阻滞剂能降低血压，而 $β_2$ 受体阻滞剂没有降压作用。

③ 对心功能的影响：高血压患者长期使用 β 受体阻滞剂可以显著改善心脏射血分数，逆转心室肥厚。

④ 对心力衰竭的治疗作用：β 受体阻滞剂可以改善心力衰竭患者的症状和预后。

（2）服用 β 受体阻滞剂的注意事项

① 在医生指导下服药、减药和停药。使用较大剂量时，突然停药可能导致血压升高、快速型心律失常、心绞痛加剧甚至心肌梗死。

② 学会自测脉搏，若静息时脉搏 < 50 次/分钟，要告知医生。

③ 糖尿病患者使用 β 受体阻滞剂时可能掩盖低血糖的症状与体征。β 受体阻滞剂长期使用，尤其与噻嗪类利尿剂合用，易加重糖尿病症状或增加新发生的糖尿病。

④ 若出现下列情况，通知医生：喘鸣、呼吸困难；水肿、疲乏；头晕、精神抑郁；皮疹、腹泻或便秘；体重增加。

7. 钙通道阻滞剂

（1）钙通道阻滞剂是心血管病常用药物之一，目前广泛应用于高血压、心绞痛、心律失常和肥厚型心肌病等的治疗

① 钙通道阻滞剂可舒张血管平滑肌，扩张大小冠状动脉和外周血管，降低血管阻力，降压作用明显。可用于轻、中、重度高血压以及高血压危象，尤其适用于高血压合并冠心病的患者。

② 与 β 受体阻滞剂合用治疗心绞痛和无症状性心肌缺血。

③ 钙通道阻滞剂能明显提高稳定性心绞痛患者的运动耐量，减少心绞痛的发作次数，减少硝酸甘油用量，减轻疼痛；也可直接缓解冠状动脉痉挛，控制变异型心绞痛。

④ 治疗肥厚型心肌病。钙通道阻滞剂维拉帕米可逆转左室肥厚，改善心室充盈，增加冠状动脉储备，减少室性心律失常，维持心脏的"有效泵功能"。

⑤ 抗动脉粥样硬化，治疗肢端缺血性疾病，改善蛛网膜下腔出血患者神经组织的损伤程度等。

（2）使用钙通道阻滞剂时的注意事项

① 无论是高血压的治疗，还是肥厚型心肌病、心律失常、心肌梗死后的治疗，钙通

道阻滞剂都需长期坚持用药。

② 尽量选择长效钙通道阻滞剂。原因是长效钙通道阻滞剂起效平稳、血压波动小、不良反应的发生率明显降低、作用时间长、用药次数少、患者耐受性好。

③ 若使用短效制剂（如硝苯地平片，即心痛定）后血压可在半小时至数小时内下降，要注意观察血压下降的情况，特别是老年人，防止血压过度快速降低。目前已不建议使用短效硝苯地平片降压，取而代之的是硝苯地平的缓释或控释剂型。

④ 防止体位性低血压的发生。若在变动体位（从卧或坐位突然直立时）出现头晕甚至倒地（晕厥）时，要及时与医生联系。

⑤ 钙通道阻滞剂最常见的不良反应为下肢（尤其踝部）水肿，老年人更多见，容易误判为心力衰竭。齿龈增生也是可能见到的不良反应。

8. 利尿剂

（1）利尿剂既是治疗心、肝、肾疾病引起水肿和腹水的常用药，也是治疗高血压的常用药物

① 作用机制：各种利尿剂分别作用于肾小管不同部位，抑制钠和水的重吸收，减少水钠潴留，增加体内水分排出，减少血容量，从而起到降低血压的作用。

② 优点：价廉；小剂量应用时不良反应少，比较安全；对多数高血压患者有效；可单独使用治疗轻度高血压，也可与其他药物合用治疗中、重度高血压。

③ 缺点：大剂量使用可致低钾、低镁、低钠血症，可引起脂质代谢和糖代谢紊乱。

（2）服用利尿剂的注意事项

① 限制钠盐摄入，增加钾盐补充。

② 定期随访，注意血压变化、水肿情况和电解质（尤其是血钾）水平。注意治疗引起水肿的原发病。

9. 评价降压药物的"谷/峰比值"

1988 年美国食品药品监督局（FDA）提出应用谷/峰比值来评价降压药物的效果。这一比值是指降压药物一次剂量作用之末，下一次用药之前的血压降低值（谷值）和药物作用高峰时间测得的血压降低值（峰值）的比值，也就是降压药物最小与最大疗效的比率。

谷/峰值是评价两次用药间期药物降压疗效的维持情况，理想的谷/峰值至少要达到 50%。谷/峰值越接近 1，表示整个用药期间均有抗高血压作用，大大减少了血压波动，保护靶器官效应也越佳；如果谷/峰值低于 50%，咨询医生考虑适当增加用药次数

或更换药物。

掌握这个比值并不难。以单纯收缩期高血压 150/89 mmHg 为例，每天清晨服药前测血压，如果得到收缩压为 140 mmHg，即得到降压效果的"谷值"10 mmHg；从服药后 2 小时开始，多次测血压，找到血压的最低值（这时是药效最强的时候），如果测得的收缩压仍为 140 mmHg，那么"峰值"也是 10 mmHg，谷/峰值就等于 1。谷/峰的比值等于 1，表示服药后血压在 24 小时内得到了有效控制；如果"谷/峰比值"小于 0.5，则意味清晨血压明显升高，药效不理想。

10. 如何正确安排服药时间

"咨询医生服药的最佳时间"是永不改变的首要原则。

高血压患者的血压波动情况不是一成不变的。有的患者表现为白天血压增高，而有的患者则表现为夜间血压增高。服用降压药要参考血压的节律变化，如夜间或凌晨血压增高的患者可于临睡前 1 小时服药。最终目的是使血压全天 24 小时内维持在正常范围内，并尽可能减小血压的波动幅度。

杓型高血压（dipper）：一般把夜间平均血压比日间平均血压下降 10%～20% 的高血压患者的血压昼夜节律称为杓型。大多数轻、中度高血压患者在夜间睡眠时血压有相当明显的降低，但随着年龄的增长，昼夜波动幅度也会变小。

非杓型高血压（non-dipper）：高血压患者夜间平均血压下降不足 10% 但大于 0%。多见于重度高血压或伴有靶器官严重受损的患者、睡眠呼吸暂停综合征以及严重失眠者。非杓型高血压的患者患左心室肥厚和脑血管疾病的危险明显增加。

反杓型高血压（reverse-dipper）：高血压患者夜间血压不下降，反而超过日间平均血压。可见于有严重植物神经功能障碍的人和一部分明显动脉粥样硬化的老年人。

不少高血压患者的晨间血压是 24 小时中的最高值；心肌梗死、猝死、蛛网膜下腔出血、颅内出血和脑梗死等疾病也是在上午发生率最高。为了阻止晨间高血压及心脑血管事件的发生，当前提倡患者在早晨 6～7 点服用降压药，既能治疗第一个血压高峰，又能保护心脏。

11. 减掉多余体重

减掉多余的体重可以帮助控制血压。有规律的锻炼和低盐低脂饮食是行动的第一步；但要在医师指导下进行，不可自做主张一味节食或者不科学运动。

问题：如何界定"多余的体重"？

答案：请参考 136 页，"第三节　体重管理/二、当减重成为需要"。

12. 健康的饮食结构、高血压患者的饮食选择与原则

具体内容请参考 83 页，"第一节　饮食与心脏健康"。

13. 远离烟草

具体内容请参考 143 页，"第四节　戒烟"。

14. 有氧代谢运动是增进健康的最佳方式

具体内容请参考 118、135 页，"第二节　有氧代谢运动——通向全面身心健康之路"和"第三节　体重管理"。

15. 高血压患者运动安全须知

体检在先（先评价再运动）。（具体内容请参考 125 页，"第二节　有氧代谢运动——通向全面身心健康之路/七、科学合理的运动需要医务人员的参与"。）

为了阻止晨间高血压及心血管事件的发生，最佳运动时间应在下午。饭后不能立即运动，一般建议饭后 1 ~ 2 小时方可开始运动。

避免剧烈的竞技性体育活动；禁洗冷水浴，以免血管收缩和外周阻力增加诱发高血压或心绞痛；不要在活动后立即洗热水浴；禁在无人监护区游泳；慎做深呼吸和与屏气有关的动作。

不要忽略准备活动和放松整理。（具体内容请参考 126 页，"第二节　有氧代谢运动——通向全面身心健康之路/八、有氧代谢运动的过程"。）

根据个人具体情况，不要忘记平日里需要随身携带的药品；最好备有个人信息卡片，写清"姓名、年龄、地址、联系电话、疾病名称和用药"等。

若运动中出现胸痛、胸闷、呼吸困难、出冷汗、头晕、恶心、乏力的现象，应立即停止，并及时找医生查明原因。

高温或寒冷时适当减少运动量，或选择比较温和的运动项目。

活动地点应选在居住地或工作场所附近，提倡结伴锻炼。

16. 压力控制

持续的压力会使心脏负担加重，心跳加快，血压上升。虽然压力无处不在，人们却可以学会驾驭自我的情绪。一种放松技巧、有氧代谢运动或是乐观的生活态度，都会帮助我们渡过心里的不如意。注意休息，不要搞疲劳战术。尝试着问自己：现在面临的烦恼在一个星期后是否还重要？当家中发生灾祸或不幸时，从事一些轻体力劳动，转移注

意力，设法保持良好的睡眠。记住，大笑往往是最好的压力缓冲器。

在日常生活中还要注意下列情况

① 保持周围环境空气清新，无论是居家还是娱乐。在室内，经常开窗通风，不在室内吸烟；外出，选择通风良好、空气新鲜、视野开阔、气候宜人的地方，如海边、湖边、公园、树荫下等。

② 积极参加集体活动，可以排除孤独、培养兴趣、愉悦身心。但前提是以和为贵，争强好胜不可取，更不可聚众赌输赢。情绪激动或者因为一点小事互不相让、争吵不休会诱发血压升高。

③ 娱乐时间的长短，以感觉疲劳、乏力为度。一旦出现胸闷、胸痛、气促等症状，就要立即就地休息；如果得不到缓解，那么请求周围人帮助就近就医或拨打急救电话。

④ 避免饱餐后或者饥饿时进行娱乐活动。

⑤ 可以跳交谊舞，倾听优美、柔和的音乐。嘈杂的场合或环境最好敬而远之。

⑥ 不看暴力和恐怖片。根据心电图调查发现，心功能正常的人在观看暴力和恐怖节目时，心电图也常常出现异常。另外，看电视时不要全身心投入到剧情中，尽量不超过1～2小时，并且每半小时活动一下全身，在周围走走或到阳台上放松一下。

十、预防和自救

1. 高血压病的"一级预防"

"没病的时候防止发病，把疾病的发生阻断在源头"是对疾病的最有效治疗，也是我们对生命应该持有的负责态度。具体做法就是健康的生活方式。

我们总是说：压力太大了。于是，我们尽情享受着当代科技带给人类的便利，电梯、汽车、电视、电玩……甚至邻座的同事也用电话沟通，从而省去了起身的麻烦；烟草和酒精在社会大舞台上的戏份越来越重，也成了公共卫生领域挥之不去的噩梦；有人为了繁重的工作牺牲了休息和睡眠，而另一些人却把放松、减负演变成了不分昼夜和没有节制……人们总是在不知不觉间践踏着生命和健康，当宿命降临时却茫然无措，正如没有哪位肺癌晚期的患者仍然怀揣着对于烟草的热爱一样。

问题：预防有什么用？高血压是遗传性疾病。流行病学调查结果显示，高血压有明显的家族聚集性，是一种多因素遗传性疾病。父母均没有高血压病史者，子女的高血压发生率为5%；父母中有一人是高血压患者，子女的高血压发生率可达28%；父母都有高血压，子女的高血压发生率可达46%；高血压患者的兄弟姐妹中65%患有高血压。

答案：一个有意思的调查结果恐怕更能说明问题。生活在南美山区的人有低血压的趋势，但当他们迁到经济比较发达的低平地区时，血压升高了。

生活方式作为健康的永恒主题不容忽视。必须意识到，在高血压的发生和发展过程中，开始可能受遗传因素影响，后来就主要与环境因素有关了。从小养成低盐饮食习惯，长期坚持，是预防高血压的最有效措施!

2. 高血压的"二级预防"

高血压的二级预防是指对已经发生高血压的患者进行系统的、有计划的、全面的治疗，以防止病情加重或产生并发症。具体内容包括:

平稳有效降压。

保护靶器官免受损害（避免并发症的发生）。

兼顾其他危险因素（吸烟、肥胖、糖尿病、血脂异常等）的治疗。

增强健康意识，形成健康理念，培养健康习惯。

排除心理顾虑，建立医患顺畅沟通。得病后担心是人之常情，所以不要考虑自己对于所患疾病的担心、疑问是否微不足道，勇敢向医生发问。倘若医生对患者的顾虑不以为然，那么错在医生。千万不要因为任何原因（比如一点小事不想麻烦别人），自顾自地投入"书的海洋"，这么做的结果往往适得其反，本来的问题没有解开，反而疑问越来越多。

3. 高血压患者发生意外时的自救

高血压患者在血压突然升高时，首先要保持情绪镇定，不要惊慌失措。无论当时身处室内还是室外，应转移到荫凉处坐下或半卧，抬起上身和头部，以免血液过多流向头部。舌下立即含服起效快的降血压药物（如硝苯地平和卡托普利），尽快寻求医疗救助（如由家人、同事或邻居陪同到就近的医院或拨打急救电话）。

突然半身不遂或口眼歪斜，是高血压患者尤其是伴有脑动脉硬化者很容易出现的一种紧急情况，常常是一过性脑缺血发作、脑出血、脑梗死、脑栓塞的主要表现。若不及时治疗，致残致死率较高。出现上述情况时，立刻呼救，并第一时间拨打急救电话。

在等待救护车期间，患者不宜被过多搬动，以免加重出血。将患者头部抬高30°，注意保持呼吸道通畅，随时清除口腔分泌物或呕吐物，如果有条件适当给予吸氧。

急进型或严重高血压患者，由于心脏负荷过重，排血受阻，可能引起急性左心衰竭肺水肿，表现为呼吸困难、频繁咳嗽（常咳出泡沫痰），伴烦躁不安、面色灰白、口唇青紫、大汗淋漓，严重时咳出大量粉红色泡沫痰。

当患者在家中出现上述紧急情况时，家人要沉着冷静，协助服用急救药、拨打急救电话，并注意安抚患者的紧张、焦虑情绪。

4. 怎样预防卒中的发生

卒中虽然发病急骤，来势凶猛，但并非不可预防。根据卒中发生的规律，可从以下几个方面采取预防措施。

（1）控制高血压

血压波动过大会引发脑血管破裂出血；血压得到良好控制时，脑出血的危险性下降90%。

（2）消除一切危险诱因

情绪激动、过度疲劳、用力过猛、大量饮酒等可以使血压突然急剧升高或显著波动，易导致脑出血，应注意避免。

（3）重视卒中的先兆征象

当高血压患者出现了与平时不同的感觉，如有剧烈头痛、头晕、肢体麻木、视力模糊等症状时，要立即到医院诊治，不可拖延。

（4）重视卒中高危人群

年龄在40岁以上，合并有动脉粥样硬化、左室肥厚、心房颤动、糖尿病、血脂异常，或者已经有过短暂性脑缺血发作史以及高血压、卒中家族史的高血压患者，属于易患卒中的高危人群，应定期进行复诊。

十一、高血压患者生活小常识

1. 充足睡眠

睡眠的需要量随年龄的增大而逐渐减少。新生儿每天需18～20小时睡眠，儿童需要9～10小时，成人需要7～8小时，老年人则需要6～8小时。除了睡眠时间外，高血压患者必须更加关注睡眠质量，强调足量、有效的睡眠。

安排好充裕的睡眠时间，尽量午睡1～2小时。

睡觉时不要向左侧卧，这样会压迫心脏和胃部，仰卧时不要将手压在胸部，不应蒙头大睡。

心绞痛患者夜间睡眠时应采取头高脚低（床头比床尾高20～25厘米），这样可使回心血量减少，中心静脉压和肺动脉舒张压明显下降，从而减少心脏负担和心绞痛的发作。

保持室内空气清新，严禁室内吸烟。不主张夏天睡觉时用电风扇、空调直接吹拂。

睡衣要宽松，床铺和被褥要干燥、柔软。

尽量不改变睡眠习惯；睡前不喝浓茶、咖啡等刺激性饮料，以免影响睡眠。

晚饭不宜过饱、过咸，睡前避免大量饮水。

睡前活动要适量，以免引起精神兴奋而影响睡眠。

2. 高血压患者排便有讲究

每个人排便的习惯和时间各不相同，从 1 天 2 次到 2～3 天 1 次，只要是软润的大便都是正常的。如果大便次数减少，每隔 4～7 天或更长时间排便 1 次，而且大便干燥坚硬、排便困难叫便秘。便秘对高血压患者是不利的。粪便在肠道内滞留时间过久，可引起头痛；排便时过度用力可能导致血压增高，心脏负荷加重，甚至引发心脑血管事件。

平时一些好习惯的养成可以帮助我们尽可能地远离危险。

每天足量饮水。一般来说，健康成人每天需要 2500 毫升左右（包括食物中的水分及饮用水）的水。在温和气候条件下生活的轻体力活动的成年人每日最少饮水 1200 毫升（约 6 杯）。在高温或强体力劳动的条件下，应适当增加饮水量。饮水最好选择凉白开，应少量多次，要主动，不要感到口渴时再喝水。

多吃蔬菜、水果和粗粮有益健康。这些食物，尤其是它们的皮壳中，膳食纤维含量较高。膳食纤维能够刺激和加强肠道蠕动，连同消化道中其他"废物"形成柔软的粪便易于排出，既防止便秘又有助于体内毒素的排出。建议每天吃 50 克以上的粗粮，但不要超过主食的 1/2。

养成定时排便的习惯。

体育锻炼可以增强胃肠运动，有助于排便。

消除紧张心理和排除外界干扰，比如需要在床上排便的患者，应给以床帘遮蔽。

针对一些特殊情况，可以在医生的建议下使用泻药帮助排便。

3. 高血压患者能进行性生活吗

一般来说，年龄在 50 岁以下，能上三楼而无不适症状的高血压患者可以有正常、适度的夫妻性生活。根据患者具体情况，如果需要预防心绞痛发作，可在同房前 10 分钟服用硝酸甘油。上三楼感到不适，心率在 110 次/分钟以上的高血压患者暂不要过性生活。

高血压患者进行性生活时应注意下列问题：

病情尚未稳定或存在严重的并发症，如严重心律失常或心力衰竭，应避免性生活。

避免精神紧张，防止诱发心律失常，在性生活时应特别注意精神放松，包括：避免婚外性行为；避免在精神不振、情绪不佳时进行性生活；避免在陌生环境进行性生活。

避免在饱餐、饮酒、劳累后进行性生活。

避免在过冷、过热的环境中进行性生活。

性生活次数应控制。体质佳、病情轻的患者每周不超过 1 次；体质差、病情重的患者 2~3 周 1~2 次或间隔更长时间。

每次性生活时间不宜过长，强度不宜过大。可选择一种较为省力的体位或方式，如采用健者主动而患者被动、健者上位而患者下位、双侧位等。

夫妻间除了性生活外，更重要的是感情，互敬互爱、相濡以沫。

学习相关保健知识，注意性卫生。

若出现下列情况，应中止性生活，与医生协商解决途径：性生活后心率和呼吸频率加快，持续 15~20 分钟以上未能恢复；性生活后心悸持续 15 分钟以上；性生活中，胸闷、胸痛、气促明显；性生活后当日极度疲乏；性生活后血压骤升，出现头晕、呕吐、头痛等症状。

4. 高血压患者，洗浴要注意安全

高血压患者洗浴时的水温应在 25~40℃。任何冷或热的刺激都可使体内儿茶酚胺水平增加，心率加快，心肌收缩力增强，血压升高。

高血压患者不适合过热的热水浴和蒸气浴、桑拿浴。

高血压患者不能洗冷水澡。虽然通过科学合理的冬泳锻炼，可以改善血液循环，对提高身体抵抗力有一定好处，但不是人人都适用。在冷水刺激下，血管会剧烈收缩，表皮血管中的血液回流至内脏，血压骤然升高。一些有高血压、心脏病等心血管系统疾病的中老年人血管已经开始硬化，十分脆弱，受了寒冷刺激容易引发卒中（脑出血、脑梗死）、心肌梗死等，非常危险。

严禁饱餐后洗浴。

注意保暖。

保证通风和浴室内的湿度。

根据患者的年龄和病情，洗澡时可能需要有人陪同，或者单独洗浴时可以随时呼唤自己的家属。

5. 高血压患者拔牙时应注意什么

严重的牙痛可使血压升高，反之，拔牙不慎也能引发高血压。高血压患者拔牙时有可能因为剧烈疼痛、精神紧张等因素而诱发心绞痛、心律失常或使原有的心律失常加重，因此要注意以下几点。

高血压患者在拔牙前应先与心内科医师沟通，明确当前实施拔牙是否安全。

拔牙前需要充分休息。

不在空腹或饱餐后拔牙。

拔牙时，高血压患者也要向牙科医师提及自己的高血压病史，避免由于麻醉剂使用不当而引起的心率增快、血压升高和医师操作不当引起的精神紧张。

拔牙时随身携带必备的应急药物。

必要时，牙科医师与心内科医师密切合作，并在心电图监护下为患者拔牙。

6. 高血压患者旅游须知

旅游是一项有益的健康活动，融入大自然中，陶冶情操，增加知识，锻炼体力。

高血压患者旅游应以不疲劳为基本原则。

旅行前请医生提出对旅游的建议（如行程距离、出发的最佳季节、旅游地点的气候条件和地理环境等），或者对既定的旅游计划给出医疗专业意见。如果医生不赞成你的出游计划，那么听取这个建议，并咨询原因和解决办法。譬如，医生根据你的健康状况，主张出游期间每日活动时间应小于 6 小时，休息（包括睡眠）时间应不少于 10 小时。那么，放弃一条繁忙的线路，另外挑选一个宽松的计划。当然，医生也可能认为你的身体条件还不适合出游。当这种情况发生时，同样询问医生解决的办法。

出发前做好准备工作，包括：进行药物治疗的高血压患者，旅行期间不能中断按时服药，药量要带足；携带病情摘要、最近一次的心电图；旅游途中有人陪同；携带感冒药、消炎药、晕海宁、安定等常用药物以备不时之需，注意药物的有效期限（切勿过期）；根据个人或目的地（如高原）的特殊需要，可携带简易氧气袋。

选择春末、夏初或秋季等气候宜人的季节出游。

乘坐安全、舒适、平稳、快捷的交通工具，如火车卧铺。

劳逸结合，最好避开有夜间行程（如夜车、夜航）的旅行线路，以免影响休息。

旅游期间要加强自我保护，如遇到刮风、下雨、突然升温或降温、湿度过大等大气变化时，注意防止中暑或受凉；还要注意缓解紧张情绪，避免一切不必要的磨擦和不愉快。

7. 高血压患者安全乘机须知

据观察分析，血压控制不理想，在乘坐飞机时心脑血管意外的发生率明显增加。原因是飞机起降时的重力变化，舱内气压和气流的变化，高空飞行时人的体位变化，狭小的空间等都可能对人体产生一系列影响。患者应将血压控制在医生要求的水平后再乘机。

从航空医学的角度来说，部分降压药物服后可能产生的一些不良反应对乘机不利。这就提示高血压患者在首次乘坐飞机前，要找医生说明情况，咨询是否需要对目前的药物治疗方案进行调整。

对于通过非药物治疗控制血压的轻度高血压（140～159/90～99mmHg）患者，在首次乘坐飞机前也应咨询医生：是否需要备用降压药物或在登机前服用降压药物，如果需要，药品种类、剂量和服用时间等请依据医生处方；除了用药之外还需要采取什么措施，避免血压波动。

被明确诊断为3级高血压（血压≥180/110mmHg）控制不理想的患者、心脏手术及开颅术后还处在恢复期的患者、心功能Ⅱ级以上的患者、80岁以上的患者、合并糖尿病的患者及肾脏损害或蛋白尿（24小时尿蛋白＞1克）的患者，乘机前更要征得医生的同意。

已经确诊的恶性高血压患者、妊娠高血压综合征患者、脑血管意外病后2周内和心肌梗死病后1个月内的患者，严禁乘坐飞机。

飞行中，尽量保持轻松、愉快的心情，避免怒、悲、喜等情绪波动。当出现剧烈头痛、剧烈眩晕及呕吐、恶心、胸痛、呼吸困难、大汗淋漓等症状时，一方面可以服用随身携带的应急药物（千万记住将药品放在触手可及的位置），另一方面要第一时间告知机组人员，寻求帮助。

8. 高血压患者，劳累"要不得"

过度劳累会引起身心俱疲，易致血压升高。对患高血压的老年人来说，要避免过度劳累，特别是精神疲劳尤其重要。下列方法可排解和防止过度劳累。

充足有效的睡眠。睡眠不能光看时间长短，更要追求睡眠质量，多梦、易惊醒的睡眠质量不高。

避免长时间阅读、写作和用脑。

避免长时间会晤、交谈……总之，不要长时间持续做一件事情，哪怕是看电视。无论什么活动，只要出现疲劳感，高血压患者都应该中止活动，立即休息。假如是在工作进行中发生头痛、头晕、体力不支或胸闷等不适情况，应向周围人说明情况，切不可勉强支撑。

9. 高血压患者的冬天

秋冬之交是血压不稳的时节。天气渐渐转凉，寒冷的刺激使外周血管收缩、痉挛，血流速度缓慢，血黏稠度增高，加重心脏负荷，可以间接诱发心绞痛和高血压。

高血压患者的过冬注意事项：

已有并发症的高血压患者，请随身携带经医生处方的急救药品。

关注天气预报，寒流冷空气侵袭、气温骤降时，及时添加衣服。选择着装时，遵循轻便的原则。

减少户外活动，但要保持适当的体育锻炼。冬季室外运动（如散步）应该选择一天中阳光充足的时候。遇有骤冷、暴雪、大风等恶劣天气时，宜在室内活动。

离开温暖的房间进入户外之前，先在楼道、楼梯口或门厅停留片刻，慢慢适应室内外的冷暖变化。

居室保持温暖（湿度18%~20%），室温不宜过高。

睡前可服用阿司匹林75~100mg（先得到医生认可后再服药），以预防脑梗死。

为防止冷空气直接吸入呼吸道引起的冠状动脉痉挛，高血压患者户外活动时可戴口罩。

冬天活动量相对减少，高血压患者可能出现大便干结的状况，所以要多吃蔬菜、水果等富含膳食纤维的食品，帮助保持大便通畅。另外，不要吃冷饭，每餐也不要吃得过饱。

10. 高血压患者的夏天

虽然暖和的天气对于血压水平有所缓解，然而夏天也是高血压意外的高发季节。原因是气温高直接导致人体水分排出量增大，血液浓度高，很容易形成脑梗死，所以高血压患者要注意及时补充水分。

（1）坚持监测血压

患者可以选择在家自测血压，或者到邻近的社区医疗机构测量。每3~5天为一个周期，最长间隔不要超过1星期。当随气温骤变感觉血压波动明显或发现血压有下降的趋势时，应该向医生说明情况，进行必要的干预。

（2）根据水分排泄量调整饮水量，维持体内的水平衡，更要防止脱水

饮用凉白开或含盐不超过1%的低盐水能有效补充水分，水果和蔬菜是水分和营养的双重添加剂。养成少量多次饮水的习惯，不一次性大量饮水，可一次喝4口水，一般成人每口水约50毫升，不要等到口渴才喝水；尿液颜色深时需要多喝水；睡前醒后饮用一杯水。

（3）夏季血压波动主要是炎热造成的，高血压患者的主要对策就是避暑降温

室温恒定保持在27~28℃为宜。如果身体条件允许，游泳是高血压患者夏季不错的运动和防暑选择。但不要忘了下水前的准备工作，包括把身体活动开以及逐步适应水温等。

（4）好的生活习惯一年四季都要坚持

千万不要因为夏季血压有所下降而废弃健康的生活方式，如早晨起床动作放缓、足量饮水、适当运动、耐心排便、清淡饮食（低脂、低盐）、三餐八成饱、控制体重、睡前

泡脚或洗温水澡、积极乐观等。

11."择机、酌情"探视急性高血压患者

急性高血压患者住院初期，家属和亲朋好友应配合医师的抢救和治疗，严格限制探视，目的是保证患者有足够的精神调养和体力休息。

当患者可以接受探视和需要陪护时，家属应注意下列问题：

不要把忧伤和焦虑的情感在患者面前表现出来，以免引起或加重患者的负面情绪，不利于疾病的治疗和康复，甚至可能加重病情。

不要与患者谈论或让患者听到敏感话题，激动、兴奋或生气等情绪波动都会对病情产生负面影响。

注意谈话技巧，理解与宽容人们在生病住院时的古怪行为，帮助患者恢复对生活的信心。

与患者的谈话时间不宜过长。尤其接待特意来探病的亲友，不能因为礼仪让患者处于过度疲劳和持续兴奋状态中。

患者饮食要适量，吃东西时速度不能快。从家里带来的食物，应先行咨询医务人员是否适合患者目前的身体状况。

带给"阴郁孤独"的病房一束鲜花（花粉过敏者除外），一段轻松、欢快的音乐（同样，时间不能太长）……

出院前一天也不能放松警惕，临床上出现过患者在出院前一天晚上发生意外的情况。

12. 高血压的"家庭康复"

（1）出院后回到家中，高血压患者一定要做到以下几点

① 严格按照医嘱坚持系统的治疗。② 定期到医院复查。③ 按照医生的建议进行体育锻炼或康复运动。④ 帮助家人干些力所能及的家务，但不能过度劳累。⑤ 戒烟，不喝酒或少喝酒。⑥ 食量安排合理，营养搭配恰当。⑦ 保持大便通畅。⑧ 记录病情变化，学会一些基本的自我护理技术，如测脉搏、量血压等。

（2）高血压患者的家属在患者康复过程中应努力做到

① 督促患者按时服药、定期复诊。② 对患者多加关心和了解，如果遇到患者被疾病（包括病痛和疾病知识）困扰和情绪反常时，可以代替患者向医生咨询，帮助患者消除对疾病的恐惧以及由此引起的不安。③ 监督患者出院后的合理饮食和危险因素控制，比如坚决支持和耐心帮助患者戒烟。需要强调，人们已经形成的生活习惯是很难改变的，改进生活习惯中不健康的组成部分，家属能起到最好的促进作用。④ 尽量安排空

余时间与患者共同度过，譬如一起锻炼。⑤ 留心观察患者，及时发现不良事件，及时就医。

十二、答疑解惑

1. 你口重吗

也许在大家的日常生活中，曾经或现在依然有着这样的情形，吃完炒菜的菜汤不舍得倒掉，喝一口有点咸，于是倒入半碗温开水，一饮而尽。稀释的菜汤口感的确"不咸"，人们却忽略了"盐"就这么随着水进入了体内，为日后的高血压埋下了隐患。

再来看医生和患者之间这段对话。

医生：平时吃饭口重吗？

患者：不重，炒菜放的油和盐都很少，非常清淡。

医生：吃饭时，尤其是早饭时经常吃咸菜、酱豆腐、咸鸭蛋、火腿肠吗？

患者：当然，没有咸菜喝不下去粥啊！

提示：我国居民食盐摄入量远高于西方国家，北方人群食盐摄入量每人每天 12 ~ 18 克，南方为 7 ~ 8 克。当我们认真地使用盐勺精心为每餐饭菜分配食盐时，不要忘记那些盐勺之外的隐形盐。

2. 发现血压升高需要马上吃药

错误！

一旦发现血压升高，我们应该做如下事情：

到医院明确诊断。

若被明确诊断为高血压病，注重日常监测并记录血压和心率，遵循医嘱进行系统治疗，定期到医院复查；若被明确诊断为继发性高血压，积极与医生配合治疗原发疾病。

如果血压只是一过性升高，与医生共同寻找此次引起血压升高的原因，日后努力避免类似情况发生。

3. 没有症状就不需要治疗

错误！

我们在文章开头称高血压为"无声杀手"的原因就是在很多情况下患者没有自觉症状，"伤害在不知不觉中形成和蔓延"正是高血压的可怕之处。随着高血压病情的进展，症状可能依旧不会出现，尽管是少数病例，有人在突发脑血管意外时才发现罪魁祸首原来是"高血压"。

4.降压效果不理想，证明药不对症

错误！

影响药物降压效果的原因不止一个，需要在医患充分沟通的基础上，具体问题具体分析。但可以肯定的是，即便已经开始了药物治疗，仍然要把健康的生活方式进行到底。所谓"对症下药"，高血压病也被称为"生活方式病"，良好生活习惯的养成和坚持是高血压管理的基础。另外，也要排除有效的降压药物没有用到有效剂量或服药时间不恰当等因素引起的降压效果不理想。

5.降压药吃久了会产生耐药性

错误！

有的患者服用某一降压药数年之后，发现血压再次升高，不受控制了，便认为自己对降压药产生了"耐药性"。其实这并非耐药，而是随着年龄的增加高血压病程自然进展的一个表现。也可能由于这一时期患者情绪波动、工作压力大、睡眠不足、生活方式不健康等原因造成的。

6.血压降得越快、越低就越好

错误！

高血压患者通常需要联合用药以提高达标率，但并非降得越低、越快就越好。比如，对于有颈动脉狭窄的患者，降压过低、过快会引起脑灌注不足，诱发短暂性脑缺血发作甚至脑梗死。另外，对于高血压急症患者，若降压过快还有加重脑水肿的风险。

7.血压高的时候吃药，不高的时候就可以停用

错误！

千万不可自行停药，以免造成血压大幅波动，给心脑血管带来危害。接受药物治疗的高血压患者，即便血压常年维持在正常水平，这种"正常"也是相对的，是以生活方式的改变和降压药物为基础的。如果停止服药，血压极有可能恢复到治疗前的水平，甚至更高。因此，高血压患者应遵循"按时服药、定期复查"的原则，切勿擅自停药。如果患者的血压已经长期稳定或者在夏季血压水平有所下降，可以咨询医生，在医生的指导下，在保证血压相对稳定的前提下，循序渐进的调整用药方案。

8. 收缩压和舒张压达标是否同等重要

正确!

收缩压和舒张压共同构成心血管疾病的危险因素,即使是单纯收缩期/舒张期高血压也是有害的。

9. 心肌梗死后血压不高了可以不吃降压药

错误!

心肌梗死后的血压下降通常是由于心脏的收缩功能减弱,泵血的力量小了而下降,但患者对于血压的控制和监测不能掉以轻心。此外,很多降压药,如 ACE 抑制剂、血管紧张素受体拮抗剂、β 受体阻滞剂和利尿剂等,除了降压以外,还可改善心肌梗死后患者以及心功能不全患者的长期预后。总之,按照医生处方,坚持服药,并及时把服药过程中出现的不适感与医生沟通,共同完善治疗方案和效果。

10. 新药是否就是好药

错误!

新药的研发有时是某类老产品的更新换代,有时是针对某一临床领域所做的突破,有时只是各医药企业间竞争的产物。只有经过大规模临床研究证实(循证医学)降压效果好、不良反应少的药才是好药。即便如此,医生也需要在长期临床应用中摸索各种药物的特性,为每位患者量体裁衣,制订个体化用药方案。

11. 贵药是否就是好药

错误!

近似功效的药物不止一种,不同的方案可以达到相似的效果。一味强调药物的价格高低不科学。最简单的例子,进口药贵,可以换成同类的国产药。降压治疗的首要原则是安全、有效、可持续。一旦对高血压放任自流,最终心脑血管事件的发生是必然的。当患者的经济实力不足以承担某种药物的价格时,一定要立即向医生指出。医务工作者根据患者的病情和经济条件选择既可以有效降压又能长期坚持的治疗方案,使患者终生受益,才是明智之举。

12. 别人有效的药对我也有效

错误!

血压水平、危险因素、相关疾病、遗传基因等因人而异，这些都决定了在治疗上存在着明显的个体差异，医学上称之为"个体化"。例如，一例高血压合并有支气管哮喘的患者，听朋友说 β 受体阻滞剂降压疗效好，于是自行服用，结果却诱发了哮喘发作。现如今降压药物有 6 大类 50 多种，因此还是把处方的工作交给医生吧。

13. 说明书上写的不良反应一定会出现

错误！

我遇到一位患者，医保条件很好，体检测得血压、血脂、血糖 3 个指标均超标，单凭目测就可以确定腹型肥胖。然而，他却拒绝就医。他说"依目前的状况只能吃药，这些药吃上就停不了，是药三分毒，西药的不良反应太多，说明书上永远都是密密麻麻的一大堆，我是治病还是找病呢？"于是，他买了很多保健品，却在 2 年后由于脑出血住院。

这样的病例在临床中很常见。不少患者在住院期间医生为其制订好了药物治疗方案，出院后数月就不知执行到哪里去了，直至有一天病情加重无法控制又重新回到医院。看来，存在于人们头脑中对于西药根深蒂固的误解猛于服药产生的经济负担。

民间：是药三分毒。

医学界：没有不良反应就没有作用。

胡大一：患者由于担心药物不良反应而延误对高血压、血脂异常等慢性病的治疗才是最大的不良反应。

让我们从以下几个方面来重新审视药物不良反应的问题。

处方药说明书中的不良反应是新药上市前按照所在国相关法律规定，通过严格的临床试验程序总结出来的，而服药后产生不良反应的范围、程度和人数比例都是有明确限制的。通常只要是服药后产生的不适感或化验检查异常，无论其是否一定与药物直接相关，都会被计入最终结果。举一个最极端的例子：患者 A 在早晨服药后上街买菜，过马路时遇车祸身亡。那么这一死亡事件将被计入统计结果，于是参与试验的患者 A 的研究记录中将把车祸身亡列入"不良事件"。

通常不良反应的发生风险极低，有些不良反应是可以耐受的。比如卡托普利等 ACE 抑制剂，最常见的不良反应是干咳。然而，并非每个患者服药后都会出现干咳；也不是只要出现了干咳，就要马上停药或者换药。只要不是影响日常生活的剧烈干咳，患者可以再观察一段时间，坚持服用，这种不良反应可能会明显减轻或消失。

一旦发生不良反应，应及时与医生沟通，查找用药以外的干扰因素，寻找合理解决途径。以降压药物不良反应之一的"头晕"为例，睡眠不足、饥饿、感冒、发热或者降压过低等原因都可能引起头晕。

综合评定药物的获益/风险比。当获益远大于风险时，即便发生不良反应的风险稍高，也应服用该药物，同时从其他方面预防或减少不良反应的发生。如对于一个合并冠心病的高血压患者，应该长期服用阿司匹林，但其有慢性胃炎病史，我们可以建议其服用最小有效剂量的阿司匹林肠溶片，必要时加用胃黏膜保护剂以减少胃出血风险。

假若药品说明书中列出的不良反应很少，甚至根本就没有不良反应，那么首先应该质疑该药品是否由正规厂家生产，是否经过正规、严格、大规模的临床试验证实。

这里我们确实要强调一种药物不良反应。天亮的时候公鸡会打鸣，即使有一天公鸡作为珍惜物种从地球上消失了，依然会天光大亮，不是吗？"鸡叫天亮，鸡不叫天也亮"的药物貌似无效亦无害，而实际上它们却延误了患者治疗的最佳时机。

14. 服药后血压不降需要马上换药

错误！

有些患者降压心切，希望药到病除，服用降压药一两天后，血压未降至正常，便认为药物无效，要求换药或另找医生、医院。这种做法是不可取的。

医生在处方降压药物时一般从小剂量开始，从单药开始。尤其目前提倡应用每日一次的长效降压药物，服药5~7天开始出现明显降压效果，达到最佳降压效果所需要的时间更长，比如血管紧张素转换酶抑制剂类的药物需要3~4周，血管紧张素受体拮抗剂所需要的时间更长，长效钙通道阻滞剂如氨氯地平等也需要数周才能达到稳定的血药浓度、发挥稳定的降压疗效。所以，如果服用上述降压药1~2天血压没有达到理想水平，不能判定这些药物无效而频繁换药。

15. 睡前服药安全吗

药物的服用方法（包括服药时间），患者应在医生处方时一并确定。

一般来说，人在睡眠后，全身神经、肌肉、血管和心脏都处于放松状态，血压比白天有所下降。睡前服药，2小时后正是药物的高效期，这样就会导致血压大幅度下降，使心、脑、肾等重要器官供血不足，从而便于血液中的血小板、纤维蛋白等凝血物质在血管内积聚成块，阻塞脑血管，引发缺血性卒中。

"反杓型血压"患者（夜间血压高于白天血压）必须睡前服药以控制夜间高血压，降低"血压晨峰"，只有这样才能尽可能预防清晨心脑血管不良事件的发生。

16. 父母患有高血压，子女一定会得高血压

错误！

调查发现，高血压患者的子女患高血压的概率明显高于父母血压正常者。然而，高血压是多种因素共同作用的结果，只有当遗传因素与环境因素共同发挥作用时，疾病才会最终成行。

从健康和生命的角度出发，每一个人都应该养成和坚持健康的生活习惯，定期监测血压（未患病前至少每年测量一次血压）。

17. 睡眠打鼾和高血压无关

错误！

体胖、颈短且睡眠打鼾多见于中老年男性，他们通常合并高血压，服用多种降压药物后血压仍然居高不下。据调查，在阻塞性睡眠呼吸暂停综合征患者中，有50%以上合并高血压；而原发性高血压患者中，有30%的人合并有阻塞性睡眠呼吸暂停综合征。大多数鼾症患者血压波动幅度大，睡眠时血压不下降，甚至有的夜间血压超过白天血压。如果给这类患者进行手术治疗解除呼吸道阻塞或应用经鼻正压通气的呼吸机治疗，他们的血压就变得比较容易控制了。

阻塞性睡眠呼吸暂停综合征

人们在睡眠时的呼吸频率及深浅不是绝对均匀的，可以有短暂的呼吸暂停。如果一次暂停不超过10秒，就不会影响睡眠时动脉血液中的氧含量，这属于正常现象。但如果一次暂停≥10秒钟，则称为呼吸暂停，是一种病态，在医学上称为睡眠呼吸暂停综合征。由气道阻塞引起的则称为阻塞性睡眠呼吸暂停综合征，俗称鼾症。

十三、其他高血压背景知识

1. 高血压"前期"

高血压前期亦称临界高血压、边缘性高血压，是血压水平界于正常血压和高血压之间的状态，一般是指收缩压波动在120~139mmHg和/或舒张压在80~89mmHg。血压到了临界点，类似缓进型高血压，一部分人感觉正常，在体检时发现血压偏高；也有人感到头痛、头晕、疲乏等。

临界高血压属于过渡阶段，倘若处理不当血压会继续升高。处于临界高血压的人应该密切注意血压变化，并积极寻找血压升高的原因，如情绪紧张、劳累、吸烟、植物神经功能紊乱等。

临界高血压并非一定会转变为高血压，部分人的血压经过生活方式的调整可逐渐恢复正常，有的临界高血压患者可以数十年仅有轻度血压升高，而不出现严重的靶器官损害。

临界高血压的治疗应主要针对诱发因素，采取非药物治疗手段，如生活方式的改善（戒烟、锻炼、限盐、减体重等）和保持精神愉快。

2. 缓进型高血压

缓进型高血压的病程多为 20 ～ 40 年，起病隐匿，病情进展缓慢。发病早期通常是在精神紧张、情绪激动、劳累等情况下出现轻度或一过性的血压升高，去除原因或休息后能够恢复正常；随着病情的发展，血压才逐步升高并趋向于持续性。大约 50%的患者没有明显的自觉症状；另外一些患者可能出现头痛、头晕、后颈部发硬、耳鸣、眼花、健忘、注意力不集中、疲乏、烦躁、失眠、心悸、四肢麻木、鼻衄、月经过多（女性）、眼结膜下出血、咯血等症状；随着病情的进一步发展，血压持续升高，就可能出现心、脑、肾、眼底等器官的损害。

3. 高血压"急症"

高血压急症是指部分高血压患者在短期内（数小时至数天）发生血压急剧升高，并伴有心、脑、肾功能障碍，需立即控制血压或在 24 小时内控制血压。包括：高血压脑病、合并高血压的主动脉夹层、高血压伴颅内出血（脑出血、蛛网膜下腔出血）、子痫或严重的妊娠高血压综合征、高血压伴急性左心衰竭或急性肺水肿、高血压伴急性冠状动脉综合征（急性心肌梗死、不稳定性心绞痛）、恶性急进型高血压、严重的围手术期（做手术前后一段时间）高血压。

高血压急症是高血压病程中血压急剧上升所致的一种临床危急状态，高血压急症患者常在某些诱因作用下血压骤升（收缩压 > 200mmHg 或舒张压 > 130mmHg），并伴有靶器官损害，若处理不当，会危及生命。

4. 高血压"危象"

近年由于降压药物的有效应用，高血压危象已经很少发生了。高血压危象是在高血压的基础上，因为某些诱因使周围小动脉发生暂时性强烈痉挛，引起血压骤升（可以达到 200 ～ 270/120 ～ 160mmHg），出现一系列临床表现，如突然血压升高、心率加快、植物神经功能失调（烦躁、出汗、潮热、口干等）、头痛、眩晕、视力模糊、少尿、心绞痛、咯泡沫样痰等，并在短时间内发生不可逆转的重要靶器官损害。

高血压危象的诱因包括：精神创伤、情绪激动、过度疲劳、寒冷刺激、大量饮酒、气候变化和内分泌失调等。

服用单胺氧化酶抑制剂治疗的高血压患者，如进食奶酪、扁豆、腌鱼、啤酒、红葡萄酒等富含酰胺的食物或应用拟交感神经药物后，可致全身小动脉痉挛而出现高血压危象。

易致高血压危象的疾病：嗜铬细胞瘤、主动脉夹层、急性肾小球肾炎、妊娠高血压综合征等。

5. "顽固性高血压" 愈演愈烈

顽固性高血压又称"难治性高血压"，是指患者联合服用包含利尿剂在内的3种降压药物仍然不能达到目标血压的状态。随着人口的老龄化，顽固性高血压比例随之上升，加之老年人常伴有其他疾病，使血压控制更为困难。

合并肥胖的高血压患者，不仅血压难以控制，而且部分降压药物（如 β 受体阻滞剂）还会加重肥胖及其相关的代谢紊乱。

其他可能引起血压"顽固"的常见原因还有：摄盐过多、用药不当、精神欠佳、运动过少、睡眠呼吸暂停未纠正等。

对于顽固性高血压，只要能找出血压不降的原因，进行合理干预，久治不降的血压多可改善。

6. 心血管疾病可引起血压升高

下列心血管疾病可致血压升高：

（1）主动脉粥样硬化

动脉粥样硬化，尤其是主动脉粥样硬化可使收缩压升高。

（2）主动脉缩窄

患者在15岁以前常无症状，30岁以后症状明显。本病的特点是上肢血压升高，下肢血压降低。上肢血压升高可引起头痛、头晕、耳鸣、失眠等症状；下肢血压降低可致下肢无力、麻木等反应。

（3）动脉导管未闭（先天性心脏病的一种）

主动脉和肺动脉之间的通路在胎儿出生后没有闭合，使主动脉本应供给体循环的血液有一部分经过未闭的动脉导管流入肺动脉，再回流到左心室，始终有一部分血液重复肺动脉－左心室的无效循环，无法被人体利用；而左心室血容量增加，心输出量（心脏每分钟射出的血量）增加。从而出现收缩压升高、舒张压降低和脉压增大。

（4）其他因素

动静脉瘘、主动脉瓣关闭不全也可致血压升高。

7. 内分泌异常与高血压

可引起高血压的内分泌疾病包括：皮质醇增多症、原发性醛固酮增多症、嗜铬细胞瘤、肾上腺生殖腺综合征、甲状腺机能亢进等。

皮质醇增多症（Cushing 综合征）是由垂体和/或肾上腺皮质功能亢进引起的。患者的特征为：面如满月，背如水牛，向心性肥胖，多血质，皮肤有紫纹和痤疮，有糖尿病倾向，有高血压、腰痛、腿痛、性功能异常（如女子闭经、男子阳痿）等症。高血压则是最常见的表现，伴头痛、头晕、心悸、视力模糊等。长期高血压又可使心脏扩大以至于心力衰竭、脑血管意外和肾衰竭。

原发性醛固酮增多症的病变发生在肾上腺皮质，可以为腺瘤，也可以是增生，引起醛固酮分泌增多，进而引起以顽固性高血压、低血钾为特点的一系列临床表现。

嗜铬细胞瘤是一组来源于肾上腺髓质、交感神经、神经节及嗜铬组织的肿瘤，个别人肿瘤生长在膀胱上，也是继发性高血压的常见原因，发病年龄在 20～40 岁多见，男性是女性的 2 倍。

甲状腺机能亢进（甲亢）常以突眼、甲状腺肿大、心动过速等为主要症状。由于甲状腺素分泌过多，新陈代谢旺盛，心输出量增加，收缩压明显增高，但舒张压降低，脉压增大，脉强而快，循环时间缩短。甲亢患者中有 1/2 患高血压，且多发于老年人。

8. 肾与高血压

原发性高血压除非到了后期，一般不影响肾功能（高血压肾病）。如果是三四十岁以下的年轻高血压患者，尿和肾功能均不正常，并且常伴有疲劳乏力、腰酸背痛、食欲不振、脸色苍白或晦暗及不同程度的贫血等症状，就能大致推断其高血压是由肾脏疾病引起的。

不仅如此，高血压的发病机制与肾脏具有十分密切的关系，特别是有高血压遗传倾向的人群，肾脏情况是决定其是否发生高血压的关键因素之一。比如，由于肾脏的先天缺陷，使肾脏的排钠功能降低，导致水钠潴留，从而使血压升高。

（1）肾性高血压特点

肾实质性高血压是比较常见的继发性高血压，最常见的病因是肾小球肾炎、肾盂肾炎，具有以下特点：① 舒张压较高，脉压小，血压波动小。② 症状少。③ 肢体可能湿冷，面色略苍白。④ 病情恶化者相对较多，有肾脏疾病史，年轻人比较多见。⑤ 肾功能不全明显，24 小时尿蛋白定量增高明显。⑥ 交感神经阻滞剂一般效果比较差。

急性肾小球肾炎：常见于青少年，发病前常有扁桃体炎或上呼吸道感染史。典型症状有发热、肉眼血尿、少尿、浮肿、高血压。化验显示血尿素氮增高，尿液检查可见大量蛋白、红细胞和管型。

慢性肾小球肾炎：临床特点是病程长（多在 1 年以上），疾病多呈缓慢进行性。除蛋白尿、血尿外，患者常有不同程度的肾功能损害伴高血压。

（2）肾血管性高血压特点

① 往往无高血压家族史。② 突然出现高血压，发展快，迅速恶化。③ 年龄小，多为 30 岁以下的年轻女性。④ 在颈、腹部可听到血管杂音。⑤ 眼底大多可见血管痉挛、苍白或渗出等变化。⑥ 四肢血压差别大，有时可为无脉症。⑦ 患者对一般降压药反应差。

9. 结缔组织病与高血压

结缔组织病又称胶原性疾病，最常见的是系统性红斑狼疮。几乎所有的系统性红斑狼疮都累及肾脏，患者可能出现蛋白尿、血尿、管型尿。肾损害的结果是导致高血压，预后较差。

多发性大动脉炎也是较常见的结缔组织病，常引起大动脉任何部位或其分支的狭窄及闭塞，若侵犯肾动脉，可发生肾血管性高血压。

结节性多动脉炎的患者有 44%～54% 伴发高血压，收缩压可达到 190mmHg 或以上，但波动性较大。这种高血压是由肾损害（肾小球肾炎、栓塞性肾炎或多发性肾梗塞）所致。结节性多动脉炎除高血压外，还常伴有长期不明原因的发热、白细胞增多或伴有嗜酸性粒细胞增多、中度贫血、进行性消瘦等。

硬皮病很少发生高血压，即使伴有肾脏损害时，也较少发生高血压。

第三节　中国高血压防治的经历与思考

直到 20 世纪 40～50 年代，高血压还是不治之症，没有降压药。降压对患者是好是坏？利大于弊还是弊大于利？都不清晰。也有人顾虑降压会导致肾功能恶化，认为血压高是一种生理代偿，不宜治疗。高血压防治的历史是抗高血压药物研发和经历循证模式评估的历史。

一、第一个阶段：证明"降压是硬道理"

听胡大一老师说过，在他刚毕业做住院医生的时候，看到一些急进型高血压、恶性高血压和难治性高血压的中青年患者，因为缺乏有效降压药物，心、脑、肾功能急转直下，英年早逝。斯大林、罗斯福、任弼时和徐悲鸿都死于高血压脑出血。

印度研发的植物药萝芙木（降压灵）问世，此后合成了利血平，临床上开始有了降低血压的药物。早期降压药的应用显示只要降血压就能看到显著效果。降压和不降压相比，收缩压下降10mmHg，舒张压下降5mmHg，卒中发生率降低40%，心肌梗死发生率降低16%，心力衰竭减少50%，恶性急进型高血压减少94%。这是前辈们亲眼见到的转折。

中国作为高血压大国，在老少边穷地区高血压患病率很高。虽然目前在诸多心血管危险因素中，控制方面做得最多的就是高血压控制，并且取得了进展（控制率从过去的4%提高到现在不到10%），然而比较发达国家，甚至中国台湾地区以及新加坡，都存在明显差距。问题的症结在于，农村人群高血压控制率很低。所以，走出大城市，走出大医院，到农村，下社区，指导社区医生和乡村医生，根据患者需要用药，提升社区和乡、镇、县的高血压控制才更加具有现实意义。针对"以药养医"的现状，可以借鉴国外先进经验，通过改变激励政策予以改善。英国对社区医生的工作评估，不是按医生的处方量提成，而是根据他的工作业绩（如每年高血压的控制率提高了几个百分点）来打分，打质量分，只有提高控制率才能得到更多的经济报酬。英国目前高血压控制率约为40%。

二、"一口水，一片药"的降压理念

面对"看病贵"的问题，为了贫困患者同样得到必要的干预（以尊重生命和维护患者的生命权为基点），医生可处方最便宜的降压药，比如两元钱一百片的复方降压片，3元钱一百片的国产卡托普利、氢氯噻嗪、国产的阿替洛尔。胡老师一直在努力推广"一口水，一片药"的降压理念，他说，面对今天中国2亿的高血压患者，如果过于强调降压药的降压外作用，从科学上讲并没有明确的证据，而且也不符合2亿高血压患者的基本利益。

胡老师回忆他刚刚毕业的那些年，我国实行的还是计划经济，可用药品虽然非常少，但在高血压的管理方面却非常先进。那个时候胡老师到北京友谊时装厂、北京低压电器厂、北京白石桥皮鞋厂和北京重型机械厂下厂培训红医工，就是教初中、高中毕业的工人，学会量血压，知道高血压诊断标准，怎么使用常规的药物（复方降压片），每天早上红医工提前半小时上班，用大暖水壶晾好温水，然后把降压药送到每一位患高血压的老工人的工作台前。当时友谊时装厂和皮鞋厂老工人比例很大，高血压患病率非常高，胡老师他们在那里做了高血压普查，了解高血压患者的情况，然后每天早上一口水一片药，用的是最便宜的药，亲自把温水和降压药送到老工人的工作台前，看着他们把药吃掉，依从性非常好。当时还探索过中西医结合的一些思路，进行生活方式的改变，普及太极拳，通过工间操来缓解紧张，都非常有成效，显著降低了高血压的并发症，成本非常低。1977 年 ~1978 年，胡老师到西藏阿里医疗队工作，也对高原地区高血压流行病学的特点进行了调查。在高原地区，他们也是用最便宜的药物做了一些干预，很有成就感。

"一口水，一片药"这个模式在新形势下又得到了重新的验证。2004 年，胡老师和孙英贤教授在辽宁阜新农村地区进行了"高血压流行趋势及低成本综合干预预防卒中研究"。当时在阜新县走村串户得到的数据是：高血压的患病率高达 40%。爷爷、父亲两辈人因卒中躺在床上的现象很常见，这个县是贫困县，高血压患者头疼就吃片药，不头疼就拉倒。我们的调查资料表明，按照 140/90mmHg 的达标标准，高血压的控制率在内蒙古自治县不到 1%。根据调查结果，项目组用最便宜的药免费发给当地农民，平均每人每年使用降压药的费用仅 20 元人民币。经过 5 年努力，截至 2009 年，这个地区高血压控制率达到 40%，该项目因此获得"辽宁省科学技术一等奖"和"中华医学科技进步一等奖"。

高血压的控制不是单纯对新药的追求。新药研发意味着医疗领域的进步，可是对患者而言，更加必要的是在社区和农村基层建立适当的血压干预管理模式，提高患者依从性，提高血压控制率，把高血压防控落实到位，降低卒中与冠心病的危险。

三、第二个阶段：多重危险因素的综合控制

单纯的降压治疗使卒中的减少达到了流行病学的预期，而心肌梗死的减少只达到流行病学预期的一半，这始终是一个困惑。所以近年来有很多抗高血压新药和老药、新药和新药的对比研究，大家希望找到一些新的降压药物能在减少心肌梗死方面胜出，主要还是希望看到降压药的降压外作用，即药物的多效性。但是非常遗憾，这一系列研究都没有看到在减少心肌梗死方面的突破。

ASCOT（盎格鲁 - 斯堪地那维亚心脏中点试验）研究通过降压联合降脂治疗，实现了使心肌梗死减少的目标。大量的临床研究结果显示，一级预防中他汀不但减少心肌梗死，也减少卒中；卒中二级预防也得到了相关的临床试验证据。所以近年来更强调把高血压作为一个窗口，做多重危险因素的综合控制，尤其是重视高血压，关注胆固醇，联合起来，双管齐下，比单纯的降压治疗能更进一步减少卒中和心肌梗死。

除了传统危险因素以外，胡老师提出应重视近年来引起关注的卒中新危险因素，如高同型半胱氨酸血症。过去西方国家口服叶酸和 B 族维生素，没有看到心肌梗死发生率降低，却似乎看到了卒中减少，可能除了关注胆固醇之外，还有一些需要干预的新危险因素。能不能从这些新的危险因素中获得一些思路作为切入点，进行高血压多重危险因素综合干

预的探索？中国是高血压大国、卒中大国，我们国家没有叶酸的食品添加政策，高血压患者同型半胱氨酸水平增高的比例也高于欧美国家。这个研究在中国做最适合。

第四节 血脂异常

一、血脂干预的是危险水平，不是单一的血脂水平

问题： 你的血脂正常吗？没错，医院的血脂化验单通常在化验结果栏目后附有"正常值"供人们参考对比。看到自己的各项指标在"正常范围"以内，你是否如释重负？

答案： 化验单上的"正常值"（参考范围）只适用健康人群，不适用于已经患有冠心病、卒中或糖尿病的患者。由于冠心病、卒中和糖尿病患者未来十年发生心血管事件（心肌梗死、卒中和心血管死亡）的危险最大，所以胆固醇水平需要降得低于"正常参考值"很多，否则不利于心血管疾病的预防。

胆固醇水平合适与否，不是依据人群平均水平或化验单参考值，而是依据患者整体危险性高低。

> 根据化验单参考值范围判定血脂正常或异常是错误的，这是普遍存在于广大人民群众中的一个误区，有必要郑重强调。

1. 健康人群的血脂正常水平

血脂化验的常规项目包括总胆固醇（TC）、高密度脂蛋白胆固醇（HDL-C）、低密度脂蛋白胆固醇（LDL-C）、甘油三酯（TG），以及载脂蛋白 A 与载脂蛋白 B 的比值（apoA/apoB）、Lp（a）。对于健康人群而言，正常的血脂水平应符合以下标准：

总胆固醇 <5.2mmol/L（200mg/dl）

高密度脂蛋白胆固醇 ≥ 1.04mmol/L（40mg/dl）

低密度脂蛋白胆固醇 <3.12mmol/L（120mg/dl）

甘油三酯 <1.70mmol/L（150mg/dl）

载脂蛋白 A 与载脂蛋白 B 的比值 ≥ 1.30

注释：mmol/L：毫摩尔/升，mg/dl：毫克/分升，1 mmol/L ≈ 38.462 mg/dl

2. 血脂异常诊断标准

1997 年，中华医学会心血管病分会制定了血脂异常诊断标准；2007 年又对这一标准进行了更精确的定位。对于有高血压和没有高血压的人群、有冠心病没有糖尿病的人群和既有冠心病又有糖尿病的人群，血脂异常的标准是不一样的。

（1）降胆固醇，牢记 6、5、4、3

① 没有高血压且危险因素小于 3 个，总胆固醇不高于 240mg/dl（6.24mmol/L）。

② 有高血压或者危险因素大于 3 个，总胆固醇需不高于 200mg/dl（5.20mmol/L）。

③ 有冠心病或者糖尿病之一者，总胆固醇要不高于 160mg/dl（4.20mmol/L）。

④ 冠心病合并糖尿病或者发生过心肌梗死的患者，总胆固醇要小于 120mg/dl（3.12mmol/L）。

（2）危险因素

① 男性 45 岁以上，女性 55 岁以上。

② 早发冠心病家族史（直系亲属中男性发病早于 55 岁，女性早于 65 岁）。

③ 吸烟。

④ 低密度脂蛋白胆固醇升高；肥胖。

二、血脂家族中的主要成员

1. 血脂

血脂是指血浆或血清中所含的脂类物质，主要包括：（1）甘油三酯（TG）。（2）胆固醇（CH）。（3）磷脂（PL），主要有卵磷脂、脑磷脂、丝氨酸磷脂、神经磷脂等。（4）游离脂肪酸（FFA）。

血液的大部分由水构成，血脂不溶于水，只有与载脂蛋白结合，形成脂蛋白才能在人体内进行转运与代谢。脂蛋白按照组成、密度和特性等差异，分为乳糜微粒（CM）、极低密度脂蛋白（VLDL）、中密度脂蛋白（IDL）、低密度脂蛋白（LDL）和高密度脂蛋白（HDL）。

载脂蛋白是位于脂蛋白表面的蛋白质。作为脂蛋白外壳的结构成分，载脂蛋白能将各种脂质成分（胆固醇、甘油三酯和磷脂）结合在一起形成一个整体，就像是运送货物的货车，负责把各种脂质运输到身体的各个部位。各种脂蛋白所含的载脂蛋白种类不同，因此具备不同的功能和不同的代谢途径。目前已经发现的载脂蛋白有近20种之多，主要有apoA₁、apoAN、apoB48、apoB100、apoCI、apoCII、apoD、apoE。

2. 脂肪是维持人体正常生理机能不可或缺的要素

脂肪对人体起着重要的作用，能够保护皮肤健康，固定内脏器官的位置，促进脂溶性维生素的吸收，同时也是人体最丰富的热量来源。

3. 胆固醇

胆固醇的生理功能包括：胆固醇是细胞膜的基本组成成分；由于约15%的胆汁随粪便排出体外，不能被重新吸收入血，此时就需要胆固醇参与来弥补这部分损失；胆固醇是肾上腺皮质和性腺所释放的各种激素（如皮质醇、醛固酮、睾丸酮、雌二醇以及维生素D）的前体物质。激素是协调多细胞机体中不同细胞代谢作用的化学信使，参与体内各种物质（如碳水化合物、蛋白质、脂肪、水、电解质和矿物质等）的代谢，对维持人体正常的生理功能十分重要。

胆固醇虽然是人体必不可少的重要成分，但是通常情况下，成年人自身合成的胆固醇可以满足正常生理功能，不需要额外从食物中得到补充。只有保持体内胆固醇"质和量"的平衡，才不至于发生动脉粥样硬化并引发心血管疾病。

胆固醇2/3由肝脏合成，1/3来自饮食（动物性食物）。所有的动物性食物都含有胆固醇，因此摄入的动物性食物越多，摄入的胆固醇就越多。早期，胆固醇在血管内壁上沉积；日复一日，会造成血管管腔狭窄（最终可能阻塞血管），减少心脏和大脑等重要脏器的供血量，从而引发冠心病和卒中。体内胆固醇含量越高，危险越大。

好胆固醇与坏胆固醇：

总胆固醇是由不同血脂成分组成的。其中，最重要的2种成分是：高密度脂蛋白胆固醇和低密度脂蛋白胆固醇（包括极低密度脂蛋白胆固醇）。

高密度脂蛋白胆固醇是好胆固醇，可以在血流中顺畅传递。

低密度脂蛋白胆固醇是坏胆固醇，会在血管壁内沉积。

4. 高密度脂蛋白胆固醇——好胆固醇

与高密度脂蛋白结合的胆固醇被称为高密度脂蛋白胆固醇（HDL-C）。高密度脂蛋白扮演着"清道夫"的角色，它能将周围组织多余的胆固醇送回肝脏，经过代谢排出体外，起到了抗动脉粥样硬化的作用；它还能维护血管内皮细胞功能，保护血管免于形成血栓。高密度脂蛋白胆固醇增加，动脉壁被胆固醇囤积的机会就减少，它是心血管健康的保护因子。

成年男性的高密度脂蛋白胆固醇应在45mg/dl以上，成年女性应在55mg/dl以上。

男性的总胆固醇与高密度脂蛋白胆固醇的比值应小于5.0，最好小于4.5；女性的这一比值应小于4.0，最好小于3.5。

假如一位男性的总胆固醇为 200mg/dl，那么他的高密度脂蛋白胆固醇最起码应该是 40mg/dl，最好在 45mg/dl 以上，这样患动脉粥样硬化的可能性最小；反之，高密度脂蛋白胆固醇低于 40mg/dl，即总胆固醇与高密度脂蛋白胆固醇的比值大于 5.0，患动脉粥样硬化和冠心病的可能性就增加。

5. 低密度脂蛋白胆固醇——坏胆固醇

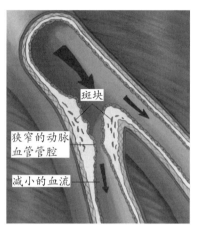

动脉粥样斑块示意图

低密度脂蛋白胆固醇（LDL-C）的水平与饮食密切相关，是心肌梗死的"元凶"，脑梗死的"帮凶"。它们沉积在血管壁上，形成小米粥一样的斑块（被形象的称为动脉粥样硬化），使动脉血管的管腔越来越窄，血流越来越不通畅，从而导致运动时心肌缺血，诱发心绞痛。一旦不稳定斑块破裂，就会形成血栓，引发心肌梗死、卒中等严重致残致死后果。临床上 85% 以上的急性心肌梗死是由这个原因引起的。

图中标注：斑块　狭窄的动脉血管管腔　减小的血流

小而密的低密度脂蛋白

低密度脂蛋白中有一部分颗粒较小（直径＜ 26 纳米），密度较大（1.04～1.06 千克 / 升），称为小而密的低密度脂蛋白（small dense LDL，sd LDL），亦称 B 型低密度脂蛋白。近年来，小而密的低密度脂蛋白与冠心病的关系越来越受到医学研究的重视。① 这类脂蛋白颗粒小且数量多，更容易侵入动脉壁，沉积于动脉壁内膜。② 易与动脉壁上的糖蛋白结合，黏附于动脉壁，促发胆固醇在动脉壁的沉积。③ 由于小而密低密度脂蛋白中的载脂蛋白 B100（apoB100）的空间构象不易与血浆 LDL 受体结合，故经血浆 LDL 受体途径的清除缓慢。④ 较小的颗粒更易被氧化并被巨噬细胞摄取形成泡沫细胞，形成动脉粥样硬化斑块。

保持血液平衡的重要原则是：使总胆固醇和低密度脂蛋白胆固醇（坏胆固醇）降低，高密度脂蛋白胆固醇（好胆固醇）升高。

6. 脂蛋白（a）

脂蛋白（a）[lipoprotein（a），Lp（a）]是一种特殊、独立的血浆脂蛋白，富含胆固醇，是 1963 年挪威遗传学家 Berg 在研究低密度脂蛋白的遗传变异时发现的。20 世纪 80 年代末，人们发现 Lp（a）与动脉粥样硬化有关，它还可以促进血栓形成。

7. 甘油三酯

机体把通过饮食摄入的脂肪和热量转化成甘油三酯。人体的三大营养素是碳水化合物、蛋白质和脂肪。脂肪经肠胃消化，分解为胆固醇和甘油三酯（也称中性脂肪）。当摄取的营养超过人体所需时，多余的热量（可能源自碳水化合物、蛋白质或者脂肪）在体内转变成甘油三酯，囤积起来，需要时才经分解释放和利用。

甘油三酯是人体主要的热量储存库，大部分组织可以利用甘油三酯分解产物供给热量。而当其含量过多时，将会导致脂肪细胞功能改变以及血液黏稠度升高，可能增加冠心病的危险。更直接的危险是血甘油三酯水平过高会引发急性坏死性胰腺炎，这是一种致死率极高的凶险疾病。

8. 极低密度脂蛋白胆固醇

极低密度脂蛋白胆固醇（VLDL-C）由肝脏合成，其甘油三酯含量约占55%，胆固醇含量占20%，磷脂含量占15%，蛋白质含量占10%。由于乳糜微粒（CM）和极低密度脂蛋白胆固醇都是以甘油三酯为主要成分，所以将其统称为富含甘油三酯的脂蛋白。若极低密度脂蛋白转变为小而密的低密度脂蛋白则致动脉粥样硬化能力大为增高。因此，极低密度脂蛋白胆固醇与低密度脂蛋白胆固醇统称为非高密度脂蛋白胆固醇，即坏胆固醇。

（1）健康的血脂水平

① 来自食物的胆固醇和甘油三酯。

② 肝脏合成的胆固醇。

③ 肝脏合成极低密度脂蛋白胆固醇。

④ 肝脏合成高密度脂蛋白胆固醇。

⑤ 极低密度脂蛋白胆固醇和高密度脂蛋白胆固醇进入血流。

⑥ 极低密度脂蛋白胆固醇运送甘油三酯到机体各个组织，然后转化为低密度脂蛋白胆固醇。

⑦ 低密度脂蛋白胆固醇运送胆固醇到机体各个部位。

⑧ 高密度脂蛋白胆固醇清除多余的胆固醇，然后将其送回肝脏进行再循环。

⑨ 动脉内壁开阔、平滑、富有弹性。

（2）不健康的血脂水平

① 来自食物的过多的胆固醇和甘油三酯。

② 肝脏合成过量的胆固醇。

③ 肝脏合成了过多的极低密度脂蛋白胆固醇和不足量的高密度脂蛋白胆固醇。

④ 过多的低密度脂蛋白胆固醇运送了太多的胆固醇。

⑤ 不足量的高密度脂蛋白胆固醇没有能力清理多余的胆固醇。

⑥ 胆固醇沉积在动脉内壁，形成脂纹斑块（主要成分是胆固醇），使血管管腔变窄，血流通过减少。

9. 乳糜微粒

乳糜微粒（CM）是血液中颗粒最大的脂蛋白，密度最低，甘油三酯含量将近90%。正常情况下，空腹12小时后采血，血液中没有乳糜微粒；餐后以及某些病理状态下血液中才含有大量乳糜微粒（譬如I型和V型高脂蛋白血症患者，空腹血浆中会出现高浓度的乳糜微粒）；由于乳糜微粒颗粒大，不能进入动脉壁内，一般不致动脉粥样硬化，但容易诱发胰腺炎。

表 2-2-11　血浆脂蛋白的特性及功能

分类	水合密度（克/毫升）	颗粒大小（纳米）	主要脂质	来源	功能
CM（乳糜微粒）	<0.950	80~500	甘油三酯	小肠合成	将食物中的甘油三酯和胆固醇从小肠转运至其他组织
VLDL（极低密度脂蛋白）	<1.006	30~80	甘油三酯	肝脏合成	转运甘油三酯至外周组织，经脂酶水解后释放游离脂肪酸
IDL（中间密度脂蛋白）	1.006~1.019	27~30	甘油三酯、胆固醇	VLDL中甘油三酯经脂酶水解后形成	属于LDL前体，部分经肝脏摄取
LDL（低密度脂蛋白）	1.019~1.063	20~27	胆固醇	VLDL和IDL中甘油三酯经脂酶水解后形成	胆固醇的主要载体，与冠心病直接相关

续表

分类	水合密度（克/毫升）	颗粒大小（纳米）	主要脂质	来源	功能
HDL（高密度脂蛋白）	1.063~1.210	5~17	磷脂、胆固醇	肝脏和小肠合成，CM和VLDL脂解后表面物衍生	促进胆固醇从外周组织移去，转运胆固醇至肝脏或其他组织，是冠心病的保护因子
Lp（a）[脂蛋白（a）]	1.050~1.120	26	胆固醇	肝脏合成后与LDL形成复合物	可能与冠心病相关

10. 载脂蛋白 A$_1$（apoA$_1$）和载脂蛋白 B（apoB）

载脂蛋白 A 与载脂蛋白 B 的比值作为良好的心血管疾病危险性指标现在临床上得到了日益重视。

apoA$_1$ 是高密度脂蛋白的主要结构蛋白（占 65%~70%），可以代表高密度脂蛋白的水平，与高密度脂蛋白胆固醇呈显著正相关。冠心病患者 apoA$_1$ 偏低，脑血管病患者 apoA$_1$ 明显低下。

apoB 为低密度脂蛋白的主要结构蛋白（约占 98%），其水平与低密度脂蛋白胆固醇成正相关。apoB 水平高是冠心病的危险因素，是各项血脂指标中较好的动脉粥样硬化标志物。

apoA$_1$ 下降和 apoB 升高者易患冠心病、糖尿病、肾病综合征、活动性肝炎、肝功能低下和营养不良等。

三、血脂异常

"高血脂"是民间的叫法，医学上称为"血脂异常"。血脂异常并不是一个疾病名称，而是指血脂中的成分指标超出了正常范围。包括：血中总胆固醇和/或甘油三酯过高，或高密度脂蛋白胆固醇过低，即高胆固醇血症、高甘油三酯血症、低高密度脂蛋白胆固醇血症以及混合型血脂异常。

1. 原发性血脂异常和继发性血脂异常

（1）原发性血脂异常是指脂质和脂蛋白代谢先天性（家族性）缺陷以及某些环境因素通过各种机制所引起的血脂异常，其中，环境因素包括饮食等。

（2）继发性血脂异常是指由系统性疾病或服用某些药物所导致的病理性脂肪代谢紊乱。

① 继发性血脂异常的常见病因包括：糖尿病、肝脏疾病、甲状腺功能减退症、肾脏疾病、胰腺疾病、肥胖症、系统性红斑狼疮、骨髓瘤、脂肪萎缩症、糖原累积病、痛风、阿狄森病、柯兴综合征、异常球蛋白血症等。

表 2-2-12　继发性血脂异常的常见病因

疾病	血浆胆固醇升高	血浆甘油三酯升高
甲状腺功能低下	+	
糖尿病		+
肾病综合征	+	+
肾衰竭		+
阻塞性黄疸	+	
糖原累积病		+
多发性骨髓瘤	+	+
神经性厌食	+	
生长激素缺乏	+	
脂肪萎缩症		+
急性卟啉病	+	

注："＋"表示"有"的意思。

甲状腺功能减退症多见于老年人和女性，一般起病隐匿，进展较慢，以畏寒、乏力、嗜睡、迟钝、进食少、腹胀及心血管损害为突出表现，全身处于低代谢状态；使用甲状腺素替代治疗，对脂质代谢起到调节作用，可使血脂异常逐渐改善和恢复。

② 可以引起血脂异常的常见药物有：氢氯噻嗪（利尿剂）、氯噻酮（利尿剂）、普萘洛尔（β 受体阻滞剂）、胺碘酮（广谱抗心律失常药物）、糖皮质激素与促肾上腺皮质激素、雷尼替丁、苯妥英钠（抗癫痫药物）、氯丙嗪（抗精神病药物）和口服避孕药等。胰岛素、干扰素、左旋多巴、维生素 D 有时也可升高血脂。

2. 高脂蛋白血症

人体内脂蛋白过高，就称为"高脂蛋白血症"。由于脂质不溶于水，必须与蛋白质结合以脂蛋白的形式在血液中传导，因此"高脂蛋白血症"可能诱发"血脂异常"。

3. 引发血脂异常的 6 大诱因

一般来说，人体血管表面的内皮细胞对血管壁有"密封"作用，血脂无法沉积在血管壁，而导致动脉粥样硬化。然而，当潜在的危险因素引起血管内皮细胞损伤时，血脂也就侵入了血管壁，使动脉粥样硬化成为事实。

（1）第一位：吸烟

吸烟使血脂升高，并且使血脂异常的治疗难以取得效果。已经证实，吸烟是引发高血脂的头号"罪犯"。吸烟时吸入尼古丁、一氧化碳和烟碱。一氧化碳与血红蛋白结合形成碳氧血红蛋白，这与氧气存在竞争性。碳氧血红蛋白增高会引起机体缺氧，造成动脉壁缺氧、水肿，阻碍血流；还可以使内皮受损，为胆固醇在血管壁上沉积创造条件。同时，缺氧促进平滑肌细胞摄取低密度脂蛋白胆固醇（坏胆固醇），促使动脉发生硬化。另一方面，吸烟促使胰岛素敏感性下降，容易产生胰岛素抵抗，使脂代谢发生紊乱，造成血甘油三酯升高、高密度脂蛋白胆固醇（好胆固醇）降低，同样促使动脉发生硬化。于是，最终结果是患者极易发生心肌梗死和卒中。调查发现，吸烟者血总胆固醇水平比不吸烟者高，两者有显著差异，总胆固醇升高的程度与吸烟多少呈正相关；吸烟者血甘油三酯含量比不吸烟者高 10%～15%；假若吸烟、血脂异常和高血压 3 个因素同时存在，那么冠心病的发病率升高 9～12 倍。

（2）第二位：高血压

主动脉、脑动脉和冠状动脉由于动脉压力持续升高，动脉内膜对血浆脂蛋白通透性增加，胆固醇易于在内膜下沉积。

（3）第三位：高密度脂蛋白胆固醇（好胆固醇）含量过低

高密度脂蛋白胆固醇能够帮助清除血流中的"坏胆固醇"，逆转血脂在血管壁中沉积的过程。除去遗传等不可逆因素之外，吸烟、缺乏运动和不健康饮食等生活习惯都对高密度脂蛋白胆固醇的含量产生负面影响。

（4）第四位：早发冠心病家族史

如果有早发冠心病家族史（直系亲属中男性发病早于 55 岁，女性早于 65 岁），很有可能其本人基因上也有缺陷，血管内皮功能不好，易致动脉粥样硬化的发生。

（5）第五位：糖尿病

临床研究发现，约 40% 的糖尿病患者可继发引起血脂异常。糖尿病的发病是由于人体内胰岛素绝对缺乏或胰岛素相对不足，血液中葡萄糖水平升高所引起的一种疾病。胰岛素也是脂肪和蛋白质代谢的主要调控因素，具有促进脂蛋白分解的作用，当胰岛素分泌不足或作用减退时，患者血液中甘油三酯、低密度脂蛋白胆固醇和极低密度脂蛋白胆固醇会明显升高。

一般情况下，胰岛素依赖型糖尿病（Ⅰ型糖尿病）患者，血液中最常出现乳糜微粒和极低密度脂蛋白的代谢紊乱，这与病情的严重程度有关。严重胰岛素缺乏，尤其是伴酮症酸中毒患者，上述两种脂蛋白均显著增高，表现为Ⅰ型或Ⅴ型高脂蛋白血症。不伴酮症酸中毒的轻型患者，血中可无乳糜微粒，极低密度脂蛋白正常或仅轻度增高。上述代谢异常，经胰岛素治疗后可见好转。

非胰岛素依赖型糖尿病（Ⅱ型糖尿病）患者发生脂蛋白代谢异常者更为多见，可能与本型患者最常合并肥胖有关。在控制体重和限制碳水化合物摄入后，这类患者的脂蛋白异常会得到一定程度的改善。

（6）第六位：年龄

当男性超过 45 岁或女性超过 55 岁时，就要注意积极防治血脂异常。

人从出生到成年，胆固醇和甘油三酯含量会增加 3～4 倍。其中，1 岁以内增加最快；部分人 20～50 岁呈规律性增加，另外一部分人在 20 岁以后就不再增加了。50 岁以后由于体内代谢能力减弱，高血脂的比例有升高趋势。

血脂水平异常以 50～69 岁组为高峰，70 岁以后略有回落；50 岁以前，男性高于女性；60 岁以后，女性明显增高，甚或高于男性。雌激素能够增加乳糜微粒和极低密度脂蛋白在肝内的摄取与清除，加速低密度脂蛋白胆固醇（坏胆固醇）代谢，促进高密度脂蛋白胆固醇（好胆固醇）合成。妇女绝经后雌激素水平下降是血脂谱紊乱和冠心病发病危险增加的一个原因。

4. 血脂异常是生活方式病

90% 以上的血脂异常与不健康的生活方式有关，尽管一些类型的血脂异常具有家族聚积性，有明显的遗传倾向（除少数病例外，大部分家族性血脂异常的基因缺陷尚不清楚），因此血脂异常被称为"生活方式病"。

让我们回顾刚刚谈到的"6大诱因":除去"早发冠心病家族史"和"年龄"、"吸烟"是不健康的生活方式,"高血压"和"糖尿病"同属"生活方式病","高密度脂蛋白胆固醇含量过低"往往直接由不健康的生活习惯造成。此外,生活方式中可能引发血脂异常的因素还有:活动少,脑力劳动者的血脂水平高于体力劳动者;吃过量的动物性食品;超重和肥胖。

从地区分布来看,总胆固醇和低密度脂蛋白胆固醇(坏胆固醇)升高的分布特点是城市显著高于农村,大城市高于中小城市,富裕农村高于贫困农村,与城市化进程和经济发展水平密切相关。

1953年在朝鲜战争期间,美国医学界发表的论文揭示,对临床没有冠心病表现的战死士兵进行尸检发现,相当多的死者已有冠状动脉病变的早期征象,出现了脂纹或斑块,部分甚至有阻塞性病变,他们的平均年龄仅20余岁。1975年,对越南战争中战死美国士兵的尸体又进行了此方面的研究,尸检的平均年龄是22岁。令人吃惊的是,12年过去后,冠状动脉阻塞的征象上升至55%。而当年在朝鲜战争中战死的中国和朝鲜士兵的解剖结果却恰恰相反,他们的冠状动脉壁很光滑、一清二白。

目前,我国青少年正在重蹈当年美国大兵的覆辙,洋快餐的大快朵颐,以车代步,拈轻怕重,足不出户,进门找电梯,两层楼懒得爬,出门就打的,两站路不想走,致使超重乃至肥胖十分常见,也促使了高血压、血脂异常和2型糖尿病的发病提前。我国已在9岁儿童中发现血管硬化。

5. 饮食与血脂

食量和大量饮酒对甘油三酯的影响较大,饮食结构与胆固醇水平有明确的关联。

选择单不饱和脂肪酸和多不饱和脂肪酸,不要吃过多富含饱和脂肪酸的动物性食品,避免反式脂肪酸的摄入。具体内容请参考85页,"第一节 饮食与心脏健康/三、脂肪——健康的双刃剑(低脂饮食有益健康)"。

碳水化合物摄入过多,可影响胰岛素分泌,加速肝脏合成极低密度脂蛋白胆固醇,易引起高甘油三酯血症。因为,谷类食品(碳水化合物)摄入过多,超过了人体的需要量,也会促进脂肪的合成,引起血甘油三酯水平升高。

酒精除提供更多热量外,还刺激脂肪组织释放脂肪酸,使肝脏合成甘油三酯和极低密度脂蛋白胆固醇,减慢极低密度脂蛋白胆固醇和乳糜微粒的清除速度,引起血甘油三酯水平升高。高血压、血脂异常、冠心病患者应限酒,白酒每日不超过50毫升,红葡萄酒以每天不超过150毫升为宜,啤酒控制在每日300~350毫升之内。

长期摄入过量的蛋白质、脂肪,而膳食纤维摄入过少都与血脂异常的发生有关。

6. 肥胖与血胆固醇和甘油三酯的升高程度呈正相关

"肥胖的相关指标"请参考 136 页，"第三节　体重管理 / 二、当减重成为需要"。

肥胖致使甘油三酯、极低密度脂蛋白胆固醇水平明显升高，而高密度脂蛋白胆固醇降低；肥胖者常伴有胰岛素抵抗，使脂肪不断在体内堆积，于是胖人越来越胖，血脂水平也越来越高，进入恶性循环，从而促进动脉粥样硬化的形成。

由于体内脂肪比例增高，酸性代谢产物排泄不充分，人会经常感觉疲困乏力、贪睡、不愿活动；又因为肥胖导致水、糖、脂肪代谢紊乱以及高胰岛素血症而出现异常饥饿感，表现为嘴馋、特别贪吃。于是，人越胖→越贪食→越懒惰→越不运动→越胖……

7. 心理因素对血脂的影响

国内外冠心病普查资料表明，长期睡眠不佳、精神紧张、忧虑及时间紧迫均能影响血脂代谢。情绪紧张、争吵、激动、悲伤时可增加体内儿茶酚胺的分泌，使游离脂肪酸增多，进而促使胆固醇、甘油三酯水平升高。抑郁可使高密度脂蛋白胆固醇降低。

8. 血脂的"季节、假日变化"

夏季：由于天气炎热，体能消耗大，食欲（尤其是对动物性食品的需求）往往受到影响，人们更容易倾向于选择水果、蔬菜等清淡饮食，故此时体内血脂在一年当中处于较低水平，并随着天气转凉逐渐升高。

冬季：机体御寒的自我保护机制和饮食习惯的调整，促进体内胆固醇和甘油三酯升高。这也是为什么"冬季是心脑血管疾病高发期"的原因之一。

"长假"：节日配合悠闲假期，人们在尽享美酒佳肴的同时，也加大了体内血脂水平的波动。

四、血脂异常的危害

问题： 不少患者直到突发心肌梗死还感到困惑不解，认为自己平常能吃、能喝、能跳，没有任何不适，怎么就发生了严重的冠心病呢？

答案： 血脂异常对身体的损害是一个缓慢的、逐渐加重的隐匿过程，长期血脂升高可导致动脉粥样硬化，进而发展成为冠心病和卒中。

斑块使血管变窄，导致血流不畅，得不到充足供血的组织开始缺血缺氧甚至坏死，进而器官功能受到损害。

血管在人体内编织了一张大网，无处不在，因此血脂异常威胁身体的全面健康。

与生命直接相关的脏器，比如心脏和大脑是最常受到威胁的脏器。

1. 从"血脂异常"到"动脉粥样硬化"

当血脂过高又得不到控制时，胆固醇沉积在大、中动脉管壁内，逐步就会形成动脉粥样硬化。

低密度脂蛋白胆固醇是造成动脉粥样硬化的主要原因。

问题："斑块"是如何制造麻烦的？

答案：斑块形成使血管管腔变窄，血流减少，脏器供血受限。

斑块使血管失去弹性，从而当血液需要量增加时不能延展以满足增大的血流量。例如锻炼时，机体需氧量增多，弹性好的血管可以通过管腔延展提高血流量，进而提高血液运送氧和养料的能力；反之，组织的供血和供氧受到限制，就会出现缺氧的表现。

斑块破裂，形成血栓并附着在斑块表面，会进一步减小血流。

斑块破裂诱发的血栓和斑块碎块也可能造成栓塞。即使动脉主干幸免于难，血栓也可以向血管远端游走，堵塞小血管、微血管。

2. 动脉粥样硬化

整个人类健康运动正面临着战略大转折，从针对传染性疾病（结核、鼠疫、霍乱等）的第一次卫生革命转折到针对慢性非传染性疾病的第二次卫生革命。这个转折的重点是人类心脑血管疾病的防治，其共同的病理基础是动脉粥样硬化。

动脉粥样硬化是一种慢性的动脉疾病，主要累及大、中动脉，比如冠状动脉和脑动脉等，其结果是动脉发生狭窄甚至闭塞，造成血流受阻，使远端组织发生缺血甚至坏死。现今威胁人类健康的心血管病，例如冠心病、卒中、颈动脉狭窄、下肢动脉狭窄等，大多数是动脉粥样硬化的结果。

这使我联想到英文里有个单词"global"，在这里可以理解为两层含义：一方面为"全球性"，即全球（包括发达国家和发展中国家）都面临着心血管疾病，特别是动脉粥样硬化的挑战；另一方面是全身性，身体内哪里有动脉血管，哪里就有可能发生动脉粥样硬化。

动脉粥样硬化可分为脂纹、纤维斑块及复合病变3种。脂纹多见于内膜，是纤维斑块的前身；纤维斑块涉及动脉的三层，进一步可发展成不同程度的钙化复合病变（如出血、栓塞、溃疡等），在此基础上可突发血栓形成，造成血管腔的完全闭塞，中断血流。

冠状动脉粥样硬化的发病机制是血管壁一系列病理变化的发生发展过程，启动在青少年，发病多在中年以后。其源头是不健康的社会环境和不健康的生活方式与行为，上游是多重危险因素（吸烟、高血压、血脂异常、糖尿病、肥胖等）的流行，必须从源头治理。研究表明，动脉粥样硬化病变的发生可能从幼年就已经开始了，血管的脂纹斑块最早见于新生儿。采用高分辨率超声可以探测到肥胖儿童颈总动脉、股动脉存在的动脉粥样硬化早期改变。目前我国居民超重式肥胖十分常见，30～40岁的人心肌梗死已不罕见，占到了心肌梗死住院患者的1/5。

3. 从"动脉粥样硬化"到"冠心病"

冠心病的全称是冠状动脉粥样硬化性心脏病。发生心肌梗死、卒中等严重事件的基础是动脉粥样硬化"不稳定斑块"及其破裂后引发的不同程度的血栓。

保持动脉粥样硬化斑块稳定，预防血栓形成，可预防急性冠状动脉综合征（ACS）和卒中等可能致残、致死的严重事件。

血脂也是构成血液黏度的因素之一。血脂异常会增加血浆黏度，进而促进血栓形成，使原来已经发生粥样硬化的血管管腔进一步狭窄，增加心脑血管恶性事件的危险。

4. 从"冠心病"到"心力衰竭"

就算是发生心肌梗死时得以幸存的患者，也常常于10～15年后发生慢性心力衰竭。慢性心力衰竭患者已经成为全世界最严重的负担。

5. 血脂升高水平影响冠心病的严重程度

有研究对临床诊断为冠心病的患者进行选择性冠状动脉造影，根据其冠状动脉狭窄程度和受累及的血管支数分为正常冠状动脉、单支病变、双支病变与三支病变；再测定其血脂水平，与冠状动脉病变程度进行相关性分析。结果表明，冠状动脉病变程度与血脂升高水平有关。当冠状动脉存在三支病变时，总胆固醇、甘油三酯、低密度脂蛋白胆固醇都有明显升高。

6. 甘油三酯与冠心病

虽然甘油三酯水平升高在心血管疾病的危险评估中所起的作用不如胆固醇，但"高甘油三酯血症"也是冠心病的危险因素之一。一些研究发现，甘油三酯水平上升常伴随高密度脂蛋白胆固醇降低，与冠心病危险呈正相关。

7. 脂蛋白（a）[Lp（a）] 与冠心病

血浆Lp（a）水平与低密度脂蛋白胆固醇一样，是冠心病的独立预测因子。临床流行病学调查资料提示，血浆Lp（a）水平升高是冠心病的危险因素，不受传统危险因素存在的影响，并推测Lp（a）有致动脉粥样硬化和促血栓形成的双重作用。Dahlem（达勒姆）

等研究显示（1986年），Lp（a）浓度＞30mg/dl者患冠心病的危险性较＜30mg/dl者高1.75倍，且前者的冠状动脉狭窄程度明显较重。Rhoads（罗兹）等研究亦表明，Lp（a）浓度＞20mg/dl者患冠心病的危险性是＜20mg/dl者的2.5倍。

8. 载脂蛋白（apo）与冠心病

前面已经谈到，载脂蛋白A与载脂蛋白B的比值是良好的心血管疾病危险性指标。血脂与载脂蛋白结合，才得以在血液中运行。那么，血脂代谢异常一定程度上是通过载脂蛋白代谢异常来实现的。同样的"胆固醇"，在与高密度脂蛋白结合后成为"高密度脂蛋白胆固醇"，是"好胆固醇"；而与低密度脂蛋白结合后，就产生了性质与作用完全相反的"低密度脂蛋白胆固醇"，即"坏胆固醇"。

9. 血脂异常与高血压、糖尿病相辅相成

（1）高血压

高血压通常与血脂异常并存，对心血管系统产生协同危害。老年高血压患者合并血脂异常也绝非简单的两个危险因素并存，二者之间会相互影响、相互促进，具有密切关系。同时高血压与血脂异常的合并存在将增加动脉粥样硬化和心血管疾病的患病率及死亡率，可使心血管疾病的风险增加3～4倍。

（2）糖尿病

如果胰腺血管受到破坏，致使胰腺供血、供氧不足，胰岛细胞受损，就会加重糖尿病的病情；合并血脂异常时，会大大增加患者患糖尿病大血管并发症（冠心病、卒中等）的概率；对于血脂异常患者而言，糖尿病的高血糖状态使血管内皮更易受损伤，使血脂更易沉积于血管内壁。

10. 血脂异常易致肺栓塞

肺栓塞绝大部分栓子来源于深部静脉血栓，形成深部静脉血栓的基本原因有血流缓慢、血管壁损伤、炎症和动脉粥状硬化等。

血脂异常患者，尤其是老年人与合并存在动脉粥样硬化者，血流瘀滞，易致体内血栓形成；如果再合并其他危险因素（如缺乏运动），可致肺栓塞的发生，严重时会威胁生命。

11. 血脂异常与卒中

卒中（俗称"中风"）包括两种情况：脑梗死和脑出血。血脂异常引起的脑动脉粥样

硬化是卒中发生的重要基础，积极降脂治疗，有助于预防卒中的发生。

脑梗死，又称缺血性卒中，是指脑部血液供应障碍，缺血缺氧使脑组织坏死、软化，引起神经功能障碍。以动脉粥样硬化为基础病变的脑梗死与血清胆固醇升高之间存在明确地相关性。遗传性脂质代谢障碍，如家族性高胆固醇血症，就是引起缺血性卒中的重要因素。高甘油三酯血症亦与脑血管疾病密切相关，缺血性卒中的危险性随着血甘油三酯浓度升高而增加。

高密度脂蛋白胆固醇的升高则有助于预防缺血性卒中的发生。

脑出血，是指脑血管破裂时引起的出血，也是我国常见的脑血管疾病。高血压和动脉粥样硬化同时并存，是脑出血最常见的病因。

12. 脂肪肝

脂肪肝是脂肪（主要是甘油三酯）在肝脏内过多沉积所致。肝脏保持着脂质新陈代谢（消化吸收、氧化、转化以及分泌等过程）的动态平衡，当摄入的脂肪超过肝脏工作负荷时，过多的脂肪在肝脏内堆积，就会形成脂肪肝。肝内所含脂肪量达到肝脏重量的5%～10%时，为轻度脂肪肝；达到10%～25%为中度脂肪肝；超过25%为重度脂肪肝。一般患者可毫无症状，往往在体检时发现有脂肪肝。中、重度脂肪肝可有肝区不适等症状。目前，脂肪肝的诊断主要靠腹部B超检查。

13. 血脂与肾脏疾病

血脂异常可致动脉粥样硬化性肾动脉狭窄，进而发生肾性高血压，进一步发展下去可致肾衰竭、尿毒症。血脂增高可对肾小球以及肾间质造成损伤。许多血脂异常患者在肾小球被高血脂损害的情况下没有明显不适，直到肾小球功能丧失达到50%时才开始有症状，相当于两个肾脏已经少了一个。

14. 血脂异常与老年性耳聋

人的耳蜗上有众多毛细胞能察觉声波的振动从而听到声音。血脂异常患者血脂增高，血液黏稠度增加，血液中过多的脂类沉积于血管壁上，使原本就细小的内耳血管更加狭窄，导致内耳缺血缺氧，毛细胞死亡，从而引起耳聋。因此，倘若老年人出现听力减退，不要忘记化验血脂。

15. 孕妇甘油三酯高的危害

孕妇的甘油三酯水平轻度升高是正常现象，但上升幅度过大则会增加多种妊娠并发症的发病危险，包括心脑血管疾病、妊娠期糖尿病、妊娠高血压和肾脏疾病。

孕妇的甘油三酯超标危害很大，若不及时调整和治疗，将严重影响孕妇和胎儿的健康。建议妇女在怀孕期间要监测血脂，并建立通畅的医患沟通渠道。

五、血脂异常的诊断

1. 风险自测

在下表中选出符合你的选项。选择越多的选项，你可能面临的心脏事件、卒中或周围血管疾病的危险越高。

表 2-2-13　心血管疾病的风险评估

背景	生活习惯	健康状况
□ 男性≥45岁，女性≥55岁 □ 你的父亲或兄弟在55岁以前，或者母亲或姐妹在65岁以前发生过心脏事件或卒中	□ 吸烟 □ 饭量过大 □ 经常吃油炸食品、油腻的食物或者喜欢吃咸的东西 □ 无论工作和居家，都缺乏运动	□ 超重或者肥胖 □ 超额的体重主要来自于腰腹部 □ 患有糖尿病或者处于糖尿病前期（糖耐量受损） □ 患有高血压

2. 血脂异常的"标签"

血脂不正常，既看不见也摸不着，不抽血化验很难被发现，当很多人通过体检发现了血脂异常的时候，往往感觉"突如其来"。

尽管血脂异常本身多无明显症状，但如果细心观察，还是有些征象可以提供早期诊断的线索。

（1）中老年人最好每半年或每年检查1次血脂，以便及时了解和调整血脂状况

《中国成人血脂异常防治指南》中指出：为了及时发现和检出血脂异常，建议20岁以上的成年人至少每5年测量1次空腹血脂，包括总胆固醇、低密度脂蛋白胆固醇、高密度脂蛋白胆固醇和甘油三酯；对于缺血性心血管病患者及其高危人群，则应每3~6个月测定1次血脂。对于因缺血性心血管病住院治疗的患者应在入院时或入院后24小时内监测血脂。

（2）哪些人更应检测血脂

直系亲属中有较早（男性55岁以前，女性65岁以前）患冠心病（如心肌梗死）的

患者时，其他家庭成员应检查血脂。

（3）哪些人应进行常规血脂检查

冠心病、卒中、高血压、糖尿病患者或体形较肥胖者可能同时合并有血脂异常，应进行常规血脂检查。

上面（2）和（3）不是血脂异常的具体"征兆"，而是预测血脂异常的显性因素。

（4）身体部位异样的征兆

身体某些部位出现了黄色、橘黄色或棕红色的结节、斑块或疹子，质地柔软，医学上称为"黄色瘤"。这些结节或疹子可出现在脚后跟、手背、臀部及肘、膝、指关节等处，有的表现为手掌的黄色或橘黄色线条状条纹。如出现上述表现，多提示有家族遗传性的血脂异常，应予以重视。不过，眼皮周围（最常出现在上眼皮内侧）的橘黄色略高出表皮的扁平黄色瘤也可见于血脂正常人群。

血脂异常的临床表现主要包括两大方面：① 脂质在真皮内沉积所引起的黄色瘤。② 脂质在血管内皮沉积所引起的动脉粥样硬化、冠心病和周围血管病等。

（5）经常出现哪些症状要关注自己的血脂

如果经常出现头晕、头痛、健忘、注意力不集中、体力下降、四肢沉重或肢体麻木、睡眠不安、胸闷气短的表现，一定要关注自己的血脂状况。

头晕是各种血脂异常的常见症状，主要原因是长期的脑动脉硬化和血黏度增高，引起脑缺血缺氧发作。肢体乏力疼痛是由于长期血脂异常导致的闭塞型肢体动脉硬化。脂肪代谢紊乱及循环障碍可表现为肢体乏力或活动后疼痛，下肢发冷、麻木和间歇性跛行，以致出现痉挛疼痛（譬如腿肚子抽筋并经常感到刺痛）、下肢末端发生发绀、肢体坏死等恶性后果。

（6）视力下降或失明

当血液中富含甘油三酯时，可使视网膜血管颜色变淡（接近乳白色），随着病情加重，甘油三酯进一步从毛细血管中漏出，形成视网膜脂质渗出，在视网膜上呈现黄色斑片，会严重影响视力。

血脂异常还是引起视网膜血栓形成的最常见原因，其后果更加严重。

（7）反复发作的饱餐后短暂腹痛

（8）血脂异常合并冠心病时，常有心绞痛发作

其产生的主要原因是长期的冠状动脉粥样硬化和血黏度增高。

3. 血脂异常的诊断标准

《2007年中国血脂异常防治指南》对血脂指标做出了规定，为了便于读者掌握，我根据指南的规定制作了下面的表格。

表 2-2-14　血脂异常诊断标准表（单位：mmol/L）

项目	总胆固醇	低密度脂蛋白胆固醇	高密度脂蛋白胆固醇	甘油三酯
健康人理想标准	<5.2	<3.37		<1.7
血脂异常	>6.22	达到4.14	≤1.04	达到2.26
指标及诊断	高胆固醇血症	高胆固醇血症	低高密度脂蛋白胆固醇血症	高甘油三酯血症

注释：如果希望得到 mg/dl 值，在表中数字的基础上乘以40（确切值是38.462）就可以得到近似值了。

注意：上述血脂异常的诊断标准针对的是一般人群，对于不同危险水平的患者，合理的血脂水平是不同的。（具体内容请参考236页，"第四节　血脂异常/一、血脂干预的是危险水平，不是单一的血脂水平"。）

表 2-2-15　血脂异常的危险分级和胆固醇控制目标（诊断标准值）

（单位：mmol/L）

危险分级	危险因素描述和判定	总胆固醇	低密度脂蛋白胆固醇
中危	有高血压或存在3个以上危险因素	<5	<3
高危	有冠心病或糖尿病	<4	<2.6
极高危	有不稳定性心绞痛或心肌梗死或冠心病合并糖尿病	<3	<2.07

注释：危险因素请参考236页，"第四节　血脂异常/一、血脂干预的是危险水平，不是单一的血脂水平"。

4. 实验室有哪些项目可以评估血脂异常

（1）测定全套血脂谱

空腹总胆固醇、低密度脂蛋白胆固醇、高密度脂蛋白胆固醇和甘油三酯。

（2）有关脂代谢的特殊检查

① 载脂蛋白测定，apoA$_1$ 和 apoB 水平对于预测冠心病的发生概率具有重要意义。

② 体内脂蛋白代谢测试，还可进行 DNA 突变分析，脂蛋白 - 受体相互作用以及脂蛋白脂酶和肝脂酶、胆固醇脂化酶与合成酶等的测定。

③ 其他检查：家族性混合型血脂异常和家族性高甘油三酯血症存在胰岛素抵抗，其血浆胰岛素水平升高，临床上可表现为糖耐量异常；家族性混合型血脂异常可伴有高尿酸血症；Ⅲ型高脂蛋白血症患者常合并有糖尿病，也可伴有甲状腺功能减低。

5. 化验血脂需要注意什么

检查的前一天晚上8点以后不要再进食，次日早上8~10点抽血化验血脂。

检查前一天的晚饭应维持日常规律饮食，不能暴饮暴食。

在生理和病理状态比较稳定的情况下进行化验，血脂检验前的4~6周内没有急性病发作。

验血脂前尽量避免服用某些药物，如避孕药、某些降压药物（利尿剂、β受体阻滞剂等）。

检查的前一天晚上，一定要休息好。

6. 血脂检查为何要空腹

问题：化验血脂不仅当天不能吃早饭，而且必须空腹12小时以上。这是为什么呢？

答案：人在餐后几小时内，血脂的成分和含量都会发生变化。如进食脂类食物导致血液中出现乳糜微粒，同时甘油三酯含量也显著增高。这是一种正常的生理现象，是由于血液中脂蛋白脂酶还来不及对脂类彻底水解的缘故。假若此时抽血，血液相当混浊，测定甘油三酯浓度可能是空腹时的数倍甚至数十倍，这种现象可持续6~8小时。除乳糜微粒和甘油三酯含量增高外，其他脂质和脂蛋白成分也有变化，一直到8小时以后才慢慢地恢复到原来空腹的基础水平。

7. 为什么检查"餐后甘油三酯"

检查餐后甘油三酯水平对于冠心病的早期防治有积极意义。原因是冠心病患者不仅餐后甘油三酯水平上升幅度大，而且餐后6~8小时仍然维持在较高水平。

8. 测定血黏稠度

"血黏稠度"是与血脂异常形影不离的一个概念。现在人们比较关注血液黏稠度，其高低受许多因素的影响，以血脂水平最为重要。当血中总胆固醇或甘油三酯浓度升高时，脂蛋白（如低密度脂蛋白、乳糜微粒和极低密度脂蛋白）就会增多，导致血液黏度增高，造成血液流动时的摩擦力和阻力增加。因此，临床上应用降脂药物既能降低血脂，也可降低血黏稠度。每天喝水至少 1200 毫升也是降低血黏稠度的好方法。

9. 为什么冠心病患者都要查血脂

明确血脂水平有利于指导冠心病患者的治疗和预后评估。血脂异常程度和类型是明确诊断和制订治疗方案时重要的参考指标。

血脂异常是冠心病的独立危险因素，冠心病患者降脂治疗必须"达标"。对冠心病患者进行必要降脂治疗，可以降低心血管事件的发生率和死亡率。

10. 老年人血脂异常需做哪些检查

老年人随着代谢能力的下降，血脂异常的发生率也有所增加。他们作为一个特殊的群体，在确定存在血脂异常后，常需进一步做其他检查，进行全面评估。

首先，明确有无继发性血脂异常的可能，如排除糖尿病、甲状腺疾病、肾脏疾病、肝脏疾病等，其中最常见的是糖尿病、甲状腺功能低下和肾病综合征。因此，需要检查甲状腺、肝脏、胆囊、肾脏等脏器，测定尿蛋白水平、甲状腺功能、血糖、胰岛素、肝肾功能等。

其次，明确是否存在并发症，如检查血黏稠度、超声心动图、颈动脉、肾动脉、脑血管超声，了解动脉粥样硬化程度等。

六、血脂异常的综合治理

控制体重，清淡饮食，合理盐、脂肪和糖的摄入，戒除烟酒，学会应对身心的压力，保持良好的心态。特别是坚持体育运动，既能增强心脑血管的功能、提高机体免疫力、调节情绪，更有助于减轻体重，防止肥胖。这些都是防治血脂异常的有效措施。切记，即便在医生的指导下进行药物治疗，也不能放弃健康的生活习惯。

1. 血脂异常的治疗标准

我国心血管专业的医务工作者参考了美国和其他亚洲国家及地区的方案，结合中国居民的实际情况，制定出了适合我国居民体质特点的血脂防治标准。

表 2-2-16　血脂异常者降脂目标（mmol/L 或 mg/dl）

危险等级	改变生活方式治疗	开始药物治疗	治疗目标值
低危（10年危险性<5%）	TC≥6.22（240）LDL-C≥4.14（160）	TC≥6.99（270）LDL-C≥4.92（190）	TC<6.22（240）LDL-C<4.14（160）
中危（10年危险性5%~10%）	TC≥5.18（200）LDL-C≥3.37（130）	TC≥6.22（240）LDL-C≥4.14（160）	TC<5.18（200）LDL-C<3.37（130）
高危（冠心病或等危症）	TC≥4.14（160）LDL-C≥2.59（100）	TC≥4.14（160）LDL-C≥2.59（100）	TC<4.14（160）LDL-C<2.59（100）
极高危（急性冠状动脉综合征或缺血性心血管病合并糖尿病）	TC≥3.11（120）LDL-C≥2.07（80）	TC≥4.14（160）LDL-C≥2.07（80）	TC<3.11（120）LDL-C<2.07（80）

注：TC 为总胆固醇、LDL-C 是低密度脂蛋白胆固醇。

2. 什么是强化降脂

大量临床试验结果表明，冠心病高危人群不但要早期应用降脂药物，更要强化降脂。

强化降脂是指将高危患者的低密度脂蛋白胆固醇（LDL-C）水平降至 <100mg/dl，极高危患者低密度脂蛋白胆固醇降至 <70mg/dl，高危或中等危险患者的低密度脂蛋白胆固醇降低 30%~40%。

（1）冠心病高危人群

① 冠心病人群，首先是明确心肌梗死和进行过冠状动脉血运重建（支架或搭桥）的患者，其次是明确诊断有典型心绞痛发作的患者。② 冠心病等危症人群，首先是糖尿病患者以及虽没有发生心肌梗死但存在其他临床表现的动脉粥样硬化（如周围动脉疾病、主动脉瘤、有症状的颈动脉斑块、卒中），其次是存在多重心血管危险因素者（如吸烟、过量饮酒、血脂升高和 55 岁以上的男性）。

（2）冠心病极高危人群

在确诊动脉粥样硬化性疾病的基础上具有下列情形者：① 存在多个危险因素（如糖尿病、吸烟）。② 急性冠状动脉综合征。

3. 降脂治疗和用药准则

问题： 降脂治疗是否根据胆固醇水平决定？

答案： 不是。无论我国 1997 年发表的《血脂异常防治建议》，还是美国 ATP-III（全美胆固醇教育计划成人治疗组）都是根据有无冠心病和危险因素数目来制订降低低密度脂蛋白胆固醇的目标。也就是说，危险因素越多，未来 10 年心血管事件危险越高，需要达到的低密度脂蛋白胆固醇的目标值就越低。对于心血管事件极高危患者，将低密度脂蛋白胆固醇降至 2.07mmol/L（80mg/dl）以下是合理的，这是近年来大规模临床试验的结论。研究一致表明，危险性越高，降脂获益越大；相反，危险性越低，获益越小。假如你处在高危或者极高危状态，即使基线的低密度脂蛋白胆固醇已经很低，进一步降低低密度脂蛋白胆固醇 1mmol/L（38.462mg/dl），也可使未来再发心血管事件的危险下降 20%。

已经证明，当低密度脂蛋白胆固醇低于 1.73mmol/L，动脉粥样硬化不再进展；对于无冠心病的人群而言，低密度脂蛋白胆固醇水平为 1.48mmol/L 时，心血管事件（心肌梗死、卒中、冠心病死亡等）的发生率为零；对于冠心病患者来说，低密度脂蛋白胆固醇为 0.78mmol/L 时，再发心血管事件率为零。

对于血脂异常的干预是为了降低发生心血管事件的危险水平，而非单纯为了降脂而降脂。

为了防治冠心病，应积极进行降脂治疗，降脂治疗要求达到的目标值应因人而异。例如冠心病患者的低密度脂蛋白胆固醇只要大于 3.12 mmol/L，就需要给予降脂治疗，并主张这类患者的低密度脂蛋白胆固醇降至 2.59 mmol/L 以下；而对于没有冠心病危险因素（高血压、吸烟等）的年轻人，总胆固醇或低密度脂蛋白胆固醇水平轻微升高不需要药物治疗，只有当饮食控制无效且血胆固醇特别高时，才考虑服用降脂药物。

4. 老年急性冠状动脉综合征患者强化降脂同样有效

临床研究证据表明，与小于 65 岁的患者相比，老年极高危患者同样能从早期强化降脂治疗中获益。发病 24 小时内开始强化降脂，使冠心病死亡、非致死性心肌梗死、再发缺血事件发生的危险显著下降。急性冠状动脉综合征发生后 24 个月的随访资料表明，强化降脂治疗能显著降低 70 岁以上老年患者发生心血管不良事件的风险。

5. 药物治疗须知

健康饮食和科学锻炼是维持血脂正常的良好开始，但你可能仍需服用药物。当医生给你处方了降脂药物，请记住：

一定要严格按照医生处方服用降脂药物。

在处方前告知医生你目前服用的所有药物，包括维生素和中（成）药。药物之间可能发生相互作用，医生需要明确你现阶段的用药情况以避免不良的药物相互作用。

在开始服药后，如果产生任何不适，例如乏力、肌肉酸痛、颜面潮红、恶心、头痛或者口腔异味等，要及时和医生沟通。

不要因为自我感觉良好或者血脂水平降低就自行间断或者停止服药。

不要频繁更换医生，保持诊疗的连续性，避免由于医生个体差异造成诊疗方案的频繁调整。有患者患血脂异常 10 年，家里从中药到西药，包括各种国产、进口调脂药物一应俱全，仿佛一个"大药房"，造成了经济和医疗资源的浪费，最终患者不知道该听哪一位"专家"的，干脆停药，让血脂放任自流……

6. 降脂药物的种类有哪些

目前临床上可供选择的降脂药物种类很多，归纳起来分为 6 大类。

他汀类：他汀类是目前临床试验证据充分，应用最多的降脂药物，是防治冠心病和缺血性卒中的首选药物，主要降低胆固醇，尤其是低密度脂蛋白胆固醇（坏胆固醇）。

当前供临床使用的他汀类药物有：阿托伐他汀、瑞舒伐他汀、辛伐他汀、普伐他汀、氟伐他汀、洛伐他汀和匹伐他汀。血脂康主要含洛伐他汀。

贝特类：这类药物的突出作用是显著降低甘油三酯。目前临床常用的贝特类药物包括非诺贝特、吉非贝齐、苯扎贝特和氯贝特。

烟酸及其衍生物：为减少不良反应，使患者能耐受有效剂量，应使用缓释剂型。烟酸升高高密度脂蛋白胆固醇（好胆固醇）的作用是目前降脂药物中最明显的。烟酸另一独特作用是降低脂蛋白（a）[Lp（a）]。

胆酸螯合剂：通过减少食物中胆固醇的吸收，来降低血胆固醇水平。在我国没有这类药物。

胆固醇吸收抑制药：依折麦布可有效抑制胆固醇和植物固醇从小肠的吸收。

其他：包括普罗布考、鱼油制剂 ω -3 脂肪酸（脉乐康、多烯康）等。

7. 药物治疗建议

首选药物是他汀类药物。他汀是降胆固醇与预防冠心病的基础用药，其他药物作为他汀的合作伙伴，在需要联合用药时酌情选用。

如果甘油三酯水平高于 13.00mmol/L，可能导致急性胰腺炎（一种可能致命的凶险疾病）。这时要先选贝特类药物，降低甘油三酯水平，随后再根据血脂水平换用或加用他汀类药物。

单用他汀不能使胆固醇下降达标，增加他汀剂量又发生严重不良反应时，可用他汀联合依折麦布。他汀剂量倍增仅可使降低低密度脂蛋白胆固醇的疗效增加 6%，而他汀与依折麦布合用，降低低密度脂蛋白胆固醇的效果增大 20%。例如，阿托伐他汀 10 毫克或辛伐他汀 20 毫克与依折麦布 10 毫克合用相当于阿托伐他汀 80 毫克疗效，即 10+10 ≥ 80。

若患有混合型血脂异常，可在他汀基础上联合使用 ω –3 脂肪酸或贝特类或缓释烟酸类药物。

8. 为什么他汀类降脂药重要

应用他汀类药物不单是降低胆固醇，而是通过降低胆固醇稳定斑块，预防冠心病，减少急性心肌梗死、不稳定性心绞痛、卒中和心血管死亡。

他汀和依折麦布是至今唯一有大量临床研究证据显示可减少不稳定性心绞痛、心肌梗死、卒中、心血管死亡和总死亡率，改善预后的药物。

他汀被证明可控制（稳定）粥样斑块进展，甚至是能逆转斑块的药物。他汀抗动脉粥样硬化的主导作用为降低低密度脂蛋白胆固醇，服用他汀类药物可阻止血管病变进一步发展，甚至可使血管病变消退。

将低密度脂蛋白胆固醇降到 2.07mmol/L（80mg/dl）以下可看到斑块消退。

9. 他汀类药物降血脂有哪些特点

他汀类药物对血脂最主要的影响是降低低密度脂蛋白胆固醇（坏胆固醇），且这种作用强于其他任何一种降脂药物。

他汀类药物可使总胆固醇和低密度脂蛋白胆固醇下降 20%～60%。

有些他汀类药物还能轻度升高高密度脂蛋白胆固醇（好胆固醇）。

他汀类药物可适度降低甘油三酯。

用药前的胆固醇越高，服用他汀类药物后胆固醇下降的幅度越大。适当加大他汀类药物剂量，可进一步降低血胆固醇的水平。联合使用依折麦布是更安全有效的用药方案，我国已有辛伐他汀（20 毫克）/依折麦布的单片复方制剂，即降胆固醇的复降片。

服用他汀类药物 4～6 周以后，胆固醇稳定下降，出现肝酶和肌酶增高也是在此时段。因此在服药后 4～8 周，应复查血脂和肝酶、肌酶，随后每年复查一次肝酶和肌酶即可。

10. 他汀类药物的服用时间

他汀类药物大多不是长效药物，应在睡前服用。因为血中胆固醇最主要是肝脏合成的（肝脏每天大约合成 800 毫克胆固醇），而肝脏合成胆固醇最活跃的时段为睡后数小时，所以睡前服药效果最好。

11. 他汀需长年坚持服药

血脂异常是一种慢性疾病，对动脉粥样硬化和冠心病的作用终身存在，且逐步加重。

已经有冠心病、糖尿病、卒中、外周血管疾病、高血压或合并一项以上危险因素的患者降脂治疗应该长期坚持。譬如有高血压、吸烟、年龄大于 55 岁的男性患者，应该坚持服用他汀类药物。

他汀不仅降胆固醇，而且可以稳定和逆转动脉粥样硬化斑块，这种作用只有通过长期治疗才能实现。

达到降脂目标后仍需要长期服药维持疗效。不能一朝血脂正常就认为天下太平，停用他汀。

12. 停用降脂药物后，血脂会反弹吗

冠心病患者突然停用他汀，不仅会引起血脂回升，更重要的是会增加冠心病恶化急变，甚至发生心肌梗死的危险。

13. 降脂药物与脂肪肝

脂肪肝患者常常合并血脂升高。但由于目前尚没有准确可靠的方法判断脂肪肝改善的程度，所以临床上难以明确降脂药物对脂肪肝的确切疗效。

我们常见到的脂肪肝患者，肝转氨酶偏高。但如果患者因冠心病的危险需服用他汀时，大多不会导致肝损害加重，有些患者转氨酶反而下降，甚至恢复正常。

14. 饮食与血脂

（1）人体每天需要多少胆固醇

一般认为，健康成人每天胆固醇的摄入量应低于 300 毫克（相当于 1 个鸡蛋黄）；

伴有冠心病或其他动脉粥样硬化病的高胆固醇血症患者,每天胆固醇摄入量应低于200毫克。因此,推荐冠心病患者一周食用3~4个鸡蛋黄。

(2)食物中胆固醇含量的高、中、低

不含胆固醇的食物包括蔬菜、水果、谷类和豆类等。

食物中的胆固醇均来源于动物性食物。

基本原则是:畜肉胆固醇含量高于禽肉,肥肉高于瘦肉,贝壳类和软体类高于一般鱼类,蛋黄、鱼子和动物内脏的胆固醇含量最高。

① 通常,将每100克食物中胆固醇含量低于100毫克的食物定义为低胆固醇食物,如鳗鱼、鲳鱼、猪瘦肉、牛瘦肉、羊瘦肉和去皮鸭肉。

② 每100克食物中胆固醇含量为100~200毫克的食物称为中度胆固醇食物,如草鱼、鲫鱼、鲢鱼、黄鳝、河鳗、甲鱼、猪排和鸡肉等。

③ 每100克食物中胆固醇含量高于200毫克的食物称为高胆固醇食物。高胆固醇血症的患者应尽量少吃或不吃高胆固醇食物。日常生活中常见的高脂、高胆固醇食物有动物油(如猪油)、肥肉、猪(鸡)皮、动物内脏、腌肉、汉堡、香肠、果仁类(如榛子、松子、核桃、芝麻、瓜子、腰果等)、蛋黄、黄油、奶油、糕点、冰激凌、虾子、虾皮、蟹黄、蚌、牡蛎、鱿鱼、墨鱼、蚬鱼、凤尾鱼等以及炸薯片、炸鸡腿等油炸食品和零食。

生活小窍门:帮助人们健康饮食。

① 用脱脂或低脂牛奶取代全脂牛奶。

② 烹调之前,先剔除皮和肥肉。

③ 在加热冷却的食物之前,撇去凝固在表面的油脂。

④ 用植物油替代动物油,但使用植物油也要适量。

(3)有益的营养素——膳食纤维和植物固醇

具体内容请参考86页"第一节 饮食与心脏健康/四、有益的营养素——膳食纤维和植物固醇"。

(4)血脂异常患者的饮食原则

合理膳食是健康生活方式的重要方面,是防治血脂异常和心血管疾病的基础。合理饮食的关键是总量控制(每餐八成饱)与营养的合理搭配。

具体内容请参考83页"第一节 饮食与心脏健康"。

（5）针对血脂异常患者的膳食建议

表 2-2-17　血脂异常患者饮食安排

食物选择	膳食建议
肉、鱼、禽类	总和小于每天150克，其中鱼每周不少于2次
奶制品	脱脂或低脂牛奶及其制品，至少每日250克
蛋类	每周3~4个鸡蛋黄，蛋清可以另计
水果	中等大小的水果每天1~2个
蔬菜	每天不低于400~500克
谷类食品和大豆	每日200~300克，选择全麦、豆类食物，少吃精致食品、油炸食品和糕点

（6）甘油三酯高者要限制饭量和饮酒

① "饭量"是指人们每天摄入的碳水化合物（米饭、馒头、面条等主食）的数量。过多摄入谷类食物，特别是精致加工后的细粮，会明显升高血浆甘油三酯。

碳水化合物是多糖（如淀粉）、蔗糖、麦芽糖、乳糖、葡萄糖的总称，食物中的碳水化合物主要来自五谷杂粮（这些食物的主要营养成分是糖类），为机体提供每天所需的大部分热量，是维系我们日常活动的能源。

然而，饭量过大，超过人体的正常需要也不是好事。过多的糖类进入体内，会引起血糖升高，合成更多的甘油三酯，引发高甘油三酯血症；过多的糖类还会使许多促进甘油三酯合成的酶类生物作用加强，血中的甘油三酯自然增多。

限制饭量，更要限制甜食、注意粗粮和细粮合理搭配，这样有益于控制甘油三酯水平。

② 限制饮酒是高甘油三酯血症患者的重要治疗措施。

与其他类型的血脂异常相比，禁酒对高甘油三酯血症患者来说，更加重要。

酒精除了给身体提供更多的热量外，还刺激甘油三酯的合成，升高血甘油三酯，再加以大量美味佳肴伴酒助兴，更多的热量和脂肪进入体内，会促使甘油三酯进一步升高。

（7）血脂的益友：茶

喝茶可降低人体血液中的总胆固醇、低密度脂蛋白胆固醇（坏胆固醇）和甘油三酯，同时可以增加高密度脂蛋白胆固醇（好胆固醇），加速脂肪和胆固醇的代谢。

国外科学家曾用乌龙茶做过实验：每天喝 7 杯乌龙茶，连续 6 个星期后，甘油三酯水平明显下降，高密度脂蛋白胆固醇（好胆固醇）水平上升，高密度脂蛋白胆固醇占总胆固醇的比例增高。我国的科学家观察了沱茶对血脂异常患者的影响：每天饮用 15 克沱茶的茶汤，连续 1 个月，也显示出了明显降脂的效果。

茶叶品种繁多，加工方式多样。其中，绿茶是未经发酵的茶，所含各种维生素和微量元素等比经过发酵加工的红茶多，在调节血脂代谢、防止动脉粥样硬化的作用方面被认为优于红茶。

（8）血脂的天敌：烟与酒

烟酒对心血管疾病都有威胁。

① 吸烟会引起或加重血脂异常，吸烟者的血清总胆固醇水平显著高于非吸烟者。吸烟会降低"好胆固醇"水平，吸烟量越大，"好胆固醇"水平越低。吸烟还可使甘油三酯水平升高。

特别要指出的是，长期的被动吸烟者血脂也会出现异常。

及早戒烟能够将吸烟的危害大为降低。研究表明，戒烟 1 年，发生冠状动脉粥样硬化的危险降低一半，血中"好胆固醇"的水平可回升至非吸烟者的水平。

某大学的一项研究表明，戒烟的冠心病患者动脉粥样硬化速度比继续吸烟的冠心病患者每年减少 6.6%。这项研究的对象是 10 名年龄小于 50 岁的男性冠心病患者，其中 5 人在心脏病发作后的 13 个月中继续吸烟，另 5 人戒烟。通过动脉造影发现，吸烟患者冠状动脉阻塞的速度每年平均增加 4.8%，而戒烟患者的阻塞速度反而下降 1.8%。两组患者冠状动脉阻塞的平均速度每年相差 6.6%。

戒烟也许很艰难，然而数以百万计的人为了自身健康、家庭责任和公共道德在努力不懈，已经成功戒烟。考虑下面列出的理由，是否会有哪项触动你，使你对于自己的吸烟习惯三思？

我做了所有努力，但胆固醇还是居高不下。

我的身体毁了，尤其是心脏、肺和血管。

吸烟让我离心脏事件、卒中和癌症更近了。

我的牙都被熏黄了，衣服和气味难闻死了。

吸烟太费钱了。

② 过量饮酒会促进胆固醇和甘油三酯等血脂指标升高，加速动脉粥样硬化。世界卫生组织不提倡利用"少量饮酒"缓解动脉粥样硬化，因为目前尚没有确切的研究证据。另外，酒对"好胆固醇"的调节作用有限，而且是有条件的，尤其对于糖尿病、冠心病等患者，其弊远大于利，因而主张戒酒。饮酒对高密度脂蛋白胆固醇（好胆固醇）的升

高作用可以通过每日步行 30 分钟来实现。

（9）食用油的选择

具体内容请参考 103 页"第一节　饮食与心脏健康/七、日常营养，科学饮食/6. 食用油的选择"。

15. 安全锻炼

具体内容请参考 118、135 页"第二节　有氧代谢运动——通向全面身心健康之路"和"第三节　体重管理"。

（1）运动的好处

① 增加体内高密度脂蛋白胆固醇（好胆固醇）水平，经常参加体育锻炼的人好胆固醇水平高。例如一组冠心病男性患者，平均年龄为 53 岁，他们每次散步行走 2.7 公里，每周 3 次，这样一周行走 8.1 公里。13 个星期之后，他们的高密度脂蛋白胆固醇有了明显升高。

② 降低坏胆固醇水平。

③ 使血液在身体里的运行更加通畅。

④ 使肌肉和组织得到更充足的供给。

⑤ 帮助人们保持体重。

运动贵在坚持，无需大量。

（2）有氧代谢运动，体检在先

具体内容请参考 125 页，"第二节　有氧代谢运动——通向全面身心健康之路/七、科学合理的运动需要医务人员的参与"。

我们再次强调："安全第一"。血脂异常患者在进行锻炼前应做全面的体格检查，以排除各种可能的合并症。

（3）血脂异常患者的锻炼方案

"安全第一"的另一层含义是：血脂异常患者以体格检查的结果为基础，与医生共同制订合适的运动计划。什么项目最适合？什么运动量才恰当？什么时候开始执行计划？如何循序渐进？切记，运动中一旦出现身体不适，要及时找医生进一步查明原因。

① 健康状况良好、无冠心病的血脂异常患者，应经常有规律地运动，并做到循序渐进。你并不是要打破任何记录，只是希望自己的心脏跳得更加有力。下面列出的窍门也许能够帮助你逐渐提升自我运动的强度和乐趣：

为了达到每天 30 分钟的锻炼时间，可以先从每天 3 次、每次 10 分钟开始。

围着自己居住的小区散步或围着楼房走几圈也是个很好的开端。

当你自我感觉准备好了，再增加运动速度和距离。

尝试各种有趣和新鲜的运动项目，例如爬山和游泳。

关照我们的心脏不需要去健身房或增添辅助设备。试试远足、骑自行车、划船、在附近的空地上跳舞、遛狗、扔球、爬楼梯或者单纯在户外嬉戏等都不错。

表 2-2-18 血脂异常患者的锻炼方案（可以在阅读下表后与医生协商）

目标	每周3~5次，每次30分钟
运动项目	有氧代谢运动（主体）配合伸展运动和增强肌肉的锻炼
运动过程	5分钟热身，20分钟有氧代谢运动，5分钟放松
运动强度	最高心率（220 – 年龄）×60%~70%

② 合并冠心病的血脂异常患者需要在医生指导下根据病情进行适当的体育锻炼，比如医疗体操、太极拳、散步和交谊舞等。规律的中低强度运动可以预防心肌梗死的发生，也对冠心病的恢复起到了重要作用。

合并冠心病的血脂异常患者进行运动时要将心率掌握在最高心率（220 – 年龄）的50%以下；运动量的大小以不发生主观症状（如心悸、呼吸困难或心绞痛等）为原则。

例如：某人 60 岁，患有冠心病，他的最大心率 = 220 – 60 = 160。医生建议 50% 的运动强度，即运动时心率控制在 80 次/分钟以内。

③ 不稳定的冠心病患者（如心绞痛频繁发作），或休息时亦有疼痛，或难以控制的明显的心律失常，静息时气短、心慌、水肿，合并有严重的高血压病等情况存在，患者不适宜进行体育锻炼。

（4）让生活活动起来

让生活充满活力不能单靠体育锻炼，也不要求满头大汗，它包括了你的爱好和乐趣。譬如你喜欢摆弄花草，或者与你的子女一起做游戏……关上电视和电脑，你将找到更有趣的事情代替。

16. 活出好心态

血脂异常患者要注意生活方式的规律性，适当参加体育活动和文娱活动，保持良好心态，努力避免精神紧张、情绪过分激动、熬夜、过度劳累、焦虑或抑郁等不良精神和心理因素对脂质代谢造成的不良影响。

17. 建立通畅的医患沟通

患者和医生在面对疾病时，是目标一致的团队。

在初诊和随后的定期复诊之前，用纸和笔记录下所有你希望咨询的问题，在问诊时咨询医生。

关于自己的饮食、活动情况等生活方式问题要坦诚。

询问医生在医患交流过程中你听不懂的内容。

记录下医生给出的每一条医疗建议。

小窍门：以下 3 个表格可以方便医患交流

① 写出医生和你共同制订的血脂目标水平和为了达到目标可供选择的可行方法。

表 2-2-19　血脂控制计划表

我的血脂控制计划
我的各项血脂目标：
我能通过什么实现：

② 列出你现阶段应用的所有药物，包括维生素和中（成）药，并写明你为什么吃这些药。就诊时随身携带并向医生出示，以便医生处方安全有效的药物。

表 2-2-20　用药记录表

我的用药记录	
现阶段应用的药物：	**服用该药的原因：**
例如：阿司匹林	

③ 记录自己血脂控制的进展。

表 2-2-21　血脂控制进展记录表

日期	总胆固醇	低密度脂蛋白胆固醇	高密度脂蛋白胆固醇	甘油三酯	体重	其他

七、特殊人群

1. 儿童和青少年血脂异常：看不见的阵线

儿童和青少年血脂异常有两层含义：一是在少年儿童中已经出现了血脂异常患者，二是少年儿童时期的血脂异常会给他们成人后的健康埋下隐患。

2008 年 4 月，首都儿科研究所等 6 家医疗机构共同完成的北京市科技重大项目《营养转型期儿童成人慢性病综合性防治研究》发布，该调查历时 3 年，调查对象涉及全市 7 个区县的 23400 名 18 岁以下儿童和青少年，研究的主要内容是北京 0 ~ 18 岁儿童和青少年的肥胖、高血压、2 型糖尿病和血脂紊乱状况。在诸多数据中，6 ~ 18 岁的儿童和青少年血脂异常患病率为 9.8%。国内的其他地方也不乐观，根据 1992 年美国国家胆固醇计划（NCEP）专家委员会制定的 2 岁以上儿童血脂异常的治疗标准（我国目前没有制定儿童血脂异常的判定标准），近年来分别报出的儿童血脂异常检出率为：韶关 5.3%，哈尔滨 7.35%，大庆 7.35%，深圳 12.5%，长沙 16.96%。

1992 年美国国家胆固醇计划（NCEP），14 岁以下小儿血脂异常的诊断标准：总胆固醇 > 5.2mmol/L，甘油三酯 >1.7mmol/L。

在儿童和青少年血脂的日常管理方面，需要注意的问题如下：

有条件可以检查一下血脂基因，看看遗传方面有没有血脂异常的隐患，尤其是父母或家族成员中有血脂异常者。

现如今的超重宝宝很多，假若宝宝出生时体重远远超过 3.4 千克，就要关注孩子的血脂了。

如果一个孩子在 10 岁左右发现血脂代谢紊乱而没有进行任何干预，他 20 岁以后就可能发生冠心病和脑血管疾病。

儿童和青少年血脂升高的后天因素包括"多吃"和"少动"。

许多血脂高的孩子在饮食习惯上多有相似之处：经常性进食高脂肪、高热量、高蛋白食物（包括爱吃快餐、甜食、油炸食物等），不爱吃蔬菜和水果。膳食总脂肪的摄入量是影响血浆中总胆固醇水平的主要因素，特别是动物性食物中富含的饱和脂肪酸可以显著升高血浆总胆固醇和低密度脂蛋白胆固醇的水平。甜食和零食中反式脂肪酸含量较多。

反式脂肪酸致动脉粥样硬化的作用比饱和脂肪酸还要强。

众多少年儿童热衷于室内电视、网络、电脑游戏等，不愿意参加户外活动。据资料统计，我国闲暇时间久坐少动儿童高达 94.1%；与步行、骑车上下学的学生相比，每日坐车上下学的学生超重和肥胖的患病率分别增加 172.6% 和 63.6%。

维生素和矿物质对血脂健康有非常重要的作用。如维生素 C 和维生素 E 对血脂代谢有好处；镁可以保护心血管系统，降低胆固醇含量，降低冠状动脉的张力；缺钙会引起血胆固醇升高；缺锌可引起血脂代谢异常。

小儿血脂异常，治疗应注意以下事项

① 饮食治疗为主。对于儿童和青少年，饮食治疗是最佳选择。即使已开始药物治疗的小儿，坚持饮食疗法也是必要的，从根本上改善饮食习惯是药物治疗成功的前提。有些家长发现一段时间的饮食治疗达不到预期效果就不再坚持了，这是不正确的。从长远看，尽管饮食治疗开始时的效果有限，若能持之以恒，孩子的将来会从中获益无穷。少年儿童时期的营养与生活方式问题对健康所造成的伤害往往是不可逆转的，让孩子从小就接受科学的引导，把健康变为一种习惯。

② 不能影响儿童和青少年的生长发育。孩子正处在生长发育期，饮食治疗的基本目的是降低升高的血胆固醇水平与保证足够的营养摄取。不当的低脂饮食方式（如一味要求孩子节食或食素）可导致小儿生长发育停滞、佝偻病、维生素 B_{12} 缺乏和低钙血症等。因此，当患血脂异常的儿童和青少年进行饮食治疗时，需要仔细进行营养评价，并做到对生长发育的监测和定期随访。对于 2 岁以下的婴幼儿，最好不限制膳食脂肪和胆固醇的摄入量。

③ 加强监测。若未成年人进行降脂药物治疗，需监测降脂药物的疗效和安全性与生长发育情况（如定期测量体重、身高），并且注意治疗措施对儿童心理的影响。

④ 儿童和青少年的肥胖治疗是个严肃的医学行为。（具体内容请参考 134 页，第二节　有氧代谢运动——通向全面身心健康之路/十三、有氧代谢运动与儿童、青少年/5. 儿童体重控制的重点是防止体重增加，而不是积极减轻体重"。）

⑤ 总之，家长要注意培养孩子良好的生活习惯，进食健康食品，远离垃圾食品，少吃零食，少饮含糖饮料，养成规律、勤劳的好习惯，减少肥胖、减少血脂异常、减少长大后发生心血管疾病的潜在风险。

2. 女性血脂异常诊治的特殊性

甘油三酯升高不但促进血液凝固与血小板聚集，加速动脉粥样硬化的形成，对女性还有着特殊的意义——甘油三酯升高对于女性很可能是冠心病的危险因素。特别是当女性的高密度脂蛋白胆固醇水平低于 1.04mmol/L（40mg/dl）时，血甘油三酯升高的不利影响更为明显。血甘油三酯水平增高的女性，若其血总胆固醇与高密度脂蛋白胆固醇的比值大于 4.5，发生冠心病的可能性更大；反之，当该比值小于等于 3.5 时，冠心病发生的可能性小。

女性接受降胆固醇治疗的获益与男性基本相当甚至超过男性。4S 研究（斯堪地那维亚辛伐他汀生存研究）结果显示，经辛伐他汀治疗后，女性的主要冠心病事件减少了 34%，与男性相仿；男、女性对冠状动脉血运重建术（支架和搭桥）的需求分别降低了 41% 和 49%。CARE（胆固醇和冠心病复发事件试验）研究中，普伐他汀长期治疗可减少胆固醇水平不高的心肌梗死女性患者的心血管事件，其中冠心病死亡或非致命性心肌梗死合并事件、支架、搭桥以及卒中的发生危险性分别减少了 43%、46%、48%、40% 和 56%；女性的各类危险性降低趋势比男性（上述事件在男性受试者中分别减少 21%、20%、18%、24% 和 25%）明显。有关冠心病一级预防的临床研究结果表明，经洛伐他汀治疗后，健康的绝经后妇女发生首次主要冠心病事件的危险性降低 46%，而男性降低 37%。上述大型临床试验结果的亚组分析强烈支持，考虑降胆固醇治疗时无需有男、女两性差别。

口服避孕药是部分女性血脂异常的原因，例如即使较小剂量（50 微克）的炔孕酮也可使心血管危险增加 4.7 倍，其对血脂的影响是升高"坏胆固醇"并降低"好胆固醇"。

30～39 岁吸烟的妇女比不吸烟的妇女死于心血管病的危险性大 2～3 倍；吸烟同时又服避孕药的妇女，死亡的危险性增加 11 倍。年龄为 40～44 岁的妇女，吸烟同时服避孕药者，心血管病的危险性增加 55 倍。

八、答疑解惑

1. 总胆固醇低，不能保证杜绝冠心病

病例： 一位 61 岁的患者在诊所随访了 5 年，他的总胆固醇水平为 3.8～4.8mmol/L，

远低于正常参考值 5.2mmol/L。但他却患了心肌梗死，冠状动脉和全身其他动脉也发生了硬化。

问题：为什么这位患者总胆固醇不高，还是发生了冠心病呢？

答案：他的高密度脂蛋白胆固醇（好胆固醇）水平很低，仅为 0.6mmol/L。

2. 单纯高密度脂蛋白胆固醇水平高，也不能保证不发生心脏病

病例：一位 51 岁从事跑步 15 年的老运动员到诊所检查身体，看上去他的身体很健康，而且高密度脂蛋白胆固醇水平为 1.6mmol/L，远高于正常参考值 1.0mmol/L。但他的心电图有改变，进一步检查发现他已经患上了严重的冠心病，通过冠状动脉搭桥手术才挽救了生命。

问题：为什么他的高密度脂蛋白胆固醇很高，又长期参加运动，还会发生冠心病呢？

答案：他的总胆固醇水平高达 10.4mmol/L。

3. 体格越健壮，总胆固醇与高密度脂蛋白胆固醇的比值（TC/HDL-C）越低

有研究数据表明，对来某诊所就诊的 700 多名男性和 300 名女性用活动平板进行了健康评价，将体格健康评价分为 5 个等级：极差、差、一般、良好、优秀。然后，测出他们的总胆固醇和高密度脂蛋白胆固醇。结果发现，体格优秀者的 TC/HDL-C 比值最低（男：4.3，女：3.2），而体格极差者该比值最高（男：6.1，女：4.0）。

4. 总胆固醇与高密度脂蛋白胆固醇的比值（TC/HDL-C）是预测将来是否得冠心病最灵敏的指标之一

美国空军航空医学院对 600 名空勤人员进行了冠心病检查。尽管他们没有任何自觉症状，但根据他们的年龄、体重、家族史以及其他危险因素预测，有 14% 的人患有某种程度的冠心病。然而，对其中 TC/HDL-C 比值大于 6.0 的人复查发现，不管他们年龄多大，患冠心病的危险性都为 78%。

5. 改变不健康的生活方式是升高高密度脂蛋白胆固醇（好胆固醇）的最基本措施

不健康的生活方式，如吸烟和缺乏运动，与高密度脂蛋白胆固醇水平低下有关。戒烟、平衡膳食、规律运动和控制体重可以升高高密度脂蛋白胆固醇。

升高高密度脂蛋白胆固醇的药物有他汀类、烟酸、贝特类和鱼油，但作用都不是

很强。

6."瘦"不是血脂正常的金标准

一般的印象是，只有胖子血脂才高，瘦人血脂应该正常。事实上，体形正常或偏瘦的人血脂升高的并不少见。引起血脂升高的原因很多，包括遗传、代谢和多种环境因素，体重只是其中之一。如家族性高胆固醇血症是一种常染色体显性遗传性疾病，体内存在低密度脂蛋白清除障碍，总胆固醇和低密度脂蛋白胆固醇也因此显著升高，常规的调脂药物治疗效果不理想，往往需要加大剂量或联合用药。

"瘦人"的血脂不但可以升高，而且还可能明显升高。因此，无论谁也不要对血脂异常掉以轻心，尤其是中老年人容易发生心脑血管疾病，定期检查血脂是很有必要的。

7. 全素饮食的利与弊

血脂异常患者中，存在两种极端倾向：

高危患者缺乏忧患意识，不坚持甚至根本就不进行调脂治疗，不运动，继续"大块吃肉、大口喝酒"。当被问及原因，回答理直气壮：人这一生如果不吃饱吃好，活着还有什么意思。无视生命的航道是否通畅，只求嘴上痛快的"美食至上主义者"往往就是胆固醇最喜欢"暗算"的目标。

另外一个极端是只有血脂的轻度增高，没有其他冠心病危险因素的低危人群，他们不吃鸡蛋、不吃肉……生怕"病从口入"。

事实上，饮食治疗要求营养均衡，通过饮食调整达到降低血脂的目的，并非完全不进食动物类食物。长期全素饮食会造成营养不良和贫血等情况的发生。

吃自己爱吃的，但要适量；如果实在想吃动物内脏等高胆固醇食物，就偶尔吃；饭吃八成饱，切忌暴饮暴食。

8. 营养不良也能导致脂肪肝

人为的节食、长时间的饥饿、神经性厌食和肠道病变引起吸收不良、热量供应不足和蛋白质供应低下，会导致脂肪分解增加，大量脂肪酸从脂肪组织释放进入肝脏，使肝内脂肪蓄积从而造成营养不良性脂肪肝。

9. 降低血黏稠度，不需要去医院打点滴

问题1：有报道说"血黏稠度与血脂无关"。

答案：这种说法不正确。"血黏稠度"是与血脂异常形影不离的一个概念。临床上应

用降脂药物既能降低血脂，也可降低血黏稠度。每天至少喝水1200毫升也是降低血黏稠度很好的方法。

问题2：现在流行一种靠输液疏通血管的"疗法"。不少老年人即使没得病，也会定期去医院输液，因为他们认为输液可以稀释血液，防止血栓。

答案：这种方法不可取，有害无益（没有效果还增加风险），比如出现药物过敏反应、输液反应等。"输液疏通血管"是过于物理化的推理，以为血管像普通的玻璃管一样，有污垢了用去污剂就可以洗掉，这是不科学的。

10. 降低胆固醇不会引起脑出血

经过多年的研究，大量事实表明，降低胆固醇不会增加脑出血的风险，建议有脑血管疾病危险的人，特别是中老年患者、合并有高血压、糖尿病和冠心病的患者，进行降脂治疗。

11. 深海鱼油能降血脂吗

研究证实，鱼油，尤其是深海鱼油，有微弱的降血脂作用。那么，鱼油中含有哪些物质具有降脂作用呢？

实际上，鱼油的主要成分是多不饱和脂肪酸，以二十碳五烯酸（EPA）和二十二碳六烯酸（DHA）为主。当服用这两种多不饱和脂肪酸的量较大时，具有降低甘油三酯的作用，但不降胆固醇。对于血胆固醇和甘油三酯都升高的患者，可将他汀类药物和鱼油制剂一起使用。

需要提醒大家，深海鱼油产品质量悬殊较大，现今世界各地销售的鱼油保健产品质量欠稳定，甚至严重氧化。被氧化的鱼油进入人体易导致过多自由基产生，而自由基是机体衰老和诸多疾病的根源。另外，二十碳五烯酸（EPA）和二十二碳六烯酸（DHA）两种多不饱和脂肪酸的摄取量不足，也不会产生明显的降低血脂作用。

目前，已有药厂生产鱼油制剂（如脉乐康等），是处方药，更安全、有效。

第三章　防后果（挽救心肌，挽救生命）

第一节　时间就是心肌

一、时间就是心肌，时间就是生命

时间就是心肌，时间就是生命。急性心肌梗死是可救治的疾病，而实现救治的关键是患者从起病到救治的时间，治疗越早效果越好。从到达医院门口（急诊室）到第一次球囊扩张之间的时间，指南上推荐是 90 分钟，现在进一步要求是 60 分钟，欧洲一些国家这一时间已降到 50 分钟以下，我国中位数为 138 分钟（还不算院外的延迟时间）。这迫切需要改善。

优化和简化救治流程是缩短时间和提高救治效果的关键。目前，以色列与一些欧洲国家已由院外急救车启动医院的心导管室，绕过急诊室与 CCU（冠心病监护病房），直接到达手术现场。入医院门至首次球囊扩张时间已控制到 41 分钟。

药物和支架都是硬技术，正确、有效地应用这些"硬技术"才是关键，同样的支架、药物、设备只有在科学和良性的医疗体制和运转模式下，才能发挥最佳的作用。

二、有胸痛上医院

这里我要送大家一句警言："有胸痛上医院。"冠心病最常见的表现是胸痛，急性心肌梗死半数以上无先兆，以突发的胸闷、胸痛为表现。从血栓形成到血管供应的心肌组织坏死，动物实验是 1 小时，在人身上最晚是 6～12 小时。所以，我们心脏科医生最重要的理念是"命系 1 小时"，就是医学上常说的时间窗（即抢救的黄金时间）。抓不住时间窗，患者将付出致残、致死的代价。我们要求在最短的时间内尽快开通导致梗死的"罪犯"血管，溶栓要求在到达医院后半小时内进行，经皮冠状动脉介入（PCI）要求在到达医院后 60～90 分钟内进行。如能在起病 1 小时内完成溶栓和 PCI，治疗后即使用最先进的检查技术也查不到梗死的痕迹。抢救所用药物（溶栓药）或器械（如支架）的成本是固定的，治疗越早，挽救的心肌越多，挽救的生命越多。因此，时间就是心肌，时间就是生命，丢失了时间就是丢失了生命。

在临床实践中，我们需要注意一些问题。患者到医院，会碰到不同水平的医生，往往是患者来得越早，临床表现越不典型。从看急诊→办手续→交钱→确诊→去监护室→去导管室的过程中，其中有很多消耗宝贵时间的致命的薄弱环节。1995 年胡大一老师最先呼吁并建立起心血管病抢救的绿色通道，由心脏专科医生 24 小时全天候诊，导管室的钥匙直接握在手中，对患者家属讲明急性心肌梗死的致命性和可救治性，讲明费用，不预收费用，先抢救生命，后补交费用。因为急性心肌梗死患者"命系 1 小时"，中间环节太多，生命就没有了。还要说明一点，"绿色通道"不是"欠费通道"，救了患者的生命，患者感激都来不及，欠费的可能性微乎其微。

"有胸痛上医院"的口号标志着院前急救理念的普及，但还有相当多的患者存在着 3 个误区：其一，因为心肌梗死的发生常常在后半夜至凌晨，患者往往不愿叫醒亲属而等到天亮，坐失良机。其二，身体健康的人突发胸痛时，以为是胃疼，挺挺就过去了，这一挺把命挺没了。其三，患者在牢记有胸痛上医院的同时，一定要明确是尽快呼叫急救医疗服务系统，去有抢救条件的大医院。

三、呼叫急救车，明显获益

胸痛患者呼叫急救医疗服务系统（急救车）可以明显获益，不要自行转运（包括乘坐出租车、由家人或朋友开车，更不能自己开车前往医院）。

（1）急性心肌梗死患者急救措施

急性心肌梗死患者死亡约 2/3 发生于发病第 1～2 小时内，经常死于到医院之前。在急救车上配备有必要的抢救器材和药物，是保证患者安全到达医院的最好工具。

急救车转运急性心肌梗死患者时常用的治疗包括：

① 给氧气。无论有无合并症，急性心肌梗死患者都有不同程度的缺氧。转运途中一般可用鼻导管吸氧，速度 2～4 升/分钟。

② 止痛。剧烈疼痛常使患者烦躁不安，容易扩大梗死面积，诱发心律失常及心力

衰竭。

③ 给硝酸甘油。可舌下含服硝酸甘油，静脉输滴硝酸甘油则更好。硝酸甘油可扩张冠状动脉，增加侧支血流到缺血心肌，有利于缓解缺血性疼痛。

④ 予以心电监测和准备除颤器。

⑤ 嚼服 300 毫克阿司匹林，抗血小板聚集。

（2）使用急救医疗服务系统转运

可引起急诊室医生的重视或通过预先已有的心电图，减少院内诊断时间，从而最终缩短再灌注治疗时间。

四、溶栓与PCI（经皮冠状动脉介入治疗）

急性心肌梗死后心肌坏死的数量是决定患者预后最重要的因素，限制心肌坏死范围的最有效方法是早期恢复冠状动脉血流。急性心肌梗死中，90% 是血栓形成后堵塞冠状动脉的结果。因此，使用药物将血栓溶解，使冠状动脉再通，简便可行，能明显缩小心肌坏死范围，降低死亡率。

溶栓治疗适用于发病早期（一般 3 小时内）或者没有条件立刻进行冠状动脉介入治疗的患者。

盲目等待 PCI（经皮冠状动脉介入治疗），甚至不惜长距离的转运，反而延误了挽救心肌的最佳时间。

1. 就地溶栓，还是转诊做 PCI

对所有患者都不分青红皂白一律转诊到 PCI 医院，造成很多患者延误了挽救心肌的时机。合理的策略应该是：对于早期就诊，尤其是 3 小时内，年龄较轻，心肌梗死面积较大（例如广泛前壁心肌梗死）的患者，如果没有溶栓的禁忌证，应选择在当地医院尽快溶栓，再择期进行 PCI；对于就诊较晚，年龄较大，梗死面积小（如下壁心肌梗死）的患者，可选择转诊 PCI；假若有急诊 PCI 条件的医院没有配备 24 小时在医院待命的 PCI 团队，也难保证 D2B（从医院门口到第一次球囊扩张）时间达到指南的要求，此时仍可选择"先溶栓然后 PCI"的策略。

2. 急性心肌梗死患者在经过溶栓治疗后，是否应该做 PCI，以及何时进导管室

原则上，溶栓治疗开通"罪犯"血管的成功率最多只能达到 70%。只要判断溶栓失败应立即冠状动脉造影并开通"罪犯"血管，可最大程度挽救尚存活的心肌。

对于溶栓成功的患者，可在 24 小时内造影，常规进行血管造影的评价并据此进行恰当的血运重建治疗，但不宜过早（患者可在溶栓后转诊，并在转诊的第二天进行血管造影）。

3. 溶栓越早，心肌坏死范围越小

常用的溶栓药物有尿激酶、r-tPA 等，发病 6 小时内溶栓，尿激酶再通率为 50%～60%，r-tPA 为 60%～70%。溶栓越早，再通率越高，心肌坏死范围也越小。发病超过 6 小时，溶栓的再通率很低。r-tPA 虽然再通率高，但价格昂贵。

4. 近期有脑血管病、出血性疾病和血压高的患者不宜采用溶栓疗法

第二节　冠心病

冠心病一般是指冠状动脉粥样硬化、血管壁增厚、管腔变小，或者冠状动脉痉挛后管腔变小，使该血管负责供血的心肌发生缺血或坏死，临床出现心绞痛或心肌梗死，或者引起心律失常、心脏性猝死、心力衰竭的缺血性心肌病。

一、冠心病的分类

1. 根据临床表现，冠心病分为急性冠状动脉综合征（ACS）和慢性稳定的冠状动脉病。
2. 急性冠状动脉综合征包括不稳定性心绞痛和急性心肌梗死。
3. 急性心肌梗死可分为 ST 段抬高心肌梗死和非 ST 段抬高心肌梗死。
4. 慢性冠状动脉病包括稳定性心绞痛、冠状动脉正常的心绞痛（如 X 综合征）、无症状性心肌缺血和缺血性心力衰竭。

二、心绞痛

心绞痛是指由于冠状动脉粥样硬化狭窄导致冠状动脉供血不足，心肌暂时缺血与缺氧所引起的以胸痛、胸闷等症状为主要临床表现的一组综合征。心绞痛可由多种诱发因素引发，例如在寒风中急走、跑步、追公共汽车、骑车、提重物、上楼梯等。

心肌缺血引起的缺血性胸痛有各种不同的表现类型，包括稳定性劳力型心绞痛、变

异型心绞痛、恶化性劳力型心绞痛、卧位型心绞痛、静息心绞痛、梗死后心绞痛、混合性心绞痛等。除稳定性心绞痛外，其余几种统称为不稳定性心绞痛。

1. 稳定性心绞痛

稳定性心绞痛是最常见的一种心绞痛，亦称为稳定性劳力型心绞痛。每次胸痛发作都有明确地劳力或情绪诱因，每次发作时胸痛的时间比较固定，疼痛的程度也固定，休息或者含服硝酸甘油可迅速缓解胸痛。发生稳定性心绞痛的原因是在冠状动脉固定性严重狭窄的基础上，心肌耗氧量增加，狭窄的冠状动脉不能满足供血，引起心肌急剧的、暂时的缺血而发生胸痛。

提示

当稳定性心绞痛患者病情加重时，一定要及时到医院检查、治疗。

2. 不稳定性心绞痛

不稳定性心绞痛患者的心绞痛发作频度、严重程度和持续时间均增加，而且更易被诱发（轻微活动或休息时也可出现长时间的心绞痛），含服硝酸甘油效果差（甚至没有效果）。

一些不稳定性心绞痛患者已存在小范围心肌坏死，部分患者的心肌缺血可导致心电不稳定发生心室颤动（甚至猝死），应引起高度重视，及时治疗。

（1）初发劳力型心绞痛

假若以往从未发生过心绞痛，在最近 1 个月内发生的劳力型心绞痛，尤其较轻的体力活动便可诱发时，称为初发劳力型心绞痛。

（2）恶化性劳力型心绞痛

稳定性劳力型心绞痛的患者在近期内病情加重，发作胸痛的次数增多、程度加剧，发作持续的时间延长，含服硝酸甘油后缓解作用减弱，则称为恶化性劳力型心绞痛。约90% 的恶化性劳力型心绞痛患者经心内科积极治疗后，病情能够稳定，其中一部分患者的活动耐量可恢复到原来水平；8%～10% 的这类患者可发生急性心肌梗死。

（3）静息心绞痛

少数患者的心绞痛不是因为体力活动引起的，而是在休息状态下发作或较轻微活动即可诱发，称为静息心绞痛。发作时心电图有明显改变（ST 段抬高）的变异型心绞痛也属于此类。

变异型心绞痛是冠状动脉痉挛引起的，与心肌耗氧量增加无关，患者的冠状动脉粥样硬化不严重，发现后及时到医院检查，弄清病变情况，多数可以治疗。

变异型心绞痛发生胸痛时有几个明显的特点：

① 心绞痛发作在休息时，一般不被体力活动诱发。

② 发作常有周期性，几乎每天都在同一时间发生，尤以后半夜、清晨多见。患者可在睡眠中疼醒，也可以在睡醒时发生。

③ 发作的疼痛较一般心绞痛重，时间也较长。

④ 如果恰好捕捉到胸痛发作时的心电图，会在相应的心电图导联上显示出现一过性 ST 段抬高。这点与其他各种心绞痛发生时的心电图出现 ST 段下降恰恰相反，是变异型心绞痛的重要特点。

⑤ 心绞痛发作时可并发各种心律失常，如感觉心悸、心跳不规则。

3. 哪些胸痛需要警惕

典型的心绞痛部位在心前区或胸骨后，也可在咽部，疼痛范围约拳头或手掌大小，近一半患者的胸痛向身体的其他部位（比如左肩、左臂和手小拇指一侧）放射，每次发作的疼痛部位相对固定。典型症状是紧缩或压迫样感觉，也可为烧灼样或钝痛等，很少为针刺样痛或刀割样痛。

心绞痛呈阵发性发作，每次一般持续 3~5 分钟，很少超过 15 分钟。多数发作经过休息或去除诱因即能迅速停止。在熟睡中发生的卧位型心绞痛持续时间略长，需立即坐起或站立才可逐渐缓解。舌下含服硝酸甘油对阵发性心绞痛有较好疗效。

病例：请参考 47 页，"写给医生的话：理解医学，寻找合格医生，构筑心长城/七、医学与哲学/1. 疾病的共性与患者的个性（个体差异）"。

4. 心绞痛的诱发因素

心绞痛最常见的诱发因素是体力劳动、运动、脑力劳动和情绪激动。走急路、上楼或上坡时出现的胸痛是最典型的劳力型心绞痛，这种疼痛发生于劳力当时，而不是劳力之后，并且常在停止劳力后很快消失。

饱餐是诱发心绞痛的另一常见因素，常发生于进餐时或餐后 20~30 分钟。

大量吸烟容易诱发心绞痛。

卧位心绞痛常发生于平卧后 1~3 小时，患者常表现为从夜间睡眠中惊醒并被迫坐起以取得缓解。

某些心绞痛发生在清晨开始活动时，活动量很小，如刷牙洗脸即可诱发心绞痛，称为首次用力心绞痛；而下午在更大量活动中可无心绞痛发作。

自发型心绞痛多在无任何体力活动的情况下发生。

5. 哪些胸痛不是心绞痛

以下几种胸痛一般不是心绞痛所致。

短暂几秒钟的刺痛或持续几小时甚至几天的隐痛、闷痛。

胸痛部位不是一片，而是一点，可用一两个手指指出疼痛的位置，可有局部压痛。

疼痛不是在劳力当时，而是在劳力之后出现。

胸痛与呼吸运动、姿势或胸部活动有关。

胸痛可被其他因素转移，例如患者在交谈时注意力转移，胸痛症状好转。

舌下含硝酸甘油超过 3～5 分钟，胸痛方能得到缓解。

例：心脏神经症

一些青年人或者更年期的女性患者常感到心慌、心前区痛、气短或者过度闷气，胸闷气短时长吸一口气后感到特别舒服，同时还常有无力、头晕、多汗、焦虑、睡眠不好、入睡困难或者多餐等症状，然而经过反复检查和临床观察不能发现器质性心脏病的证据。这种情况往往被医生诊断为植物神经功能紊乱或心脏神经官能症。

此时胸痛的特征与冠心病心绞痛完全不同

这种胸痛的持续时间短时以秒计，长时持续几小时甚至几天。

疼痛呈隐痛闷痛。

疼痛分布呈一个点或一条线，而不是一片。

每次发作时部位不固定，在左右胸串来串去。

胸痛的同时伴有睡眠差、记忆力不佳和易于激动等表现。

患者往往缺少冠心病的危险因素，如高血压、糖尿病和血脂异常等。

提示

患者经明确诊断没有器质性心脏病后，应注意劳逸结合、加强体育活动、保证充足的睡眠和舒畅的心情。

三、如何早期发现冠心病

1. 生活中的蛛丝马迹

冠心病患者心肌缺血有时表现为心绞痛发作，有时首先表现为心律失常，有时首次发作就是急性心肌梗死……在日常生活中，我们怎样才能发现它们的蛛丝马迹呢？

在一些大运动量的情况下，如跑步、追公共汽车、爬楼梯、提重物时，感到心前区特别是胸骨后闷痛或者胸闷气短，休息一下即消失，可能是冠状动脉供血不足（劳力型心绞痛）的表现。有高血压、糖尿病、肥胖、冠心病家族史或工作压力大者，不明原因胸痛持续不缓解时，应及早看病。

即便人们认为自己身体健康，如果在活动时胸骨后剧烈疼痛，并且持续半小时不能缓解，就要怀疑是否（冠状动脉阻塞）发生了急性心肌梗死，要尽快赶到医院急诊。

冠心病早期也可以没有症状或者症状不明显，特别是糖尿病患者。有些人在常规体检中发现陈旧性心肌梗死的证据。无症状心肌缺血同样应该坚持"早期发现、及时治疗"的处理原则。

2. 心电图

电活动是生命活动的基本现象。心脏在收缩之前，心肌先发生电激动。心肌的电激动影响到全身各部，使身体不同部位表面发生电位差别。这种微弱的电位差周而复始地迅速波动着。

心电图机就是记录这些变动着的电位差的精密仪器，被记录下的连续波形就是心电图。心电图是由一系列相同的"波组"构成的，每个波都有国际上统一的命名，用英文字母来代表。

心电图是诊断冠心病的基本检查方法，对心肌梗死、心肌缺血及各种心律失常的判断很有帮助。

但是依据心电图无法判断心脏病的病因和心脏功能。

有心电图改变不代表一定有心脏病，心电图不能作为诊断冠心病的唯一证据。

有些冠心病（包括严重冠心病）患者的常规心电图可以完全正常，心电图不能作为排除冠心病的唯一证据。

提示

心电图一定要由临床医师结合全部病情和患者的特点综合分析、判断。

病例

有位"广泛前壁心肌梗死恢复期"的患者，自我感觉恢复良好，到门诊复诊时做了份心电图。心电图室的一位年轻医生看完心电图后，问患者，"你是自己走来的？"患者说"是"，接着这位医生说，"你的心电图都这样了，还能自己走来，真不错"。患者一听就蒙了，我的病这么重吗，都不能走了吗。此后，不敢外出活动，郁郁寡欢，逐渐出现胸闷憋气症状。

讨论：

医疗从业人员的专业水平和职业操守有待提高，这是无法回避的现实。

患者面对疾病也需要采取科学的态度，不要太容易接受暗示。

3. 心电图 ST-T 改变与冠心病

误区：只要在心电图上看到 ST-T 变化，不论三七二十一，都在心电图报告上写"心肌缺血"。

分析：心电图 ST-T 改变可见于多种疾病和临床情况的非特异性改变。不但要动态观察其与临床表现时的相关联，还应注意患者的流行病学背景。

在冠心病低危人群，如无危险因素和家族史的中青年女性为冠心病很低危人群，其发生的 ST-T 改变多为假阳性。

我们都知道心肌缺血的证据之一是心电图 ST-T 改变，若能在心绞痛发作时抓到（动态）心电图，可看到相应导联有 ST-T 改变，对于心绞痛诊断非常有价值。

胸痛症状和心电图 ST-T 动态改变（比较两份心电图）同时存在；胸痛缓解后，心电图 ST-T 改变也随之减轻或消失，才是心肌缺血的诊断标准（即心绞痛的心电图 ST-T 改变特征为一过性和可逆性）。

独立的一份 ST-T 改变的心电图或者胸痛症状都不能单独作为诊断"慢性冠状动脉供血不足"或"心肌缺血"的依据。

除了心肌缺血外，心肌本身的病变（如肥厚型心肌病）、高血压心肌肥厚、主动脉瓣狭窄、糖尿病、代谢性疾病、电解质紊乱、β 受体功能亢进症、抗肿瘤药物的心肌损害等都可以导致心电图 ST-T 改变。

4. 动态心电图监测（Holter 监测）

动态心电图（12 导联）监测可记录人体 24 小时内的心电图变化，在很大程度上解决了"心绞痛发作时间短短几分钟，很难被常规心电图捕捉到"的难题。如果发生了无症状的心肌缺血，也能被动态心电图检测到。

这种方法无创，对患者的日常生活影响不大，必要时可以接受动态心电图监测。

检查时需要在身上贴电极片，对电极片过敏的患者不便做 Holter 检查。

患者在心电图监测过程中不能洗澡和游泳。

患者要记录心电图监测过程的活动状况，尤其需要记录何时发生了胸痛或不适。

患者在心电图监测过程中不要不动或限制活动。

5. 运动试验

（1）运动试验可以辅助筛选或者诊断冠心病

胸痛发作时间短，难得在发作时描记到心电图；一部分患者在心绞痛发作当中的心电图也无异常；有冠心病危险因素的人，胸闷胸痛发作不典型，平时做心电图大多正常或者只有一些模棱两可的非特异改变。此时，需要做运动试验诱发心电图的心肌缺血表现。目前医院里常用的是平板运动试验或者踏车试验。

心电图运动试验根据患者的年龄和性别规定运动量、运动速度与运动时间，通过体力负荷来观察心电图上是否出现心肌缺血的改变，以确定胸闷、胸痛是不是心绞痛。对于冠状动脉病变较轻的患者，运动试验很有用。这种患者安静时没有缺血，心电图正常；但倘若冠状动脉存在病变，在增加运动时就会因为无法相应增加供血而暴露出心肌缺血的改变。

（2）运动试验也可用来评估心脏的贮备能力

对患者的体力活动安排和康复有一定价值。

（3）运动试验的禁忌证

急性心肌梗死急性期、不稳定性心绞痛、急性心肌炎、急性心内膜炎、心力衰竭、冠状动脉主干狭窄、快速房性或室性心律失常、严重房室传导阻滞、严重主动脉瓣狭窄、急性肺动脉栓塞或肺梗塞、严重高血压未经控制等情况都不适宜做运动试验。

6. 超声心动图

超声心动图是一项无创性心脏检查方法，可发现心脏结构和功能异常，由超声诊断仪来完成。超声诊断仪由超声探头和主机构成。探头是由压电晶体组成标准的超声换能器，受电的激发而发出频率在 2~13 兆赫之间的声波，叫超声波。成束的声波穿透人体内软组织（如肌肉），在血液与心肌或心脏瓣膜之间被反射回来。从心脏组织反射的超声波再由换能器（探头）接收，经电学处理转换成心脏图像，即超声心动图。

二维超声心动图以一个平面的扇形图像反映心脏结构的活动，是目前超声心动图检查的主要形式。

多普勒超声心动图可以了解心脏内部解剖结构的改变，也能了解其血流活动等生理信息（如血流速度），帮助了解患者的心脏器质性病变与功能之间的关系，例如估计瓣膜缺损，区分瓣膜狭窄与关闭不全、心脏内分流病变等。

三维超声心动图是最新技术，利用计算机将多个二维图像组合成三维图像，实现对心脏整体结构的全面观察，能比较准确测定心腔容量、心脏功能（左室射血分数）和比较正确显示心脏局部结构及心脏内部有无占位病变等。

经食管超声心动图和心血管内超声心动图有特定的用处。

7. 核素心肌显像

心脏核素显像是通过在体内注射具有特殊活性的放射性元素，根据这些物质在心肌中的分布来评价是否有缺血或坏死的心肌。

适应证：用于诊断有不明原因胸痛，但不能进行平板运动试验的可疑冠心病患者；对于某些已经确诊的冠心病患者，评估存活心肌，评价是否需要进一步进行介入或搭桥。

8. 冠状动脉 CT 检查

冠状动脉 CT 可以清楚地看到冠状动脉狭窄或堵塞的部位和严重程度，检查时各种原因的扫描失败率 ≤ 5%，适用于左主干、左前降支和右冠状动脉的检测，用于回旋支检测时准确性相对低一些。冠状动脉 CT 能够提供无狭窄的血管壁上非阻塞性斑块的信息，有助于评价血管功能。

（1）冠状动脉 CT 适用情况

① 其阴性结果对于排除具有患冠心病中等程度危险的患者的冠状动脉狭窄有很好的临床价值。

② 需要明确冠状动脉解剖的情况、冠状动脉解剖结构异常或者冠状动脉搭桥术后的复查。

（2）冠状动脉 CT 不适用的情况

① 冠状动脉 CT 不适用于体检和广泛筛查。一次 CT 检查相当于接受 750 张 X 线光片的放射线照射，不应该用于低危人群。如该项检查对于无冠心病危险因素和家族史的中青年女性不但起不到作用，而且是花钱买了一生患癌症的风险。

② 冠状动脉 CT 不应常规用于冠状动脉支架术后检查，因为冠状动脉 CT 看不清支架内的情况。

（3）做冠状动脉 CT，首先必须控制好心率

在进行冠状动脉 CT 检查前，患者的心率不能太快且应当匀齐（最好在 60 ~ 70 次/分钟），意识清楚且能配合检查。在进行心脏扫描的时候，需要控制呼吸运动和心脏搏动，因此需要使用倍他乐克、硝酸酯类等药物。64 排 CT 控制呼吸和心率是为了获得高分辨率的图像；256 排 CT 虽然可在 1 秒钟（一次心跳后）完成心脏影像的采集，但同样要求心率控制在 90 次以下，目的是降低对患者的射线剂量。

9. 冠状动脉造影

冠状动脉造影是一种有创性检查，指向左和右冠状动脉开口插管，注入造影剂，从而在 X 线下显示出冠状动脉走行和病变的一种方法。冠状动脉造影能够判断冠状动脉病变，确定病变的部位和程度，同时进行的左心室造影可以为判断心肌梗死后室壁瘤形成和心功能情况提供准确资料。

在临床工作中，常常根据运动试验的结果筛选出"高度危险"的患者进行冠状动脉造影。

在经皮冠状动脉成形和支架术、冠状动脉搭桥术前必须先做冠状动脉造影。

10. 我认为给患者看病的基本流程大致分为 5 个步骤，在这里和大家讨论，不知大家是否认同

第一，详细询问患者的病史，与患者真诚沟通，这是一切的基础。

第二，物理诊断。具体分为"望"：看患者有没有黄疸、贫血、发绀、肥胖等；"触"：触摸患者的胸部，如心尖搏动、有无震颤；"叩"：叩患者的心脏浊音界和肺部；"听"：使用听诊器，注意心音变化，有无杂音或附加音、肺部呼吸音，有无干、湿性啰音。

第三，用一些基本技术检查和诊断疾病，比如做心电图、拍胸大片，这些技术通常简便，而且经过多年的临床运用，对诊断有价值，成本低。

第四，必要时让患者做无创性的辅助检查，譬如做运动平板测试、超声心动图检查等。

第五，必要时处方 CT 或有创冠状动脉造影检查，这些检查成本高。

以我出门诊的经验，相当多的心血管疾病靠前 3 项是可以诊断出来的，必要时再用第 4 项，并准确预判进行第 5 个步骤的必要性。

（相关内容请参考 45 页"写给医生的话：理解医学，寻找合格医生，构筑心长城/六、医生的方法论/ 2.'五指'诊断流程"。）

四、冠心病心绞痛的治疗

1. ABC 治疗

"ABC 治疗"是针对冠心病各种临床表现的共性防治原则。

抗血小板聚集，A 代表阿司匹林（ASPRIN）。

降低心肌耗氧量，B 代表 β 受体阻滞剂。

降低血浆胆固醇，C 代表胆固醇（CHOLESTEROL）。

在此基础上，根据每位患者的具体情况，制订科学、合理的个体化治疗方案。

2. 缓解心绞痛的药物

心绞痛是心肌缺血的表现，因此能够预防和治疗心绞痛的药物都有降低心肌耗氧量和改善冠状动脉血流的作用。

目前常用的药物有三类：硝酸酯类、钙通道阻滞剂和肾上腺素能 β 受体阻滞剂。

提示

硝酸酯类、钙通道阻滞剂和肾上腺素能 β 受体阻滞剂必须由医生严格把握其适应证和禁忌证。

3. 硝酸酯类药物

硝酸酯类药物可预防和治疗各种类型的心绞痛，疗效可靠，常用药物有硝酸甘油和消心痛。

提示

青光眼和低血压患者不能使用硝酸酯类药物。

硝酸甘油通过扩张血管，减少心肌耗氧量，促进血流分布到缺血区，是速效、短效的抗心绞痛药物，可以快速起效缓解心绞痛发作。

正确使用硝酸甘油的 14 点注意：

① 患者应随身携带硝酸甘油。

② 硝酸甘油要在察觉到胸痛发作先兆时立即使用，不要等到胸痛发作几分钟后再用。

③ 将硝酸甘油片放在舌下，待其溶化。质量合格的硝酸甘油片在 20～30 秒内溶化。

④ 咀嚼硝酸甘油片也有好的效果，但不能咽下。因为硝酸甘油从口腔黏膜直接吸收入血，在胃内将失去作用。

⑤ 硝酸甘油生效迅速，胸痛可在服用后 1～2 分钟内缓解。含服 1 片硝酸甘油 5 分钟内胸痛不缓解者应服第 2 片，仍持续胸痛者可服第 3 片，并呼叫急救中心转运到正规医院（胸痛中心）明确胸痛原因。

⑥ 一天内数次发作心绞痛的患者应服长效的硝酸甘油。

⑦ 含服硝酸甘油时，患者应坐起或站起；若服药后感到头晕乏力、出虚汗，应立即平卧。

⑧ 应用硝酸甘油后胸痛很快缓解的患者需适当减轻活动的强度和速度，不需要停止活动。

⑨ 患者注意发现和总结哪些强度的活动（运动）或者情绪波动会诱发自己发作心绞痛，应在这些活动前服用硝酸甘油预防心绞痛发作。

⑩ 长期使用硝酸酯类药物可以产生耐药性，此时医生应根据需要增加药量或间断给药，但不宜突然停药或者减量。长期使用硝酸甘油等硝酸酯类药物的患者，一旦突然停药，可产生症状复发，临床称为"反跳现象"，使原有病情加重，常表现为心绞痛、急性心肌梗死或者猝死。

⑪ 多主张间歇使用硝酸甘油及其盐类，即 24 小时内最好有 6～8 小时无硝酸甘油，

目的是利用停用的几小时时间恢复血管的反应性。

⑫ 使用硝酸甘油可能引起一些不良反应，其中头痛比较常见，这些不良反应可在几分钟或 10 分钟后消失。

⑬ 硝酸甘油片剂应放在原装的药瓶中，将瓶盖拧紧，避光保存。硝酸甘油在太阳光照射后可以分解失效。

⑭ 注意药物的有效期。硝酸甘油一般 3 个月即可失效，应及时更换，否则心绞痛发作时不起作用，将会误事。判断硝酸甘油是否有效的最简单方法是让健康人舌下含 1 片，若很快出现头胀、头痛和颜面发热，表明有效。

有些硝酸甘油喷雾剂在原装瓶中保存时间较长，可用 1~2 年。

4. β 受体阻滞剂

β 受体阻滞剂可通过降低心肌耗氧量预防和治疗心绞痛，是常用的治疗冠心病和高血压药物，主要通过阻断体内肾上腺素能 $β_1$ 受体发挥治疗作用，常用药物有美托洛尔、比索洛尔、卡维地洛等。

（1）β 受体阻滞剂对冠心病有多种作用

① 减弱心肌收缩力，减低心肌耗氧量，减轻心肌缺血，缓解心绞痛。
② 减少心肌梗死面积的扩大。
③ 降低心率，减少快速心律失常，减少猝死。
④ 保护心脏，减少冠心病急性事件的发作。

（2）β 受体阻滞剂的禁忌证

① Ⅱ度、Ⅲ度房室传导阻滞。② 心动过缓，心室率 ≤ 50 次/分钟。③ 低血压。④ 严重心力衰竭或心力衰竭的急性发作期。⑤ 哮喘。

5. 钙通道阻滞剂

（1）钙通道阻滞剂主要用于冠状动脉痉挛引起的自发性心绞痛

人体内血管和心肌的收缩都需要钙离子。钙通道阻滞剂是阻止钙离子通过细胞膜上的"慢通道"流到血管平滑肌和心肌细胞，抑制血管收缩，扩张周围血管和冠状动脉，一定程度上可减弱心肌收缩力，缓解冠状动脉痉挛所致的心绞痛，对于运动诱发的冠状动脉收缩也有作用。

（2）钙通道阻滞剂具有较好的降血压作用

常用于伴有高血压的心绞痛患者。

（3）治疗急性心肌梗死不能用短效二氢吡啶类钙通道阻滞剂（如心痛定）

这类药物扩张周围血管的能力很强，常引起反射性心动过速，可使心肌梗死面积扩大，增加死亡率。

6. 预防心绞痛发作

（1）预防心绞痛发作的根本措施

控制心血管病的危险因素，治疗已经存在的冠状动脉病变，阻止冠状动脉病变的继续发展。患者也可以根据医生处方进行长期药物预防，根据心绞痛类型选用抗心绞痛药物。一般来说，阿司匹林和消心痛适用于所有类型的心绞痛，对于劳力型心绞痛可加 β 受体阻滞剂，对于自发型心绞痛可加钙通道阻滞剂。

（2）在治疗冠状动脉病变的基础上，采用以下措施可以减少心绞痛的发作

① 避免过度的体力活动，如运动量过大、运动速度过快、过度用力等。

② 避免过度兴奋、愤怒、焦虑、紧张等。

③ 临时药物预防：对于不可避免的过度体力或脑力活动，可在活动前预防用药，根据活动时间，选用有效时间相同的药物。常用药物有，舌下含硝酸甘油，1～3 分钟起效，药效持续 10～30 分钟；舌下含消心痛，5 分钟起效，药效持续 10～60 分钟；口服消心痛，20 分钟起效，药效持续 4 小时。

7. 心绞痛发作时如何处理

冠心病患者根据医生处方日常要随身携带硝酸甘油等急救药物。

心绞痛发作时，立即休息，停止任何活动。

当胸痛持续时间很长，含服硝酸甘油不能缓解时，应立即到医院（胸痛中心）就诊。

当心绞痛发作缓解后又在短时间内复发时，含服短效硝酸甘油后，应加服一片长效硝酸甘油。

心绞痛反复发作时，患者精神一般比较紧张，可同时服一片安定以稳定情绪，并通过减少心肌耗氧量来帮助减少心绞痛的发作。

8. 治疗心绞痛时，应区别对待稳定性心绞痛和不稳定性心绞痛

不稳定斑块破裂致残、致死在医学上称为意外事件，斑块的"稳与不稳"决定了事件的性质和发展。

过去人们错误地认为心肌梗死是由血管狭窄的程度决定的。其实，心肌梗死不取决于冠状动脉狭窄的程度，而是取决于动脉粥样硬化斑块的性质。稳定性心绞痛的患者尽

管大多数冠状动脉严重狭窄（≥ 70% 的管腔塞住了，只有 ≤ 30% 的空隙），然而血管中附着的是稳定斑块，其中脂肪少，斑块外层覆盖的纤维帽子厚，就像厚皮小馅的饺子，煮的时候不容易破。不稳定斑块虽然导致血管狭窄的程度轻，在多数情况下，管腔仅堵塞 20%～50%，但作为导致突发心肌梗死或不稳定性心绞痛的元凶却很危险。不稳定斑块内脂肪含量高，并且含有大量活跃的炎性细胞，纤维帽子薄，像一个薄皮大馅的饺子，特别容易破；不稳定斑块的破裂会激活血小板，形成血栓；斑块和血栓会急性加重冠状动脉腔的狭窄，甚至使其完全闭塞。所以，动脉粥样硬化斑块是否稳定是心肌梗死发病的决定因素。

稳定和不稳定性心绞痛处理原则的不同：

稳定性心绞痛主要是通过药物，减少心肌耗氧（β 受体阻滞剂），扩张冠状动脉血管（静脉或口服硝酸酯、钙通道阻滞剂）和改善心肌代谢（曲美他嗪），降低窦性心率（依伐布雷定），同时需抗血小板治疗（阿司匹林）和他汀。如果经过规范的药物治疗，心绞痛仍难以控制，可考虑介入治疗或搭桥手术。

提示

介入治疗不能降低大多数稳定性心绞痛患者的死亡率，对改善症状可能优于单纯药物治疗。美国和英国的资料发现：稳定的冠心病患者所放的支架，12% 完全不需要；38% 疗效不明确，用药就够了；只有一半做的合理，给患者带来了利益和价值。类似的相关研究也是我国医务工作者应该正视的。

不稳定性心绞痛急性期在给予上述治疗的基础上，还需要抗凝，通常皮下注射低分子肝素或磺达肝癸钠直至出院。对于某些高危的不稳定性心绞痛患者需积极进行介入治疗（如胸痛时间长，合并糖尿病和肾功能不全，或者同时发生了心律失常或血液动力不稳定的患者）。

9. 冠状动脉介入治疗

冠状动脉介入治疗主要用于急性心肌梗死和高危的不稳定性心绞痛患者。

10. 冠状动脉搭桥术（冠状动脉旁路移植术）

下列冠心病患者可能需要冠状动脉搭桥术：

冠状动脉左主干病变。

三支血管病变（左冠状动脉前降支、左冠状动脉回旋支和右冠状动脉狭窄）。

两支血管病变中，有一支为左冠状动脉前降支近端。

11. 冠心病的规范化诊疗

病例

对于 JACC（美国心脏病学学院）杂志发表的 56 岁男性患者在 10 余年间先后接受 28 次冠状动脉造影和 67 个支架的治疗，以及 Achives of Internal Medicine（影响因子）发表的不恰当冠状动脉 CT 致左主干撕裂（一名 48 岁的美国女性，因为胸疼去看病，先做了 CT 检查，发现心脏冠状动脉有些似是而非的病变，又做造影，还做了心脏搭桥手术。搭桥后，桥血管出现血栓，患者出现休克，最终只能做心脏移植手术。其实，这个人只是得了焦虑症。）的两个病例，美国著名心脏专家 Topol 和 Nissen 做了旗帜鲜明的评论，直指扭曲的医疗体系。

讨论

这两个极端案例，在一定程度上反映了当下医疗的现实情况，应该受到充分关注。我们引用美国的临床事件，意在提示大家反省自身的日常临床医疗行为。

在医学领域，价格不是衡量"好货"的绝对标尺，关键是"患者需要什么、适合什么"。如体检项目应根据受检者未来几年发生心血管疾病的风险程度来确定，要因人而异。忽略受检者的真实健康状况和需要，而是像流通商品一样按照价格划分"档次"的体检是不科学的。我们要把注意力放在患者的实际情况上，而不是着眼于自己的关注和兴趣，也不该局限于自身的专业水平。

我们有的医院冠状动脉造影结果正常的比例达到甚至超过 50%；中国的药物洗脱支架植入占到总支架的 96% 以上，远远超出世界任何一个国家的比例；大量应首选搭桥手术的左主干和多支病变患者却接受了多个支架的治疗；我国冠心病患者接受支架与搭桥的比例高达 11 : 1。稳定性心绞痛的患者需要冠状动脉造影和支架治疗吗？如果不需要，有多少患者接受了这一检查和治疗？

介入医生是否避开"左主干和多支病变患者首选搭桥手术"的重点，而是与左主干和多支病变患者谈：可搭桥，也可支架，搭桥全麻开胸，支架局麻不开胸？

我国心血管内外科经过二十年的跃进式发展，技术能手如雨后春笋，可是老一代强调的临床基本功在不少心脏内外科医生身上却见不到了。心脏内科医生不再听心脏杂音和心律，不愿意接诊心力衰竭的患者；心脏外科医生也是一招鲜，只要会搭桥（旁路移植）就走遍天下。医生只要见了患者，就动员做支架、装起搏器、做搭桥、做换瓣，而不是反过来思考"能不能不做这些"。

不让支架和 CT 乱飞，一要自律，加强医生职业道德的教育；二要制定指南，发挥学会的行业自律机能；三要政府监管，要明确"管什么、谁来管"，譬如避免介入医生查介入，要多方参与，树立公信力。在新加坡，医生如果让患者做 3 个以上心脏支架或需要用更贵的支架，必须书面说明理由。假如医生没有给出合理的理由，他的行医资格会受到质疑。新加坡还规定了哪些病做搭桥、哪些病做支架，倘若本来该搭桥的患者给装上了支架，医生也必须书面说明原因，说不清楚，医保将拒付费用，医生还可能被吊销行医资格。在这些方面，我国的相关政策亟待完善。

疾病的诊断治疗是有规律的，美国的两个案例违背规律，对患者造成恶果，同时也危害了医生。适度检查、适度治疗，规范行医同样是对医生的保护。我想起一句老话：随着一个医生的成长与成熟，他会越来越了解哪些不要做，哪些不该做。不做不该做的事，把应该做的认认真真做好！

12. 冠心病的血压控制

由于血压水平与心、脑、肾并发症的发生率呈线性关系，因此必须采取有效的治疗使血压降至正常范围，即一般情况下血压都应降至 140/90mmHg 以下，75 岁以上的高龄老人可降至 150/90mmHg 以下，合并糖尿病的患者血压应 < 130/80mmHg，有慢性肾病、24 小时蛋白尿 > 1 克者血压应 < 125/75mmHg。

高血压的危险因素包括超重/肥胖、高盐饮食、长期过量饮酒和长期过度精神紧张等。

即使 80 岁以上的老年高血压，也可以从降压治疗中获益，只是需要更加严密的观察疗效（如血压下降应循序渐进）和监测血压。

控制收缩压与控制舒张压同样重要，特别是对老年人。

13. 冠心病的血脂控制

请参考 237 页，"第四节 血脂异常/一、血脂干预的是危险水平，不是单一的血脂水平/ 2. 血脂异常诊断标准"。

强化降脂：具体内容请参考 257 页，"第四节 血脂异常/六、血脂异常的综合治理/ 2. 什么是强化降脂"。

14. 冠心病与糖尿病

这些年，很多概念出现了革命性和颠覆性的改变：糖尿病是心肌梗死的"等危症"，心血管疾病是代谢性血管病。在临床实践中，大量的冠心病患者存在不同程度的糖代谢异常。于是，糖尿病与心血管疾病防治的关系从疾病的管理模式上对临床医生提出了新的思考，应该告别"铁路警察各管一段"的行医传统，以人为本是广大患者和公共健康的需求。

所有的冠心病患者均应该注意血糖的筛查和检测，尤其是注意餐后血糖的检测，标准方法是"口服糖耐量试验"。

冠心病患者的血糖控制需要个体化。假如患者得糖尿病很多年，对于血糖的控制不宜过严，以减少低血糖对心脏血管的不利影响；新发生的糖尿病患者，应该严格控制血糖。

第三节 急性心肌梗死

一、急性心肌梗死的常见诱因

气候：季节变换、寒潮和大风天气时，急性心肌梗死发病增多。

昼夜节律：急性心肌梗死大多发生在上午 6 ~ 12 点。

过度体力活动（负荷）：如工作繁重、旅行劳顿、家务过重或者运动过度。

精神过度紧张：如情绪激动、精神紧张、过劳。

吃高脂肪食物或者吃得过饱。

数小时内频繁吸烟。

喝冰镇饮料。

二、急性心肌梗死的发病先兆

急性心肌梗死患者的发病先兆（前驱症状）可表现为新出现的心绞痛或原有心绞痛突然发作频繁或程度加重，最常见的表现为胸骨后或心前区疼痛，其次是上腹部疼痛，少数表现为胸闷憋气、左颈部或左上肢发麻、心悸、头晕等。

前驱症状大多数发生在发病前 1 星期内，也有的在发病前 1 ~ 3 星期内出现。

急性心肌梗死也可没有先兆症状突然发病。

三、急性心肌梗死的起始症状

1. 疼痛为起始症状

最常见的是胸骨后或心前区的疼痛，疼痛向左肩、左臂放射；疼痛有时在上腹部，同时胸骨后有憋闷不适；个别患者的疼痛部位在下颌、颈部、牙齿、腹部、下肢等。

疼痛发作比平时心绞痛剧烈、持久（平时只持续几分钟的胸闷胸痛，忽然延长到 20 分钟或半小时以上），常伴有全身大汗和恶心呕吐，舌下含服硝酸甘油无效。

2. 心力衰竭为起始症状

表现为胸闷、心慌气短、喘憋、不能平卧，容易被误诊为支气管哮喘。

3. 晕厥为起始症状

多发生在起病 30 分钟内，患者突然头晕摔倒，可伴恶心呕吐。

4. 休克为起始症状

患者感到虚弱，有出冷汗、头晕、面色苍白、肢体湿冷、血压下降、脉搏细弱等症状，严重者摔倒在地、意识丧失，甚至死亡。

四、急性心肌梗死的并发症

心律失常。

心力衰竭。临床表现有气短和端坐呼吸（平卧时气短需要坐起来），呼吸次数加快，心率也快；左心衰竭严重时，患者常常突然发生严重呼吸困难；有的患者咳粉色泡沫痰，躁动不安，呼吸浅速或呈哮喘样，皮肤发绀湿冷。

心源性休克。心源性休克是急性心肌梗死并发心力衰竭的极型，80% 的心源性休克发生在发病 24 小时内，患者表现出皮肤发凉、苍白、出冷汗、口唇及甲床发绀，有时皮肤苍白与发绀相间呈花纹样，尿量减少，烦躁不安或表情淡漠，重者意识模糊甚至昏迷。

心脏破裂。早期开通"罪犯"血管可减少心肌坏死范围，预防心脏破裂。

心室室壁瘤。室壁瘤并非心脏肿瘤。心脏收缩时，梗死区坏死的心室壁在心室腔内压力下，呈瘤样向外膨出，因而称为室壁瘤。较小的室壁瘤预后良好；占左室面积 20% 以上的较大室壁瘤，应采用外科手术切除，一般在梗死后半年手术为宜。

五、急性心肌梗死的院外急救：遭遇急性心肌梗死患者时，家属（目击者）的应急处理

1. 急性心肌梗死发病早期不易与心绞痛鉴别，可先按心绞痛治疗

当硝酸甘油等治疗无效，疼痛剧烈并超过 20 分钟时，患者可能发生了急性心肌梗

死，应当迅速拨打急救电话，等待急救车转运到医院。在专业救护人员到来之前，让患者平卧并尽量保持安静，可继续给予硝酸甘油等治疗，有条件可尽早给患者吸氧气。

2. 急性心肌梗死的患者约有 1/3 表现为心脏骤停，即患者在发病后迅速出现意识丧失，若不及时抢救，患者死亡危险极高

当遇到心脏骤停的患者时，你就是最好的抢救者，不要为寻找其他救护人员而耽误时间。要知道，心脏停搏后最初的几分钟对患者生命的复苏极为重要。假如现场只有你一个人，而通讯又不方便，宁可暂缓叫急救车，也要立即开始胸外心脏按压。

（1）非医疗专业人员怎样判断心脏停搏

在日常生活中，当发现有人突然意识丧失（或伴有全身抽搐）而倒地时，目击者在确定周围环境安全后，应立即使其平卧，轻拍其双肩并大声呼叫（如"喂，你怎么了？"），同时用手触摸其颈动脉以确定有无搏动（用食指、中指并拢放在气管与颈部肌肉间轻轻按压不少于 10 秒）。一旦发现患者没有反应且没有动脉搏动（无呼吸或呼吸几乎停止），说明心脏已经停搏。

施救者要注意：①没有经过培训；②经过培训但不熟练的情况下，应单纯进行胸外心脏按压，不配合人工呼吸。

（2）胸外心脏按压

对于没有反应和呼吸异常的患者都应立即进行胸外心脏按压，促进氧气更快地分布到大脑和心脏。

① 将患者头、胸处于同水平，最好躺在坚硬的平面上。

② 按压位置在左胸骨第 4 和第 5 肋之间（左侧肋骨下沿往上两个横指）。

③ 按压时两手掌根重叠，掌与手指离开胸壁，手指交叉相扣。

④ 按压幅度：成人至少按压 5 厘米，儿童和婴儿至少按压 1/3 胸腔前后径（厚度）。

⑤ 垂直按压，以免压力分散。抢救者的两肩正对患者胸骨上方，两臂伸直（肘关节不能弯曲，上臂与患者身体垂直），肩、肘、腕成一个垂直轴面，以髋关节为轴，利用上半身的体重和肩、臂的力量垂直向下按压胸骨。

⑥ 按压时不得压在肋骨上，以免引起肋骨骨折；上抬时手不离胸，以免移位，保证每次按压后胸廓回弹。

⑦ 按压速度：每分钟至少 100 次。尽量减少胸外按压的中断，尽可能将一次中断控制在 10 秒钟以内。

⑧ 按压应持续尽可能长的时间，尽量坚持到专业医疗救护人员到来。

（3）体外自动除颤器（AED）的使用

心源性猝死的最常见原因是心室颤动（室颤），及时除颤可以挽救患者生命。发生猝死

后，有效营救时间为 7~10 分钟，非常短暂，电除颤是最有效的治疗方法。为了尽最大可能挽救生命，北京、上海等地的部分公共场所从国外引进了一些体外自动除颤器（AED）。

室颤是一种严重的心律失常，即心室失去了规律的电活动，心脏没有有效收缩，从而丧失有效的排血功能。单纯心脏按压不能终止室颤。

① AED 不仅是急救设备，更是急救新观念，一种由现场目击者最早进行有效急救的观念。

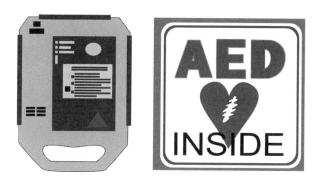

体外自动除颤器（AED）

② AED 包括心脏节律分析系统和电击咨询系统，专为现场急救设计，体积小，重量轻，为使用者提供语音提示和屏幕显示，操作简单（在欧美，通过 4 小时的学习演练，一般市民均能完全掌握）。其最大的特点是全由内置电脑分析和确定发病者是否需要电除颤。

③ AED 的通用使用步骤：

开启 AED，打开 AED 的盖子，依据语音提示和屏幕显示操作（有些型号需要先按下电源）。

在患者胸部适当的位置上紧密贴上电极板。通常两块电极板分别贴在右胸上部和左胸左乳头外侧，具体位置可以参考 AED 机壳上的图样和电极板上的图片说明。

将电极板插头插入 AED 主机插孔。

按下"分析"键，AED 开始自动分析心律（有些型号在插入电极板插头后会发出语音提示，自动分析心律），在此过程中请不要接触患者，即使是轻微地触动都可能影响AED 的分析。

分析完毕后，AED 将会发出是否进行除颤的建议。当有除颤指征时，不要与患者接触，同时告诉附近的所有其他人远离患者，由操作者按下"放电"键除颤。

除颤结束后，AED 会再次分析心律，如患者未恢复有效灌注心律（血压和心跳），操作者应进行 5 个周期（150 次）心脏按压，然后再次使用 AED 分析心律，除颤，心脏按压……反复至急救人员到来。

3. 为什么要重视急性心肌梗死的院外急救

我国每年有 55 万人死于心脏性猝死，其中 90% 发生在医院之外。

及时采用正确的方法急救，院外心脏性猝死抢救成功率可由 5% 提高到 49%。

病例：

2011 年 7 月，一名司机驾驶公交车时突然昏倒，赶到的医护人员将其送往附近医院抢救，却没能挽救这一次的突发心源性猝死。在昏倒的那一刻，他踩下了刹车，挽救了乘客们的生命。这件事一经报道，社会上对司机的义举给予了高度肯定。

讨论：

如果当时、当地有懂得心脏急救知识的目击者对这位司机施救，也许他的人生是另外一个开始，而不是结束……

六、急性心肌梗死的诊断流程

理想的急性心肌梗死救治模式是通过救护车上的远程传输系统在最短时间内将患者的心电图传送到医院，并同时启动导管室。

1. 首先做 12 导联心电图

胸痛患者只要有典型的心电图，通常可以确诊为心肌梗死。

2. 血清心肌标志物

常用的有肌钙蛋白、肌酸激酶同工酶 CK-MB、肌红蛋白等，可帮助诊断心电图改变轻微而不能作出明确判断的患者。

3. 心脏功能和全身状态的评价

包括采血测定血常规、肝肾功能、血糖水平等，超声心动图明确有无并发症并评价心脏功能，急性心肌梗死患者还可能伴有发热或者胃肠道症状（如恶心、呕吐），严重的可有呼吸困难甚至休克等。

七、急性心肌梗死急救后的基本治疗

1. 心电监测

对于及时发现和治疗心律失常非常重要，一般应监测 3~5 天。

2. 吸氧

存在低氧血症的患者应当连续吸氧。

3. 卧床休息

一旦病情稳定，应及早开始床上或床旁活动，应注意解除患者的精神负担，达到身心都休息的目的。

提示

便秘是急性心肌梗死患者的大忌，一定要保证大便时不费力，一般以排出大便呈稠糊状为宜，可用通便药物。

特别强调急性心肌梗死患者，尤其是广泛前壁心肌梗死患者，大便一定要请护理人员帮助，以防猝死。

4. 硝酸酯类

急性心肌梗死患者静脉点滴硝酸甘油可以减轻心脏负担并改善冠状动脉供血，但是长时间大剂量给药很容易耐药。血压低、血容量不足或者右室梗死等情况不宜静脉点滴硝酸甘油。

5. β 受体阻滞剂

可降低死亡率，特别对前壁急性心肌梗死有效。

下壁和右室心肌梗死的患者在急性期易并发低血压和心动过缓，慎用 β 受体阻滞剂。此外，伴严重心力衰竭、心率 < 60 次/分钟、Ⅱ~Ⅲ度传导阻滞、严重支气管及肺部阻塞性病变的急性心肌梗死患者不能使用 β 受体阻滞剂。

β 受体阻滞剂通常从较小的剂量开始逐渐增加，不同患者的耐受剂量差异很大，应该将剂量调整到患者能耐受的最大剂量。

6. 血管紧张素转换酶抑制剂

近年来大规模临床研究证实该类药物可降低急性心肌梗死的死亡率。对于下壁心肌梗死的患者应注意血压，有低血压和休克时暂缓应用。

7. 阿司匹林和氯吡格雷

急性心肌梗死的发生是在冠状动脉粥样硬化基础上斑块破裂继发血栓形成。血栓形成过程中，血小板被激活并聚集。阿司匹林可干扰血小板聚集，抑制血小板功能，减少进一步血栓形成，降低急性心肌梗死急性期死亡率。氯吡格雷与阿司匹林合用可以进一步降低血栓形成的风险。

8. 他汀类药物

可降低血液胆固醇含量，稳定斑块，预防缺血复发。

八、急性心肌梗死稳定后的后续治疗

1. 服他汀类药物、控制体重、增加运动量和停止吸烟有助于血脂达标

（1）戒烟

患者及家人均需戒烟，必要时使用戒烟药物。

（2）坚持他汀类药物治疗

急性心肌梗死后应当使低密度脂蛋白胆固醇（LDL-C）降到 1.8mmol/L（70mg/dl）以下，他汀类药物可使多数患者达到该目标，必要时联合使用依折麦布。

（3）若健康状况允许，应进行有氧代谢运动（如步行）

每周 3~4 次，每次 30 分钟。

（4）控制体重

尤其是超重的高血压、高血糖和血脂异常患者需要减肥。

2. 抗血小板治疗

无溃疡病、胃肠出血或阿司匹林过敏等情况，阿司匹林每日 100 毫克长期服用；无论是否进行介入治疗，氯吡格雷每日 75 毫克至少服用一年。

3. 血管紧张素转换酶抑制剂（ACE）

心肌梗死后的稳定高危患者应及早服用此类药物（如培哚普利、福辛普利、苯那普

利、依那普利、卡托普利等），一切有左室功能障碍或心力衰竭的患者应无限期服用。

4. β 受体阻滞剂

心肌梗死后长期服用 β 受体阻滞剂可显著降低死亡率，有助于控制心律失常和高血压。

5. 血压控制

控制在不超过 130/80mmHg。

九、冠心病发病危险的预测

第一步：计算每个危险因素的分数，见表 2-3-1、表 2-3-2。

表 2-3-1　冠心病危险因素的分数（1）

年龄（女性）	分数	年龄（男性）	分数	HDL-C（mg/dl） （高密度脂蛋白胆固醇）	分数
30	-12	30	-2	25～26	7
31	-11	31	-1	27～29	6
32	-9	32～33	0	30～32	5
33	-8	34	1	33～35	4
34	-6	35～36	2	36～38	3
35	-5	37～38	3	39～42	2
36	-4	39	4	43～46	1
37	-3	40～41	5	47～50	0
38	-2	42～43	6	51～55	-1
39	-1	44～45	7	56～60	-2
40	0	46～47	8	61～66	-3
41	1	48～49	9	67～73	-4
42～43	2	50～51	10	74～80	-5
44	3	52～54	11	81～87	-6
45～46	4	55～56	12	88～96	-7

续表

年龄（女性）	分数	年龄（男性）	分数	HDL-C（mg/dl） （高密度脂蛋白胆固醇）	分数
47~48	5	57~59	13		
49~50	6	60~61	14		
51~52	7	62~64	15		
53~55	8	65~67	16		
56~60	9	68~70	17		
61~67	10	71~73	18		
68~74	11	74	19		

表 2-3-2　冠心病危险因素的分数（2）

总胆固醇（mg/dl）	分数	收缩压 （mmHg）	分数	其他因素	分数
139~151	−3	98~104	−2	吸烟	4
152~166	−2	105~112	−1	糖尿病（男）	3
167~182	−1	113~120	0	糖尿病（女）	6
183~199	0	121~129	1	心电图左室肥厚	9
200~219	1	130~139	2		
220~239	2	140~149	3		
240~262	3	150~160	4		
263~288	4	161~172	5		
289~315	5	173~185	6		
316~330	6				

　　第二步：将所有危险因素分数相加：总分数 = 年龄分数 + HDL-C 分数 + 总胆固醇分数 + 收缩压分数 + 吸烟分数 + 糖尿病分数 + 心电图左室肥厚分数。

第三步：查出个人总分数与冠心病发病危险性的关系，见表2-3-3。

表2-3-3 个人冠心病发病危险性

总分数	5年	10年	总分	5年	10年
≤1	<1%	<2%	17	6%	13%
2	1%	2%	18	7%	14%
3	1%	2%	19	8%	16%
4	1%	2%	20	8%	18%
5	1%	3%	21	9%	19%
6	1%	3%	22	11%	21%
7	1%	4%	23	12%	23%
8	2%	4%	24	13%	25%
9	2%	5%	25	14%	27%
10	2%	6%	26	16%	29%
11	3%	6%	27	17%	31%
12	3%	7%	28	19%	33%
13	3%	8%	29	20%	36%
14	4%	9%	30	22%	38%
15	5%	10%	31	24%	40%
16	5%	12%	32	25%	42%

第四步：与人群冠心病发病危险性（平均10年）比较，见表2-3-4。

表2-3-4　人群冠心病发病危险性

年龄	女性	男性	年龄	女性	男性
30~34	<1%	3%	55~59	12%	16%
35~39	<1%	5%	60~64	13%	21%
40~44	2%	6%	65~69	9%	30%
45~49	5%	10%	70~74	12%	24%
50~54	8%	14%			

十、卒中危险的预测

第一步：计算每个危险因素的分数，见表2-3-5、表2-3-6。

表2-3-5　男性卒中危险因素的分数

年龄	分数	收缩压 （mmHg）	分数	其他因素	分数
54~56	0	95~105	0	抗高血压治疗	2
57~59	1	106~116	1	糖尿病史	2
60~62	2	117~126	2	吸烟	3
63~65	3	127~137	3	CVD（心肌梗死、心绞痛、冠状动脉供血不足、间歇性跛行或充血性心力衰竭史）	3
66~68	4	138~148	4		
69~71	5	149~159	5		
72~74	6	160~170	6	心房颤动	4

续表

年龄	分数	收缩压（mmHg）	分数	其他因素	分数
75~77	7	171~181	7	心电图左室肥厚	6
78~80	8	182~191	8		
81~83	9	192~202	9		
84~86	10	203~213	10		

表2-3-6 女性卒中危险因素的分数

年龄	分数	收缩压（mmHg）	分数	抗高血压治疗时收缩压（mmHg）	分数	其他因素	分数
54~56	0	95~104	0	95~104	6	糖尿病史	3
57~59	1	105~114	1	105~114	5	吸烟	3
60~62	2	115~124	2	115~124	5	CVD（心肌梗死、心绞痛、冠状动脉供血不足、间歇性跛行或充血性心力衰竭史）	2
63~65	3	125~134	3	125~134	4		
66~68	4	135~144	4	135~144	3		
69~71	5	145~154	5	145~154	3		
72~74	6	155~164	6	155~164	2		

续表

年龄	分数	收缩压（mmHg）	分数	抗高血压治疗时收缩压（mmHg）	分数	其他因素	分数
75~77	7	165~174	7	165~174	1	心房颤动	6
78~80	8	175~184	8	175~184	1	心电图左室肥厚	4
81~83	9	185~194	9	185~194	0		
84~86	10	195~204	10	195~204	0		

第二步：将所有危险因素分数相加：总分数＝年龄分数＋收缩压分数＋抗高血压治疗时收缩压分数＋糖尿病分数＋吸烟分数＋CVD分数＋房颤分数＋心电图左室肥厚分数。

第三步：查出个人总分数与卒中发病危险性的关系，见表2-3-7、表2-3-8。

表2-3-7　男性卒中发病危险性

男性分数	发病危险性	男性分数	发病危险性
1	2.6%	11	11.2%
2	3.0%	12	12.9%
3	3.5%	13	14.8%
4	4.0%	14	17.0%
5	4.7%	15	19.5%
6	5.4%	16	22.4%
7	6.3%	17	25.5%
8	7.3%	18	29.0%
9	8.4%	19	32.9%
10	9.7%	20	37.1%

续表

男性分数	发病危险性	男性分数	发病危险性
21	41.7%	26	68.4%
22	46.6%	27	73.8%
23	51.8%	28	79.0%
24	57.3%	29	83.7%
25	62.8%	30	87.9%

表 2-3-8　女性卒中发病危险性

女性分数	发病危险性	女性分数	发病危险性
1	1.1%	15	16.0%
2	1.3%	16	19.1%
3	1.6%	17	22.8%
4	2.0%	18	27.0%
5	2.4%	19	31.9%
6	2.9%	20	37.3%
7	3.5%	21	43.4%
8	4.3%	22	50.0%
9	5.2%	23	57.0%
10	6.3%	24	64.2%
11	7.6%	25	71.4%
12	9.2%	26	78.2%
13	11.1%	27	84.4%
14	13.3%		

第四步：与人群卒中发病危险性（平均10年）比较，见表2-3-9。

表2-3-9 人群卒中发病危险性

年龄（男性）	发病危险性	年龄（女性）	发病危险性
55~59	5.9%	55~59	3.0%
60~64	7.8%	60~64	4.7%
65~69	11.0%	65~69	7.2%
70~74	13.7%	70~74	10.9%
75~79	18.0%	75~79	15.5%
80~84	22.3%	80~84	23.9%

十一、其他

1. 避孕药的选择

（1）含雌激素的避孕药会增加心血管病死亡率

使用含有雌激素的避孕药的妇女在用药前和治疗中均应测量血压，如果出现血压升高，应当停药。停药后可能需要数月或1年时间血压才能回到基线。持续血压升高是不好的迹象。有心血管病危险因素（如吸烟、糖尿病和血脂异常）的妇女使用雌激素后的危险性较大。

（2）含孕激素的避孕药

孕激素临床应用后，未发现其对心血管系统有不良影响。

2. 血浆尿酸增高会增加冠心病风险

3. 维生素 C 和维生素 E 缺乏也会增加冠心病风险

第四章 防复发（康复与二级预防）

对于已经获救的心肌梗死或卒中的存活者，他们是再发心血管事件的极高危人群，最重要的是二级预防（防复发）。零级预防是没危险因素时去防危险因素，一级预防是防发病（即防冠心病和卒中），那么二级预防就是患者已经发病（冠心病或卒中）后防止"二进宫"。充分的临床试验证据表明，二级预防的A、B、C、D、E防线具有重大意义。

A:（1）Aspirin（阿司匹林）；（2）ACE抑制剂（血管紧张素转换酶抑制剂）

B:（1）β-blocker（β受体阻滞剂）；（2）Blood pressure control（控制血压）

C:（1）Cholesterol lowing（降胆固醇）；（2）Cigarette quitting（戒烟）

D:（1）Diabetes control（控制糖尿病）；（2）Diet（合理饮食）

E:（1）Exercise（运动）；（2）Education（患者教育）

二级预防提倡"双有效"，即有效药物和有效剂量。现在不少患者担心"是药三分毒"，顾虑长期服用处方药的不良反应，反而追求各种各样"没有"不良反应、作用也不确切的"药品"或保健品；还有一些人虽然服用了对症的药品，却剂量太小；再有相当一部分患者第一次发病后，经过成功抢救，就好了伤疤忘了疼，不按时复诊，药也不吃了，这很危险；也有的患者嫌用药麻烦，吃吃停停、停停吃吃，不但效果不好，而且还很危险。

这个性命攸关的二级预防的5个方面，每项有2个内容，都非常重要，每一位患者都要逐条逐项严格去做，并持之以恒。需要二级预防的患者应遵循这5条，对自己的病情和病程进行自我管理，不妨做一个健康档案，每天记记健康日记，探寻自我健康的规律。

已经患冠心病、卒中或做过支架/搭桥的患者要定期到医院或社区复查随访，有事报病情，无事报平安，获取防病指导。孩子们孝敬需要二级预防的双亲，就去监督他们的预防措施是否到位，监督他们按时、有效地服药，有效地锻炼，有效地控制危险因素。医务工作者们应积极推动我国医疗服务体系的改革，建立完善的心脏康复与二级预防整合化一的管理服务平台。

提示

患者应避免饱餐、大量饮酒、过度劳累、精神紧张、情绪激动、突然的寒冷刺激等冠心病诱发因素。

对于已有冠心病（包括心肌梗死和心绞痛）患者的二级预防，戒烟、控制血压和血脂特别重要。

第一节 心脏康复/二级预防服务关爱综合模式——修复破碎的医疗服务链

人口老龄化、患病年龄年轻化和预防不到位导致了我国心血管疾病患者群增长迅速。虽然生物技术的迅猛发展（如针对急性心肌梗死的溶栓、介入治疗和针对心力衰竭的药物治疗）在很大程度上可以挽救人们的生命，但是心脏康复/二级预防体系基本是空白，特别是对心血管病患者进行包括精神心理康复和社会行为康复在内的全面二级预防工作重视不够。"只治不防不管"可能造成的结果就是：患者和社会的医疗费用支出越来越大。大量医疗资源用于疾病终末期的高成本救治，病情却每况愈下，患者反复住院，再支架，再手术，出现心力衰竭后，使用高成本的双心室同步化起搏、埋藏式自动除颤装置和心脏移植，这也是产生医患关系不和谐的一个重要原因。试问我们的患者经得起几次"大修"？一次就很痛苦了。因此，医生致力于健康的维护和疾病的预防非常重要。

一、概述

1964 年，世界卫生组织（WHO）最早对心脏康复提出了明确的定义："心脏康复是使心血管病患者获得最佳的体力、精神及社会状况的活动总合，从而使患者通过自己的努力在社会上重新恢复尽可能正常的位置和自主生活。"这一定义明确了通过控制危险因素延缓疾病进展和降低心血管事件发生率的同时，强调恢复体力以外的精神和社会活动能力。

将生物—心理—社会医学模式（biopsychosocial model）结合在一起的心脏康复/二级预防，包含二级预防循证用药、健康教育、心理辅导、经评估和监测下的运动训练、危险因素行为控制、生活质量评估与改善和职业康复等多项内容。临床研究表明：心脏康复/二级预防对多种心血管疾病危险因素（包括血压、血糖、胆固醇、体重、吸烟习惯、运动、不良情绪）有显著改善；通过心脏康复/二级预防，总死亡率降低 20%，心血管死亡率降低 30%，反复住院、反复血运重建（介入/搭桥）大幅减少，在促进合理使用和节约医疗资源的同时，促进了患者健康、延长了患者寿命，也改善了患者的生活质量，能更好地吸引患者就医，提高治疗的依从性，达到更好的治疗效果；从医院的角度来看，可以提升管理水平，提高医疗质量和工作效率，控制不合理医疗成本，增加纯利润、提升医疗服务和社会满意度。

二、心脏康复/二级预防的目的

为心血管疾病患者提供全面和全程的医疗保健服务，最大限度地减少心血管疾病对人们身心的不良影响，降低猝死和再梗死的危险，控制心脏症状，稳定和逆转动脉粥样硬化斑块，改善心血管功能，提高生活质量（帮助人们在生理、精神心理、社会、职业等多方面达到最佳状态）。

三、心脏康复/二级预防的目标人群

一年内具有以下一种或多种情况的患者：心肌梗死、急性冠状动脉综合征、经皮冠状动脉介入治疗、冠状动脉旁路移植术后、慢性心力衰竭和外周动脉疾病（间歇性跛行）等。

四、心脏康复/二级预防的专业团队

这个团队包括医生、护士、营养师、精神心理治疗师、运动治疗师、临床药师、社区工作者和患者的家庭成员，他们能为患者提供全面的医疗保健服务。

五、心脏康复/二级预防的内容——全面服务与关爱

包括患者综合评估，患者疾病自我管理能力培训，生活方式指导（戒烟、饮食、运动、睡眠等方面的管理），循证用药（个体化调整药物类别和剂量、控制危险因素与提高用药依从性），生活质量评估与改善，恢复力所能及的工作（职业康复）等内容。

即 5 个处方：药物处方、运动处方、心理处方（含睡眠管理）、戒烟处方和营养处方。

六、心脏康复/二级预防的分期——全程服务与关爱

心脏病康复过程可以分成 4 个不同阶段。

阶段 1 是住院期：心肌梗死和急性冠状动脉综合征患者住院期间的康复预防。

院内心脏康复预防的主要内容包括：评估、教育与咨询。医生向患者讲解目前的病情、治疗及下一步诊疗方案，评估精神心理状态（如抑郁、焦虑），教育患者及家庭护理者识别可能发生的急性心肌梗死症状和应急措施，纠正危险因素；指导、帮助患者恢复体力和日常生活能力，通常于入院后 24 小时内开始，目的是使患者在出院时能基本生活自理。制订住院期间的活动计划，早期活动计划根据病情而定，受很多因素影响，如并发症、年龄、生活习惯及骨关节状况等。做出院计划，评估患者何时适合出院、出院后的生活自理能力及能否进入相关的社区保健服务。结合患者的需求，建立长期随访档案，心脏专科医生与社区全科医生/基层医疗保健人员共同明确和实现随访计划；推荐患者参加出院早期心脏康复/二级预防计划。

阶段 2 是出院早期：患者出院后，早期门诊康复预防服务，疗程一般为 3～6 个月或者根据情况延长到 9 个月 至 1 年。

院外早期康复预防的主要内容包括：患者评估与危险分层和全面落实 5 个处方。大量研究证明院外早期心脏康复/二级预防尤为重要，能够提高患者的活动耐量，延缓冠状动脉粥样硬化的进展，改善心肌血液灌注，减少心血管事件的发生率和死亡率，从而提高生活质量。

阶段 3 是出院长期：远期门诊康复预防。

院外长期康复预防阶段主要是患者维持和养成健康与运动习惯，包括持续不间断的纠正危险因素和寻求心理社会支持。如果患者有特殊的健康问题，应继续在心脏康复中心进行锻炼，必要时需要监护。

阶段 4 是社区家庭预防康复（Hospital to Home, H2H）。

3 和 4 阶段将充分发挥电子医疗保健服务和远程医疗的作用。

七、评估与危险分层

在患者进行康复治疗前，应对患者在康复过程中再次发生严重心血管事件的危险程度进行评估与危险分层，掌握患者的总体健康状况和生活质量，指导实施个体化的心脏康复/二级预防计划。

判断对预后有重要影响的3个因素：采用必要的心血管辅助检查，如心电图（包括标准12导联静息心电图、动态心电图和运动平板试验）、超声心动图、心肌损伤标志物等，评估缺血心肌的数量、左室功能受损的程度和基础心脏病致心律失常的危险性。有条件时，应做心肺运动试验。

对患者的初始评估包括：既往和目前与心血管疾病相关的诊断、症状与危险因素，并发症与合并症，精神心理状态与社会支持情况。

中国康复医学会心血管病专业委员会提出了我国心脏康复/二级预防冠心病患者的危险分层法。低危患者可在无监护条件下锻炼，中、高危患者则需要延迟运动或在医生及康复治疗师监护下锻炼。

八、生活质量

问题：我们总是提及患者的"生活质量"。究竟什么是"生活质量"？

答案：生活质量是指患者的舒适程度、良好感受和对生活的满意度；能够保持体能、情感和智力的正常；有参与家务、工作和社区劳动的能力。生活质量涉及多方面，通常包括身体功能状态、精神心理状态和社会活动能力。身体功能状态包括患者的活动能力（体力活动）和社交能力。自信、对未来的思考和在生活中对重大事件的感受能力是精神心理状态是否良好的重要评判标准。生活质量评价还反映了患者（和家庭）对治疗效果与最终功能改善的期望（身体和社会功能的恢复程度）。

不同于医生习惯的客观证据，生活质量的评价是主观的，重点是患者的自我感受，它反映并综合了患者的价值观和对健康状态、良好感觉、生活满意度的认知。这就要求医生在临床工作中增加人文的观念，每一位患者的感受和期望都不同，"急患者所急，痛患者所痛"，才能真正把医生的工作做到位。

讨论：

医生通过复查冠状动脉造影说"患者的冠状动脉病变没有变化，支架通畅"；患者说"支架后经常出现胸闷、气短、憋气和窒息感"。医生和患者各执一词，应该听谁的？

思路1：我是医生，是你懂医学专业知识，还是我懂？

不幸的是，新闻报道中的多起恶性伤医事件皆因医生诊断与患者感受不符而起。

思路2：患者的感受是真实的，客观检查结果明明正常，问题究竟出在哪儿呢？

想想看，我们在临床工作中采用的是哪一种思路？是否有需要改善（改良）的地方？

医生要听患者的倾诉。病在人身上，才需要医生"看"。书读得好，也要结合实际。古有纸上谈兵的赵括和失街亭的马谡，都是前车之鉴。

医生要对患者进行科学、正确引导。譬如对于因症状严重致使活动受限的长期冠心病患者，其功能改善的程度可能很小，因此，掩盖了康复治疗潜在的疗效；针对并发心力衰竭的冠心病患者采用新的方法，则需对患者进行教育和提供咨询，使其在新疗法采用前对疗效有更到位的预期认识。

患者正在忍受病痛，不要再给患者冷漠！

没有服务与关爱，只有生物技术（药片、支架与手术……）的医学是"冰冷"的医学。心脏康复/二级预防是通过管理，实现服务和体现关爱的温暖医学。加强心脏康复/二级预防，是推动医药卫生事业改革、医疗卫生事业和医院的科学可持续发展、医学模式转型的杠杆支点，是实现医学目的和价值、推动医患和谐的关键点和落脚点！

第二节　冠心病患者的健康生活

一、观察病情演变

出现下列情况时，应当及时到医院检查治疗：发生心绞痛的次数增多，疼痛时间延长，硝酸甘油用量增多，常为心肌梗死前兆；出现胸闷气短、夜间容易憋醒等情况则可能是心功能减退或发生心力衰竭的表现。

二、定期复诊，监测冠心病相关危险因素的控制情况

如血压、血脂（尤其是低密度脂蛋白胆固醇）和血糖达标对于冠心病动脉粥样硬化的控制有重要意义；注意监测阿司匹林的胃肠道不良反应，是否有黑便或不明原因的贫血。

1. 急性心肌梗死患者出院 1 年内至少 1 个月复诊 1 次，以后医生视病情建议患者适当的来诊时间

2. 医务人员在冠心病患者的心脏康复 / 二级预防过程中至关重要

（1）戒烟与个体化二级预防循证用药

冠心病患者在病情稳定后进入后续治疗。为了延长冠心病患者生存期、改善生活质量、减少心脏病发作、减少再次支架和搭桥的风险，应当坚持戒烟和二级预防用药。

坚持使用二级预防药物，告诉患者每种药物的使用目的。许多药物并非能单纯缓解症状，因此不能仅凭"症状缓解"判断是否可以停药。如他汀类药物可使心肌梗死的初发或复发减少 30%～40%，可使动脉粥样硬化斑块稳定、发展延缓甚至逆转。

① "零吸烟"指导：患者及家人均要完全戒烟，必要时可使用戒烟药物。评估吸烟患者戒烟的自愿性，积极帮助其戒烟，医患共同制订戒烟规划，每次来诊均询问他们的戒烟进展，安排随访。

② 血脂达标：坚持他汀类药物治疗。急性心肌梗死后应当使低密度脂蛋白胆固醇（LDL-C）降到 1.8mmol/L（70mg/dl）以下，若他汀类药物不能使患者的 LDL-C 达到该目标，可联合使用依折麦布。他汀类药物抑制肝脏合成胆固醇，依折麦布抑制肠道吸收胆固醇。另外，控制体重、增加运动量、远离烟草和合理饮食也有助于血脂达标。

③ 血压控制：所有血压超过 140/90mmHg 的冠心病患者均应通过控制体重、增加运动量、限制饮酒、限盐等生活方式的改变和医生处方药物治疗来降低血压。

④ 控制体重：尤其是超重的高血压、高血糖和血脂异常患者需要减肥。

男性腰围要＜85 厘米，女性腰围要＜80 厘米。

中国成年人最理想的身体体重指数（BMI）是 22。BMI= 体重（千克）/身高²（米）。

医生在患者每次来诊时均应评估患者的 BMI 和腰围，鼓励超标的患者通过零吸烟、限制饮酒、低脂、低盐、低糖饮食、增加新鲜水果、蔬菜、低脂乳制品和合理锻炼、规律作息等健康生活方式降低体重。初始目标是减少体重的 10% 左右；成功以后，进一步评估，如果体重仍然偏高，继续降低体重。

⑤ 抗血小板治疗：阿司匹林每日 100 毫克长期服用，急性心肌梗死和不稳定性心绞痛患者氯吡格雷每日 75 毫克服用 1 年。

⑥ 血管紧张素转换酶抑制剂（ACEI）或血管紧张素 II 受体拮抗剂（ARB）：心肌梗死后的稳定高危患者应及早服用 ACEI 类药物（如培哚普利、福辛普利、苯那普利、依那普利等）或 ARB 类药物（例如氯沙坦、缬沙坦、厄贝沙坦、替米沙坦、坎地沙坦酯等）。所有左室功能障碍或心力衰竭的患者应无限期服用。

⑦ β 受体阻滞剂：心肌梗死后长期服用 β 受体阻滞剂（美托洛尔、比索洛尔、卡维地洛等）可显著减低死亡率，有助于控制心律失常和高血压。

⑧及早识别与处理药物的不良反应。

（2）饮食和营养指导

减少饱和脂肪酸和胆固醇占总热量的比例，避免反式脂肪酸的摄入，增加植物固醇和膳食纤维的摄入。

（3）帮助患者放弃不良生活习惯

（4）控制糖尿病

（5）教会心脏病患者处理可能出现的紧急情况的必要方法

三、冠心病患者的食物选择

具体内容请参考 83 页，"第一节　饮食与心脏健康"。

四、冠心病患者也要适量活动

运动训练可以改善患者的血液循环，防止血栓形成和栓塞，增强患者战胜疾病的信心，促进心脏功能的恢复，是心血管疾病防治的重要手段之一。

作为康复过程中最主要的内容，运动训练对身体状况的改善可以提高患者的自信，有效改善心脏病患者的抑郁、焦虑等不良情绪，促进患者独立。

医生应遵循科学、安全、有效的原则，按照运动参加者的具体情况和爱好，制订合理的运动项目（形式）、运动强度、运动时间、运动频率和运动过程中的注意事项。运动处方的制订和实现应以患者的病情、兴趣和目标为依据，循序渐进，动静结合，分步骤、分阶段的逐步进行。

1. 运动形式

步行是心脏康复中最简单，也是应用最广泛的运动类型。

2. 运动时间

对大多数心脏病患者而言，最佳运动时间为 20 ~ 40 分钟。若患者可以耐受，建议以规定的强度持续运动；有明显间歇跛行、心功能储备低或体质衰弱的患者需要间断的运动方案，即出现症状（如跛行、疲劳或呼吸困难）时终止运动，症状消失后再开始运动直至再次出现症状，以此类推，直到各段运动时间总和达到规定的运动时间。

3. 运动强度

理想的运动强度既能产生期望的效果，又不会因强度过高使患者出现不适症状或厌烦情绪。美国运动医学会制定的指南建议采用代谢当量评估运动强度，对于低危、心功能储备中等或以上的患者可以适当提高运动强度，而中高危或心功能储备低的患者运动强度可适当降低。另外，还可以通过心率估算方法以及患者感受到的疲劳程度或症状指导运动强度。

4. 运动频率

建议康复治疗开始时运动频率为每周 3 次，至少持续 3~6 个月；若在此期间患者无外伤性并发症且对增加频率有兴趣，可将运动频率增加至每周 4~5 次。

5. 运动过程中的注意事项

在运动过程中，要对患者进行监测，并给予必要的指导。

运动时或运动后出现以下情况，应立即停止练习，及时找医生查明原因：

运动中出现胸闷、胸痛、面色苍白、口唇青紫、明显呼吸困难、头晕、恶心、呕吐、动作失调、心律失常或诱发心绞痛。

运动时心率超过 130 次/分钟或心率波动范围超过 30 次/分钟。

运动时血压 > 200/110mmHg，收缩压升高 > 30mmHg 或下降 > 10mmHg。

运动时心电图监测 ST 段下移 ≥ 0.1mV 或上升 ≥ 0.2mV。

运动后出现疲劳感持续不消失，有失眠、食欲减退、下肢浮肿、持续心率加快等症状出现。

五、开心每一天（精神心理康复）

精神心理因素与心血管疾病之间的关系既包括精神心理因素对心血管系统的影响，也包括心血管变化对人们精神心理状态的影响。

精神心理障碍可产生一系列病理生理变化，包括激素内分泌失调、炎症、胰岛素抵抗和内皮功能异常，导致冠心病风险增加。许多精神心理状态和人格特征（比如焦虑、抑郁、愤怒、压力大、有睡眠障碍；A 型行为方式——竞争意识强、对他人有敌意、过分有抱负、易紧张冲动等，）都会加速心血管疾病的发生发展。

不良情绪"鼓励"人们的不良生活方式。与精神心理障碍相关的行为异常（比如抑郁患者更有吸烟、酗酒、进食过多、懒得动弹或者失眠等倾向）可增加罹患心脏病的风险（比如肥胖、高血压、高血糖和血脂异常）。

不良情绪（如焦虑和抑郁）患者缺乏信心，不能坚持治疗，从而影响身体的康复。

冠心病发病时，剧烈的心绞痛及濒死感会导致患者应激状态的产生。患者重病在身，对疾病和预后不了解，对诊断和治疗的来龙去脉不清楚，考虑到前途、家庭、经济等问题，往往产生担心和害怕等负面情绪。由冠心病引起的精神心理问题，又反过来影响冠心病的治疗和预后，形成恶性循环。

有时抑郁或焦虑引起的不适症状易被理解为心血管疾病的加重，从而再次加重患者的精神心理负担，导致心血管疾病的不良预后。

提示

避免大喜大悲。大喜大悲促进血压升高，心率加快，心肌收缩力加强，使心肌耗氧量增加，诱发缺血；加强血管收缩，损伤内皮，使血黏稠度增高，游离脂肪酸增加；可诱发心绞痛或者引起心肌梗死，甚至猝死。

"关注患者全面身心健康"是改善疾病预后和心脏康复的重要环节。

北京市垂杨柳医院对 2008 年 ~2009 年住院的 200 例慢性心力衰竭患者，由本院心理科医生进行专业测评，发现抑郁的发生率为 57.5%。对慢性心力衰竭合并抑郁患者进行包括心理干预、运动康复、社区医疗监管在内的综合心脏康复后发现治疗组患者躯体功能和生活质量都有明显提高：康复治疗组 82% 的抑郁患者情绪障碍消失，血浆 BNP 浓度明显低于对照组，6 分钟步行距离明显多于对照组，心功能分级的改善明显优于对照组，左室射血分数（LVEF）改善也明显高于对照组，两者比较差异有显著性意义。

六、职业康复

职业康复的目的是评估患者返回工作岗位是否安全，帮助患者加速恢复就业能力和保持继续工作的能力。恢复工作（劳作）是一个重要的康复目标，可以帮助一些心脏病患者重新找到自己在社会中的定位。有人认为"工作"是针对恢复期心脏病患者的一种心理治疗手段，同时也反映了他们身体的康复情况。

心脏病患者的康复程序是使患者在身体和信心两方面同时恢复。为了帮助患者恢复职业能力，医生应很好地了解该职业活动对患者身体和心理的要求以及其环境特点，通常在至少 6~8 周的康复程序实施过程中，要根据病情仔细讨论和分析。

七、冠心病患者生活须知

1. 性生活

冠心病患者也可以过性生活。

强调：冠心病患者应规律运动，同时性生活前应服用硝酸甘油。

万艾可（伟哥）不能与硝酸酯类药物同时服用，其可导致严重的低血压。

总之，如果遇到生活事件与心脏健康之间的关系问题，最直接、有效的解决方法是咨询医生。

2. 寒冷大风最危险

冠心病患者不宜在大风降温时外出，应在家中保暖防风，并在咨询医生后增加服用硝酸甘油。

大风降温时冠心病患者的病情容易恶化。寒冷可使血管收缩，可能引起冠状动脉痉挛；寒冷亦使心肌增加耗氧量，可加重缺血。相关报道指出：北京的急性心肌梗死与其他心源性猝死在冬季 12 月至翌年 2 月较为频发，以 1 月为发病高峰，这正值北京地区一年中最干冷的时期；而在夏季 6~8 月，冠心病猝死明显低于冬季。

3. 不洗冷水浴

冠心病患者不宜洗冷水浴。冷水会刺激全身周围血管收缩、血压升高、心率加快、心肌收缩加强，并且也能诱发冠状动脉痉挛，从而加重心绞痛和心肌缺血的危险。

4. 能否拔牙，心血管医生说了算

冠心病患者拔牙前应与心血管医生确认，因为拔牙时往往注射局部麻醉药物利多卡因和肾上腺素，肾上腺素会使心跳加快，血压升高，心肌收缩力加强，增加心肌耗氧量，可加重心肌缺血。

提示

不要因拔牙随便停用心血管疾病的治疗药物，如抗血小板药物阿司匹林和氯吡格雷。

5. 外出旅行

冠心病（包括心绞痛或有过心肌梗死）患者的病情已稳定了 3~6 个月以上，心功能无严重受损，在日常生活中爬 4~5 层楼或行走两三千米没有明显胸闷气短的，可外出旅行。

注意事项

① 旅行过程中，必须坚持按医嘱服药。

② 在气候寒冷或大风降温天气不宜外出，应选择到气候适宜和空气清新的地方旅游，注意防风保暖。

③ 旅行前与医生确认随身携带的急救药品，主要包括舌下含服的硝酸甘油、口服的安定和 β 受体阻滞剂。

④ 旅行前与医生确认恰当的运动量和活动注意事项（如活动前是否先服药和服药的具体细节）。

⑤ 旅途当中量力而行，运动不要过量。

6. 乘坐飞机

病情稳定的心绞痛或者虽有过心肌梗死但心功能受损不重，以及平时可以行走数千米的冠心病患者，可乘坐飞机。

第五章 防治心力衰竭，构筑心脏健康的最后防线

由于早期干预的成功，越来越多的心肌梗死和卒中患者存活了下来。慢性心力衰竭是从心肌梗死逃出者10～15年后的一个常见归宿。因为慢性心力衰竭预后差、花费巨大，已经成为全球性最沉重的医疗负担。

目前，对慢性心力衰竭有很多新的治疗，但由于药品相对便宜，而住院费高，且慢性心力衰竭病程相对较长而压床，所以医院不愿收，患者也不愿住。慢性心力衰竭的用药需要逐渐调整剂量，也就对相对固定的医生负责个体化的系统治疗（康复/二级预防）过程提出了要求。我们提倡将患者管到院外，管在社区，建立家庭病房（From Hospital to Home，H2H），尽快培养起心脏康复体系中一支具有中国特色的心力衰竭治疗管理队伍。

我们设想的模式是：在大医院建立心力衰竭门诊，为每一位患者建病历档案，与社区的电子病历形成联网，开设家庭病床，对每位患者的病情实施监控，治疗费和住院费即可控制在最低消耗水平。

第一节　构筑心脏健康的最后防线

一、心力衰竭不再是顽症

心力衰竭是各种心脏疾病发展到终末阶段表现出的一种临床综合征，防治心力衰竭成为拯救心脏疾病患者的最后防线。近20年来，人们对心力衰竭发生发展机制有了新的认识，经过实践探索，证实某些药物对心力衰竭具有以往意想不到的疗效。因此，心力衰竭的治疗策略发生了重大变化，从单一的改善患者症状为目的的治疗，发展到全面评估病理生理状况，通过抑制神经内分泌的激活，阻断心肌重塑，改善患者长期预后，提高患者存活率。

在新的世纪，心力衰竭不再是顽症，许多心力衰竭患者都得到了康复。只要医生和患者共同努力，选择好正确的治疗方法和药物，坚持治疗，心力衰竭患者的前途是光明的。

二、从"清晰"到迷茫

1982年，我带着对医学的崇拜考入北京医学院（北京大学医学部）。图书馆中各种中外文医学图书对人体和疾病的详尽讲解，更使我幻想着通过自己的努力学习，将来能成为一名手到病除的高明医生。出于对内科医师学识广博的崇拜，我更加潜心研读疾病的药物治疗。心力衰竭是内科学的重要内容，当时的教科书对于心力衰竭的发病机制、病理、病理生理和临床表现都有详细描述，还详尽介绍了"强心、利尿、扩血管"等药物治疗的具体方法。我自认为只要精通这些方法就可以拯救心力衰竭患者。

我遇到的第一位心力衰竭患者是我的邻居，一位70岁的患有风湿性心脏瓣膜病的老太太。尽管长期服药，仍然反复发作心力衰竭。她家属问我有没有更好的治疗方法，我查遍书本并咨询老师后回答，这种病已经是心脏病的晚期了，该用的药都用了，再犯病就只能住院，针对症状治疗，缓解症状，也就是所谓的姑息治疗。几年后，老太太因肺部感染心力衰竭加重去世。我第一次感到医学的乏力，想不通为什么掌握很透彻的疾病就是治不好，当时认为很完善的治疗也不能阻止疾病的发展。

此后，又有一位风湿性心脏瓣膜病伴有心房颤动以及心力衰竭的老大爷，家属对我抱有极大的期望，还多次请我去家里诊治：洋地黄强心、氢氯噻嗪利尿、异山梨酯扩血管，再加上阿司匹林预防血栓。家属也咨询了几位老专家，都说治疗方案很好。几年下来病情还算稳定。突然有一天，家属打电话说患者倒地昏迷，急救车到达时呼吸心跳已经停止，请我想办法救人。我无奈地回答说，如果心肺复苏不成功，就没有救了。我再次感到困惑：针对这些患者，真的没有更好的治疗方法了吗？还是因为我太年轻，缺乏临床经验？

当时许多医生都认为那些心脏明显扩大的心力衰竭如同恶性肿瘤，患者最多存活3~5年。面对扩大的心脏和心力衰竭的诊断，许多患者认为无异于被判了"死缓"，从此情绪低落，对治疗采取消极态度，更加速了病情进展。

已有一百多年用药历史的洋地黄也不能阻止心力衰竭患者的死亡，心力衰竭的救赎在我看来变得那么迷茫。

三、曙光再现

1. 临床研究奠定了 ACE 抑制剂作为心力衰竭治疗的基石和首选药物的地位

20 世纪 80 年代初，血管紧张素转换酶抑制剂（ACE 抑制剂）上市后迅速成为重要的降压药物。20 世纪 80 年代末期和 90 年代，人们尝试使用 ACE 抑制剂治疗心力衰竭，当时认为该类药物具有血管扩张作用，有可能缓解患者症状。在进行了一系列临床研究后，意外发现 ACE 抑制剂治疗慢性心力衰竭不仅能缓解症状，而且可延长患者寿命，降低死亡风险，减少再次心力衰竭住院的概率。这些激动人心的结果给心力衰竭的治疗带来了新的希望。

"COSENSUS 研究"（依那普利对严重充血性心力衰竭患者死亡率影响的研究）最先获得了成功，该研究在 253 例严重心力衰竭（按照慢性心力衰竭严重程度分级达到最严重一级，Ⅳ级）患者中进行。这些患者均已经采用强心利尿扩血管等药物治疗，随机分为两组，一组患者给予 ACE 抑制剂依那普利每日 40 毫克，另外一组给予无任何疗效的安慰剂治疗。其结果是使用依那普利治疗的患者心功能显著改善，扩大的心脏缩小，更重要的是死亡人数明显少于安慰剂组，其他治疗药物的需求量也减少了。这个试验第一次证实了药物治疗可以降低心力衰竭患者死亡风险。紧接着，"V-HeFT Ⅱ研究"（应用血管扩张剂治疗心衰的研究）经过两年观察，也证明依那普利比传统的肼苯达嗪加硝酸盐等单纯血管扩张剂治疗提高了生存率。

心脏是个泵血器官，其主要功能是通过心肌收缩将血液泵到全身。反映心脏收缩功能的一项重要指标是左室射血分数（LVEF）。健康人该值可以达到 60%~70%，也就是说心脏收缩一次，可以将心室中 60%~70% 的血液排出，而严重收缩性心力衰竭患者的 LVEF 值不到 40%，心脏收缩后大部分血液还滞留在心脏。

在一项被称为"SOLVD 研究"（依那普利对左室射血分数减低以及充血性心力衰竭患者生存率影响的研究）中，入选了 2569 例左室射血分数 ≤ 35% 的严重心力衰竭患者，这些患者都有心力衰竭症状，也都采用了强心利尿扩血管等药物治疗，随机分为两组，分别服用依那普利每日 2.5 ~ 20 毫克或安慰剂。结果也是服用依那普利的患者组死亡人数以及因为心力衰竭再次住院的人数最少，特别是因为心力衰竭加重而死亡的患者明显减少。随后又在症状较轻和没有心力衰竭症状的患者中进行类似研究，也获得了同样结果。

此后，一系列临床研究均证实，多种 ACE 抑制剂均可使慢性心力衰竭患者（不论轻度、中度或重度症状，有无冠状动脉疾病）症状减轻，减少再住院风险，降低总死亡率，最大获益者是左室射血分数降低的患者。

2. β 受体阻滞剂成为治疗心力衰竭的基础药物

心力衰竭患者心脏排血功能减弱，为了适应机体需要，交感神经系统被激活，心跳加快，心脏收缩力加强，心脏也会因此逐渐扩大变形，最终加速心力衰竭的进展。β 受体阻滞剂可抑制交感神经系统活性，阻止心力衰竭发展，但使用后会降低心肌收缩力，所以早年人们不敢用于心力衰竭患者。后来经过一些临床观察，发现只要从很小剂量开始使用，再逐渐增加药物剂量，绝大多数患者可以耐受 β 受体阻滞剂，并最终获得疗效。

1993 年公布的 MDC 试验是一项较大规模的试验，入选者均为扩张型心肌病所致心力衰竭患者，病情严重且进行性恶化，需要心脏移植，否则将很快死亡。结果发现，采用 β 受体阻滞剂美托洛尔治疗后，死亡或需要心脏移植的发生率降低 34%。1996 年美国卡维地洛心力衰竭研究结果也提示 β 受体阻滞剂可明显降低各种心血管疾病所致心力衰竭患者的住院率和死亡率。

在世纪之交完成的 3 项临床研究结果更是令人兴奋。首先是 1999 年公布的 CIBIS II 试验（比索洛尔治疗心功能不全的研究）结果显示，与安慰剂对照组相比，服用 β 受体阻滞剂比索洛尔，患者的总死亡率降低了 34%。紧跟着，于同年公布的 MERIT-HF 研究（美托洛尔治疗充血性心力衰竭的研究）入选将近 4000 例慢性心力衰竭患者，是迄今为止规模最大的 β 受体阻滞剂治疗心力衰竭的临床研究。结果同样显示，与安慰剂相比，服用美托洛尔患者总死亡率降低了 34%，疗效非常显著。2001 年公布的 COPERNICUS 研究（卡维地洛对严重慢性心力衰竭生存率影响的研究）入选 2289 例严重心力衰竭患者，左室射血分数 < 25%（平均 19.8%），休息或轻微活动时有心力衰竭症状。结果，这些严重心力衰竭患者也能耐受 β 受体阻滞剂治疗，在平均 10.4 个月的随访期中，卡维地洛组比安慰剂组总死亡率降低 35%。至此，β 受体阻滞剂在心力衰竭治疗中不可替代的作用被确立。β 受体阻滞剂被写入慢性心力衰竭治疗指南，成为治疗心力衰竭的基础药物。

这些新的治疗策略和方法使心力衰竭患者有了重生的机会，成为心力衰竭治疗的一场革命。

四、划时代的2001年

基于 ACE 抑制剂和 β 受体阻滞剂在慢性收缩性心力衰竭成功应用的循证医学证据，欧洲心脏病学学会（ESC）（2001 年 9 月）、美国心脏病学学会（ACC）、美国心脏协会（AHA）（2001 年 12 月）很快改写了心力衰竭指南。我国医务人员也迅速行动起来，由中华医学会心血管病学分会、《中华心血管病杂志》编辑委员会主办的"全国世纪之交心力衰竭学术研讨会"于 2001 年 9 月 21 日~24 日在我国西北城市兰州隆重召开，国内心血管界众多"大腕"参加了此次会议。会议回顾了 20 世纪心力衰竭治疗概念的更新、治疗策略的演变和各种治疗方法的成败，总结出当前较合理的心力衰竭治疗对策，并瞻望了 21 世纪的发展方向。会议从心力衰竭的基础到临床，包括心力衰竭的发病机制，各种药物具体实践应用的认识和存在的问题等进行了广泛深入、切合实际的讨论，并由有关专家做专题讲座。会上还展示了"中国慢性心力衰竭治疗指南"供大家讨论。该指南于 2002 年 1 月正式发表在《中华心血管病杂志》上。

国内外新指南均指出，慢性心力衰竭治疗已经从短期血液动力学/药理学措施转为长期的、修复性的策略，目的是改变衰竭心脏的生物学性质。心力衰竭的治疗目标不仅是改善症状、提高生活质量，更重要的是针对心肌重塑的机制，防止和延缓心肌重塑的发展，从而降低心力衰竭的死亡率和住院率。

从此，慢性心力衰竭治疗进入一个新的时代。

五、从心力衰竭门诊探索心力衰竭管理新模式

有了指南，有了明确的治疗方法，如何落实?

我们大力推广的 ACE 抑制剂和 β 受体阻滞剂等神经内分泌抑制剂留给患者的初次印象往往不佳，特别是 β 受体阻滞剂在开始使用阶段（一般为 6 周）有可能加重患者的症状。有的患者认为医生"医术不高"或"开错了药"，拒绝复诊或频繁更换医生、医院。而这段时间正是需要医患配合，共同渡过的艰难时期。"难"就难在需要不断调整药物剂量。医生需要根据病情开始用药，并逐步增加药物剂量，患者需要密切观察并记录病情变化，配合治疗，直到药物达到充分有效的剂量，病情稳定后才可长期维持稳定的治疗。

在这段"艰难时期"会遇到很多困难。有些患者服用 ACE 抑制剂出现干咳、血压偏低、肾功能暂时恶化；有些患者服用 β 受体阻滞剂出现水肿、胸闷加重等。这些不良反应使患者感觉还不如应用以往的药物见效快。再加上调整剂量阶段每隔 1~2 周就需要到医院复诊一次，这对心力衰竭患者来说是多么不容易呀！此外，这些药物的价格也高于以往的强心、利尿药物，算起来每月需要数百元药费，也令一些患者望而却步。因此，

普通门诊的医生难以对心力衰竭患者施行规范的治疗，很多慢性心力衰竭患者不能受益于最新的医学成果。

但是无论如何，正是这些药物减少病情复发，降低再住院率和长期总的医疗费用，生命的延续更是无法用金钱衡量的。

怎么办？开设心力衰竭门诊，架起医患有效沟通的桥梁。心力衰竭门诊由经验丰富的临床医生担任，这些医生熟悉心力衰竭循证、规范的治疗方法。更重要的是，患者在相对固定的医生处就医，看病有了连续性，医生更容易掌握病情变化，便于药物调整。

世界各地的实践证明，经过心力衰竭门诊规范治疗可以改善治疗效果及患者的预后。据国外报道：心力衰竭患者出院后足量使用 ACE 抑制剂者仅 34%～35%；普通门诊治疗一年后，其使用率只有 38%；而经过心力衰竭门诊治疗，其使用率可提高到 84%，并使一年死亡率和住院率由普通门诊的 42% 降低到 21%。重症患者和经常需要住院的患者更有可能从心力衰竭门诊治疗中受益，医疗费用也显著降低。通过心力衰竭门诊还可以对患者进行登记，督促患者定期复诊，为患者发放科普资料，组织患者参加健康教育，促使患者更好地配合医生接受有规律的治疗。总之，心力衰竭门诊是心力衰竭患者的第二个家，心力衰竭不再是顽症，心力衰竭门诊可以使患者获得新生。

病例 1

1996 年我遇到一位 60 岁男性患者，发生两次心肌梗死（前壁和下壁），并出现心脏扩大、心力衰竭。患者不同意介入治疗，要求药物治疗。我开始尝试美托洛尔和福辛普利治疗，2001 年改为比索洛尔并加大剂量至 10 毫克/天和福辛普利 20 毫克/天，坚持使用至今。该患者一直在我的心力衰竭门诊随访，现在心腔大小和心功能均恢复正常，日常活动也没有症状，患者感觉如同没有发生过心肌梗死和心力衰竭一样。

病例 2

还有一位扩张型心肌病心力衰竭的老年女患者，十几年前在多家医院诊断为心力衰竭晚期，当时有医生说她最多再活 3 年。当年我接手该患者治疗时也心存疑虑，怀着试试看的态度开始使用 ACE 抑制剂治疗，病情逐步稳定。以往该患者每年住院 2 次，1999年后未再因心力衰竭住院。从 2001 年起，患者坚持使用比索洛尔和缬沙坦（疗效等同于ACE 抑制剂）治疗，并定期到我的心力衰竭门诊就诊，心功能恢复至 I 级，日常活动不受限制，还可从事体育锻炼。这样的病例还有很多，显著的疗效连我自己都感到意外。

六、创建双向管理新模式

我们经常遇到一些长期就诊的患者不能坚持用药，或减低原来已经调整好的药物剂量。ACE 抑制剂和 β 受体阻滞剂均为降压药物，但是用于心力衰竭治疗的目的不是降压，而是要降低死亡率和住院率，改善长期预后。因此不能认为血压不高或心率不快就不需要这些药物，或减少药物剂量。相反，其用量远远高于降压所需剂量。许多患者，甚至医生，不知这些道理而轻易停药或减少药物剂量，使患者不能从这些药物治疗中获益。当然，这些药物的使用确实也有难度。

如今，上述明确有益的治疗药物仍然尚未得到充分应用，原因是多方面的。其中主要原因是由于慢性心力衰竭患者分布广泛，在各级医疗单位诊治，仅仅依靠高级医疗单位施行新的诊疗方法远远不能满足广大患者的需要；在治疗的初期，患者症状常常没有改善甚至恶化，患者因此不再坚持治疗；慢性心力衰竭规范药物治疗剂量调整阶段较繁琐，使许多临床医生也难以坚持；患者可以自由选择多家医院和医生，这种做法在慢性心力衰竭治疗中可能带来不良后果，譬如患者要求治疗效果立竿见影，否则就要换医院、换医生，迫使医生"急功近利"，返回到 20 年前的治疗方案，在治疗心力衰竭时喜欢使用强心利尿扩血管等对症治疗方法，而不愿意使用 ACE 抑制剂和 β 受体阻滞剂等在短时间内费力不讨好的药物。

慢性心力衰竭药物治疗是一场持久战，需要专业医生、基层医生和患者及家属共同参与的同疾病斗争的持久战。只有医生和患者双方努力，各级医生耐心施治，患者认真配合，坚持随访（复诊），不断调整直至达到最佳药物剂量，才能获得满意疗效，使医学科学的进步真正落实到每位患者。

第二节 心力衰竭

一、发现心力衰竭

当心脏病患者出现喘憋、下肢水肿时，要怀疑发生心力衰竭。心力衰竭是由于心脏病发展到严重阶段而表现出的一种复杂的临床综合征。发现心力衰竭后要努力寻找病因。目前，缺血性心脏病（冠心病）是心力衰竭的最主要病因，由冠心病所导致的心力衰竭常常表现为左心室收缩功能减低。另外，高血压、糖尿病等也可损害心脏功能。还有些患者的心脏明显扩大，收缩功能降低，但是找不到病因，被称为原发性扩张型心肌病。

1. 收缩和舒张性心力衰竭（收缩功能障碍和舒张功能障碍）

心脏要完成泵血功能，需要有完好的收缩功能将心腔内的血液泵出，还要具备完好的舒张功能使血液能充满心腔。冠心病、心肌炎、扩张型心肌病等疾病常损害心脏的收缩功能，而高血压、糖尿病、肥厚型心肌病等疾病常损害其舒张功能。也有许多患者同时存在收缩和舒张功能障碍。

诊断收缩功能障碍并不难，采用超声心动图等方法测定左室射血分数降低（小于50%）便可确诊。这些患者常伴有心腔明显扩大、室壁运动障碍，表现为体力活动时气短、喘憋、乏力、下肢水肿。

诊断舒张功能不全较困难，超声心动图不准确，需要结合症状、血液利钠肽水平升高等综合判断。患有高血压的老年女性更容易出现舒张功能不全。

2. 急性心力衰竭出院被认为是慢性心力衰竭长期治疗的开始

顾名思义，急性心力衰竭就是发病急，需要尽快治疗的心力衰竭，表现为突然发生的喘憋加重、咳嗽咳痰、下肢水肿，严重者表现为低血压、少尿和四肢冰凉（称为心源性休克），死亡率很高，需要紧急救治。

（1）急性心力衰竭经过治疗，病情稳定，常转为慢性心力衰竭

急性心力衰竭患者经过成功治疗后病情稳定出院，标志着急性期（或失代偿期）治疗结束，但是绝不意味心力衰竭已经治愈。即使病情得到控制，仍有可能发展成为慢性心力衰竭。例如心脏瓣膜病换瓣术后、心肌梗死闭塞血管再通后或高血压患者都是心力衰竭的高危人群。经常可以见到急性心力衰竭患者住院时病情得到控制，针对病因的手术成功，出院时医生和患者皆大欢喜，却忽略了患者教育和后续治疗而最终导致慢性心力衰竭的病例。

（2）大多数急性心力衰竭原本就是慢性心力衰竭的急性加重状态

这些患者中大多数有慢性心力衰竭的基础，因为劳累、感冒等诱因引发急性心力衰竭。当患者病情稳定出院后，假若不继续治疗原本的慢性心力衰竭，容易再次加重而入院。

3. 心力衰竭的症状

（1）呼吸困难、乏力和水肿

呼吸困难、外周水肿和乏力是心力衰竭的特征性症状。

① 呼吸困难。许多患者由于出现呼吸困难而就医，才发现心力衰竭。开始时表现为上楼、快走时感觉胸闷；行走距离越来越短；严重时在家休息也有呼吸困难，甚至不能

平卧；夜间常常憋醒，需要起床走几步才能继续卧床。这些都是左心衰竭的表现。

② 乏力。这是每个心力衰竭患者几乎都有的症状。走路时喘憋，感觉双腿像灌了铅一样重，迈不开步伐。这些现象并非由于年龄增加而自然发生，可能是出现了心力衰竭。通过"6 分钟步行试验"测试患者在 6 分钟内行走的最长距离。心功能正常的人可以步行450 米以上。假如 6 分钟内步行距离不足 300 米，说明体力明显降低。

③ 水肿。这是心力衰竭的常见症状，起初表现为袜子口深陷。轻轻按压小腿，出现明显凹陷，而且不能马上恢复，这种现象被称为凹陷性。能走动的患者常首先出现午后双足或双踝部浮肿，休息一晚后消失；卧床不起的患者最常见的是腰骶部后背浮肿。原因是重力导致"水往低处流"的结果。婴儿和儿童心力衰竭也可以表现为颜面部水肿。长期浮肿会引起下肢皮肤色素沉着、变红和变硬，通常见于足背部和小腿前侧皮肤。心力衰竭晚期，浮肿则演变成全身性水肿。

（2）泌尿系统症状

① 夜尿症。都说心肾是一家，心力衰竭患者常常伴随肾功能不全。最初表现为夜尿增多，患者夜间会多次起夜排尿，影响睡眠。

问题：心力衰竭治疗中经常需要使用利尿剂。患者抱怨夜里排尿已经很多了，怎么还用利尿剂？

答案：夜尿增多是心力衰竭早期的表现。白天，患者站立和活动时尿的形成受到抑制；夜间卧床休息时，心排量短缺得到一定缓解，肾血管收缩减弱，肾脏供血不足得到改善，尿形成增加。伴随病情继续发展，全天尿量都会减少。此时，可在每天早晨服用利尿剂。

② 少尿。这是晚期心力衰竭征象。原因是心脏排血功能严重受损，肾脏供血不足造成尿生成减少。进而，体内水分和盐分蓄积产生水肿。此时应当使用足够利尿剂帮助排尿。

（3）其他表现

① 心力衰竭致使心脏不能及时将血液输送给身体，继而身体里的血液不能顺利回流心脏而淤积在全身。当血液淤积在肝脏，会出现肝大，并产生不适症状，常被描述为右上腹或上腹部闷痛。急性右心衰竭肝脏迅速增大时，症状加重；慢性缓慢的肝脏肿大通常无疼痛。

② 心力衰竭患者还可有厌食、恶心、进食后饱胀和便秘等消化道症状，这与肝脏和胃肠道瘀血有关。严重肠道供血不足可引起腹痛、腹胀和血便。

③ 精神症状。老年患者心力衰竭晚期，尤其伴有脑动脉硬化时，可出现意识模糊、记忆力减退、焦虑、抑郁、头痛、失眠和噩梦等。

4.6分钟步行试验

6分钟步行试验已被用作慢性心力衰竭的第一线筛选程序，是一种最常用的固定时间试验，测量平地步行6分钟的距离，安全、简便、易行，是老年慢性心力衰竭患者和不可能进行极量运动试验的患者最适合的运动试验。6分钟步行距离不仅能评定患者的运动耐力，而且可预测患者预后。

测试时，要求患者尽其所能在平地步行6分钟，患者可以减慢速度甚至停下来。在整个6分钟过程中，测试者可以给予受试者适当的鼓励，并在3分钟和5分钟时报时。

依据步行距离将患者分为4个等级（不同等级代表不同的心脏功能，提示不同预后）：

距离<300米。

300.0～374.9米。

375.0～449.9米。

距离>450米。

5. 超声心动图是心力衰竭诊断中最有价值的单项检查

发生心力衰竭的心脏常表现为心脏扩大和心肌收缩力的减弱。这些变化都可以通过无创的超声心动图清楚地观察到。心力衰竭的诊断需要静息状态下心功能不全的客观证据，超声心动图为此提供了有效方法。

（1）评价心腔大小（左室舒张末期和收缩末期容量）以及收缩或舒张功能不全

其中，左室射血分数（LVEF）是心脏收缩功能不全时，评价心室功能的最重要参数，该值反映左心室收缩时排出血液量的能力。正常情况心室收缩一般能排出60%以上的血液，而左室收缩功能不良时的LVEF<50%，甚至<40%。

（2）观察心脏形态

这种测定非常重要，可检测心腔大小、心脏几何形状、室壁厚度以及室壁运动，心包、瓣膜和血管结构，定量瓣膜狭窄、关闭不全程度。

（3）超声心动图在提供心功能不全心力衰竭的诊断证据同时，还有助于病因的判断

例如诊断心包、心肌或瓣膜疾病。如果是心肌疾病，可判断是收缩性还是舒张性功能不全。超声心动图还可迅速观察到瓣膜功能并进行半定量分析，特别是二尖瓣、三尖瓣和主动脉瓣狭窄及关闭不全，根据二尖瓣反流程度、继发性三尖瓣反流程度可估计肺动脉压力。

6. 胸部 X 线是心力衰竭初步诊断手段之一

胸部 X 线检查可发现心脏扩大、肺瘀血的程度和肺部疾病（心力衰竭时血液不能回到左心房而淤积在肺部，胸部 X 线检查可以发现肺静脉瘀血以及肺间质和肺泡水肿）。但是，只有将 X 线表现与临床发现和心电图结合起来分析才有诊断价值。因为并非所有心力衰竭都有心脏扩大，急性心力衰竭和舒张功能不全可以没有心脏扩大，慢性收缩性心力衰竭均有心脏扩大。

7. 心脏核磁共振用于其他影像学检查不能明确诊断的患者

核磁共振成像或计算机断层扫描可以准确测定心室重量，发现右室发育不良或心包疾病，是检查心脏容积、壁厚度和左室质量最准确的方法，并可准确发现心包的增厚、心肌坏死的范围以及再灌注和心功能情况，定量测定生化变化特别是心肌能量变化，是诊断心肌病变与寻找病因的重要方法。

8. 血浆 B 型利钠肽（BNP）为心力衰竭传统诊治增加了行之有效的方法

当心血容积增加和左室压力超负荷时，心室肌大量分泌 B 型利钠肽（BNP），使血中 BNP 浓度增高，这是诊断心力衰竭较为敏感的实验室检测指标。

（1）BNP 的浓度增高已成为诊断心力衰竭的客观指标

① 血浆 BNP 水平＞100pg/ml 可作为心室功能异常或症状性心力衰竭的诊断依据。

② 怀疑心力衰竭的患者，如果血浆 BNP 浓度升高，可进一步做超声心动图或其他心功能检查。

（2）BNP 检测可用于心力衰竭诊断、观察治疗效果以及预测心力衰竭结果

① 早期心力衰竭患者常能自由活动，坚持工作，症状不明显，若不详细询问病史和仔细检查，容易漏诊。传统的检测方法很难或者几乎不可能在早期对心力衰竭患者作出诊断。BNP 检测通过定量检测，用量化的标准，帮助临床医师能够及早发现和诊断心力衰竭，特别是用于与早期心力衰竭临床症状相似的其他疾病的鉴别诊断效果较好。

测定 BNP 有助于对急性呼吸困难患者进行鉴别诊断，区分引起呼吸困难的原因到底在肺部还是心脏。

约 20% 被诊断为肺部疾病的患者 BNP 水平升高，提示他们同时存在心力衰竭，或者其呼吸困难的真正病因是心力衰竭（而被误诊为肺部疾病）。

② 心力衰竭各期的严重程度不同，利用 BNP 检测可以更好的对心力衰竭患者进行

危险分层。

③ 通过监测治疗期间 BNP 量的改变能够了解治疗效果。治疗后 BNP 降低大于 30% 者，提示治疗有效，相比传统治疗对心力衰竭患者的监控（病情是否好转和治疗是否有效，基本上都是通过患者主诉或临床医师主观判断来实现）更加客观。

④ BNP 水平还可提示心力衰竭患者的预后，其水平在治疗后仍居高不下，提示患者预后差，需进一步加强治疗。

⑤ BNP 检测可预测心源性猝死。

二、进一步认识心力衰竭

1. 心力衰竭的分级和分期

（1）心力衰竭的分级

心力衰竭的严重程度影响治疗方案的制订。评价慢性心力衰竭严重程度最常用的方法是根据患者呼吸困难（喘憋）的严重程度进行划分的纽约心脏协会（NYHA）分级法。该方法根据患者诱发呼吸困难等症状所需的活动量将心脏功能分为 1~4 级，级别越高越严重。

NYHA Ⅰ级：出现症状的运动量与正常人一样。

NYHA Ⅱ级：日常活动时诱发症状。

NYHA Ⅲ级：轻度活动时诱发症状。

NYHA Ⅳ级：休息状态也出现症状。

（2）心力衰竭的分期

多数心力衰竭可以找到病因或危险因素，而这些病因或危险因素发展成为心力衰竭需要漫长的时间。因此，可以根据心力衰竭发展进程将心力衰竭进行分期，以便发现早期病变，及时治疗和预防（在左室功能不全或症状出现以前便采取治疗措施）。

表 2-5-1　心力衰竭的分期

	描述	举例
A期	患者存在心力衰竭的高度危险，但尚无心包、心肌或心脏血管的结构或功能异常，从未出现心力衰竭的症状和体征	高血压、冠状动脉疾病、糖尿病、有使用心脏毒性药物治疗史或酒精滥用史、风湿热病史、心肌病家族史

续表

	描述	举例
B期	患者有心脏结构异常，可能导致心力衰竭，但从未出现心力衰竭症状或体征	左室肥厚或纤维化、左室扩张或收缩力减弱、无症状的瓣膜疾病、曾发生心肌梗死
C期	患者有结构性心脏疾病，并（曾经）有心力衰竭症状	左室收缩功能不良所致的呼吸困难或乏力、曾经出现心力衰竭症状后经治疗症状消失的患者
D期	患者有严重结构性心脏疾病，尽管经过充分治疗，仍在休息时有明显的心力衰竭症状，需要特殊治疗，例如机械循环装置、持续静脉使用正性变力性药物或心脏移植	因心力衰竭反复住院并且不能安全出院的患者、住院等待心脏移植的患者、在家持续接受静脉输液治疗以缓解症状或使用机械循环辅助设备的患者、接受心力衰竭临终关怀的患者

2. 寻找心力衰竭的病因，标本兼治

心力衰竭不是一种独立的疾病，各种心脏病发展到严重阶段都可以表现为心力衰竭。因此，诊断心力衰竭后应当努力寻找其病因、加重因素以及合并其他疾病的情况。控制好原发疾病，为心力衰竭治疗奠定良好基础，对于疗效和预后有重要意义。

在我国，冠心病和高血压是心力衰竭的最常见病因。

其他病因还有心肌功能不全、心律失常、肺栓塞、心脏瓣膜病变、心包疾病、感染、贫血、肾脏或甲状腺功能不良、妊娠、抑制心脏药物的使用等。

特别关注：不健康的生活方式也是心力衰竭的诱因。

钠盐或酒精摄入长期过量、暴食时突然增加的盐摄入、心力衰竭治疗药物的中断、输血、过度劳累、环境过热或过度潮湿以及情绪激动等，均可使处于代偿阶段的心脏病出现心力衰竭。

肾性高血压或原发性高血压患者抗高血压药物的突然中断，可能引起动脉血压的突然升高，导致心脏的失代偿。

3. 心力衰竭患者的注意事项

（1）积极配合治疗，避免加重心力衰竭的诱发因素很重要

① 一旦被诊断为心力衰竭，不要灰心丧气。积极地面对生活，树立战胜疾病的信

心，相信当代医学可以战胜心力衰竭。

② 严格按处方服药；有关治疗和康复的问题（如药物的名称、剂量、疗效、不良反应及对策）咨询医生；及时反馈用药过程中的任何不良感受。

③ 按时复诊。

④ 观察病情变化，当出现呼吸困难（喘憋、活动后上不来气）、乏力、下肢水肿或脱水、多汗等情况，及时反馈给医生。

⑤ 特别要关注体重变化。每天早上起床，早餐前的同一时间，同样衣着，自测体重。若体重增加1~2千克、1~3天内体重实增2千克或者6个月内体重下降5千克以上，应引起警惕，立即就诊。

⑥ 学会摸脉搏，数脉率。将右手中间3个手指的指肚轻轻放在左手的手腕处，然后数15秒钟，得数再乘以4，就可以数出每分钟心脏跳动的次数（即心率）。

⑦ 保持电解质平衡。电解质是指血液中钾、钠、氯等离子的浓度。心力衰竭患者自身对于电解质的调节能力降低，而治疗心力衰竭的多种药物对血钠和血钾有影响，容易导致电解质紊乱。

缺钠会感到乏力，过多的钠又会加重水肿。

钾离子更重要，血液中出现低钾或高钾均可导致心律失常，甚至致命。

建议心力衰竭患者应当严格控制血钾，缩小正常范围，保持在4.0~5.0mmol/L，即使进入3.5~3.8mmol/L或5.2~5.5mmol/L范围等边缘地带也应当及时纠正。

使用利尿剂的患者易出现低钾，需要合用螺内酯等保钾药物预防低钾。

不过，一般没有必要预防性补充钾盐。因为心力衰竭患者常为老年人并伴随肾功能下降，服用的药物常有保钾作用，当血钾不低时常规服用钾盐容易导致高钾，同样危险。

（2）保持良好的生活方式

① 戒烟、戒酒，控制体重。

② 保持低盐饮食，限制钠的摄入。

> **当心"隐形盐"**
> 高盐饮食会加重水肿，心力衰竭患者除做菜少放盐以外，还要注意"隐形盐"。具体内容请参考95页，"第一节　饮食与心脏健康/六、营养与心脏健康/2.心血管疾病患者的饮食禁忌/（2）忌高钠"。

③ 心力衰竭患者每昼夜摄入的液体总量不应超过1~1.5升。

④ 食欲不振的患者可采用少食多餐的方法。

⑤ 为保存能量，应预先计划好一天的活动量。患者应继续从事与其体能相适应的日常工作，积极参加社会活动。

按康复计划参加经常性的运动训练和压力松弛技术训练。病情稳定的心力衰竭患者应在医生的指导下从事低水平的耐力性活动（如散步），这些活动以不引起症状为前提，从而改善受损的运动能力和提高生活质量。长期休息会使肌肉代谢发生变化，加重症状。

可乘坐一般的交通工具，包括飞机。但长时间的静坐会增加下肢静脉血栓形成的风险，特别是在高温情况下，应适当补充水分。

⑥ 心力衰竭患者抵抗力较弱，建议对所有心力衰竭患者，特别是晚期心力衰竭患者，进行疫苗接种，预防流感和肺炎性疾病。

⑦ 育龄妇女要注意避孕。心力衰竭患者妊娠生育危险性极高，必须得到医生同意。

⑧ 心力衰竭患者的性生活具有一定危险性，可事先含服硝酸甘油预防和避免过度激动。

4. 预防心力衰竭

治疗疾病最好的方法是预防。既然心力衰竭是各种心脏疾病发展到终末阶段表现出的一种临床综合征，那么预防心力衰竭就是做好心血管疾病（包括危险因素）的全面防控，如心肌疾病、瓣膜病和先天性心脏病的早期发现和及时治疗，从源头阻断心力衰竭发生的诱因。

许多心力衰竭的前期症状或表现是可以被发现的。如对于无症状左室功能不全的患者积极干预，阻止其向心力衰竭发展（已有左室功能不全，不论是否伴有症状，应用ACE 抑制剂均可防止发展成严重心力衰竭）。

针对已经患有心力衰竭的患者，评价和治疗心力衰竭的基本病因，去除心室功能不全的诱因，例如感染（尤其肺部感染）、心肌缺血、有毒物质、酒精、药品、甲状腺疾病，特别是防止心动过速性心律失常或者尽可能将其转为窦性心律（正常心律）。

去除加重心力衰竭的诱发因素也是防治心力衰竭的重要组成部分，譬如控制感染（如使用流感和肺炎疫苗）、心律失常（特别是心房颤动合并快速心室律）、纠正贫血/电解质紊乱与注意是否并发肺梗死等。

三、心力衰竭与运动

1. 一般来说，心力衰竭患者应当坚持运动锻炼

长期卧床存在着不少潜在危险，诸如可能引起下肢深静脉血栓形成、肺梗死、褥疮、

下肢废用性肌萎缩、骨质疏松、胃肠蠕动减弱进而食欲下降等。除了恶化的心力衰竭与利尿剂难以控制的严重下肢水肿不宜运动外，只要病情稳定，即使心功能 IV 级者也并非不能运动。

近年来由于髓袢类利尿剂与血管扩张剂的应用，难以控制的水肿已十分少见，慢性心力衰竭患者起床活动已成为可能。因而，当代的医疗实践不过分强调把休息作为慢性心力衰竭治疗的必须措施，而是鼓励患者采用运动康复疗法。

适当的运动可以改善心脏功能，改善症状，减少不良情绪，使身体充满活力。运动还可以降低体重、改善血液循环和降低血脂，这些对于心力衰竭患者很有益处。

2. 心力衰竭患者应当在医生指导下适当运动

心力衰竭患者开始运动康复之前，为了安全起见，需要先进行运动试验或心肺运动评估，评价在运动中的心脏功能，帮助医生掌握适合患者的运动量，以便为患者制订切实可行的运动处方。运动试验可以采用 6 分钟步行试验或平板运动试验。

许多心力衰竭患者在开始运动时感到紧张。因此，医生有必要为患者制订康复计划，保证锻炼的安全性，帮助患者建立起自信心和促进他们养成有规律的锻炼习惯。

刚开始运动康复时，应有医护人员在现场指导和监护，每周进行几次室内跑步机或踏车等运动锻炼，观察运动中出现的不适感觉或症状变化。

提示：心力衰竭患者要在医生建议的运动范围内运动，以不引起症状为准，出现不适感觉（如胸痛、呼吸困难、头晕或头重脚轻）应当立即停止运动，并及时向医生咨询。

3. 运动时的注意事项

穿宽松的衣服和合脚的平底鞋。

运动从慢到快，从短到长，逐渐增加到每次 30 分钟，每周 3 ~ 4 次或按医生建议。若不能达到每次 30 分钟，可以一天内分两次 15 分钟或者多次 5 ~ 10 分钟运动。

避免竞技性、爆发性运动（如负重），避免过度疲劳。

在相同的时间进行运动，使生活更加规律。如在每周一、三、五午休后运动 30 分钟。

避免饭后立刻运动。

避免在很热或潮湿的环境中运动。

如果停止运动 3 周，需要重新开始逐渐增加运动强度和长度，不能马上回到停止时的运动量。

运动前、中、后可以各喝一杯水（最好先咨询医生，因为有些患者需要控制液体摄入量）。

与家人或朋友一起运动，更易于坚持，也更安全。

将运动情况记录下来，如行走的时间长短、距离和每次运动后的感觉。

咨询医生意见，如果身体条件允许，参加健康俱乐部或病友之家等团体组织，可以帮助自己更好地坚持运动康复。

有意寻找更多的运动机会，如步行购物，爬楼而不乘电梯，看电视过程中起身活动10～15分钟。

4. 重度心力衰竭的康复运动

严重心力衰竭以及用利尿剂难以控制的严重下肢水肿患者可采用被动运动。家属帮助患者进行肢体运动，避免因长期卧床引起静脉血栓、褥疮等疾病。

对于重度慢性心力衰竭患者，可先采用床边坐立法，坐立于床边的椅子上，每日2次，每次10～30分钟。依病情改善程度逐渐增加强度，直至步行、爬楼梯等肢体活动。

重度慢性心力衰竭患者运动的开始阶段可能出现暂时性水肿加重，这主要是运动使循环血容量增加的缘故，可在医生指导下使用利尿剂或增加利尿剂的用量，并坚持运动康复。

若心力衰竭症状持续恶化，应及时就医，按照医嘱调整康复计划，以确保症状消失。

5. 制订长期运动训练计划

慢性心力衰竭的治疗计划包括长期运动训练，特别是有氧代谢运动可以改善症状，提高生活质量。这些作用通常在运动训练4周后开始显现。运动训练的强度可以分三个阶段：

第一阶段：第1个月内。运动强度保持在较低水平，运动时间从5分钟增加至15分钟，根据症状和临床状况增加长度和频率。

第二阶段：第2至第6个月。逐渐增加运动强度，延长时间长度到15～30分钟。

第三阶段：运动训练进行6个月后，即长期维持阶段。该阶段维持第二阶段末的运动强度和长度，长期坚持。

四、治疗心力衰竭

1. 密切观察和随访是提升心力衰竭患者治疗效果的最有力保证

再高明的医生也不能保证一次制订的治疗方案可以长期用于患者，而是应当定期观察患者对药物的反应，及时调整治疗方案。

现象：患者因为在治疗后出现不适反应或者对于治疗药物有疑问便自行停止治疗。

分析：任意停用关键药物会使病情迅速恶化。

提示

①患者对治疗有疑问，应及时咨询医生。

②医生可通过随访患者及时发现问题并予以更正。

心力衰竭病情受到多种因素影响，饮食、起居、药物、其他疾病变化等均可能加重心力衰竭症状。病情恶化早期常表现为体重增加。监督患者每天称量体重，及时发现体重和临床状态的变化，及时干预，防止病情的恶化。

对患者和家属进行健康教育，普及疾病常识，帮助他们更好地配合治疗。

2. 营养品和激素不推荐用于心力衰竭的治疗

曾经有几种营养品（辅酶 Q10、肉碱、牛磺酸和抗氧化剂）与激素（生长激素和甲状腺激素）被尝试用于心力衰竭治疗，后被临床试验否认了它们的临床益处，即这些营养品不能改善心力衰竭患者的存活率和临床状态。

由于多数患者都不是通过医生和医院购买营养品，医生需仔细询问患者正规处方外的自我"治疗"情况，并明确告诉患者这些营养方式的短期和长期安全性未经证实，使用这些营养品是没有根据的，它们还可能给心脏带来不良影响或与治疗心力衰竭的循证用药产生不良相互作用。

3. 阻断神经内分泌系统，阻断心肌重塑

心力衰竭后心脏逐渐变形、扩大，被称之为心肌重塑。近年来，心力衰竭动物模型已经可以模拟部分或全部心肌重塑的特征，并观察到某些物质可以刺激心肌重塑的发生和加重，阻断这些物质后心肌重塑将减轻。如在发生心肌梗死等心肌损伤以后，人体内有多种神经内分泌物质和细胞因子被激活，包括去甲肾上腺素、血管紧张素Ⅱ、醛固酮、内皮素、肿瘤坏死因子等；神经内分泌细胞因子系统的长期、慢性激活能促进心肌重塑，加重心肌损伤和心功能恶化；心肌损伤的加重又进一步激活神经内分泌细胞因子，形成恶性循环。采用药物治疗可阻断这些神经内分泌系统激活，从而阻断心肌重塑，防止心脏扩大。

4. 治疗心力衰竭的长期目的

治疗心力衰竭不仅是让患者不喘憋、不水肿，更重要的是降低死亡风险和预防心力衰竭加重。即使没有症状的心力衰竭也应当积极治疗，预防症状出现。总之，治疗心力衰竭有 3 个目的：

第一，预防心力衰竭。患有心脏疾病或有高血压、糖尿病等危险因素的患者应当积

极预防，避免心力衰竭。

第二，缓解心力衰竭症状和体征，改善生活质量。

第三，延长寿命，降低死亡风险。

5. 规划心力衰竭治疗

治疗心力衰竭的方法多种多样，如生活调理、药物治疗、起搏器等机械治疗和外科手术。

针对具体患者需要有一套"量身定做"的治疗方案。

（1）在制订治疗方案前，需要做到

① 明确诊断心力衰竭。

② 明确现有的疾病特点，如肺水肿、呼吸困难、乏力、外周水肿。

③ 评价症状严重程度，根据诱发喘憋的活动量，采用纽约心脏协会（NYHA）分级。

④ 明确心力衰竭病因和加重因素，如冠心病、高血压。

⑤ 明确与心力衰竭有关的伴发疾病（如糖尿病）和针对这些疾病正在进行的治疗。

（2）根据患者的具体情况，制订适合的治疗方案和评估疗效的指标。

（3）通过定期随访和复诊等方式监测治疗情况，根据需要恰当调整治疗方案。

（4）制订教育计划，对患者和家属进行健康教育。

6. 心力衰竭的常规用药

治疗心力衰竭，常规使用5类药物：利尿剂、螺内酯、ACE抑制剂、β受体阻滞剂和洋地黄。

（1）ACE抑制剂

ACE抑制剂（血管紧张素转换酶抑制剂）不仅是常用的降压药物，也是治疗心力衰竭的重要药物，可降低慢性心力衰竭患者的死亡风险，减少住院次数。85%～90%的心力衰竭患者可以耐受这类药物的短期和长期治疗。ACE抑制剂有许多具体品种，医生应当坚持循证用药，选择经过临床试验证实有明确证据可以降低病残率和死亡率的药品。

应用ACE抑制剂的注意事项。

医生处方前需了解患者的下列情况：①病史：譬如发生过血管水肿（常在颜面部）的患者不应使用ACE抑制剂。②测量立位和坐位血压，防止出现低血压。③监测肾功能（测定血清肌酐值），防止肾功能恶化。④测定血清钾水平，防止出现高钾血症。⑤患者是否正在服用利尿剂，两种药物合用可进一步降低血压。⑥过度限制饮

水可发生血容量不足，表现为直立性低血压。⑦过度限制盐摄入可发生血清钠水平过低，感觉乏力。⑧正在进行的其他药物治疗，避免药物的相互作用。

应用 ACE 抑制剂的基本原则是从小剂量起始，逐渐递增，直至达到目标剂量。剂量调整的快慢取决于每位患者的临床状况。有低血压史、低钠血症、糖尿病、氮质血症和服用保钾利尿剂者递增速度宜慢一些。

ACE 抑制剂发挥临床疗效通常需要数周、数月或更长时间，只有长期治疗才有意义。为了达到长期治疗的目的，医师和患者都需要了解和坚信以下事实：①症状改善往往出现于开始治疗后的数周至数月。②即使症状改善不显著，ACE 抑制剂仍可减少疾病进展的危险性。③ ACE 抑制剂治疗早期，患者可能出现一些不适反应，但一般不会影响长期应用，医生需要根据患者在治疗过程中的反应和与其他治疗的相互影响，调整 ACE 抑制剂的治疗计划。④中途撤除 ACE 抑制剂可能导致临床状况恶化。

当前或近期有明显水肿而没有使用利尿剂的患者不能使用 ACE 抑制剂。因为这些患者使用利尿剂后，体内盐和水的平衡会出现较大变化，从而影响机体药物反应。

注意肾功能变化。治疗前和治疗过程中定期检查肾功能，特别是药物加量后 1~2 周，病情稳定后的第 3 个月和之后的每 3~6 个月均应当监测肾功能。

注意血压变化。ACE 抑制剂有降压作用，收缩压低于 100mmHg 的患者需从很小剂量开始用药，密切监护；如果患者出现头晕、视力模糊等低血压表现，要及时就医。

提示

即使出现过低血压也不可怕，大多数患者的血压可以恢复，当减少利尿剂和硝酸酯类药物剂量后，常可继续使用 ACE 抑制剂。

ACE 抑制剂应用 1 周后应复查血钾，轻度血钾升高不是使用 ACE 抑制剂的禁忌证；若血钾 ≥ 5.5mmol/L，应在医生的指导下停用 ACE 抑制剂；治疗中，血钾要不低于 4.0mmol/L，不必补钾。

硝酸酯

硝酸酯等血管扩张剂是治疗心绞痛的常用药物。使用硝酸酯可缓解心力衰竭患者呼吸困难症状，但改善长期预后（如降低再次住院和死亡风险）的效果不明确。临床上用于不能耐受 ACE 抑制剂的患者，特别是由于低血压或肾功能不全而不能耐受 ACE 抑制剂的患者。该类药物相对来说比较安全，少数患者在使用初期出现头痛等症状，继续用药可好转。如果大剂量连续使用硝酸酯，可产生耐药现象，降低疗效。

当患者在接受 ACE 抑制剂治疗期间出现干咳时，首先需要明确原因，如肺部瘀血、病情恶化、感冒等；由于 ACE 抑制剂长期使用很有益处，患者能耐受轻咳时，医生应当鼓励患者坚持治疗；只有明确咳嗽确实是 ACE 抑制剂引起的，并且患者不能耐受时，医生可根据具体情况调整治疗方案，比如试用小剂量或者换用血管紧张素 II 受体拮抗剂（ARB）。

当患者出现喉头、声带水肿，呼吸困难或者有窒息感时，需及时就医。

（2）血管紧张素 II 受体拮抗剂（ARB）

血管紧张素 II 受体拮抗剂被誉为 20 世纪 90 年代心血管药物的一个里程碑。

① 现有的临床资料表明该类制剂安全、有效，耐受性好，有心、脑、肾保护作用，是一类有前途的心血管药物。

② 迄今为止，在治疗慢性心力衰竭的大规模临床试验中取得证据的血管紧张素 II 受体拮抗剂是氯沙坦、缬沙坦和坎地沙坦。

③ 该类药物的疗效与 ACE 抑制剂相似，不良反应更少，但价格较高。

④ 使用血管紧张素 II 受体拮抗剂，同样需要监测肾功能、血压和血钾。

（3）树立使用 β 受体阻滞剂的信心

心力衰竭发生、发展与交感神经系统激活有关。β 受体阻滞剂可以阻断交感神经激活，抑制交感神经系统兴奋产生的不良作用，长期治疗（≥3月）慢性心力衰竭则可以改善心功能、提高心脏排血能力、防止心脏变形，从而降低心力衰竭复发和死亡风险，尤其可减少猝死。

使用 β 受体阻滞剂须知。

① 并非所有 β 受体阻滞剂都能治疗心力衰竭，有临床证据对心力衰竭有效的 β 受体阻滞剂是比索洛尔、美托洛尔和卡维地洛。

② β 受体阻滞剂治疗遵循"个体化"原则。医生处方 β 受体阻滞剂必须从小剂量开始，根据患者的耐受情况，逐步增加剂量直至目标剂量或者最大耐受量。剂量递增间期一般为 2 周，继而长期维持 β 受体阻滞剂治疗。

提示

β 受体阻滞剂是负性变力性药，可降低心肌收缩力，开始使用时可能加重心力衰竭症状，继续治疗症状逐渐减轻。

③ 由于 β 受体阻滞剂的起效时间较长，需要 2~3 个月才能看到临床疗效，所以应当避免突然停药，突然撤药可引起病情显著恶化。

④ 医生在处方 β 受体阻滞剂前，应当保证患者没有明显水肿；对于当前或近期有水肿的患者，应当先使用利尿剂，消肿后再给予 β 受体阻滞剂；在处方 β 受体阻滞剂后，应当监测患者的体重，根据需要采取措施，如增加利尿剂的剂量。

⑤ 患有呼吸系统疾病（支气管痉挛性疾病）、有症状的心动过缓（心率＜60次/分钟）或心脏严重房室传导阻滞的患者不宜使用 β 受体阻滞剂（除非已经采用起搏器治疗）。

⑥ 使用 β 受体阻滞剂可能引起乏力和虚弱的感觉。在多数情况下不需要治疗，经过数周，乏力感觉可自行消失。部分患者的症状需要医生干预。

⑦ 监测血压，出现眩晕（头晕目眩）或者视力模糊要及时就医。

⑧ 医患配合，尽可能翔实地了解患者正在进行的其他药物治疗，避免药物的相互作用。

（4）洋地黄

洋地黄是历史最悠久的抗心力衰竭药物，通过强心作用可减少症状并提高运动耐量。洋地黄可以与利尿剂、ACE 抑制剂和 β 受体阻滞剂联合应用。最常用的洋地黄类药物是地高辛口服片剂。

① 当 ACE 抑制剂或 β 受体阻滞剂在治疗心力衰竭的初始阶段未能改善症状时，使用洋地黄可减少症状。

② 对于使用 ACE 抑制剂和 β 受体阻滞剂后症状已经缓解的患者，不急于使用洋地黄。

③ 洋地黄还可降低心房颤动的心室率。伴有心房颤动的心力衰竭患者心室率较快，应常规使用洋地黄，降低心室率，改善心室功能和症状。联合使用洋地黄和 β 受体阻滞剂降低心室率更有效。

④ 洋地黄剂量宜偏小。洋地黄毒性较大，当前医学界倾向于小量使用洋地黄，使用剂量远小于以往推荐的剂量，目前多采用自开始即用固定的维持量给药方法，即维持量疗法（区别于从小剂量开始逐渐增加剂量）。使用地高辛治疗心力衰竭的起始剂量和维持剂量为每日 0.125～0.25 毫克。对于 70 岁以上、肾功能受损或者瘦小的患者，地高辛宜用小剂量 0.125 毫克，每日 1 次或隔日 1 次。

提示

尽管患者可以耐受常规剂量的洋地黄，但长期使用也可发生心血管系统的不良反应，使得洋地黄治疗心力衰竭的益处大打折扣，且使用洋地黄治疗心力衰竭不能延长寿命。所以，其使用越来越少。

使用洋地黄之前医生必须了解的情况。

① 患者基础心脏病的类型和严重程度：某些心脏病所致心力衰竭不能使用洋地黄。

② 电解质紊乱。

低钾（低血钾和心肌细胞内失钾）是洋地黄中毒最常见的诱因，常见于利尿剂治疗和继发于醛固酮增多症。

低镁和高钙可增加洋地黄的毒性作用。

③ 酸中毒与缺氧：如患者是否患有慢性肺部疾病，特别是有急性呼吸衰竭。

④ 甲状腺机能低下患者容易发生洋地黄中毒。

⑤ 肾功能情况：由于洋地黄经肾排泄，肾功能（肌酐清除率或肾小球滤过率）是每天洋地黄用量最重要的决定因素。肾功能减退时，肾脏清除率低，血药浓度增加。

⑥ 患者年龄（高龄）和各脏器（肾、肝、肺等）健康状况。

医生和患者使用洋地黄须知。

① 医生应严格掌握洋地黄的适应证、禁忌证，及时发现和尽可能纠正影响洋地黄代谢、疗效的各种因素（如用药前测定患者血液中钾离子等电解质和肝肾功能状况）。

② 医生应根据患者具体情况制订个体化的使用剂量，不能一概而论。

医生开具处方前需了解患者的既往洋地黄用药史和伴随症状，近 2 周内洋地黄的使用情况，针对基础心脏病的类型、严重程度和患者的具体情况应用洋地黄。

医生要在掌握一般剂量的基础上，注意剂量个体化并随病情及时调整剂量，不同患者所需洋地黄剂量可能相差数倍，同一患者在不同病程阶段的耐受量也不尽相同。用药后有效的表现为临床状况好转，即呼吸困难好转、心率减慢、尿量增多、颈静脉怒张及下肢浮肿减轻或消失、肿大的肝脏缩小、喘憋症状消失。

医生也可根据血液中洋地黄浓度的监测结果，及时调整剂量，必要时暂时停药。20世纪 70 年代末开展的放射免疫法测定血药浓度，方法简单、快速、灵敏。但是，医生需对症处理，具体情况具体分析，不能局限于某一血药浓度的"标准数值"。

③ 用药前，患者需做心电图，供用药前后对比。

④ 用药过程中，注意复查血电解质。心功能不全患者常规应用利尿剂，尤其需要注意血钾变化，必要时遵医嘱常规口服钾盐。

⑤ 老年患者骨骼肌量减少和体重减轻使用洋地黄后血清会浓度增加，肾小球滤过率降低会使洋地黄的清除半衰期延长，应酌情调整剂量。

⑥ 医生需注意药物的相互作用，避免影响疗效和患者健康。

使用洋地黄过程中，出现下列表现应及时就医。

① 心力衰竭好转。

② 增加洋地黄剂量的过程中出现胃肠道症状，表现为厌食、恶心、呕吐、腹痛、腹泻，其中厌食是洋地黄中毒的最早表现。

③ 神经精神症状：较常见的有疲乏、烦躁、易激动、昏睡及精神错乱，有时出现头痛、失眠、眩晕、抑郁、全身不适，此类症状一般出现在胃肠道出现症状和心律失常后。

④ 视觉异常：视力模糊、周围视野闪光，特征性表现为黄视症或绿视症，好像透过有色玻璃看东西。

⑤ 心脏表现：包括心肌收缩力改变（心肌收缩力先增强后减弱）和心律失常（如室

性期前收缩、室性心动过速和心脏传导阻滞）。

提示

当怀疑洋地黄中毒时，可依照医嘱暂时停药数日，观察停用洋地黄后 1～3 日内的症状变化，如果症状迅速减轻，说明存在中毒。

（5）利尿剂不能单独用于心力衰竭的治疗，是其他药物的基础

心力衰竭患者最明显的症状是由肺部和周围循环瘀血引起的。利尿剂可以维持钠的平衡，消除和预防周围和肺水肿。

① 利尿剂可增加心力衰竭患者排泄钠和水的数量，减轻水肿。作用较强的是髓袢利尿剂，如布美他尼（丁脲胺）、呋塞米（速尿）和托拉塞咪，适用于大多数心力衰竭患者。

与任何其他治疗心力衰竭的药物相比，利尿剂能够更快地缓解心力衰竭症状，有效控制心力衰竭，使肺水肿和外周水肿在数小时或数天内消退。

② 利尿剂除了可以快速缓解症状外，也是保障其他药物治疗安全性和有效性的基础。对有水肿的心力衰竭患者，利尿剂是有效治疗策略中必不可少的组成部分。但单一的利尿剂治疗不能保持心力衰竭患者的长期稳定，要根据患者的具体病情联合其他药物治疗。

③ 利尿剂的使用剂量与其疗效呈明显相关性，特别是髓袢利尿剂，剂量越大作用越强。

④ 监测利尿剂效果和调整利尿剂剂量最可靠的指标是每日体重的变化。应用利尿剂治疗的心力衰竭患者应每天测量体重，若体重增加 1～2 千克或者 3 天增加 2 千克以上，说明水肿加重，需立即就医。对已经应用大剂量髓袢利尿剂仍有明显水肿的患者，建议住院治疗，尤其是对伴有低钠血症、肾功能不稳定和四肢湿冷等提示心功能较差的患者。

⑤ 利尿剂通常从小剂量开始，逐渐增加剂量或使用次数直至尿量增加，体重每日减轻 0.5～1.0 千克。一旦病情得到控制，如对心源性呼吸困难和端坐呼吸疗效满意、水肿消退、体重稳定，即可逐渐减少利尿剂至最小有效剂量并长期维持，一般需无限期使用。在长期维持期间，仍应根据体重和水肿的变化随时就医，调整剂量。

⑥ 在利尿剂治疗的同时，通常与"中度食用盐控制"（每日摄入盐 3～5 克）相结合，否则会影响疗效。

⑦ 肾功能受损的患者最好选用髓袢利尿剂，在服用髓袢利尿剂前半小时服用噻嗪类利尿剂可能会增加髓袢利尿剂的利尿作用。

哪种利尿剂更好？

① 当肾功能很差时，噻嗪类利尿剂（例如氢氯噻嗪）的作用很弱，这种情况在老年人心力衰竭中很常见。

② 严重心力衰竭时，噻嗪类利尿剂与髓袢利尿剂有协同作用，可以合用。这种药物

合用无论在疗效还是在不良反应方面均优于单纯增加髓袢利尿剂剂量。

③ 美托拉宗是一种强力利尿剂，常作为最后可选择的药物。

④ 为了预防利尿剂所致的低钾血症，可同时使用保钾利尿剂（例如螺内酯等）。预防低钾血症时，使用一般补钾药物的疗效较差，而且容易导致补钾过量。

提示

① 在使用利尿剂时需监测血清肌酐和血钾。开始用药后，每隔 5~7 天检测血清肌酐和血钾，直至其稳定，此后每隔 3~6 个月检测一次。

② 如果患者出现电解质的失衡，在治疗中应当进行纠正。

③ 假若患者出现低血压或肾功能损害，医生需分辨原因，分清是利尿剂过量还是心力衰竭进一步恶化，再进行相应处理。

螺内酯

起初人们将螺内酯视为一般的保钾利尿剂，后来发现这种价格低廉的小药片具有多方面作用，如预防心律失常和心脏变形，阻止心力衰竭恶化，改善心力衰竭患者的实验室指标、生活质量和长期预后，特别是可以显著提高重度心力衰竭患者的存活率。

使用螺内酯的注意事项：

① 螺内酯适用于重度心力衰竭患者。

② 开始治疗前，患者的血钾应小于 5.0mmol/L，血清肌酐小于 2.5mg/dL；治疗期间要密切监测这两项指标的变化。

③ 使用螺内酯治疗后，应减少或停止正在使用的补钾药物。

④ 如果血钾水平超过 5.4mmol/L，应当降低螺内酯用量。

⑤ 如果出现严重高钾血症或疼痛性乳腺增生症，应当停药。

7. 慢性心力衰竭的治疗

慢性心力衰竭治疗过程中要根据心肌收缩力是否降低以及患者是否有症状等因素考虑采用适当的治疗方法。

（1）无症状心力衰竭的治疗

如果患者心肌收缩力显著降低（左室射血分数降低），则属于收缩性心力衰竭。应当长期使用 ACE 抑制剂和 β 受体阻滞剂治疗，即使没有呼吸困难、水肿等症状也应当坚持治疗。这些药物从小剂量开始，逐渐增加至规定剂量。一般没有必要使用利尿剂和洋地黄。

（2）有症状心力衰竭的治疗

如果患者存在喘憋、水肿等心力衰竭症状，首先应当给予利尿剂治疗，收缩性心力衰竭患者还可加用洋地黄强心治疗，同样需要使用 ACE 抑制剂和 β 受体阻滞剂改善长期预后，还应使用小剂量的螺内酯（每日 25～50 毫克）。

8. 晚期心力衰竭的治疗原则

晚期心力衰竭是指诊断明确并经过正规治疗仍有严重心力衰竭症状的患者。除了上面列出的药物治疗以外，晚期心力衰竭患者可间断使用正性变力性药物，如静脉注射拟交感神经药物、多巴胺受体激活剂或磷酸二酯酶类药物。有时使用主动脉内气囊泵或心室辅助设施、血滤或血透等循环支持也是必要的。必须明确，这些临时治疗的目的是配合患者的长期治疗，如为心脏移植做准备。终末期患者采用改善症状的治疗。

提示

非冠心病所致心力衰竭，又没有其他需要抗血栓治疗的疾病的患者，没有必要使用阿司匹林等抗血栓药物。

严重心力衰竭长期卧床患者可使用抗凝药物预防血栓和肺栓塞。

过去有血栓栓塞史或者伴心房颤动的心力衰竭患者必须长期抗凝治疗，可用常规方法口服华法林，并定期监测凝血状态（凝血时间监测值 INR 保持在 2～3）。

9. 其他

（1）肾功能

心力衰竭患者应当密切关注肾功能变化，及时调整与肾功能相关的治疗。

① 心力衰竭可引起肾功能衰竭，反之亦然。

② 大多数治疗心脏病的药物都是通过肾脏排泄，因此肾脏功能对于心力衰竭的疗效和预后非常重要。如缓解心力衰竭症状最快速有效的方法是利尿，这就依赖于肾功能，肾功能不全时，利尿剂难以发挥作用，ACE 抑制剂使用也会受到限制。

③ 大多数心力衰竭患者可耐受轻度至中度肾功能不全。这些患者的血液尿素氮和肌酐变化通常没有临床意义，可以治疗。

④ 如果血清肌酐增加超过 3mg/mL，肾功能不全可影响到现有治疗并产生毒性作用。

⑤ 血清肌酐超过 5mg/mL 时，需要血液滤过或透析控制体液潴留，从而最大程度减小尿毒症的危险，以保持治疗心力衰竭常规药物的疗效和患者耐受性。

（2）心力衰竭和肺部疾病

① 心力衰竭和肺部疾病均可引起呼吸困难，所以区别两种疾病非常重要。

② 在两种疾病并存时，应当明确哪种疾病是主要原因。

③ β 受体阻滞剂可加重哮喘患者的呼吸道痉挛症状，该类患者应当避免使用 β 受体阻滞剂，特别是避免大剂量使用。

④ 心力衰竭患者出现咳嗽时（不论是否使用了 ACE 抑制剂），都应当排查肺部疾病（例如呼吸道感染）。

（3）起搏器

起搏器治疗心力衰竭主要适用于三类患者：

① 严重心动过缓是安置起搏器的传统适应证。

② 通过心电图（严重室内传导阻滞）和超声心动图（心腔明显扩大，收缩功能降低）等检查发现存在心脏不同步收缩，可安置三腔起搏器使整个心脏收缩同步化。

③ 有可能发生恶性心律失常而导致猝死的患者安置体内自动复律除颤器起到保险作用。这些功能可以放置于一个起搏器中，但将增加起搏器的体积。

患者安置起搏器后需要定期复诊。

五、对自己身体的任何变化要随时保持警觉

1. 心力衰竭患者出现下列症状时，要停止锻炼并与医生联系

胸部疼痛或不适。

胸部出现烧灼、紧缩、沉重、压榨感。

手臂、颈部、下颌或后背出现异常疼痛。

胸闷、憋气。

心动过速或漏跳。

极度疲乏（特别是在活动后）。

头晕眼花、眩晕或恶心。

2. 心力衰竭患者出现下列症状，请与医生联系

呼吸困难。

开始出现夜间咳嗽。

体重迅速增加。

足部及踝部出现水肿。

比平时更易疲劳。

感到头晕或虚弱。

出现腹水。

心率比平时快。

服用平时的药物出现了新的症状。

3. 心力衰竭患者出现下列情况，需立即打急救电话

严重的呼吸困难。

胸部、手臂或下颌出现紧缩感或疼痛。

第六章　构筑心血管病的第六道防线，双心医疗实现心脏病患者全面身心健康

"双心"是一种医疗观念和模式，以心血管症（状）为轴心，尽可能全面、综合、系统地解决与之相关的影响因素，从而实现更好的治疗效果和社会价值。

"双心"不只是心血管健康和精神心理卫生的整合，它还包含了更多内容，如医患关系、心脏神经症等。

"双心"就是要求医务工作者高举四面旗帜：公益、预防、规范、创新和回归人文、回归临床、回归基本功（三个回归）。

医学价值：患者利益至上，时时考虑患者利益，一切为了人民健康。

医学目的：预防疾病，促进健康，而不是等人得病坐堂行医。

医生责任：推动基本医疗保健服务公平可及，关注贫困弱势群体。不做良相，便为良医。

欧洲2012心血管临床指南中强调：

1. 社会经济地位低、缺乏社会支持、工作和家庭生活压力、抑郁、焦虑、敌对和D型人格（焦虑水平和抑郁水平比其他人群高一截）都会促成发生心血管病以及病情和预后的恶化。

2. 认知行为方法有效支撑人们采取健康生活方式。

3. 心理干预可抵消心理社会应激，促进健康行为和生活方式。

第一节 "双心"并不神秘，就发生在我们身边

你是否经历过医生开具的全部检查做完后仍然找不到自己难受的原因？或者完全遵照医嘱执行治疗方案，可症状却得不到缓解？当这些情况发生时，你要坚持和医生一起找到答案。因为有时候不仅仅是躯体疾病，还有其他因素（如神经功能紊乱、情绪的剧烈波动）也能引起身体不适。

如果你对疾病存在疑惑，单纯翻阅书籍恐怕不能帮助你豁然开朗。书上的知识是针对疾病共性的叙述，针对不同的患者还要具体问题具体分析。医生是解答你疑问的最佳人选。不要怕麻烦，把问题写下来，逐一询问。确定得到清晰的解答后，用笔记录下来。

另外，生病影响人们的心情，生大病更会如此。我们需要有对抗疾病和面对可能发生的困难与挫折的勇气。

当然，双心医学和医疗能否成功发展，取决于医疗从业人员的专业素养和职业操守，这是无法回避的现实。

一、健康的定义

请回答下面 3 个问题：

第一，你是否有睡眠问题（包括失眠、多梦、睡眠浅、早醒），并且因此白天出现乏力、烦躁、心悸、嗜睡等影响日常生活的症状？

第二，你最近是否心情烦乱或兴趣明显下降？

第三，你是否有明显的身体不适，但医学检查没有给出明确的原因？

随着生命科学的进步与发展，人类社会对于疾病与健康的认识已经提升到一个更高的水平，单纯的生物医学模式逐渐转化为生物—心理—社会医学模式。世界卫生组织（WHO）将"健康"定义为：健康是指个体在"躯体"、"精神"以及"社会功能" 3 个层面上均维持良好的状态，而非仅仅只是不生病或无身体虚弱。

二、比较以下4个病例，尝试找出其中的异同

病例1

女性，64 岁，退休，知识分子。

2008 年某日患者在睡觉前喝了很多浓茶，睡眠中突发严重心悸，出现胸闷、头晕、大汗、手脚发凉、面色苍白、全身乏力等症状，到医院急诊做心电图检查，又查了血电解质、甲状腺功能、血常规、超声心动图等，都正常，排除了心脏病和心脏外病因。第二天患者出现腹泻、腹痛，晚上又出现心悸和全身乏力症状。患者平素对茶比较敏感，因此接诊医生考虑患者症状与当日喝浓茶有关系。

可是从此以后，尽管不再喝茶了，患者仍然经常在夜间发生心悸、胸闷、出汗，每次到医院做心电图都没有查出异常。她近两年睡眠差，与心悸有关，经常出虚汗。用中医调理，出虚汗的症状好转，但心悸一如既往。她因为心悸做了多次检查（如动态心电图），都没有找到原因。身体的不适白天较少发作，活动后反而缓解。患者平时喜欢唱歌跳舞、与人交往，活动量很大，也没有不舒服的感觉。

最后，医生对她说："你没有病，不用看了。"患者不能理解："我这么难受，又不是装的，为什么说我没有病。"于是，她开始四处求医，最后来到北京大学人民医院的双心门诊。经过复习病史和客观检查，被诊断为惊恐发作。医生向她介绍了惊恐发作的相应表现（症状）后，她认为说的就是自己，在接受了抗焦虑药物治疗后，症状逐渐好转。

病例 2

男性，40 岁，公司经理。

既往史：高血压 3 年，吸烟 20 支/日，戒烟 3 年，少量饮酒。

患者 2006 年 1 月因工作劳累、熬夜、喝酒出现心悸、气短、乏力，到医院检查发现有偶发房性早搏。他以为自己得了很重的心脏病，非常紧张，当年就反复住院 2 次，经治疗好转。2 个月后某次熬夜喝酒后，他在夜间睡眠中突然感觉心悸、胸闷、憋气而惊醒，有濒死感、恐惧感、四肢发麻无力，呼吸困难，当时觉得自己快不行了，持续了约 10 分钟，坐起后逐渐缓解。第二天，他还是感到全身乏力。患者到医院做了心电图和胸片，没有发现异常。自此以后，上述症状反复发作，都在夜间，犯病的时候心跳得特别厉害。家人叫来救护车，可每次他的心电图都正常。后来，通过多次 24 小时动态心电图监测，抓到了发病时的心电图，为短阵房性心动过速，心室率 120 次，持续 30 秒钟即恢复正常心律。然而，患者在恢复正常心律后仍感心悸、胸闷、头晕、恐惧，夜间不敢一个人睡觉，不敢打球，不敢游泳，不敢做其他运动。为了治病，他去过北京几家知名医院，服用阿替洛尔，觉得有好转，但不稳定，说不定什么时候病又犯了。他每天都很紧张，一直请假病休，心里很痛苦。

经过双心门诊诊断，医生认为他存在房性早搏伴惊恐发作，给抗心律失常药物的同时，服用抗焦虑药物。2 周后他来复诊，症状明显减轻了。现在，他坚持服用抗焦虑药物半年，仍然偶有心悸发作，已经没有先前那种恐惧感和濒死感了。

病例 3

女性，46 岁，公司经理。

患者因为突然反复发作胸闷、气短、憋气和窒息感就医，医生诊断为冠心病，建议做冠状动脉造影，结果显示冠状动脉三支病变，在前降支和回旋支放了 4 个支架，手术成功。

2 个月后患者再次发作上述同样症状，复查冠状动脉造影显示冠状动脉病变没有变化，支架通畅。医生说，"冠状动脉没事，是神经官能症"。患者出院了。

出院后的患者症状不但没有好转，反而逐渐加重，进而完全丧失了活动能力。双心医生根据患者的病史和发病缓解特点，确诊支架后发病为惊恐发作，配合精神科药物治疗后，患者症状缓解，不再发作。

病例 4

患者，女性，46 岁，因"反复胸前区疼痛 3 年，PCI（经皮冠状动脉介入治疗）术后 1 年，加重 1 天"入院。

患者于 3 年前开始出现胸前区针刺样疼痛，持续时间半分钟左右，自行缓解，无放射痛，活动后无加重，未给予重视，不曾治疗。1 年前患者症状逐渐加重，发作更频繁，持续时间延长，有时半小时才能自行缓解。到当地医院就诊，以"冠心病"收入院，做冠状动脉造影检查提示前降支远端 80% 狭窄，其他血管未见明显异常，植入支架 1 个。术后给予阿司匹林、氯吡格雷和他汀类药物治疗。术后患者症状无明显好转，胸痛发作次数和性质同前，舌下含服硝酸甘油片无效。1 天前患者胸痛再次发作，口服硝酸甘油不能缓解，来我院进一步诊治。患者患病以来，睡眠欠佳，体重下降 5 千克。

患者无高血压、糖尿病及血脂异常，无早发冠心病家族史。无烟酒嗜好。查体、辅助检查和实验室检查均未见明显异常。

处理：入院后给予心内科护理常规，冠心病二级预防治疗。再次做冠状动脉造影，发现前降支远端的支架贴壁良好，支架内未发现血栓，其他血管未见明显狭窄。

结合 1 年前患者住院期间的心电图及胸痛表现，发现冠状动脉造影显示的狭窄血管并非为"罪犯"血管，不应该放置支架。追问病史发现患者 3 年前升职之后，工作压力过大，后来因为安装了支架，老是担心支架出现问题，经常去医院看病，但是医生的说法不一。经专家会诊后，诊断为焦虑症，给予对症处理，症状明显缓解出院。

讨论：

不难看出，4 个病例中的患者单就症状表现而言，非常相近。医生治疗的是心悸、胸闷和胸痛等心脏症状，即便是病例 1 中的单纯惊恐发作诊断也丝毫不影响这一事实。

在医学发展过程中，为了便于对器官功能深入研究，医学体系按不同器官系统进行划分，现有的医学各专科是人为划分而成的。然而，人体本身是复杂的，一种症状可以因多种不同的病因造成，一种疾病可以导致多个器官受损，不同器官之间的相互影响和相互作用又使疾病不仅仅局限于某个单一器官。临床上有多种症状不能用单一的一种疾病来解释，需要鉴别诊断，如黄疸、发热、腹痛、胸痛、发绀、晕厥等。以胸痛的鉴别诊断为例，心肌缺血是胸痛常见的原因之一，可是有许多患者的胸痛是由消化系统的胃食管反流病引起的，胸痛原因还有肺栓塞、肋软骨炎、颈椎病等。

病例1中，由于"惊恐发作"的临床表现也是"胸痛、胸闷、心悸、头昏"等躯体症状，所以患者认为自己得了"心脏病"，辗转在心内科就诊。

病例2中，患者有房性早搏。他对疾病的不了解和误解产生了忧虑与恐惧，又反过来放大了身体上的反应，带来了更大的伤害。

病例3中，患者被诊断为冠心病，经历了2次冠状动脉造影和1次支架植入手术，并且在身体里植入了4个支架，这些都是生活中的重大事件。

我经常遇到平时无症状、无先兆突发心肌梗死的患者，虽然得到了及时抢救，成功接受了介入或手术治疗，效果很好，但术后症状并没有减轻。甚至有患者生动地讲，术前有痛苦，术后却痛不欲生。

病例4中，医生没有"对症下药"。

第二节　精神心理障碍是心血管疾病的独立危险因素

人的生理和心理是一个整体，它们相互影响、相互作用。灵魂脱离肉体，只有在神话故事里才会发生。"疾病应对反应"、"关注心脏的焦虑（HFA，heart-focused anxiety）"等专业词汇很好地解释了双心医学和医疗的现实意义和理论基础。

传统的心血管病危险因素（高血压、血脂异常、糖尿病、吸烟、肥胖等）只能解释58%～75%的冠心病风险，这促使医学工作者们推测其他危险因素也参与了冠心病的发病过程。随着医学模式的转变，人们开始越来越重视精神心理卫生在心血管病发生发展中的作用。

举例：Tako-tsubo心肌病

研究发现，Tako-tsubo心肌病就常存在精神或躯体应激的诱因，主要包括亲友亡故、惊喜聚会、激烈争吵、交通事故、法院出庭、驾车迷路、遭遇抢劫、基础疾病加重等应激事件。在应激情况下，人体交感神经系统的活动增强，内源性儿茶酚胺和其他应激激素在短时间内的大量分泌促进了循环的一磷酸腺苷相关钙超载和氧自由基释放，直接导致心肌损伤顿抑，同时全身的血氧需求增加，心脏工作负荷增加，进一步加重了心肌损伤。许多研究显示，Tako-tsubo 心肌病患者的血液中儿茶酚胺的浓度均显著升高，有的比正常值高出数十倍。有研究者对 8 例 Tako-tsubo 心肌病患者进行了心肌活检，结果显示心肌病变高度符合儿茶酚胺水平过高所致的心肌改变。

应激是指机体对内、外界各种刺激因素（压力或意外刺激）做出适应性反应的过程。当一些破坏机体内、外环境平衡的物理、化学和精神刺激因素超过人体所能承受的限度后，机体就会产生非特异性反应，最直接的表现是精神紧张，如部分心血管疾病患者因患病而产生惊恐、紧张、焦虑、不安等情绪反应。这是一个复杂的情绪反应过程，是一个不断变化、失衡又平衡的动态过程。

一、精神心理因素促进心血管疾病发生发展的病理生理学

1. 交感 – 肾上腺髓质系统（SAS）

人在焦虑、愤怒、抑郁或应激时，交感 – 肾上腺髓质系统（SAS）被激活，产生"战斗或逃跑"反应。其病理生理变化主要为植物神经功能紊乱，交感神经末梢及肾上腺髓质释放大量儿茶酚胺入血，从而使心率加快，心脏搏动加强，外周血管收缩导致血压升高。动物实验结果显示，静脉滴注儿茶酚胺可致心肌肥厚。

2. 下丘脑 – 垂体 – 肾上腺皮质系统（HPA）

生理情况下，下丘脑释放促肾上腺皮质激素释放因子（CRF），促使腺垂体产生促肾上腺皮质激素（ACTH），而 ACTH 则刺激肾上腺皮质分泌糖皮质激素。人在抑郁、应激时，下丘脑 – 垂体 – 肾上腺皮质轴（HPA）功能亢进，糖皮质激素对 ACTH 负反馈抑制功能下降，同时皮质醇分泌昼夜节律也出现改变，晚间不能抑制自发性皮质醇分泌，最终可导致高皮质醇血症。

大量糖皮质激素使机体的糖、脂肪代谢紊乱，引起血糖升高、糖耐量减退，导致高胆固醇血症和高甘油三酯血症。同时，大量儿茶酚胺氧化可产生大量氧自由基，与血浆中的低密度脂蛋白（LDL）反应生成 ox-LDL（氧化低密度脂蛋白），有强烈的致动脉粥样硬化作用；儿茶酚胺与血小板上的 α – 肾上腺素能受体结合后，可激活血小板，促使血小板聚集。

动脉粥样硬化是一种慢性炎症反应。焦虑、愤怒、抑郁、应激等状态下，糖皮质

激素水平持续升高，慢性、持续、过多的糖皮质激素分泌诱发"激素抵抗"，表现为糖皮质激素对炎症的抑制作用减弱，促使炎症的发生，具体表现在患者血浆中急性期C反应蛋白（CRP）、肿瘤坏死因子 α（TNF-α）和白介素-6（IL-6）升高。炎症反应可导致动脉粥样硬化的发生发展，尤其是增加急性心血管事件的风险。

其他内容请参看315页，"第二节 冠心病患者的健康生活/五、开心每一天（精神心理康复）"。

病例5

男性，39岁，已婚，教师。

患者因左房良性肿瘤于2006年做了左房良性肿瘤术。手术过程顺利，术后病情平稳，无明显不适，医生定期随访以防肿瘤复发。术后4年来，患者能生活自理，能从事正常工作；然而他情绪低落、表情淡漠、忧郁、愁眉苦脸、唉声叹气、多卧少动、不愿与人交谈，对周围环境缺乏兴趣，对生活丧失信心，消极悲观。

我们在术后第1、2、3、4年对患者共进行了4次精神心理状况检查，检查方式包括个别心理交谈和定式的量表测查，由精神科医师完成。量表测查包括生活质量调查表、症状自评量表（SCL-90）、汉密尔顿焦虑量表（HAMA）、焦虑自评量表（SAS）。发现患者有以下精神心理特点：患者目前考虑最多、最关心的问题是自己的健康，因此对自己身体的各种不适特别注意，主动返院复查；对于医护人员在围手术期及术后复查期间对待自己的态度变化异常敏感，过分关注；害怕医师谈及肿瘤复发；精神性焦虑，感到神经过敏、心里不踏实、害怕、恐惧、坐立不安、易紧张。患者表现出少量躯体性焦虑（如心悸、发抖等焦虑症状）和存在一些躯体不适症状（如头痛、恶心、食欲不振、手脚发沉）。患者抑郁症状较明显，主要表现为自我评价较低、自我感觉不良、乏力及精力下降、活动减慢，故而自责，对今后感到苦闷、烦恼，认为前途无望，对性生活缺乏兴趣，存在较明显的睡眠障碍（如入睡困难、早醒、睡眠不稳、多梦）。

二、精神心理障碍是心血管疾病的独立危险因素

诸葛亮气死周瑜、骂死王郎的故事尽人皆知。尽管罗贯中对故事的情节做了某种程度的夸张，但今日看来，这些事件也合乎病理生理学逻辑。周瑜本来心胸狭窄，嫉贤妒能，再加上赔了夫人又折兵的精神刺激，加速死亡自在情理之中。魏将王郎，年逾古稀，在"动脉粥样硬化"的基础上，经诸葛亮一骂，瞠目结舌，摔下马来。这些事例说明，情绪应激、忧郁怨恨在一定情况下可导致人们生病甚至死亡。

紧张（Stress）同样是心血管疾病的危险因素。

众所周知，冠心病的传统危险因素包括高血压、糖尿病、血脂异常、肥胖、睡眠呼吸暂停、吸烟、家族史等。在一个或多个危险因素的作用下，患者的代谢及神经体液调节机制发生异常，导致动脉内膜上富含胆固醇的粥样硬化斑块的形成，引起血管腔狭窄。当血管腔狭窄到一定程度时，患者会感到胸闷、胸痛，临床上即出现了心绞痛。当患者情绪激动、用力排便时，也可以没有明确诱因，斑块发生破裂，引起冠状动脉急性闭塞，临床上就会发生急性心肌梗死、恶性心律失常，甚至猝死。

2003 年，澳大利亚国家心脏基金的专家工作组对已发表的综述进行回顾，评价了与冠心病或急性心脏事件的发生和进展独立相关的社会心理方面的危险因素。最后，以 Bunker（班克尔）为首的专家组指出：抑郁是冠心病的独立危险因素，其危险程度与吸烟、血脂异常、高血压等传统危险因素类似；社会孤立和缺乏社会支持等也与冠心病的发病及预后相关，它们分别使冠心病发病的风险增加 2~3 倍和 3~5 倍，并且与患者的性别及所在国家、地区无关。此外，社会心理因素与传统危险因素常共存。如由于抑郁常影响到患者对治疗的依从性和对健康生活方式的坚持，所以应给予合并抑郁的冠心病患者更多的关注，控制社会心理危险因素可能改善这些患者的临床结果。

第三节　心脏健康的第六道防线，双心医学和医疗从明确疾病的全貌和关心患病的人开始

一、我对"双心"的定位

双心医学和医疗是关注和服务于患者的全面身心健康，立足于心血管疾病的学科体系，以规范化诊疗作为框架，对心血管疾病、心血管疾病的疗效和预后受到了来自精神心理因素的干扰和表现为心脏症状的单纯精神心理/神经原因，进行必要、恰当的识别和干预。

1. 请大家体会下面 4 个表述的不同

表述 1：精神心理症状多表现为躯体症状，与心血管疾病相似，需要鉴别诊断。

表述 2：经常出现这样的情况，体检发现女性有非特异性心电图 ST-T 波改变和

（或）平时发生胸痛、胸闷症状，来心脏科就医，最终被排除了心脏病。

表述 3：有文献报道，64.5%～75% 的急性焦虑发作（惊恐发作）首次就医是到心内科或急诊科。

表述 4：有文献报道，就诊于急诊的胸痛患者超过 50% 是非心源性的，其中 16%～25% 是急性焦虑发作（惊恐发作）。惊恐发作在心内科患者中高达 31%～65%。

简单说，表述 1 和 3 强调心血管科实际面临的现状和需要解决的问题，表述 2 和 4 强调在心血管科内部存在着不少其他专业科室的患者。同样一件事，关键是人们从哪个角度看。

2. 胸痛中心的启示

2009 年在北京进行了一项"急诊胸痛注册研究"，连续入选北京市 17 所二、三级医院急诊患者 5666 例。结果显示，胸痛患者占急诊就诊患者的 4%；在这些胸痛患者中，急性冠状动脉综合征（ACS）患者占 27.4%，主动脉夹层占 0.1%，肺栓塞占 0.2%，非心源性胸痛占 63.5%；急诊胸痛患者收住院比例为 12.3%，未收住院的胸痛患者在本次就诊 30 天后随访的无事件率为 75%，其余 25% 中包括了院外死亡、再次入院和失访等可能为漏诊、误诊的情况。该调查提示，急性胸痛常见原因为非心源性胸痛，而 ACS 在急诊致命性胸痛疾病中占绝对多数，在急性胸痛患者中，可能漏诊、误诊包括 ACS 在内的胸痛疾病比例非常高。

患者因为胸痛就医。医生关心的是患者的胸痛，还是患者的胸痛是否与自己专业有关？

二、从头谈起

病例 6

1987 年，我收到一封陕西教师的来信，讲述他患了 20 年的疾病。20 年前他 36 岁，曾是一所中学的校长。1967 年他因坚持学生应上课学文化，和工军宣队的一些领导发生口角，心情郁闷，不想上班，去校医务室开假条，做了心电图，发现有室性早搏，但毫无自觉症状。医务室根据当时权威的心电图书，发出报告：不正常心电图，室性早搏。

患者问医生：早搏有什么危险？

医生答：可能猝死。

患者问：室性早搏的原因是什么？

医生答：可能是心肌炎。

患者被转到西安的大医院检查，没有查找到心肌炎的任何证据，医生给患者诊断为"心肌炎后遗症"。

患者打听什么是"心肌炎后遗症"。

医生答："心肌炎后遗症"是心肌炎恢复后，心肌上留下块疤痕。

从此患者再没上过班，再没上过讲台，到处寻医问药，反复住院、打静脉点滴，5 年后卧床不起。

直到 1987 年 7 月，患者的儿子买爆米花，在包装爆米花的一张健康报上发现了我写的一篇科普文章《室性早搏不等同心脏病》。我在文章中强调：无明显器质性心脏病的室性早搏预后良性，不能仅据此诊断为心肌炎，"心肌炎后遗症"更是既无明确定义，也无诊断标准的"莫须有"帽子。患者的儿子看到报纸飞跑回家，把报纸文章递给父亲说，你看北京大夫讲的情况是不是你？

患者后来在给我的信上说：他看到我文章前已卧床 15 年，觉得活着没任何意义，自杀又缺乏勇气；读过我的文章感到自己像是在波涛汹涌的大海中即将被吞没时，突然眼前出现了一条木板，但仍不确信这是否真是救命稻草可以使他化险为夷，因此写信问我他的室性早搏是否为良性。我看了信中寄来的多年检查资料，除心电图上显示室性早搏外，一切正常。我回信告诉他，他没有器质性心脏病，20 年的时间就是预后良好的最好证据，给他做了详细的解释，鼓励他解除顾虑，逐渐恢复日常活动。2 个月后，他回信讲，接信后顾虑全消、精神振奋，逐渐恢复行走，病情大有好转。半年后来信，讲他已完全恢复体力，能给家里挑水了。

讨论：这个病例给我的启发分成 3 个阶段。

第 1 个阶段：见山是山，见水是水。

我最初看到患者来信时，直接的想法就是患者没有器质性心脏病，应该向他解释清楚，鼓励他重新享受健康。

第 2 个阶段：见山不是山，见水不是水。

随着接触的类似病患越来越多，我开始意识到这位患者卧床 15 年是源于心理作用。

第 3 个阶段：见山又是山，见水又是水。

现在，纵观事件的整个过程，患者卧床不起是由心内科误诊引发的，问题的解决是我从心脏病的角度向患者进行了讲解，我意识到患者伴有（发展成为）精神心理疾患是几年之后的事情了，但是这还是一个非常典型的，并且是成功处理的"双心"病例。

三、来心脏内科就医的患者存在的精神心理/神经问题，通常分为以下几类

1. 患者对疾病和病情不了解，因而产生困惑和担忧

当人们面对心血管疾病，不"淡定"是必然的，通常问题解释清楚了，也就没事了。

病例 7

患者，男，60 岁左右，生性乐观，性格开朗，以前从事金融行业，现在退休在家，因为间断出现的胸痛、胸闷到门诊看病。他每次胸痛都发生在夜间，运动时不会明显加重，来看门诊时一口气上了三层楼！他自觉没什么大事儿，是在孩子的坚持下才来到了医院。

家人的坚持是对的，他被确诊为心肌梗死。医生建议他尽快通过冠状动脉介入治疗（支架）来挽救将要梗死的心肌细胞。

这下子可把他吓坏了：你们没有弄错吧？这个病到底是怎么回事呀？为什么我无缘无故得了这个病呢？吃药不行吗？怎么还要手术？会不会有生命危险？经过一番解释，他和家属接受了医生的建议。治疗过程非常顺利，他的胸闷、胸痛等不适感基本消失。他为自己所做的英明决定很是高兴。

等到解除约束、下床活动后，他就犯嘀咕了：这血管是靠个小金属架子给撑开的，要是它一下子塌了，我不就完了吗？而且这个金属家伙那么硬，血管又老是收缩、舒张的，它要是把血管给撑破了怎么办呀？有个异物被嵌在了身体里，会不会带来什么其他的问题呀？没几天工夫，患者又开始诉说胸前区闷痛，好像有东西顶着。做心电图检查没发现问题。通过聊天才知道，原来他心里存着这么多疑虑。于是，医生向他讲解"那些担心都是没有必要的，支架是记忆金属，在体内温度情况下不会压缩变形，随血管的活动一致性也较好"。医生还举了很多例子，并告诉他医院有长期随访，发现问题可以随时解决，减少危险。患者渐渐安心了，胸闷的症状也随之消失了。

讨论：

未知加剧了人们的不快、不安与恐惧。类似的患者很多，他们本是对生活充满热情的一群人，患病后情绪的改变源自于对健康状况的担忧。

医生与患者平等、充分的沟通有时比先进的诊疗技术更重要。医疗卫生工作不只蕴含了冷冰冰的器械对抗邪恶的疾病。

值得一提的是，医生不要把问题复杂化，即避免"医源性疾病"加重疾病的"医源性因素"，例如患者"被心脏病"。当此类情况发生时，患者的情绪向负面转变是必然的。

病例 8

诊室的门被推开了，一个十六七岁的男孩站在门前，一双忧郁的眼睛，目光如此的黯淡，仿佛对周围的一切已失去了兴趣。然后，孩子僵硬地坐在椅子上，一言不发，身后坐着疲惫和悲伤的母亲。

母亲从大大的背包里拿出厚厚的一叠检查结果，近一年时间，母子俩人几乎跑遍了黄河以北所有的大医院。母亲说，假使这次再不能解决问题，娘儿俩将踏上南去的征程。

一年前在劳累的学习任务下，原本精力旺盛的孩子感到有胸闷的症状，不放心的父母带孩子去医院做心电图检查，发现有室性早搏，心跳在 50 次/分钟左右。医生建议孩子安装起搏器或做射频消融治疗。仔细了解了起搏器治疗后，一家人都沉默了："才十几岁就安上起搏器？"巨大的精神压力让孩子从此远离了喜爱的体育活动；唯恐疾病会夺去孩子生命的父母带着孩子开始了漫漫求医路。来自不同医院的不同声音让这家人更加彷徨。

诊断：这种情况既不需要安起搏器，更无需做射频消融，孩子也不会有生命危险，让他回到自己原来的生活，只要定期监测心电图就可以了。

刹那间，我看到母亲眼里的泪光与男孩眼里的希望在同时闪烁。

"早搏"是儿童、青少年时期一种常见的心律失常，健康的学龄儿童、青少年有 0.5%～2.2% 出现过"心脏早搏"。多数孩子没有自觉症状，日常活动和生长发育也不会受到影响。引起这一类"良性早搏"的部分原因是过度疲劳、精神紧张。上面提到的男孩就属于这种情况。这种"早搏"多发生在夜间或休息时，随着活动后心率加快，早搏反而明显减少或消失。查体时心脏不大，也没有器质性心脏杂音，往往不需要治疗。

这些年来，我接诊了遍及全国各地的室性早搏患者数百名，尤其是一些儿童患者，孩子本人几乎都无自觉症状，体检意外发现室性早搏，被戴上心肌炎（后遗症）的帽子，住院、免体和休学。大家一谈起"心脏早搏"就谈虎色变，"早搏"在孩子身上，症状（紧张、焦虑）在父母和爷爷奶奶、姥姥姥爷心上。有些家长，每日不停地给孩子把脉，越摸越紧张；也有不少家长，反复给孩子进行 24 小时动态心电图检查。独生子女一人有早搏，两代长辈心神不安宁，到处寻医求治，大人比孩子的精神心理压力更大，孩子也在家长的恐慌中受到了惊吓。不但浪费了大量医疗卫生资源，而且病是越看越痛苦。

大众对于"心脏早搏"不理解在情理之中，整个怪圈是为什么这么多的医生不能区分"生理性（良性）早搏"和"病理性早搏"，或者不敢理直气壮的为"良性早搏"定性，而同样是谈"早搏"色变？

我们更希望看到医生对患者的积极影响。

2. 患者对疾病和病情不了解，希望获取尽量翔实的相关知识，阅读了大量资料，却因为无法厘清获取到的海量信息，反而受到误导，引起过度紧张

病例 9

就在几天前，我门诊的一位患者说看了我写的科普读物，其中关于心力衰竭的描述与自己的感受十分吻合，由于自己刚刚接受了先天性心脏病的手术，因而十分担心。

这是一个十分现实的问题，"一种症状可以由多种不同的病因造成"，疾病诊断是一个复杂的过程，需要考虑的因素很多。无论是科普读物，还是医学专业书籍，都无法取代医生基于患者的个体特点进行的具体问题具体分析。我在临床工作中强调"贯彻循证医学原则，实施个性化治疗"，就是强调针对患者的个体差异选择有科学证据的有效合理的治疗方案。

病例 10

老安是一位退休干部，因为间断头晕到医院就诊，被明确诊断为较严重的颈椎病，骨科医生建议手术治疗。老安不放心，于是又去了很多家医院的骨科看病，都得到了同样的结论。在咨询了众多的专家和查看了多本有关书籍后，他了解到颈椎手术有一定风险，因此终日郁郁寡欢，既不敢做手术，又希望疾病痊愈。不久后，老安又开始感到每隔一两周胸口就会有针刺一样的感觉，有时气短，喜欢长出气。他非常恐惧：难道自己除了颈椎病外，又得了心脏病吗？

于是，老安很着急地来到了心脏内科看病。心内科医生为他做了详细的体格检查：心电图正常，运动试验正常，超声心动图提示主动脉瓣轻度反流，瓣环有钙化，综合考虑后诊断为"老年退行性瓣膜病，主动脉瓣轻度关闭不全"。

医生就病情向老安做了大概的解释：心电图和运动试验正常，再结合老安的不适症状基本可排除冠心病、心肌缺血。超声心动图提示的"老年退行性瓣膜病，主动脉瓣轻度关闭不全"就像人的衰老一样，随着年龄的增大，加上合并有高血压等不利因素，在心脏通往血管的主动脉瓣上出现了老化，老安的心脏瓣膜关闭不全仅为轻度，不会引起严重的不适症状，不用进一步治疗。

得到了这样的解释，老安仍然忐忑不安，他在书店买了心血管疾病的教科书，看过后坚持认为自己有胸闷、气短的症状，所以不能排除冠心病、心绞痛。再到医院就医，得到的回答是：胸闷症状可以出现在许多疾病中，需要综合各种病史及检查结果判断病情。在他的强烈要求下，实行冠状动脉造影检查，结果显示老安的冠状动脉没有任何狭窄。

虽然确定了自己没有患冠心病，老安仍然"持之以恒"：既然诊断是"老年退行性瓣膜病，主动脉瓣轻度关闭不全"，那么总要多了解心脏瓣膜病的相关知识吧！把书上讲解的部分症状与自己的症状比较，老安越看越觉得自己得了风湿性心脏病或感染性心内膜炎等严重累及心脏瓣膜的疾病而被医生漏诊了。当感觉上腹部不适，并且触摸到腹部血管搏动时，他又怀疑自己患上了腹部的疾病。

老安再一次来到医院，要求医生进一步检查。这一次，医生给老安详细讲解了瓣膜病的成因、每个疾病该怎样诊断、为什么排除其他瓣膜疾病，老安被书本搞糊涂的地方得到了清晰的讲解，帮助他打消了很多顾虑。老安的许多不适症状也消失了。

患者由于患病或身体不适，希望对相关领域有尽可能多的了解，是很自然的事。我曾在门诊遇到过这样一位老人，他也和老安一样，很喜欢平日里对自己的病症加以研究。不同的是，这位老人会把在平时学习中不懂或混淆的问题记录下来，在问诊结束后将这些积攒的问题向我提出。我觉得这样很好。

有效的医患沟通仍然是解决问题的关键。健康科普教育不只是出书、讲课和上电视，它贯穿于我们工作的分分秒秒。

我强调医患"平等"沟通。医生不能站在自己的专业高度上俯视患者，要理解和努力理解患者的"不明白"。所谓的医患矛盾往往起源于双方认知上的悬殊。医生更了解疾病的共性（书本上的条款和日新月异的科技），而患者更清楚自己的感受和向往恢复健康。因此，存在医生和患者头脑中想象的不完全是一回事的情况。

我有时听到医生们抱怨：这人根本没病，就是跟他说不明白。主诉很多，但经过反复查体找不出病因的患者确实存在。

让我们换一个角度看这个问题。接诊时，我们真正看到的是先进的诊断设备为我们提供的检测报告？还是面前这个接收着来自身体发出的信号，切实感受到不舒服的人？如果是后者，我想医生自己也会问："既然没病，患者的不适从何而来？"那么至少，医生怀揣的是对未知的好奇和探寻，而不是厌烦。

帮助患者解除不适感比告诉他"你一切指标正常"更实际。即便疑难杂症超出了我们的能力，诚意、关心与热情也是很可贵的。

了解患者的诉求，明确现实差距（如基于患者病情，实施某一治疗方案是为了解决什么具体问题，还有什么解决不了，以及可能带来什么其他问题需要干预和如何干预），最大限度弥合医生客观和患者主观之间的不统一，将我们学到的知识灵活、准确的应用于不同患者身上。

3. 疾病（如长期患病或反复手术）给患者精神心理造成了伤害

比如那些躺在医院病床上的患者，由于身体状况恶化或顽疾久治不愈和生活节奏与环境的突然改变，产生不适感和忧虑是很难避免的。即使是出院以后，当重新面对生活的时候，他们也往往需要鼓励、帮助和获得比以往更多的关心。患者能够有效地表达情感、情绪和很好的宣泄、减缓压力非常重要。

另外，人们在患病后的情绪转变有其"物质基础"。北京市垂杨柳医院在 2008 年～2009 年对 185 例急性冠状动脉综合征（ACS）患者的炎症因子测定发现，在校正年龄、性别、吸烟、饮酒、BMI（体重指数）、合并疾病（糖尿病、卒中、血脂异常、高血压）影响因素后，抑郁组 CRP、IL-6、TNF-α 显著高于非抑郁组（$p = 0.03$、0.031、0.000）；治疗 3 个月后，抑郁组患者汉密尔顿抑郁量表（HAMD）计分较前明显下降（抑郁障碍较前明显改善），CRP、IL-6、TNF-α 等炎症因子水平也较前明显下降，与非抑郁组无显著差异。提示：CRP、IL-6、TNF-α 等炎症因子在 ACS 患者发生抑郁过程中可能发挥着重要作用，其水平升高者并发抑郁的可能性大，并且可能是导致不良预后的一个主要原因。

4. 精神心理打击引发的心血管疾病（请参看病例 16）

不可否认，人们的心情的确可以导致躯体发生实实在在的疾病，其中也包括与心脏相关的疾病。当这种情况发生时，我们首先要针对器质性病变进行治疗，同时搞清楚病因，从源头治理疾病，标本兼治。

5. 由于临床表现相似，患者因为单纯的精神心理／神经症状来心内科就医

惊恐发作的常见症状为胸闷、胸痛、气急。

心脏神经症具体内容请参看 280 页，"第二节　冠心病/二、心绞痛/5.哪些胸痛不是心绞痛"。

6. 精神病患者出现心血管症状

从医几十年，接触的病患越多，我的感触越多，使我逐渐意识到身心全面健康的意义。

病例 11

2000 年我到北京同仁医院工作，在门诊遇到一位坐在轮椅上自感痛不欲生的中年女患者，她说：她 12 年前因体检发现心电图上有 ST 段下移和 T 波低平，被医生诊为心肌缺血、"隐性冠心病"，经过长期的休假治疗，直到 2 年后坐上轮椅，患上重度抑郁。经治疗，这位女患者 3 个月后下地行走，半年后登上八达岭长城，完全恢复了正常人生。

四、为什么心脏科是双心医学和医疗的主战场

问题：现在有精神专科医院，综合医院内部也有专门的心理科室，把来心内科就医的存在精神心理障碍的患者转给这些机构，不就解决了吗？

答案：事实并不如此。

我想给大家讲讲自己在双心领域的成长。

第一阶段（1995 年）当然是我意识到心血管科门诊和住院的部分患者的疗效和预后受到了精神心理因素的干扰，而我们在工作中并未予以重视，甚至干脆采取"事不关己，高高挂起"的处理方式。当时，我为研究生定位了一些双心课题，希望引起业（学）界的注意和视图寻找解决的途径。

2005 年给我留下了很深的印象。从那一年起，我真正开始了双心临床实践的摸索之旅，尤其是开设了双心门诊。

我最初就是简单地认为应该在我们的临床工作中加入精神心理识别和干预技能。考虑到患者诊疗过程的连续性和精神专科人力资源的限制，所以我鼓励心血管专业的年轻医生学习必要的精神卫生专业知识，逐步培养面对疾病的全面视野和关心患者的情怀。我本人则是和精神科医生合作共同出诊，由我先问诊，精神科医生再问，最后患者还要回到我这里做总结。

1. 遭遇的问题

不久，第一个问题出现了。心血管科和精神科问诊的频率不同，需要环境也不相同。于是，我为精神科医生安排了旁边的诊室，也避免我们双方相互打扰。

外部条件的完善彻底暴露了"问题简单化"的症结。

有一次，我接诊了一位稳定性心绞痛的患者。在交谈的过程中，我发现患者的情绪低落，治疗依从性差。于是，我向他详细解释了病情：他的情况很稳定，只需坚持规范化药物治疗。在开具了心血管用药处方和嘱咐他按时、按量、按要求服药后，我请他到隔壁精神科医生的诊室，希望进一步帮助他打开心结，完善治疗效果。当患者再次回来找我时，我发现他的情绪真的好了很多，他对我说："我放心了，那位精神科医生告诉我了，我的胸痛和胸闷都是情绪引起的，跟心脏没关系。他给我开了些抗抑郁药。我是不是不用吃您开的药了？"

听到这儿，我吓了一跳，赶紧从头向患者解释他的病情，叮嘱他一定要坚持心血管药物治疗。

2. 启示：双心医生必须源自于心血管科内部

这次事件后，我意识到"生硬地把心血管科和精神科（专业知识）嫁接在一起"有多危险。两个专业不同，审视同样的症状角度就不同。心血管疾病关乎生死，我们才是这生死一线上"生"的捍卫者，关注患者精神心理卫生的初衷是为了更好的延续生命。

3. 解决：培养有"双心"志向的心血管科年轻医生

在我推动"双心"的过程中得出了这样的结论：只要科室领导支持，不难发现有双心志向的心血管科年轻医生。

首先我们必须明确，到心脏内科就医的患者都是怀疑自己有心脏病才来的，必须在诊治及排除患者的器质性病变（即患者是否患有心脏病，患有何种心脏病，和应该采取的合理治疗方案）的基础上，关注他们的精神心理健康。

假设心脏科大夫发生"心悸、胸闷"，我们首先去哪个科室看病呢？

简单一句"你没有心脏病"往往不能消除患者的疑虑、紧张和恐惧；转诊也将面临两个问题：第一，患者不接受，反而认为医生是庸医，不负责；第二，精神科或心理科不敢接收，因为无法把握患者心脏健康的确切状态（如难以对心电图改变或室性早搏给患者一个满意的解答），担心造成重大医疗过错。

病例 12

患者被心内科转到心理科，心理科不敢定性心脏症状又把患者转回心内科。无奈的患者站在医院楼道里不知所措，询问到底应该去哪个科室看病。

有些患者由于疾病（如心肌梗死后）的困扰和折磨导致了自己很不乐观，倘若得不到妥善处理，将在整个病程中发挥负面作用。然而他们大多数不愿在心内与精神/心理两科看病；精神/心理科医生也不清楚各种心血管疾病患者应该达到的相关生理指标；或者由于两科医生对症状的理解不同，你看你的，我看我的，各自有各自的出发点和侧重点，患者丧失了诊断和治疗的连贯性，产生不理解和对医疗水平的质疑，更严重的是对于病情的延误，甚至危及生命。

来看一个病例，当这种情况发生时，精神/心理科医生如何解决？不立足于主要矛盾，而是不假思索的把患者的精神心理问题摘出来，推给其他专业科室是不负责任的想法和做法。

病例 13

没有临床症状，心电图 ST-T 改变导致患者焦虑。

某省来诊一位老奶奶，70 岁，有高血压，平时没有任何胸闷、胸痛症状，可胜任一般体力活动，偶然一次心电图发现 ST-T 改变，询问当地医生。

医生回答："说明有冠心病心肌缺血"。

老人家一听非常紧张，问医生冠心病都有什么症状。

医生耐心解释，并处方治疗冠心病的药物，嘱咐患者回去不要做剧烈活动，以免发生心肌梗死和猝死。

患者回去后很听话，按时吃药，不敢多活动，却逐渐出现胸闷、胸痛症状，于是更加不敢活动。因为有胸痛症状，吃药也不见好，她反复去医院看病。有的医生认为心绞痛症状不典型，排除了冠心病诊断。老人家不信，问医生："没有冠心病我怎么症状越来越重，我的心电图 ST-T 怎么会有改变，我肯定得了很重的冠心病，是不是没有多长时间了？"最后老人家做了冠状动脉造影，冠状动脉病变仅是轻度，狭窄不超过 50%。

讨论：

对于没有医学背景的患者来说，医生的诊断具有权威性；而且大多数人更容易接受"有病"的结论，因为去医院看病的人不是身体确实难受，就是客观检查结果出现异常。所以医生根据心电图报告中的"异常"直接诊断"心肌缺血"，患者马上欣然接受，并且深信不疑。

看得出，那位首诊医生很有"耐心"。但是，我们需要清醒的认识到"专业水平"是医生体现"服务意识"的基础，如同"经济基础"和"上层建筑"，两者只有相辅相成，才能水涨船高。误诊（如对疾病采取"宁可信其有，不可信其无"的策略）和漏诊对患者生理、精神心理和经济上造成的伤害和损失，是再优秀的"态度"也无法弥补的。

病例 14

患者因为"阵发性胸闷"做心电图，发现胸前导联 ST-T 改变，被当地医生诊断为"慢性冠状动脉供血不足"。医生对患者说，"这么多导联都有问题，你的心肌缺血很严重，小心点，随时都可能心肌梗死和猝死，千万不要剧烈活动。"此后，患者虽然天天吃药，但是胸闷症状不缓解，只好四处求医。来到北京大学人民医院后，患者坚决要求全面检查，结果运动试验阴性、冠状动脉造影阴性，排除了冠心病；超声心动图正常，排除了结构性心脏病；也排除了肺部疾病。患者松了一口气，可随后仍然担心："我们那儿的医生说我心肌缺血很严重，是不是还有什么没查到啊？"

来心内科就医的患者，精神心理症状大多为轻中度，患者数量大，现有精神、心理专业队伍的规模难以应对这种需求。

对心脏病患者的精神心理方面常见问题的第一识别人是心脏科医生。心内科的医护人员习惯于传统的单纯生物医学模式，对来就医患者的精神心理状态一是不关注，二是缺乏识别精神心理障碍的基本知识和技能，造成了针对此类患者的识别率低。有人形象的形容心血管病科室的患者的精神心理卫生状况是"被当代医学遗忘的角落"。一位著名报告文学作家在国内一家著名医学院校的附属医院住院诊治多日，诊断不明，直至跳楼自杀。事后医学专家们才恍然大悟，患者死于重度抑郁。

双心医学和医疗帮助心血管病医生正视自身的存在感，重拾临床工作的全局观（规范、恰当地运用专业知识和技能解决患者的健康问题）。更多的学科带头人在积极开展"硬技术"的同时，应充分重视疾病防治模式与服务系统"软着陆"方面的研究，规范应用当代医学科技进步的成就，更好地造福中国人民。

假若面对的问题超出了心脏科医生的应对能力，应及时安排精神或心理医生会诊或转诊，不要在提供必要的帮助之前将患者拒之门外。

病例 15

前几天 CCU（冠心病监护病房）来了一位患者，胸部疼痛非常厉害，心脏科的相关检查没有找到确切原因。我们心脏中心的双心医生为其做了焦虑和抑郁测评，发现了一些问题，却仍然无法解释患者疼痛的原因。第二天请精神专科医生会诊，患者被确诊为强迫症。

我坚持在做双心门诊、双心查房和双心会诊，构建重视身心全面健康的氛围和身心全面服务的人性化、理性化医疗模式。在这种全新医疗服务模式的实施和推广过程中，我们明显看到患者对医生和医院的服务满意度提高了，减少了不必要的检查与治疗，节约了医疗卫生资源，医患关系更为和谐。很多参与双心服务的研究生和年轻医生都受到了心灵的震撼，树立了大健康的概念，感受到了医生职业的神圣。

五、双心医学和医疗是对疾病更加精准的把握，不是简单做加减法

我们以高血压为例，来讲解"搞清楚病因，从源头治理疾病，标本兼治"的双心医学和医疗观。

病例 16

我在门诊遇到过一位女性高血压患者，最近几个月开始经常出现头晕、乏力、注意力难以集中的症状，整天昏昏沉沉的。在单位医务室测了几次血压都高于正常值，有一次竟然到了 170/100mmHg，被诊断为"高血压病"。

患者没有高血压家族史，日常生活基本符合低盐低脂要求，不吸烟、不饮酒，生活规律，睡眠正常。

究竟是什么原因导致她血压升高呢？患者的丈夫去世了，感情一向很好的他们本想白头偕老。患者十分悲伤，很长一段时间都生活在丧夫的痛苦中。

处理意见：积极控制血压；患者的高血压与重大生活应激事件存在密切联系，需采用降压药物合并心理疏导的联合治疗；家属要积极配合。

高血压与焦虑情绪

临床实践提示高血压的发生、发展及降压药物的疗效与焦虑情绪密切相关。当人们心情紧张、悲伤或焦虑时，人体的淋巴细胞，β-肾上腺素密度（Bmax）明显下降，血清皮质素分泌增多，表现为心率增快，血压上升。通过心理干预治疗，改善患者的焦虑情绪，可帮助血压得到有效控制。

病例 17

一位中年男性同样因为近期血压升高就诊。患者以往也有类似情况：一段时间血压上升，过些时候血压又正常了。多方诊治，没有找到原因。

经问诊发现，患者每次血压升高期间，他的工作量都有大幅度增加。同时发现患者平时缺少运动，脂肪和盐摄入过多。

处理意见：根据患者病情，处方降压药物，解决现阶段血压升高问题；明确患者血压升高和工作压力有相关性，需进行心理疏导；指导患者采取健康的生活方式，从源头控制高血压。

病例 18

一位 44 岁女性患者 5 年前体检时发现血压升高（150/95mmHg），最高达 170/100mmHg。当时的接诊医生处方培哚普利降压治疗。患者无头晕、头痛等不适，无大汗、潮热，但近一个月来血压波动较大，来门诊调节高血压用药。

患者查体无特殊，心电图正常，无糖尿病，无结核、乙肝等传染病史。

患者近期情绪波动较大，HADS 量表结果提示：焦虑量表得分为 10 分，抑郁量表 19 分。

考虑诊断为：原发性高血压 2 级，伴有抑郁状态，给予降压和抗抑郁治疗。

两周后患者复查，血压 170/110mmHg，但情绪较前明显好转。仔细询问后发现，患者这两周没有服用降压药物，只服用了抗抑郁药物。

讨论：

病例 16 和病例 17 中，精神心理因素对于高血压的形成起了重要作用，不同的是：其一，精神心理因素是第一位女性患者高血压的主要成因，其二，精神心理因素是第二位男性患者高血压的重要原因，但不是唯一的危险因素。

病例 18 中，患者"近一个月来血压波动较大，来门诊调节高血压用药"和"近期情绪波动较大"。

首先判断患者现阶段正在服用的降压药物是否需要调整。当血压得到有效控制后，患者的"情绪波动"很可能自动缓解。

判断患者的"情绪波动"严重到某种程度时一定要予以干预。

真正值得临床医生注意的是，尽管患者复诊时情绪明显好转，却自行停用了降压药，这很危险。

本例再次加强了我对"心脏科内部由心脏科医生开展双心"的坚持。关注患者的全面身心健康与全面防控心血管疾病的大健康和大卫生的医疗实践需要有条件"看清全貌"的人来完成。

本例再次印证了医患沟通和回归人文的重要性。

一旦出现偏差，我们往往强调：我都说明白了。意思是"错"不在我。现今医务工作者的尴尬社会地位是不容忽视的现实。

与相互指责相比，我们来看本例的圆满解决：患者信任医生，按医嘱复诊；医生及时发现问题，解决问题。

"你说了，他没懂。"这是我们经常遇到的问题，无论在工作还是生活中。扎实立足本专业，放下"专业人员"的架子，与患者真诚互动，争取患者的信任。医患关系也需要磨合。

当遇到高盐饮食的高血压患者时，劝诫他们限盐是治疗方案的组成部分；当遇到与精神心理因素相关的高血压患者时，通过精神心理干预改善患者的焦虑情绪，同样是治疗方案的组成部分。

六、双心医学和医疗是回归人文、回归临床、回归基本功

1. 双心医生需要专门的资质认证吗

"擅长高血压、冠心病、血脂异常、心力衰竭和心律失常等心内科常见病和多发病的诊治。"我想，每位心脏科主任对这样的简历都不陌生。那么，精神心理因素是独立的冠心病危险因素。为什么就受到了不平等待遇呢？

精神心理因素可影响心脏症状的发生、发展、疗效、预后和转归，如同吸烟、高血压、血脂异常、糖尿病和肥胖等一样。当我们干预冠心病患者戒烟、降压、降脂、降糖和控制体重时，是否认为这些是别的科室的事情？如果真是这样，冠心病还怎么治呀？

实际上几乎每个患者在患病后均有不同程度的思想负担，尤其是急重病或慢性病，

如心肌梗死、糖尿病等。医务工作者如何对待患者是很重要的。归根到底还是观念和责任心的问题。针对意识形态的培养，医学院校应该起到良好的促进作用。但是现在的医学院教学，越来越把医学当成是生物技术学科，流行病学、预防医学等专业都是分开教学，学生的人文内涵越来越少。这其实是从一开始就为"技术至上"埋下了祸根。

心血管科对合并干预糖尿病同样经历了一个从不接受到接受的过程，进步总会发生的。

2. 回归基本功

医生的根在三基：基本理论、基本知识、基本技能。这叫基本功。

病例 19

肥厚型心肌病被误诊为"急性冠状动脉综合征"，导致患者焦虑并抑郁。

患者，男，73 岁，发现心电图异常 20 余年，胸前导联广泛 T 波倒置，ST 段下移，平素有间断胸闷症状，与体力活动无关，一直被诊断为冠心病，给予抗心肌缺血药物治疗，症状没有改善。老人多次因为同样原因就医，每次都被留院观察或住院，最终诊断为急性冠状动脉综合征，并告知家属"患者病危"。

病危通知之后，才做了冠状动脉 CT、冠状动脉造影检查（并无必要），结果均为阴性，在虚惊一场之后，终于排除了冠心病。

但对心电图异常仍然没有结论，甚至就此在当地进行了全市病例大讨论。患者反复进行超声心动图检查，没有发现异常；最后经核素心肌显像检查后确诊为心尖部肥厚型心肌病。

由于疾病的折磨，诊断的变更，中途被宣判"死刑"，然后又"绝处逢生"……患者心情的起落可想而知，忧虑，睡眠质量极差，情绪低落，觉得自己已经是一个废人了。

确诊后，为了了解肥厚型心肌病，患者看了一些医学书，结论是"肥厚型心肌病最后多发展为心力衰竭，可能猝死"，于是更紧张了。此后，患者仍有间断胸闷症状发作，几年后患者被建议再次做冠状动脉造影，结果仍然为阴性。

双心医师经过仔细询问，发现患者对身体状况非常担忧，除胸闷症状外，还有睡眠障碍、食欲不振和轻生的念头。患者被诊断出合并焦虑、抑郁症状，胸闷是其焦虑和抑郁的一种躯体表现。通过在双心门诊的诊疗和一段时间的随访，患者胸闷症状明显减轻。

讨论：

（1）心电图 ST-T 改变与冠心病

具体内容请参看 282 页，"第二节　冠心病/三、如何早期发现冠心病/3. 心电图 ST-T 改变与冠心病"。

（2）心电图 ST-T 改变与肥厚型心肌病

在心电图胸前导联 ST-T 广泛改变的相关疾病中，最常见的还有肥厚型心肌病。肥厚型心肌病是一种心肌细胞增生肥大导致左室结构和功能改变的显性遗传性疾病，心电图的典型表现是：广泛胸前导联 T 波深倒置。几乎所有的肥厚型心肌病都表现为胸前导联广泛 ST-T 改变。尤其 ST-T 改变是持续存在，而不是间断发生的时候，更应该想到是心肌病变，而不是冠状动脉病变。

（3）具体问题具体分析

这位患者每次就诊都有心前区不适，可症状不典型，胸前导联每次均表现为胸前导联 V1-6 ST 下移 0.1～0.2MV，T 波深倒，但没有动态变化。依此心电图，心内科医生最先想到的疾病应是心肌肥厚而不是急性冠状动脉综合征。

这例误诊，一方面是接诊医生心电图的基本功不过硬；二是忽略了患者 T 波深倒置已经持续了 20 多年，而且有持久不变的临床特征；三是当遇到类似患者时，需先进行超声心动图检查，必要时再做冠状动脉 CT 或造影，超声医生应注意看心尖部是否肥厚。

很多肥厚型心肌病患者经常会有一些非特异性的胸闷症状，加上心电图 ST-T 异常，被当作冠心病、急性冠状动脉综合征处理，行冠状动脉 CT、冠状动脉造影检查，甚至反复多次检查，在给身体带来伤害之余，也给患者造成了极大的精神负担和经济负担。

3. 回归临床

病例 20

医生，学历很高，职称副高，某日清晨，在冠心病监护室看一位 38 岁男性陈旧前壁心肌梗死患者的心电监护，发现患者夜间频发室性早搏和短阵室性心动过速，因此推断患者晚上一定很难受。然而患者的回答是："我夜间睡得很好。"

医生又看了这位患者的超声心动图结果，发现左心室射血分数（LVEF）只有 35%，对患者说：你的心功能很差，活动能力一定欠佳，上二层楼会心慌气短。结果患者说他可以一口气登上五层楼。

后来，这位患者不再找这位医生看病了。

讨论：

医生诊病，首先要问诊，绝不可把自己的推测臆断强加给患者；问诊不要随便打断患者，不能诱导患者按照医生的思路（主观意愿）去描述，也不能不耐心，要倾听患者的主诉，因为病在患者身上。

住院冠心病监护室的 38 岁前壁心肌梗死患者，夜间心电监护常会见到室性早搏和（或）短阵非持续性室性心动过速，这些心律失常大多无症状，高学位医生本人的临床基本知识不扎实，反而把主观错误推测强加给患者，认为患者会很难受。

同样，这位前壁心肌梗死患者因有室壁瘤，左室射血分数降低，与患者的症状、心功能分级并不匹配。又是高学历医生的不专业，基本功不过硬，自认为患者不能上二楼。

这位患者在此次查房后马上办理了出院手续，他感到医生不了解自己的感受，继续住下去不安全、不放心。

病例 21

患者为"广泛前壁心肌梗死恢复期"，自我感觉恢复良好，门诊复诊时做心电图。

心电图室的一位年轻医生看完心电图后，问患者："你是自己走来的？"

患者说："是"。

医生说："你的心电图都这样了，还能自己走来，真不错"。

患者一听就蒙了，"我的病这么重吗，都不能走了吗？"

此后，该患者不敢外出活动，郁郁寡欢，逐渐出现胸闷憋气症状。

讨论：

医生切忌根据某一检查结果断章取义和在做出完全诊断之前不负责任的透漏主观看法。

病例 19 中，医生在具体相关检查出来前就宣布了病危诊断。托辞疾病凶险不是规避医生责任和医疗纠纷的良方。

病例 21 中，检验科室的医生对患者及其诊治的来龙去脉一无所知，单就一次检查结果当面对患者指指点点，只能制造混乱，极其不负责任，即便是出于好意。

与患者及家属讨论治疗方案或陈述检查结果时，不要带有主观倾向性和（或）诱导性，不要夸大和（或）过分强调疾病可能导致的最坏结果或不良预后。我们的工作是帮助患者尽可能解决现阶段的健康问题，所以客观、冷静的介绍病情和诊疗建议是医患沟通的主要内容。越是危重的患者，越需要客观的信息和正面的能量。比如，欲使患者接受治疗建议，不是告诉患者不采用该治疗方案可能产生的最坏结局，而是应该客观、详细的比较不同治疗方案的优缺点和不同疗效。

病例 22

患者，中年男性，剧烈运动后发生胸痛伴 ST-T 改变，"冠心病劳累性心绞痛"的诊断是明确的。给予药物治疗后，患者没有再发生心绞痛。给他看病的医生认为患者应该做冠状动脉造影明确病变，并接受冠状动脉内支架治疗比较保险。而患者抗拒有创（即便是微创）检查和治疗，希望维持原有的治疗方案，毕竟药物治疗后活动一切正常。于是医生对患者说，"你还是赶快做冠状动脉造影吧，你的血管肯定有问题，如果不放支架，说不定哪天你还会心绞痛发作，也可能很快就会发生心肌梗死，随时都有猝死的风险。"患者听罢，心理负担陡然加剧，晚上开始睡不着觉，班也不上了，四处看病。

4. 回归人文

医学的进步一方面取决于医学研究的不断扩展和技术的不断昌明，另一方面则取决于医务工作者的思变和实践。我认为我们的医生应该关注一种生物技术、临床路径与医疗模式是否顺应临床需要和能够更好地解决临床问题。

当代医学的专业划分越来越细，以发病器官、人体系统、治疗手段和诊疗对象等划分，几乎一个脏器就有相对应的科室、中心或医院，还有腔内治疗或微创等集某一具体技术的科室与医院。妇科被划分为妇科、产科和计划生育科，骨科被分为骨关节、骨肿瘤等部分……分科过细的优点是不断分化的结果促进了医学技术研发的进步，同时最大的局限却是限制了医生的视野。

科学主义和技术至上是当代医学的一处致命伤。医疗技术的高精尖，比如影像学技术和各种器具，让我们更多看到的是"病变"，导致了见病变、不见病，见病、不见患病的人的后果。依赖尖端技术解决常见病，把疑难病留给精密仪器，我们在哪里呢？技术与病变的较量，导致"两面不是人"的荒谬。医生越来越不重视问诊，越来越不善于与患者交流沟通，忽视望、触、叩、听和心电图等基本知识和技能。生物医学技术迅猛发展是好事，但是如果因此就盲目依赖技术，会拉开我们与患者的距离，造成我们的队伍离人文、离患者越来越远，医患关系紧张问题日益突出。加上趋利性影响下的过度医疗，不但增加医疗成本，还导致了不安全的医疗环境，降低了医疗队伍素质和从业幸福感。

所谓"过度医疗"就是提供给患者不需要的检查和治疗。

我的门诊中曾经来过一位老人，她临走的时候很感慨，说："在这里看病，我心里舒服多了。上次的医生看完检查结果后，告诉我：'不用担心，离死还远着呢。'我听了特别别扭。"我也不明白医生是出于怎样的考量，会使用这样的语言。

另一个让我困惑不解的现状就是：心血管科医生不用听诊器。我在门诊遇到不少患者，只要用听诊器听诊就能听到杂音，就可以对疾病做出基本的判断，可是患者们却拿着一本本密密麻麻的病历和一叠叠检查结果得不到确诊。

医学要回归本源，医生要插上"人文"和"哲学"这两个翅膀。假如医学离开了人文的内涵，缺乏了哲学的思考，任何技术都很难实现它本来的价值。医疗技术大发展的今天，医生要扪心自问：你用在患者身上的技术、处方（建议），究竟是对谁好？有没有必要？患者还有没有更好的选择？简而言之一句话，你真正为患者带来的是什么？

病例 23

患者，女，46岁，公务员，根据主诉和以往的检查结果，被明确排除了冠心病。

患者从40岁开始每年都发作几次心悸气短、胸闷呼吸困难，有濒死感，每次发作都到医院就诊，每次就诊都没有发现器质性问题，反复做了3次冠状动脉CT，结果都是阴性。

讨论：

一个月经正常，无高血压、糖尿病、血脂异常等危险因素，无冠心病家族史，经常胸闷、心悸，有时夜间憋醒的年轻女性，医生对她的诊断流程有3个选择：

流程一：医生单纯从生物医学的角度思考，建议她做心电图、CT、造影，最终很可能发现检查结果均正常。于是，医生很有成就感，我用最先进的医学技术帮助患者摘掉了冠心病帽子，又增加了医院、科室与个人收入。

排除冠心病并没有解决患者的实际问题。症状得不到缓解，患者仍会四处就医寻求解决之道，有些本来就没必要使用的先进医学技术可能还要重复的应用下去。

本例中，患者无法打消"患上心脏病"的担忧，来到我们这里希望得到确诊，并且根据以往的经验，在看病之前就预约了冠状动脉CT，准备再做一次。

要切实减轻民众和社会的医疗负担，不能只依靠降低"明码标价"的费用。

流程二：医生综合考虑患者得病的生物因素、心理因素和社会因素。在问诊过程中，他也许会发现患者没有冠心病家族史，也没有其他危险因素，得冠心病的概率非常小，症状很可能是由于焦虑、惊恐或神经症状引起的，并进而明确诊断、对症治疗。在这个过程中，详细询问患者病史、物理诊断（望、触、叩、听）和基础检查（比如做心电图、拍胸部X线片）足以用来排除冠心病，患者可以免掉有创伤、成本高的检查，治好了病还感到很温馨，实现了医患和谐。

本例中，我们通过交谈了解到：患者的哥哥突然死于心肌梗死，后来她听到有人说起去世的哥哥，或者谈到有关心脏的问题就容易发病。患者最终被诊断为惊恐发作，并接受诊断、主动配合治疗，症状很快好转了。

流程三：看到这些年轻女性就豁然开朗，直接从精神心理卫生或心脏神经症入手，抛弃诊断/排除心脏疾病必要和必需的问诊和检查。

本末倒置！"关心患者的精神心理健康"绝不是医生学艺不精的权宜之计。

患者"看病"，医生"看病人"。这才是硬道理！假如"病"与"人"不发生关系，"病"是不需要"看"的。医生具有医学知识和技能是为了解决现实中"别人"的疾苦，所以在我们有"成就感"之前最好了解"对方"的感受。

排除心脏病当然是好事，然而患者还是会被那些"不明原因的真实的不适感"折磨得越来越痛苦。那么，我们怎能要求患者同我们一般的坚信"客观检查中的正常"？

流程三中，医生忽视了患者的基础症状，没有从实际出发，是更危险的"瞎子摸象"，有悖于关注患者身心健康的初衷。我再次强调医生为患者诊治疾病时要具有全局观（请参看病例 24）。

尊重生命是一切医疗行为和科技手段得以正确使用的基础。

第四节　病例集锦

病例 24

疾病的全貌和患病的人。

心内科住院患者，老年女性，肺动脉冠状动脉瘘，两侧心力衰竭，以右侧心力衰竭为主，黄疸，全身浮肿，服用大剂量利尿剂后浮肿可好转，但利尿剂剂量逐渐加大。因为疾病的缘故，患者精神比较紧张、状态不稳定，也总有一些身体不适（包括胸闷、浮肿），总是反复询问医生一些问题，后由精神科医生诊断为"重度抑郁"。心内科主治大夫认为患者多数症状由抑郁引起，让患者出院去治疗"抑郁"。

讨论：

这是一个反面教材，双心医学和医疗不是医生学业不精的借口。本例中患者的主观感受与医生的"客观判断"（检查结果和专业理论知识）不符，但事出必有因。

该患者有明确的躯体疾病，已经被明确诊断为冠状动脉肺动脉瘘，该病可出现胸痛、胸闷等症状，也可发展为心力衰竭，出现喘憋、水肿等症状和体征。手术可以从根本上去除心力衰竭的病因，药物治疗可以缓解患者症状。这些都是有效的治疗方法。但是，如果不采用手术治疗冠状动脉瘘，仅仅依靠药物缓解症状，随着疾病的发展其治疗难度会越来越大。在这个过程中，患者会感觉疾病越治越重。

在心力衰竭早期，用很少量的利尿剂就可以使水肿消退，胸闷症状减轻。患者便以为该疾病不需要动手术，能"扛"就"扛"。实在不舒服，就随便找点对症治疗的药物。这些药物在疾病初期确实可以短暂缓解症状，促使患者认为医生在夸大病情，几元钱可以"治好"的病为什么要花几万元去做手术，而且是开胸手术。这种想法可以使患者"愉快的"度过几年时间。

随着症状愈发频繁发作，药物控制越来越难。患者又会走向另外一个极端（认为疾病已经发展到终末阶段，没有治疗方法了，整天诚惶诚恐，甚至有濒临死亡的想法），促使患者反复就医、要求长期住院治疗。而有些病情变化是正常现象，例如休息不好导致心率加快、心律失常或药物调整期间出现喘憋加重、水肿加重等情况，是疾病治疗康复中一种自然过程，并不代表治疗失败。

① 医生常常忽视这些变化，没有对患者做过多解释。

② 患者会往"深处"想象，认为疾病发展到了更严重的程度，于是反复询问医生，要求对其身体的每个变化做出详细解释。有些细心的患者还把症状的变化、血压、心率等各种监测参数详细记录，同时附上每日服用多种药物的清单和在各家医院做的化验、心电图、超声心动图、CT 片等各种检查结果，要求医生认真分析病情。

③ 医生往往重点看几个关键数据，对其他检查一带而过。

④ 医生轻描淡写的回答经常不能令患者满意。患者或认为医生不负责任，或认为医生在隐瞒病情，于是反复就诊，到多家医院咨询，更加重了紧张情绪，感觉症状越来越重。

这种恶性循环会带来一系列的不良后果

① 诱导医生忽略疾病的真正变化。当这些症状加重难以用躯体疾病解释时，医生可能不再仔细检查、分析其原因，而是简单向患者重复"客观结论"或者建议患者尝试其他科室，甚至对患者的倾诉存在厌烦心理。如同"狼来啦"，确实由于疾病进展而导致的症状加重也被忽略了，从而错过治疗最佳时机。本例中的患者伴有重度抑郁，但病情变化不一定都是精神障碍所致，不能忽略每个症状的变化。

② 患者为了引起医生的重视，夸大症状。症状是带有主观色彩的感受，当患者过度关注身体变化时，会提高对症状的敏感性，甚至"诱发出"本不存在的症状。对这些症状的描述会干扰医生的诊断。另一方面，当医生忽略这些症状时，患者又会想到疾病已经发展到无可救药的程度，失去对医生的信任，甚至增加医患矛盾。

③ 医生时而成为社会的众矢之的，时而又是被社会保护的无助者。我们到底是谁？

④ 有的医生和医疗卫生单位不开（卖）药，以证清白。你清白了，需要药物治疗的患者怎么办呢？他们还得去别处买药。

⑤ 有人说：医生是最不应该"谈钱"的职业，即不谈诊疗费用。然而，"费用"不谈就不存在吗？

⑥ 凡事分内因和外因，内因是决定性因素。不从内因入手，只看到外部环境的影响、压力和矛盾，投鼠忌器，不但无法标本兼治，而且连"标"也很难治好。药物治疗是"三基"的组成部分，诊疗费用是经济学"等价交换"的原则。

我认为当前最大的"医疗误区"就是我们"没把自己该做的事做好"。回归人文、回归临床、回归基本功！医生职业是严格、严肃、严谨的运用医学理论、知识和技能，以人为本，解决临床问题。

毛主席讲：动机和效果统一论。这是医生必须做的。

思考题：比较以下两种医疗行为

① "看病贵"只是问题的一个方面，更深层次的疑问是我们制订的诊疗方案对患者健康产生的影响。北京肿瘤医院的一项统计资料显示：20 年前，胃癌诊断通过纤维胃镜、常规活检病理诊断等需要 440 元，现在基础诊断需要 2830 元；胃癌化疗从 20 年前每人次平均 100 元，提高到现在的 15050 元；胃癌患者的 5 年生存率比 20 年前反而下降了。

② 芬兰一名心脏科医生和他的团队与当地政府、企业合作，用了 35 年的时间倡导民众改变生活方式。如他们先倡导人们吃面包时逐渐减少黄油的用量，接着通过立法反对反式脂肪酸物质进入食品，最后提倡民众吃植物油。35 年后，人们的期望预期寿命延长了十几年，冠心病患者死亡率减少了 80%，总死亡率减少 50%。他们发现，对寿命延长贡献最大的不是心脏支架，不是更多的药物，而是发动社会各种资源，促进全民健康。

病例 25

动机和效果的统一？！

一次体检，医生看着 50 多岁的刘女士的心电图，惊呼："啊！你得了心肌梗死！"心电图提示的是陈旧心肌梗死。原本没有明显症状的刘女士听了此话，心里"咯噔"一下，立即感觉胸闷、憋气，随后便住院接受了介入治疗。

出院后，刘女士心事重重，时常感觉心慌，担心会在不知不觉中出现第二次梗死。从此，她哪里也不敢去，与老伴约定晚上睡觉每隔 2 小时看她一次；如果有呼吸，就知道平安无事，再继续睡觉。这样的生活持续了几个月，刘女士的思想始终处于高度紧张状态，惶惶不可终日，一下子瘦了 10 斤，人也显得苍老了许多。

诊断结论和干预结果：

患者没有新病变发生，症状也不符合心绞痛的特征，诸多不适的根源是患者的过度焦虑。

患者要放松心情、解除顾虑、合理饮食。

帮助家属掌握陪护技巧，既要关注患者又要有一定的分析判断能力，过度在意并非是真正意义上的关心，反而令患者更加紧张，还可能带来不良后果。

处方了一些抗焦虑药物。

在患者、医护人员和家属的共同努力下，经过 2 个月的调整和治疗，患者彻底摆脱了困扰，恢复了正常的生活。

讨论：

好心也会办坏事。就说本例中的这位医生，冠心病对于他而言司空见惯，发现了患者的陈旧心肌梗死可能还会让他挺兴奋："我帮患者解决了大问题"，却不知道患者和他有着截然不同的思维模式和感受：突然获悉自己身患重病，极大的落差会严重影响人们的生活。

医生和患者谈论病情时应该谨慎，一定要尽可能详细和全面的向患者讲解他（她）的健康现状（尤其当患者患有严重疾病时），避免因为自己的言行给患者造成不必要的精神负担（尤其是遇到当前医学界存在争议的问题时）。

医生认为很明确、很浅显的内容往往是绝大多数患者和家属听不懂和不能理解的。

病例 26

我还遇到一位心房颤动患者跟我讲述：医生教他把脉发现心房颤动，他在把脉过程中发现脉搏有长间歇，非常恐慌。人就是这样，越害怕越摸脉，越摸脉越害怕。

这位医生的意图是好的，问题是在我们向患者提出某项建议之后（如教患者把脉），也需要通俗、系统地告诉他们其他相关内容和应急处理方法，比如有任何不适或者相关联的疑问应该找医生共同寻求解决之道。

医生说的未必是患者听到的，原因是理解不同。（具体内容请参看 58 页，"写给读者的话：医患交流面面观／一、浅谈医患交流"。）

其实类似的情景可能出现在生活中的每一个角落。我记得有一个笑话：A 陪同朋友在一个隆冬的清晨到 ATM 机取钱（两人都没戴手套），恰逢运钞车取款。A 问朋友："冻手吗？"于是他们发现几只黑洞洞的枪口已经对准了他们。在警车上，警察问 A："姓名？"A 回答："蒋英羽。"警察："What's your name？（你叫什么名字）"

有时候，"问题"本身不是问题，关键是我们是否发现了问题，并努力解决问题，如请患者重复一遍重要医嘱并把相应的内容标注在病历上（注意字迹清晰）。

给患者的2点建议。

① 当人们在体检或其他就医机会中意外发现自己得病时，比担惊受怕更好的处理方法是：找到医生具体问题具体分析，制订科学、合理的干预方案。

② 有冠心病危险因素（如高血压、血脂异常、吸烟、糖尿病、肥胖或有冠心病家族史）的人，特别是中年以上男性或更年期以后的女性，应定期到医院体检，有备无患。

抑郁

抑郁为持久而严重的心境低落（情绪消沉），核心表现有快感缺失、自我评价下降和难以缓解的缺乏动力。

1. 抑郁和一般心情不好的区别在于，不仅对既往感兴趣的事情做起来没有愉快感，当回忆起过去愉快的体验时，虽然可以准确回忆经过，却无法表达当时曾经体验过的愉快感。

2. 自我评价下降是弥散的，涉及自我的各个方面，而不单是个性中的弱点方面，严重时有无价值感（无用感）、无望及无助，认为生活本身就没有意义。

3. 缺乏动力不仅表现在对新鲜事物没有好奇和探究反应，即使对本来熟悉胜任的活动（如日常工作或家务），做起来也觉得困难重重，勉强支撑。

4. 抑郁状态常伴有身体不适，常见的有纳差（食欲减退）、体重下降、性欲下降、睡眠紊乱（特别是早醒）、呼吸困难（胸闷憋气）、不典型疼痛……严重的病例可以有内脏功能的下降，如胃肠蠕动减慢、体温偏低（类似甲状腺功能低下的表现）。

5. 抑郁状态下的思维特点表现为言语缓慢和反复犹豫（称思维反刍），有的患者出现强迫症状，有的出现疑病妄想（如在明显没有证据的情况下，仍坚持认为身体的某个器官已经坏死空洞了，血液已经干涸了，一定得了恶性肿瘤了……）。

6. 诊断抑郁症，上述现象至少存在2周以上，而且不是其他疾病（如甲状腺功能低下）或药物的直接生理效应。另外需要与遭受严重打击而出现情绪反应（如居丧反应）相鉴别。

7. 抑郁状态也经常伴有焦虑症状，患者坐立不安，甚至出现激越。这时自杀风险很高。

8. 达到中度抑郁（ICD-10标准）以上的心脏病患者，最好请精神科会诊，由精神科和心内科医生分工负责。

病例 27

心脏内、外科临床实践中的常见现象。

患者，女性，77 岁，因"急性非 ST 段抬高型心肌梗死"入院，住院期间夜间发作意识混乱。

既往病史：高血压病史 30 年，肾功能不全病史 2 年，无精神异常病史，没有痴呆。

入院诊断：

冠心病、非 ST 段抬高型心肌梗死、心律失常、心房颤动、心功能 II 级（Killip 分级）。

高血压病 3 级（极高危）。

肾功能不全氮质血症期。

肺内感染。

入院后医生制订治疗方案：患者被送入冠心病监护室，给予扩张冠状动脉、抗凝、抗血小板、利尿、抗感染对症治疗，患者胸痛症状缓解。

患者白天精神状态正常，思维清晰，问答合理，查体合作。入院第一夜，患者出现入睡困难、烦躁不安、意识混乱，不能识别周围环境，不能识别医生和家人，问答不合理，注意力不集中，不配合治疗。

患者无头晕、胸痛和呼吸困难，无发热。

又做脑 CT 检查，结果提示：腔隙性脑梗死。

给予地西泮（苯二氮卓类药物）镇静治疗效果较差，白天症状减轻。白天觉多，晚上仍兴奋、躁动。

讨论：

① 患者的症状和发生机制是什么？

本例中，患者合并多种躯体疾病：心肌梗死、脑梗死、肾功能不全、肺炎、贫血。又出现一系列精神症状：意识障碍、认知功能损害、思维和语言障碍、精神运动障碍、睡眠 - 觉醒周期紊乱。

经过心脏内科和精神科医生会诊，一起分析患者的症状及检查结果，认为患者除躯体疾病外，还要考虑精神疾病的诊断：谵妄综合征。

> **谵妄综合征**
>
> 谵妄综合征（delirium syndrome）是一组表现为广泛的认知障碍尤以意识障碍为主要特征的综合征，急性起病，病程短暂，病变发展迅速，是一种急性器质性意识障碍，表现为意识水平改变、认知功能障碍、注意力不集中、睡眠形式变化（觉醒周期紊乱）。

引起谵妄的原因分为脑源性（各种器质性脑病，如脑动脉硬化）和非脑源性（包括感染中毒、躯体疾病、精神创伤，如"无症状"性肺炎、尿道感染、心力衰竭、电解质紊乱、贫血等均可导致发病）。

高龄是最肯定的发生"谵妄"的危险因素。因为老年人最容易出现：低氧血症，大脑低灌注，低血糖症，高血压脑病，颅内出血，中枢神经系统感染、中毒。上述六种情况是最常见的谵妄的诱因。此外，手术（手术中出现大脑缺氧，氧饱和度降低）、药物因素（如使用抗胆碱能药、精神活性物质或药物相互作用）和睡眠剥夺也会引发谵妄综合征。

患心肌梗死的老年人，常因为如下原因发生谵妄：① 心搏出量及脑血流量下降，儿茶酚胺分泌大量增高，患者会突然出现谵妄。② 中枢神经系统减弱，下视丘-垂体-肾上腺轴的内稳态调节机制也减弱，是影响睡眠的主要原因之一。③ 只要能降低与脑代谢活动有关物质的供给、摄取和利用时均可引起谵妄。④ 脑氧化代谢率的降低导致乙酰胆碱合成减少，可能是引起患者躁动不安的原因之一。

有资料报道，谵妄在综合医院的发生率为10%～30%，外科手术后患者中有50%会出现谵妄，70岁以上的老年人谵妄发生率为30%～50%，痴呆患者发生谵妄的危险更高（在住院痴呆患者中，谵妄发生率为41%）。

② 给予什么治疗措施?

积极治疗躯体疾病：改善心脏功能、改善脑部血循环、改善肾功能、抗感染、纠正贫血。

合并抗精神病药物治疗：改善精神病性症状、控制兴奋、改善睡眠。

抗精神病药物治疗：一类是传统药物，奋乃静、氟哌啶醇等；另一类是新型药物（常用一线药物），奥氮平、奎硫平、利培酮等。

使用抗精神病药物应注意：小剂量开始，慎用苯二氮卓类药物（如地西泮），减少抗精神病药物和心血管药物之间的相互作用。

支持治疗：补充液体、保持电解质平衡、营养和能量支持、补充维生素和良好环境。

③ 如何预防?

首先预防躯体疾病的发生，一旦出现躯体疾病应积极治疗，在治疗中减少药物的相互作用。

病例 28

贯彻循证医学原则，实施个性化治疗。

一位有高血压病史多年的患者在退休以前长期坚持口服降压药物，血压控制一直都很平稳，但退休后注意力过度放在了血压控制上。女儿陪着老人家来看病，她近半年血压波动非常大，一日之内可以有 60/20mmHg 的波动。经常是早晨起来时血压低，110/60mmHg；过半小时再量一次，升高到 120/70mmHg；一看血压升高了，过 5 分钟再量，血压又升高到 130/70mmHg；患者开始坐立不安，又过 5 分钟，血压又升高了，马上含服一片心痛定（短效片剂硝苯地平）；过一会儿再量，血压还是升高，再含服一片心痛定，同时把手头降压药都吃上，包括硝苯地平缓释片、卡托普利、美托洛尔。患者血压低的时候不敢吃药，等到血压一高起来，就吃一把降压药；发现血压波动就认为药物无效，因此经常换药；每天担心血压，惶惶不可终日，已用了五种降压药，血压仍不稳定。患者与家属在报纸上看到肾动脉射频消融治疗顽固性高血压的报道，又不知道可不可信。

讨论：

昼夜节律与血压波动具体内容请参看 186 页，"第二节　高血压/四、测量与监测血压/7. 哪些因素影响血压波动/（3）昼夜节律"。

提倡使用单片复方制剂具体内容请参看 207 页，"第二节　高血压/九、高血压的综合治理/3. 高血压病的用药原则/（1）提倡使用单片复方制剂，每天一口水、一片药"。

效不更方具体内容请参看 208 页，""第二节　高血压/九、高血压的综合治理/3. 高血压病的用药原则/（4）效不更方"。

过度关注是血压波动不易控制的原因。不但要调整用药方案，也要注意改变患者过度关注的行为，才能有效控制血压。

我们调整了患者的降压药，改为作用缓和的长效降压药，建议患者每日测量血压不要超过 3 次，调药期间不时给患者打电话鼓励她。患者紧张时也打电话咨询。经过一段时间的调整，仅用两片降压药（长效钙通道阻断剂与厄贝沙坦/氢氯噻嗪复方片），患者血压就平稳了下来。

这一类患者很可能被热爱崇拜射频消融技术的专家请去手术治疗，这一不成熟技术的一哄而起，成名获利的是少数人，受伤的是患者。

病例 29

精神心理障碍在心血管疾病进程中的影响。

一位年近 70 岁的画家，在故乡采风时突发急性心肌梗死，发病后接受了溶栓及介入治疗，开通导致梗死的冠状动脉血管。这位老爷子性情孤傲，从来都是他指挥别人，住院后根本不听医护人员的指导，稍有一点不顺心就发脾气。介入治疗后不久，就嚷嚷着要出院回家，却突然发生了室性心动过速，并出现呼吸心跳骤停。经过积极抢救，血压、心率、意识逐渐恢复并趋于正常。

在呼吸机治疗期间，患者经常在夜间发作室性心动过速，并有一过性意识丧失，需要电除颤才能恢复。此后，患者惧怕夜间睡眠，担心在睡眠中不知不觉就上了天堂，特别紧张。更糟糕的是，患者越紧张就越容易发生严重的心律失常，形成了恶性循环。

讨论：

患者是急性心肌梗死后经溶栓及介入治疗后突发室性心动过速。显然，患者经以上治疗后并未发生明显心绞痛或 ST 改变，而是病后脾气很大，植物神经不平衡，白天易发脾气，晚上迷走神经张力高，这些均可诱发室性心动过速。频发室性心动过速造成患者的恐惧心理，怕晚上在睡眠中死去。

但患者是在急性心肌梗死后发生室性心动过速的，首先应该仔细检查有无明显的心肌缺血及再梗死（观察 ST 段改变及心肌损伤标识物、超声心动图等检查）。

若结果均为阴性，也应该先植入体内埋藏式自动除颤仪（ICD），尽快控制室性心动过速（也可用药物，如胺碘酮等）。然后，消除其紧张恐惧心理。

病例 30

心血管健康对于精神心理卫生的影响。

患者，55 岁，男性，企业中层领导。他曾经在 6 年前因为急性心肌梗死接受过冠状动脉血管内支架植入治疗，3 年前心绞痛再次发作，冠状动脉造影证实在同一根血管的不同位置发生了狭窄，再次通过介入治疗改善症状。这一次出院，他接受了前次的教训，戒了烟酒，矫正了自己的不良生活习惯，根据医嘱坚持服药。又过了 3 年，他在一次同学聚会上突然感觉到剧烈胸痛，并向咽部和后背部放射，历史重演。到了医院急诊，经过一系列化验检查，医生郑重的向他宣布："你的情况是急性心肌梗死，需要急诊的介入治疗开通梗死血管"。造影显示是在前两个支架间闭塞了。治疗进行得很顺利，于是他的同一根血管在 6 年间分 3 次放入了 3 枚支架。

他心里很不是滋味：为什么我这么倒霉？是不是医生水平不好，前两次根本没有给我看好，留了病根？还是咱的基因糟糕？要真是这样，吃药还有什么用？这次放了支架没事了，谁保证不会再犯呀？下次要还是这根血管，还能放支架吗？要是放不了，那我不就完了吗？他整天思考着这些问题，愁眉苦脸，茶不思饭不想，还时不时出现胸闷的症状。医生也被搞糊涂了：犯病时的心电图和其他检查都没有发现问题。再做造影，结果显示血管情况很满意。本来 10 天可以出院，他却住了近 1 个月。我们与患者和家属交流，发现了症结，请来了心内科的专家指导，又请了精神专科医生会诊并进行心理咨询。患者渐渐减少了恐惧并对生活恢复了信心。

讨论：

患者在第二、第三次心肌梗死后思想负担很重，这是可以理解的！心内科医生应该主动考虑及寻找其多次发病的原因：在降脂、降压、抗栓以及改进生活方式等方面是否存在问题；应该强调降脂、降压的重要性，尤其需要强化降脂；同时也应该予以心理疏导及治疗，减轻患者的恐惧心理和改善预后（提高生活质量）。

病例 31

医患有效沟通的必要性。

老赵，72 岁，既往有高血压、糖尿病史，常年口服降血压药物和降血糖药物，坚持监测血压、血糖，6 年前患脑梗死，出现一侧肢体活动不便。老赵很是苦恼，在街坊邻居那里打听到某某处有治疗偏瘫的偏方，吃后可以很快恢复，便催促儿女赶快去买。在吃了很多这样的偏方后，病情没有丝毫起色。

2 年前老赵出现急性胸痛，在医院被诊断为急性心肌梗死，立即收住院。经过治疗，病情很快得到缓解，医生调整好药物后老赵出院了。经历了这些疾病的折磨，老赵开始反复向家里人讲述自己的不幸和身体上的不适，埋怨别人对自己不够关心，并出现失眠、多梦，夜间需服用镇静药物方能入睡。

一次听到别人说只有锻炼才能恢复肢体活动、改善心脏功能，老赵就开始了高强度锻炼，却出现了胸闷、气短的不适症状。一起锻炼的同伴们劝他，慢性病需要静养。联系起自己患心脏病的早期医生要求自己卧床休息，老赵又认为安静休养能够帮助身体恢复，于是开始了长时间的绝对卧床休息，吃饭、排尿、排便均在床上解决，不与外界联系，对所有事情都表示没有兴趣。

家人带他来医院，医生给老赵讲解了心脏病的注意事项；劝导他不要听信没有根据的建议；若出现任何不适应，应积极与医生联系；并针对老赵的身体状况制订了运动处方，指导他在院外的活动和强度。在医生的指导下，老赵情绪渐趋平稳，血压、血糖得到了良好控制，心脏功能也有了很好的改善，逐渐恢复了康复信心。

讨论：

患者向医生咨询病情，寻求解释；医生答疑解惑，要让患者听明白，对于患者的提问不要不耐烦。

病例 32

规范医疗行为，缓解患者的紧张情绪。

男性，60岁，退休，普通工人。

患者因为发现走路稍快时有胸痛感觉入院，根据症状和心电图明确诊断冠心病不稳定性心绞痛，冠状动脉检查发现为三支病变，在前降支和回旋支各放支架1枚。右冠状动脉狭窄50%，未干预。术中冠状动脉造影提示手术很成功。

老先生术中是清醒的，不仅能听到手术医生之间的谈话，也能看到自己的血管影像。他认为自己还有血管狭窄没得到处理，手术做得不成功。回到病房后，他觉得自己放支架的部位别扭，心前区不舒服，有胸闷、胸痛症状。心电图检查没有ST-T改变，肌钙蛋白也正常。老先生反复找医生谈话，要求解释为什么做了支架还有胸闷胸痛症状，说自己支架做的有问题，那根血管没放支架会不会加重心脏病。医生解释后，他的心放下一些，出院回家了。

过了1个月，患者到门诊复诊，仍说自己胸闷、憋气，尤其是放支架的部位不舒服，不敢活动，不敢大喘气，怕一咳嗽支架就会从血管里掉出来。患者担心没被干预的那根血管是不是病变重了？原先放支架的血管是不是又出事了？患者整天心神不宁，茶饭不思，待在家里唉声叹气。运动试验、动态心电图均没有发现心肌缺血。可是患者仍不放心，要求复查冠状动脉造影。医生耐心解释没有必要，叮嘱只要规律服药就好。患者半信半疑地走了。

过了5个月，家属带着患者来看病，说患者还是反复发作胸闷，而且愈来愈重，不敢活动，一活动就胸闷，比做支架前状态还差，要求做冠状动脉造影复查，给患者一个说法。住院后，超声心动图未见异常，复查冠状动脉造影的结果是放支架的两根血管管腔通畅，未见再狭窄，右冠状动脉还是50%狭窄。

讨论：

介入术中，患者处于局麻状态，医护人员的言谈举止、手术过程的顺利与否常会直接影响患者的情绪。我们每做一项操作前都应向患者耐心解释；术中保持安静，器械轻拿轻放，医护人员之间不谈论与手术无关的事情；遇到意外时更应保持冷静，切忌惊慌失措、大声喊叫，以免因消极暗示造成患者的紧张情绪。介入术后，及时向患者反馈诊疗结果，多传达有利信息。

不要忘记亲人的作用，争取家属的理解和支持，共同对患者进行疏导、支持和帮助。

第五节 "双心"在日常生活中的点点滴滴

一、做好心理疏导，加强家庭和社区关爱

1."心理疏导"是医生的工作态度和交流技巧

心理疏导是一种支持性心理治疗方法，其主要特点是：治疗者要与患者建立良好的信任关系，依靠治疗者的专业知识、权威性和责任心，通过与患者（必要时也包括家属）的交流和沟通，解决患者面临的焦虑、抑郁、恐慌等心理问题，改善患者的非适应性行为，包括对人对事的看法、人际关系处理等，能以较有效且适当的方式来适应生活。

譬如我们前文提到的得冠心病概率非常小的中青年女性（没有冠心病家族史，也没有其他危险因素），她们自觉症状显著，主要表现为心悸、心前区不适、呼吸困难、疲乏、头晕等。发病主要与患者存在紧张、焦虑、抑郁等不良情绪有关，也可能由环境因素、工作压力过大、合并其他疾病或医生解释不当等因素诱发。这种状况得不到解决也许不影响寿命，却严重影响患者的生活、工作和社会适应能力。

面对这样的患者，医护人员首先应该以热情、诚恳的态度接待，特别注意仪表整齐、言谈和蔼、举止端庄；主动做自我介绍，用理解和鼓励启发患者；应善于使用一些安慰性、鼓励性、劝说性或积极暗示性的美好语言与患者交流，引导患者谈话，专注、耐心地倾听患者诉说；并在一定程度上认可患者的诸多主诉确实为其带来了巨大痛苦，严重影响了生活质量（比如无法工作）。简单、不耐烦及轻视的态度是不可取的。对于症状严重、痛不欲生的患者，应该发动其家属、朋友和社会关系一起努力，必要时邀请精神科专业人员协助。总之，帮助患者消除对社会疏离、经济负担等问题的顾虑，树立坚定的康复信心，相信明天会更好！

2.增加家庭温暖，同样的故事会有不同的结局

家庭不仅是一个幸福的港湾，还可能是一个心理社会因素致病的发源地。在一个和谐的家庭中，人人都是神清气爽，相互之间关爱有加，可以减少应激时个体所承受的压力，消除烦恼，保持身心健康。当人生病时，不仅需要物质方面的支持，更需要精神上的关爱和照顾。如一个高血压患者除了要坚持服药、定期复查，还要低盐饮食、戒烟限酒、减体重，如若没有家人的关注、配合与监督，则很难实现。

病例 33

女性，年龄 60 岁，她已经是第 4 次来这里的冠心病监护病房（CCU）住院了。曾经有两次门诊大夫把她收进了普通病房，刚刚在床上躺了不到 10 分钟，她就喘得躺不住了，看当时的情形恐怕随时都会有生命危险，于是又被赶紧转到了我们这儿。可来了刚一会儿，症状就奇迹般的消失了，跟周围的病友谈笑风生；更奇怪的是每次当我们认为她已经具备了出院条件，告诉她能够出院的时候，她马上就犯病（医生话音刚落，她就开始喘了）。我们按照患者的原发病治疗，却发现症状与客观检查所得到的信息不相符。

治疗的过程中，家人很少甚至根本没来探望过。当身边病友的家属来探望时，她往往表现得十分烦躁；别的患者和家人的谈话也会对她产生很大影响，并为此多次要求调换病房。她的这种表现引起了我们的警觉，并请来精神科专家进行了心理访谈。

原来患者比较内向，与家人交流少，孩子长大后各自组建了自己的家庭，与老人的交流更少了，老人也因此变得更加孤僻。每次孩子们去看她，老人因为心里有埋怨又不愿说出来，就用对孩子们没有好脸色来表现，希望孩子们自己有所感悟。不幸的是，孩子们不能体会老人的心情，久而久之，反而不愿意去了，老人的"古怪"脾气也上了一个新台阶。终于有一天发作了严重的心脏病，孩子们慌慌张张把母亲送到了医院。看着子女们为自己忙碌，老人的心中得到了安慰。可住院就得要出院，出了院又要重新面对孤独。于是，老人一次次"泡进了"医院不出来。

讨论：

"空巢"老人的心理和情感是一个相对封闭而隐秘的世界，其心灵伤痛和精神需要往往被子女甚至社会忽略。我们的社会又面临着"新一代子女亲情教育缺失"的严重问题。武汉大学社会学教授罗萍说，现在的父母往往只是一味付出，一切围着孩子转，没有教会孩子要懂得感恩；学校在亲情教育方面也几乎是空白，容易造成新一代人家庭观念淡化，不愿和父母沟通与联系，有些家长为此感到失落、苦恼。而由于孩子们出外上学、工作，在中年人中空巢现象提前出现。

病例 34

在我的门诊里发生过一个充满亲情的故事。老人患了心房颤动，治疗成功，预后良好，可就是无来由的认为自己得了不治之症，一门心思想自杀。老伴儿吓得成天提心吊胆，不敢让老人离开自己的视线。

老太太没有抱怨，她时常开导老人，鼓励老人走出家门、多与社会接触、重新面对生活。在老伴儿的鼓励和陪伴下，老人来我的门诊好几次，我们从疾病和生活的角度进行咨询和探讨。终于，自杀的念头从老人的头脑里被清除了。

病例 35

无独有偶，有位患者因为早搏非常苦恼，甚至想到用自杀来解脱。他的家人与医生不断交流，让患者意识到家人始终同自己在一起，疾病没什么可怕，从而成功纠正了老人的消极想法。

讨论：

心理疾患归根到底是来自于个人认识与周围环境的交流障碍。寻找心病背后的故事，重要的还是家人和社会的关爱、理解与支持。

3. 加强社区关爱

"想买药？打个电话或者跟服务中心的人说一声就能送到家，真是不错。"退休在家多年、儿女均在国外的高大妈说。从 2006 年 7 月起，由民政部及各省、市政府共同出资，采取送医送药等形式，解决老年人看病难等问题的"暖巢管家在社区"行动，着实让被服务的居民们感受到了切切实实的方便。

可见，落实能让老年人享受到关爱的基本医疗需要社区参与。社区是除家庭以外，与我们日常生活密不可分的小单元。社区中到位的安全服务、生活服务和医疗服务可以使人无病早防、有病早治，生活愉悦、安居乐业，保持身心健康。

二、动员全社会，从儿童做起，构建强大的家庭社会支持与管理系统

1. 关爱首先面向儿童

网络上一篇《8 岁女孩为何成为冷漠杀手》的文章中报道了一名 8 岁女孩企图用投毒的方式害死自己的外公、外婆、舅舅和舅妈的故事。向全社会发出了关注儿童精神心理健康的警钟！再如曾经有过这样一个病例：初中女生张某是家里的"老疙瘩"（最小者），父母很疼爱她，哥哥姐姐也处处让着她，加上学习成绩优异，老师也非常喜欢她。一天放学后，她们小组留下打扫卫生，同桌的女生出去倒了趟垃圾，回来后发现丢了一支钢笔。理论上讲，那天留下打扫教室的几个同学都有嫌疑，于是第二天班主任分别找她们谈话。其他人都在说明情况后就没事了，只有张某想不开，认为老师的"拷问"是对自己的不信任，因而感到了莫大耻辱，从此变得沉默寡言，在同学面前抬不起头来。后来虽然偷钢笔的同学承认了错误，交出了钢笔，老师和家长也多次开导她，然而收效甚微。最后，她得了精神分裂症，从此生活在"无忧无虑"的世

界里，却给家人带来了巨大痛苦。

社会发展的程度越高，人们承受的压力越大，出现的精神心理问题也越多。世界卫生组织估计，全球大约有1/5的儿童和青少年在成年之前会出现或多或少的情绪或行为问题。一项全国22个省市参加的调查表明，近13%的儿童、青少年存在人际关系、情绪稳定性和学习适应方面的问题。事实证明，18岁出现的精神心理障碍，形成的年龄可能是在3岁。现在，我国的儿童心理障碍和儿童精神病发病数量、种类和发生率都与国外相近。

国内大多数学校已经开设了道德教育和法制教育课程，但精神心理卫生方面的教育还比较少，即便有也往往不受学校、老师、家长以及学生本人重视，加上针对性不强（缺少适合青少年儿童年龄特征的精神心理特点和情感需求的指导），因而难以达到预期的效果。在应试教育意识的支配下，成绩几乎成为评价学生的唯一标准，所谓"好"学生的人格问题和情感问题更容易被忽视，他们情感上的苦闷无法向老师和父母诉说，他们的异常举动很轻易地被成年人解释、接受或谅解。等到量变积累成质变，往往已对社会、家人及其本人造成了难以想象的恶果。

心血管疾病患儿也非常容易出现精神心理问题。病例8中谈到的生理性（良性）早搏是个很好的例子（见358页）。再说先天性心脏病（先心病），患儿长期伴随疾病成长，由于疾病随年龄增长而日益加重，患儿从发育到生活的各个方面都逐渐与健康儿童拉开了距离，也造就了先心病患儿的心理特点，一般表现在以下几个方面：性格内向，情绪不稳定，社会适应能力差。

我们身处6老对1小的年代，家庭对孩子容易产生过分的保护和溺爱，患儿可能从此过上这样一种生活：接受过多的关照、过多体恤询问、频繁就诊，反复受告诫要限制活动（如免上体育课）。少年儿童正处在生理和心理的发育期，智力发育迅速，自我意识增强，但是辨别力差、情绪波动大，易受外来影响。久而久之，这样一种养尊处优的"温室"生活不仅影响了他们的体格发育，还极易造成其自私、孤僻、缺少合作精神等个性发育障碍。此外，过分的保护和溺爱也可能降低和挫伤孩子的自信心和自尊心，使孩子产生恐惧感，不敢面对外界。在家长的大保护伞下，受溺爱的儿童由于幼稚而变得过分依赖父母，缺乏正常的人际交往能力和处理突发事件的应对能力，与同龄儿童相比自理和社会适应能力低，甚至本来具有的能力也逐渐减弱。

因此，在重视孩子身体健康的同时，还要重视孩子的精神心理健康。首先就需要家长搞清状况，不给孩子增加心理负担；在与医生充分沟通的前提下，逐渐增加孩子的活动量和活动范围；让孩子多接触同龄人，通过玩耍建立正常的人际交往，消除孤独心理。父母的教育要多采用鼓励的方式，让孩子多做些力所能及的事，提高独立生活能力和社会适应能力，使孩子在开朗、愉快的心境和环境下成长。家长们要抓住孩子的可塑性，以良好的环境因素和正确的教育方法促进孩子的性格从形成期向成熟期过渡。

儿童是家庭的希望，也是未来社会的主人。从婴幼儿开始，我们就要关注儿童的生活起居、学习娱乐、疾病预防、保健等方面，为他们的健康成长创造条件；从小培养儿童的爱心意识，尊老爱幼（尤其是尊老），避免形成孤僻、自私的不良品质；注意培养儿童的责任心和奋斗精神，鼓励他们做好自己力所能及的事情，尤其是通过不断努力才能做好的事情；加强独生子女教育，尤其是经受挫折教育，帮助他们建立健全的人格，具备较强的应激能力，在胜利面前不骄傲，在困难面前不低头，在挫折面前有应对，在人生道路上有目标。

2. 构建强大的家庭社会支持与管理系统

如何才能延缓和减少发病，巩固血管开通的效果，预防疾病复发，减少意外死亡和延缓疾病进展，提高患者的全面身心健康？我国的医务工作者从未间断过努力。例如，1999 年胡大一老师带领着他的团队开始探索以"生命网"为载体，对救治成功的心肌梗死患者进行系统管理，把二级预防与康复相结合，不但重视躯体的康复，也重视患者的精神心理干预，即心脏的综合康复。在患者被成功救治后，立即由经过培训的医生或护士去评价患者的心血管疾病危险因素，指导家属帮助和监督患者戒烟、控制高血压、糖尿病、血脂异常；并设立专病门诊，对这些患者进行系统随访、教育；培训和更新社区医生及时掌握心血管疾病预防与康复的观念和措施，实现了大医院与社区的互动，初步形成了全新的针对心肌梗死患者的"患者→院外急救系统转送→院内胸痛中心 + 绿色通道→随访 + 心脏康复二级预防→社区互动"的五环服务模式。

第一个环节是加强健康宣传教育，让患者有行动上的意识，能够意识到"时间就是心肌、时间就是生命"和"有胸痛，上医院"。第二个环节是完善院外急救系统，实现有序、快速的转送患者。第三个环节是希望全国能有更多的医院规范组建"胸痛中心"和开设"绿色通道"，争取在最短的时间内开通患者被血栓闭塞的冠状动脉。第四个环节是患者得到成功救治以后，在展开康复治疗的同时，对其危险因素进行调查、评估，实施积极的干预措施，促进患者的全面身心健康。第五个环节是作为社区的一员，我们都有责任去推动社区发展。作为医务工作者，我们有责任和义务去培养和提高社区的医疗水平，实现社区医疗与大医院诊治的无缝对接，使患者在家门口就可以享受到快捷、贴心的高质量医疗保健服务。应该强调，针对患者的医疗卫生服务是系统（链状）服务，而不是点状服务。

第三篇　其他心血管疾病

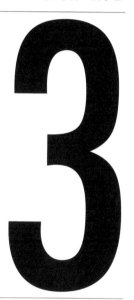

three

第一章　心律失常

健康人的心脏会按照一定节律和速率有节奏的跳动（搏动）。一些人在体内环境变化的影响下（心脏的生理因素发生变化），或者某些病变的情况下（心脏受病理因素的影响），心脏发生了心跳节律和（或）速率的异常变化，我们把这种异常变化称为心律失常。

心律失常包括心脏跳得太快、太慢和（或）节律不整齐。据流行病学调查，每4个人当中就有1个人患有心律失常。

有的心律失常（良性）对人体没有太大影响，恶性心律失常会给我们的健康甚至生命造成威胁。

健康人有时候也会觉得心慌，如饮酒、吸烟、喝了过浓的咖啡或茶、突然情绪激动或是受了惊吓、参加剧烈的体育活动等，这些症状会随着诱因的去除而消失。

心律失常患者在日常生活中应该注意：

A.心胸开阔　　　　　　　　B.合理饮食，不饮浓茶和咖啡，戒烟酒

C.合理安排休息与活动　　　D.预防感冒

E.养成良好的大便习惯，避免便秘

随着科学技术的快速发展，心律失常的治疗手段也日新月异。

"20世纪80年代，我学到一些介入技术，觉得这些技术很神奇，比如经导管射频消融，不需要开胸手术，就可以根治心律失常，告别药物。"

心脏起搏器已经问世40多年，成功挽救了数百万人的生命，成为治疗心动过缓的有效方法。

…………

我一直在思考什么是读者应该掌握的必须和必要的医疗科普知识。在编写这一章《心律失常》时，这个问题更加突出。心律失常种类多样，情况复杂，要解决每位患者的具体问题真正依赖的是医师队伍专业水平的完善、职业操守的健全和有效医患沟通的建立。因此，在这里我更注重讲解到底什么是心律失常，患者该怎么去做！

第一节　心脏独特的电生理特点

心肌细胞具有自律性、传导性、兴奋性和收缩性四个重要的特性。这四种特性共同维持心脏的活动，实现心脏的泵血功能。

一、心脏为什么会自己跳动

人的心脏在妊娠第一个月末就开始了节律性收缩，血液开始定向循环。心脏始终是生命的忠实伴侣。

心脏为什么会不停地跳动呢？

心脏先有电兴奋，之后是机械地收缩舒张。这与心肌细胞中的一种具有自动节律性或起搏功能的细胞相关。正常情况下，以窦房结为首的心脏传导系统就像发电厂一样能自动有规律的释放出脉冲电流促使心脏跳动，心脏传导系统由窦房结、房室交界区、希氏束（也称房室束）、左右束支以及浦肯野纤维网等几部分组成。

窦房结是心脏正常心律（窦性心律）的起搏点，位于上腔静脉入口与右心房后壁的交界处（其电活动在心电图上看不见），可自动、有节律的产生电流，电流按传导组织的顺序传送到心脏各部位，从而引起心肌细胞的收缩和舒张。窦房结产生的冲动由结间束和普通心房肌细胞传递，抵达房室结及左、右心房。冲动在房室结传导速度缓慢，抵达希氏束后传导再度加速。左右束支及浦肯野纤维的传导速度均极快捷，使心室肌几乎同时被激动。最后，冲动达到心外膜，完成一个心动周期。这种心肌组织被激动后把冲动传导至邻近心肌组织的性能，称为心肌细胞的传导性。同时，心脏靠冠状动脉不停的供给血液，以保证有足够的营养和氧气维护自身的跳动。

在这个传导系统中，窦房结的电信号首先传递到心房肌，心房肌收缩，将心房内剩余的血液挤入心室内；随后心房有较长的舒张时间，充分接受从全身各系统回流的静脉血；其后电信号传递至心室，引起心室的兴奋和收缩，将血液泵入动脉并流动到全身。

伴随着人类的生命进程，心脏始终坚持奉行劳逸结合的"工作制度"，收缩期为工作期，舒张期为休息期。心脏每收缩和舒张一次构成一个心动周期。以成年人平均心率每分钟 75 次计算，一个心动周期需要 0.8 秒，一次心跳的心房和心室收缩时间分别是 0.1 秒和 0.3 秒，舒张时间是 0.7 秒和 0.5 秒。这种工作规律使心房和心室交替收缩、交替休息。

二、心脏充满了"智慧"，其构造非常合理

1. 心脏由数以万计的心肌细胞构成，按其生理功能分为自律细胞和非自律细胞

自律细胞在没有外来刺激的情况下，能自发发出节律性兴奋冲动，即具有自律性，如窦房结、房室结及心室束支以下的传导组织；非自律细胞在没有外来刺激的情况下本身不会发生激动，没有自律性，而是具有兴奋性、传导性和收缩性，如心房肌细胞和心室肌细胞。

这两类心肌细胞各司其职，相互配合，共同保障心脏泵血功能顺利实现。窦房结产生的心电冲动通过传导系统传递到心房肌和心室肌细胞，心肌细胞对电冲动发生反应（兴奋性），产生收缩（收缩性），实现心脏的正常收缩和舒张，完成泵血的功能，就像电传输到住家，节能灯管接收到电，完成照明一样。

心脏收缩具有"全或无"的特点，即一旦产生收缩，全部心肌细胞都会收缩，要不就都不收缩，因此收缩力量大，有利于心脏泵血。

心肌细胞的兴奋性有周期性变化，分为有效不应期（绝对不应期）、相对不应期和超常期。心肌只有在相对不应期和超常期内对刺激产生反应，这一特性是心肌的自我保护机制。在心肌收缩（绝对不应期）期间，心肌对任何外来刺激一律不理睬，从而防止心肌产生持续性收缩，保证心脏的收缩与舒张交替进行，有利于心室的充盈和射血，实现泵血功能。

2. 具有自律性的细胞，其自律性强弱不同，形成了心脏内不同级别的起搏点

正常情况下，窦房结的自律性最高，其起搏频率为 60～100 次/分钟，被称为第一级（正常）或最高起搏点；房室结及其周围组织被称为房室交界区，其自律性仅次于窦房结，起搏频率为 40～60 次/分钟，称为第二级（潜在）起搏点；心室内束支以下的传导组织自律性最低，起搏频率为 20～40 次/分钟，被称为第三级（潜在）起搏点。

房室交界区具有重要的"延搁心电传导"作用，将来自窦房结以及心房的电冲动延缓 0.10 ～ 0.22 秒后传导至心室。这个作用一方面可以保证心房收缩后心室才开始收缩；另一方面，还有滤过作用，避免很快的心房率传导至心室，从而将心室率控制在一定的范围内，防止心房扑动或颤动时心室率过快。

3. 不同级别起搏点各司其职，保证心脏正常运行

正常情况下，心脏的起搏点是窦房结，所以人们的正常心率为 50 ～ 100 次/分钟，实质上就是窦房结的起搏频率。

第二级和第三级起搏点为潜在起搏点，正常情况下不行使起搏功能，只有在窦房结出现起搏或传导故障（如病态窦房结综合征或房室传导阻滞）时，第二级起搏点才行使其起搏功能。以此类推，当第一级和第二级起搏点都出现故障时，第三级起搏点开始起搏。因此，潜在起搏点是保障心脏安全的储备因素。

4. 心脏的跳动节律由最高频率起搏点来控制，即心脏的"频率优势"效应

窦房结的起搏频率最高，控制整个心脏的跳动。如果因为某种原因窦房结的起搏频率下降并低于潜在起搏点的起搏频率时，则由潜在起搏点充当备用起搏点维持心脏跳动。

另外一种情况是，窦房结功能正常，但潜在起搏点的自律性异常增高，超过了窦房结的自律性，就成为了异位起搏点，控制部分或整个心脏，造成心律失常（如室上性心动过速、室性心动过速或心房颤动等快速性心律失常）。

5. 紧张（激动）时心率为什么会加快

窦房结的自律性受交感神经和迷走神经双重调节，这两种神经活动又都受到中枢神经系统的控制，从而使心脏处于与人体活动状态相适应的水平。所以，体力活动和情绪变化都可影响心率变化。

人们紧张或激动时，会引起交感神经兴奋，窦房结的自律性（起搏频率）增加，心率加快，传导加速，心室收缩加强，可产生心慌等不适感；相反，当安静、休息，特别是夜晚睡觉时，迷走神经兴奋性增加，这时的窦房结自律性降低。因此正常状态下，人们夜间的心率比白天慢。

重体力劳动者和运动员的迷走神经兴奋性比普通人高，所以他们的心率偏慢。

受某些药物或神经 – 体液因素的影响，心率会加快或减慢。如甲状腺功能亢进时易出现窦性心动过速，甲状腺功能减退时易出现窦性心动过缓，高钾血症时也会出现心动过缓等。

第二节　心律和心律失常

一、心律

心律就是心脏搏动的节律，心脏的自动节律性使其能以一定频率有节律的搏动。正常规则的心搏冲动发自窦房结，传导到心房和心室引起心脏搏动。除窦房结外，心脏其他自律组织因为自律性低，兴奋发放慢，在其本身尚未自动发生兴奋前，即受到窦房结传来的冲动驱动而被动引起兴奋，因此这些组织一般不表现出自律性，是潜在起搏点。

心律与心率

心率与心律，发音相同，含义不同。

心律为心脏跳动的节律。

心率是指单位时间内（通常为 1 分钟）心脏跳动的次数，正常情况就是窦房结发放电冲动的频率。

二、窦性心律是正常心律

由窦房结发出激动形成的心律总称为窦性心律。正常情况下，窦房结能自动和有节律的发出 60～100 次/分钟的电冲动，窦房结是心脏搏动的最高"司令部"，心肌细胞听它的号令有节律地跳动（健康成人在清醒、安静状态下的心率通常在每分钟 60～100 次）。小儿的心率比成年人快，新生儿可达 110～150 次/分钟，直到 8 岁左右接近成年人心率。

三、心律失常

如果心脏内的激动起源和（或）激动传导不正常，引起心脏活动变得过快、过慢或不规则，或者各部分的激动顺序发生紊乱，引起心脏跳动的速率和（或）节律发生改变，就叫心律失常。

心律失常有生理性（或功能性）的，也有病理性的。

1. 常见的心律失常有三大类

（1）窦性心律失常

窦房结发出的心搏冲动过快、过慢或不规则造成的心律失常。

正常情况下，窦房结产生冲动的频率为 60～100 次/分钟，称为窦性节律；超过 100 次/分钟，称为窦性心动过速；低于 60 次/分钟，称为窦性心动过缓；冲动发放不规则，称为窦性心律失常。

（2）异位节律

正常时，窦房结自律性最高，控制全心的活动。当窦房结的功能降低（活动受到抑制、兴奋传导有障碍）或者潜在起搏点自律性过高时，潜在起搏点可显示自律性而产生异位节律，导致冲动形成异常，出现心律失常。

另外，当心房肌、心室肌这些非自律细胞的静息电位水平减小到 −60mV 以下时，也可出现自律性，引起心律失常。

（3）传导障碍

心脏某一部分对冲动不能正常传导，称为传导阻滞。传导阻滞以房室传导阻滞为最常见。

2. 心律失常的症状

很多心律失常患者无症状，查体时发现心电图改变。

心律失常患者最常见的症状是心悸（心慌），能感觉到自己的心脏跳动，有的感觉心脏好像要跳出来了，有的因为有濒死感而到医院就诊。

其他可能出现的症状包括：头晕（眩晕）、头痛、胸闷、胸痛、憋气（呼吸困难）、心前区不适（可出现心前区剧烈疼痛）、气急、乏力、抽搐、手足发凉、晕厥、神志不清、猝死等。

猝死

世界卫生组织定义猝死为发病后 6 小时内死亡。

目前大多数学者倾向于将猝死的时间限定在发病 1 小时内。

3. 心律失常的名称与严重程度划分

不需要特殊治疗或无重要临床意义的心律失常（良性心律失常）：包括窦性心律不齐、期前收缩（早搏）、没有症状的窦性心动过缓、窦房结内游走心律、窦房结与房室交界区游走心律、房室交界区逸搏心律、不完全性右束支传导阻滞、左前或左后分支阻滞等。

有明显症状、临床需要治疗的心律失常：包括大多数的阵发性室上性心动过速、心房扑动、心房颤动等。

有潜在生命危险的心律失常：包括阵发性室性心动过速和 II 度 II 型房室传导阻滞等，需尽早治疗。

致命性心律失常：包括心室颤动、心室扑动、心室停搏、完全性房室传导阻滞（心室率 20 次/分钟左右）、尖端扭转型室性心动过速等，这些心律失常均需要立即抢救（电复律、电除颤、心脏起搏等）。

4. 对心律失常的评估

（1）既往病史和原发病

如果首次发作心律失常，一定认真评价患者有无心脏病或其他全身性疾病（如甲状腺功能亢进症等）。

（2）发作诱因

如果心律失常是在情绪激动、剧烈运动和发热时出现，或在连续吸烟、大量饮酒、饮茶、喝咖啡、服用某些药物（如阿托品、洋地黄、奎尼丁、β 受体阻滞剂）之后出现，或伴有低钾、低镁、高钾等电解质紊乱，应在去除诱因后再观察有无心律失常。

（3）起病快慢及持续时间

一般来说，心律失常若起病急且持续时间较长，应及早就医；若起病较缓，持续时间短，无明显症状，可观察一段时间。

（4）频发或偶发

（5）伴随症状

有无症状是判断心律失常轻重缓急的重要指标。若发作时伴有血压下降、胸闷、胸痛、气急、多汗、颜面苍白或青紫、四肢发冷、抽搐、黑蒙、晕厥等，应立即就医。

（6）有无冠心病危险因素

如果发现心律失常患者的血脂、血压或血糖明显升高，同时年龄偏大，应警惕心血管病变的可能。

5. 心律失常的危险信号

（1）心前区剧烈疼痛

（2）血压下降，出现头晕、晕厥（血液动力学改变）

血液动力学是指心脏在舒张期时心室内血液充盈程度，在收缩期时心室射血速度、心搏出量及排血时间等。心律失常严重到一定程度会影响心脏的收缩或舒张功能，进而对血液动力学产生不良影响。心脏有效排血量的明显减少会致血压下降，使脑短暂缺血缺氧。

一般来讲，心脏停止排血 3 秒钟即可发生头晕；停止排血 5～10 秒钟即可发生晕厥；停止排血超过 10 秒钟即可出现晕厥伴四肢抽搐，即阿斯综合征（Adams-Stokes 综合征），可见于恶性室性心律失常或完全性房室阻滞。

（3）猝死

6. 防止心律失常患者发生意外

积极治疗原发病，去除诱因。

需药物治疗的心律失常患者，要按照医生处方按时按量服药。

心律失常患者生活中应注意不宜过饿或过饱，保持大便通畅，避免剧烈运动。

明显的窦性心动过缓、窦性停搏、窦房阻滞应避免使用减慢心率的药物，如地高辛、β 受体阻滞剂、地尔硫䓬、维拉帕米等。

高度传导阻滞患者出现心脑供血不足症状（如胸闷、头晕、视物不清、心慌、晕厥等）或有阿斯综合征发作者，应接受临时或永久起搏器治疗。

第三节 心律失常的常见原因和诱因

心律失常比较常见，有心律失常不一定就是心脏病，健康的人也可出现心律失常。

曾有学者对健康人的心脏进行 24 小时的动态心电观察，发现有 70% 左右的人出现早搏，但均无任何症状。

治疗心律失常的关键是寻找原发病和诱因，针对原发疾病和诱因进行治疗；同时评估心律失常是否导致明显症状和血液动力学改变，如血压下降、晕厥，采取必要的防治措施。

为了减少或避免心律失常的发生，应及时改变可能导致心律失常的诱因，如电解质紊乱或不恰当用药。

一、心律失常的常见原因

器质性心脏病可引起心律失常，如风湿性心脏病、冠心病、高血压性心脏病、先天性心脏病、心肌炎、心肌病、二尖瓣脱垂等。

心律失常可继发于非心脏因素，比如电解质紊乱（严重高血钾、低血钾、低血镁等）、甲状腺功能亢进或减退、贫血、糖尿病酮症酸中毒、低血糖、颅内压增高、大量失血、高热（体温升高1℃，心率会增快15~20次/分钟）等。

各种细菌和病毒感染可伴有各种心律失常，如上呼吸道感染、白喉、流感或肺部感染等急性感染可引起一过性心律失常。

药物作用。患者治疗心律失常，一定要向医生说明当前的服药情况，听从医嘱，不要随意加减药物剂量。抗心律失常药物具有两面性，使用恰当可有效控制心律失常，使用不当可能加重原有心律失常，甚至诱发出原来没有的新的更严重的心律失常，如奎尼丁晕厥。

各种外科手术或诊断性操作（如心导管检查）也是引起一过性心律失常的原因。

神经和精神心理因素，其中自主神经（植物神经）功能紊乱最为常见，如神经衰弱、更年期综合征、惊恐或过度兴奋均可出现心律失常。

严重失眠或夜间打鼾（睡眠呼吸暂停综合征）等也常引发心律失常，严重的鼾症应及时诊治。

二、心律失常的常见诱因

生活中可引起心律失常的诱因不容忽视，如疲劳、喝浓茶、喝冷饮、烟酒刺激、情绪激动等都可引发心律失常。

1. 体位改变

人在体位发生改变的情况下，除迷走神经张力有变化外，血液动力学也会发生程度不同的改变。一些人由于适应和调节能力差，在由立位到卧位或由卧位到立位时，可出现短暂的心律失常，若立即做心电图检查，可见心电图有异常改变。

2. 吞咽食物

一些患者在吞咽食物3~6秒后可突发心悸、头昏，甚至晕厥；有的出现心动过速、频发早搏；有的则发生心动过缓、传导阻滞。"狼吞虎咽"时症状更明显。吞咽食物引起的心律失常多数可自行消失，也有反复发作的病例，因此我们提倡"细嚼慢咽"的良好生活习惯。

3. 吸烟

烟草中的多种有害物质可直接刺激植物神经，引起心律失常。2～3小时内吸烟15～25支可引发严重心律失常，如频发早搏、房性或室性心动过速等。

4. 过多饮酒

饮酒过多可刺激体内儿茶酚胺类物质释放，加重心脏负担，增加心肌耗氧量。大量喝咖啡，也有同样效果。

5. 突然遇冷

这会使神经系统受到刺激，血管收缩，血压升高，引发心律失常。

6. 情绪异常

大喜大悲、忧思过度、愤怒等均可通过大脑中枢神经系统，使心脏神经功能及内分泌激素释放失衡，导致心跳不规则。

第四节　心律失常的诊断

一、心电图

诊断心律失常最有效、简单且必不可少的方法就是心电图，特别是心律失常发作时捕捉到的心电图。

心电图是记录心脏电活动最常用的检查，它是心肌电活动在体表的记录，是心脏兴奋的发生、传导和恢复过程的客观描记。如果心律失常发作，心电图可出现相应改变，由心电图的改变可分析出心脏兴奋或传导系统的异常。

患者应该保存好自己的心电图资料，包括（体检时的）正常心电图，尤其是心律失常发作当时的心电图。正常情况下的心电图和心律失常发作时的心电图对比，对诊断心律失常和鉴别诊断极有帮助。

每份心电图上都记录好姓名、性别、年龄、日期，尤其要记录当时有没有不适症状、症状的严重程度、血压情况以及用何种方法使症状得以缓解等。

心电图的种类主要包括4种：普通心电图、动态心电图、运动试验（心电图）、症状或心律失常发生即时心电图。

1. 普通心电图

能够显示心脏活动时电压变化和激动传导的情况，不易发现短暂一过性心律失常和心肌缺血，适用于检查持续存在或频繁出现的心电图异常。

2. 动态心电图

动态心电图是应用随身佩戴的小型心电记录仪，长时间（24小时或以上）连续记录受检者在不同状/体态下（如活动时或者睡眠中）的心电图，又称Holter心电图、Holter监测、活动心电图。

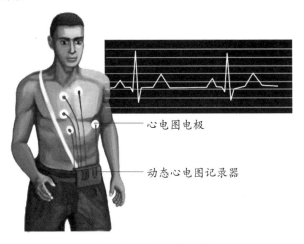

心电图电极

动态心电图记录器

动态心电图监测示意图

动态心电图对各种心律失常的检出和诊断均有帮助，尤其对短暂性/一过性心律失常和心肌缺血更为有用，可以判断心律失常的类型、频率、持续时间、程度以及与受检者活动、情绪的关系等。

动态心电图可评价临床症状与心律失常的关系，如对晕厥的病因诊断具有重要意义，不仅可以明确晕厥的原因是否与心律失常有关，还可以判定晕厥是由哪一种心律失常引起的。

动态心电图检查还可评估抗心律失常药物的疗效和监测起搏器的功能。

动态心电图检查的注意事项

患者在安装完记录器离开之前，要认真倾听医务人员讲解记录器的正确使用方法、导联线的保护和记录过程中的注意事项。在检查过程中一旦出现机器或导线故障，及时与医务人员联系。

患者做好心电图监测过程的生活记录。

① 按时间顺序记录，日记要有详细、精确的时间。

② 详细记录日常生活，包括活动、用药和不适症状等。对于一些已知的心律失常诱发因素，也一并记录下来，便于医生分析与诊断。

动态心电图检查时，要维持正常的生活作息。

3. 运动试验（心电图）

心电图运动试验（ECG exercise test）是指通过运动增加心脏负荷，使心肌耗氧量增加，用于冠心病及其他疾病的诊断、鉴别诊断和预后评价的一种检查方法。有些心律失常出现在运动时。

运动试验常用的方法是活动平板或踏车试验。例如活动平板检测就是在跑步机上边跑步边记录心电图（仪器记录不同运动状态、运动强度和运动时间的心电图情况）。

运动试验的注意事项

① 患者不要空腹进行运动试验，以免发生低血糖，出现运动时晕厥。

② 运动试验时，不要饮水过多，以免影响运动，不能达到运动试验的目标。

③ 运动中出现各种不适，及时向医务人员提出，避免意外。

④ 运动时穿适合的衣服；运动后及时添衣、适量饮水和休息，待心率完全恢复和症状完全缓解后再离开。

4. 即时心电图

（1）通过电话传输的心电图

这种技术非常方便，患者只要有一部装有心电讯号发送器的手机就能做到。首先，当有心慌、胸痛等不适时，患者或家属快速将手机外面心电监护电极部位放置在胸前或手掌心中，按照说明书的要求在菜单中按下按钮，即可将患者的心电讯号转变为心电音频讯号或数字讯号，接通指定的专用电话，通过电话将心电讯号传送到监测医生手中。监测医生对收到的心电图做技术分析，再把分析结果和建议通过短信迅速发送到患者的手机上。

（2）植入式 Holter（植入式动态心电图）

植入式 Holter 是一个植入体内的微型心电监测记录装置，相当于一包口香糖大小，植入后可在体内工作 1.5～2 年，主要用于反复发作不明原因晕厥的患者，可明确自发症状与心脏节律的联系。

植入式 Holter 由激发器和程控仪两部分组成。记录事件时，患者需按下手持遥控激发器上的按钮完成；程控仪用于查询发作情况，回放、显示和打印存储的心电图，并可下载存储在磁盘上。

需要注意的是：移动电话和金属探测门对植入式 Holter 没有影响；而磁共振检查则对设备产生影响，做类似检查时要向医生说明植入了 Holter。

二、心腔内电生理检查

心腔内电生理检查是一项有创的检查方法，对于无创检查不能诊断和治疗的心律失常，可通过心腔内电生理检查来诊断和治疗。

心腔内电生理检查是将一至几根特制的电极导管沿静脉送入心脏内，在心脏内进行程序控制的电刺激，通过心腔内和体表同步记录心脏电活动，研究心脏起搏和传导系统的电生理功能，探索心律失常的发生机制，评价药物疗效和判断患者预后。

在心律失常的射频消融术和有时的心脏起搏治疗前，需进行必要的心脏电生理检查，以便明确诊断和指导治疗。

提示

① 患者在术前 4 小时内禁食、禁水。

② 医生应在术前向患者清楚说明检查的目的和过程。

③ 患者练习卧床大小便，保持轻松的心情和良好睡眠，这些将有利于检查的顺利进行和检查后的康复。

④ 家属要鼓励和安慰患者，帮助患者以良好状态接受检查，并在检查后给予患者细心的护理和照顾。

第五节　心律失常的治疗

不是所有心律失常都需要治疗。治疗心律失常取决于：有无心律失常直接相关的明显临床症状。有无心律失常导致的严重血液动力学后果，如血压下降。

心律失常的常见治疗方法包括药物治疗和非药物治疗。

一、抗心律失常的药物治疗

抗心律失常药物治疗需按照医嘱进行（有疑问时咨询医生），医生对患者应随访，当患者出现不适或异常情况时要及时与医生联系。

二、射频消融

射频消融治疗经导管释放射频能量，阻断心脏的异常电传导和异常节律灶，达到根治目的，主要用于根治快速性心律失常。

射频消融术顺利完成后。

患者起床后避免立即洗浴，避免局部过分的揉动和热敷。

术后3天内不要负重或剧烈活动，要逐渐恢复日常活动。

避免长时间坐位，以免发生深静脉血栓。

如果患者出现心悸、头晕、恶心、憋气、胸闷和胸痛等症状，及时告知医护人员。

三、心脏起搏

心脏起搏是指植入人工心脏起搏器来完全或部分替代心脏的电兴奋和电传导，主要针对严重缓慢性心律失常，使患者能够正常生活。迄今为止，心脏起搏器是治疗心动过缓的唯一手段。某些特殊类型的起搏器具有抗心动过速的功能，可以应用于恶性心动过速的治疗。起搏器可分为临时起搏器和植入式（永久性或埋藏式）两种，前者用于紧急或临时情况（如心脏骤停或可能恢复的高度房室传导阻滞等），后者用于长期起搏治疗。

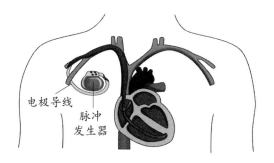

电极导线

脉冲
发生器

起搏系统包括脉冲发生器和电极导线，脉冲发生器中的电池为其提供电源

起搏器的最基本要求是安全性和可靠性，医生要严格掌握其适应证，同时考虑患者的经济能力。起搏器不是越贵越好，而是因人而异、因病而异。

四、心脏直流电复律

心脏电复律通常用来治疗严重快速心律失常，是利用除颤器在瞬间释放高压电流通过心脏，使全部或大部分心肌细胞同时除极，造成心脏短暂的电活动停止，打断折返而中止快速心律失常（异位心律），然后由窦房结重新主导心脏节律的治疗过程。

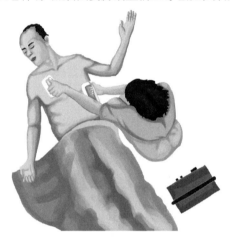

将电极板分别置于患者胸前心尖和心底部，调整功率和复律模式，触动按钮

第六节 常见心律失常简介

一、如何正确看待早搏

过早搏动（简称早搏，也叫"期前收缩"），是由于窦房结以外的起搏点过早发出冲动引起心房或心室收缩，导致下一个心跳的出现比规定的时间提前。

早搏本身不代表有病无病或病轻病重。无器质性心脏病的早搏，若无明显症状，最佳治疗是不治疗；有症状时要区分是直接与早搏相关，还是焦虑抑郁症状。有器质性心脏病（如心肌梗死、心力衰竭），治心脏病不治早搏。

早搏是儿童、青少年时期一种常见的心律失常，健康的学龄儿童、青少年有0.5%～2.2%出现过"心脏早搏"。多数孩子没有自觉症状，日常活动和生长发育也不会受到影响。

改变了全世界医学界"早搏观"的CAST（Cardiac Arrhythmia Suppression Trial，心律失常抑制试验）

我上医学院和刚毕业的一段时间，大家只要做心电图，发现了室性期前收缩（室性早搏），无论书本、老师还是上级医生查房，都要求及时治疗，都得用药，认为如不及时治疗，室性早搏可能恶化成更严重的室性心律失常，甚至心脏性猝死。

为了证明消灭了早搏是否真正减少心血管病的死亡和猝死，大家设计了一个随机双盲安慰剂对照的前瞻性大规模临床试验：入选了1000多个心肌梗死后伴有频发室性早搏和短阵室性心动过速、射血分数下降的患者，把这些患者随机分为2组，一组患者用安慰剂，另一组患者用氟卡尼或英卡尼。具体哪个患者吃了安慰剂，哪个患者用的是真药，医生和患者双方都不知道，安慰剂和真药在外观和气味上一模一样，不能分辨。这个研究预期做3年多，在做到一年半的时候，研究的安全监测委员会有一个中期分析，发现两组患者的总死亡率和心脏猝死已经发生了显著差别，所以试验提前终止（已经看到了差别，临床试验在伦理上就不能继续进行了，从科学上也不需要继续进行了）。

结果揭晓了。出乎所有人的意料，应用氟卡尼或英卡尼把室性早搏和心动过速减少了90%，几乎控制到没有心律失常的这组人，总死亡率是安慰剂组的2.5倍，猝死率（突然的心脏猝死）增加了3倍。从此，这个引起医学界震惊的试验改变了全世界治疗室性早搏的策略。

（具体内容请参看35页，"写给医生的话：理解医学，寻找合格医生，构筑心长城/三、走向循证医学和价值医学"。）

二、浅谈预激综合征——打断附加旁路，永远告别心律失常

预激综合征可发生于所有年龄层，但多见于儿童和年轻人。

预激综合征是可完全根治的一种心律失常。由于患者多在年轻时发病，身体也没有其他异常，因此预后好。

预激综合征有时是在常规检查身体时，通过心电图被发现的；还有很多时候患者是因为反复发生心跳过速而去急诊室就诊时被发现的，其心跳过速的特征性表现为突然发生、突然终止。患者可以在激动、弯腰捡东西或劳累等情况下，也可毫无诱因，突然发作心跳加快，一般都在每分钟160～250次。

1. 什么是预激综合征（WPW）

预激综合征（Wolff Parkinson White，WPW）是指心脏由于先天存在异常的电传导通路而引起心脏发生突发突止的心动过速。患者大多无器质性心脏病。少数患者合并其他先天性心脏病，如三尖瓣下移、梗阻型心肌病等。WPW可能引起恶性心律失常，不正确的药物治疗也可能导致危险发生。

心房与心室之间电信号的"法定"传导通路只有一条，是通过房室结传导的。WPW患者在心房和心室之间还存在一条额外的传导通路，被称为附加旁路，这条旁路常绕过房室结，好像在心房和心室之间直接架起了另一座桥。这样，窦房结发出的电激动不仅可以由正常的传导通路下传心室，也可以通过这条附加旁路下传心室。多数情况下，通过附加旁路传导比正常传导通路的速度快，因此就有可能导致异常快的心跳（心动过速）。WPW还可能引起心房和心室之间折返性的心动过速，称为房室折返性心动过速（AVRT）。电激动由一条传导通路（大多是房室结）下传心室，然后沿着另外一条传导通路（大多为旁路）回传心房，往返循环，形成"折返"，产生心动过速。这一环行的激动以异常高的频率激动心室，使心跳可高达每分钟160~250次以上。

心房和心室之间的这种附加旁路产生于胚胎发育期间心房和心室分离不彻底，中间残留了肌肉的连接。WPW是出生时就存在的先天性异常，有些患者可在很小的时候就发生心动过速；另外一些则在出生时没有任何症状，直到青少年或成年后才出现症状（譬如突然发作继而又突然停止的心跳过速）；还有为数不少的幸运者，由于心脏的电传导终身都没有走这条异常通路，所以终身都不发作心动过速。

2. WPW 的日常表现

心动过速发作时，患者会感到突然发生心慌、头晕、胸闷、胸痛、晕厥，偶有猝死。WPW患者的心动过速常反复发作。有晕厥发作的患者心源性猝死的危险性高。

3. WPW 的诊断依据

（1）心电图检查

短PR、delta波、QRS增宽。

（2）电生理检查

通过静脉插入顶端有电极的导管到心脏内进行标测，可发现附加旁道的准确位置。

① 如果心房向心室的传导是通过房室结，而逆传是通过附加旁路，则心电图捕捉不到"预激"的图形。因此，普通心电图不能确定是否存在附加旁路，我们称之为"隐匿旁路"，它们一样有可能引发心动过速。这一类患者的明确诊断需电生理检查。

② 对于有明确"突发突止"心动过速病史的患者，应进行电生理检查以明确诊断。

③ 电生理检查也用于明确心动过速发生的机制以及识别附加旁路的部位。

④ 射频消融术前，首先要进行心内的电生理检查。

4. WPW 的治疗：终止心动过速发作，预防心动过速复发，根治预激综合征

心电图上有"预激综合征"表现，但是从未发生过心动过速的患者无需治疗，可以正常的学习和工作。这些患者多无症状，其中一部分人经过附加旁路的传导可以自行消失。

对于从事高危职业（如高空作业者、飞行员等）的患者建议治疗。

有心动过速发作的 WPW 需要治疗，尤其是合并心房颤动和心房扑动的 WPW 更建议积极治疗。

（1）终止心动过速发作

① 如果在发作时捕捉到一份心电图对诊断非常有用。

② 当发生心动过速时，患者可能因为心跳过快使血压降低，但是只要患者精神状态好，没有出冷汗，就不要过于紧张，这种情况下患者相对比较安全，发生意外的可能较小。

③ 在医生的指导下用药终止心动过速发作，患者一般需到医院静脉注射抗心律失常的药物。

④ 如果患者的病情不稳定、血压低、出现意识障碍或药物治疗无效，要立即电击复律。

（2）预防心动过速复发

预防心动过速复发有 3 种方法，包括药物、经导管射频消融术和手术。

① 药物预防 WPW 心动过速虽然有一定的效果，但疗效有限，且需长期服用（接受药物治疗的多数患者需每天服用药物预防心动过速的发作），不方便。长期药物治疗还需考虑抗心律失常药物可能导致的不良反应。

提示

WPW 患者合并心房扑动或心房颤动，建议经导管射频消融术根治。

如果 WPW 患者合并心房扑动或心房颤动，经附加旁路传导引起的快速心跳有导致心室颤动和猝死的危险。而且，这类患者在发作心房扑动或心房颤动时，用药也要非常慎重，有些治疗心房颤动和心房扑动的常用药物（如地高辛、地尔硫䓬等）可能增加发生心室颤动的危险。

② 经导管射频消融术（打断附加旁路）是目前根治 WPW 最常用和最可靠的治疗手段，创伤非常小，无需开胸（介入操作治疗），技术成熟，安全性高，操作的成功率为 98%。

射频消融术在导管室进行。患者躺在 X 线检查床上，医务人员将各种监测装置与患者身体连接，用无菌单盖在患者身上；局部麻醉后，医生就像输液一样在患者的腿部及左锁骨下（有些医院在颈部）用针进行穿刺血管，将标测旁路用的电极通过血管送入心脏内，确定旁路的部位；将射频消融用的一根很细、很长和可弯曲的导管（能将电信号传入和传出心脏）经血管送入心脏旁路的部位，医生通过导管找到心脏异常电活动的确切部位，再通过消融仪释放射频电流（低电压、高频率的电流）将附加旁路消融打断，靠射频电流的能量永久损伤附加旁路。受损伤的旁路丧失了传导电激动的能力。射频电流对心肌的损伤不大，不会有后遗症。经导管射频消融术需要 2~3 小时，术后患者只需卧床 6~12 小时即可下床活动，住院时间为 1~2 天。

大多数的 WPW 患者在经导管射频消融术后得到根治，2%~3% 的患者有复发，复发时可再次接受射频消融治疗。还有些患者存在多条附加旁路，可能在第一次进行射频消融术时未被发现，这种心律失常的复发也能够再次射频消融，效果非常好。再次射频消融不会对患者造成额外的伤害。

经导管射频消融术前、术后的注意事项

术前：

患者要事先向医生讲明自己服用的所有药物，避免有些药物对附加旁路的传导特性等造成影响，干扰术中的判断。

患者应至少提前 5 天停用所有抗心律失常药物。

未绝经的女性最好避开月经期，因为射频消融术中可能会使用抗凝剂，有可能引起患者失血过多。

育龄期女性在术前明确是否已经怀孕，以免放射线对胎儿造成伤害。

术前禁食，以免在发生危险时影响抢救。

对于比较紧张的患者，术前可适当给予镇静药物。

术后：

患者需卧床。

如果穿刺的是静脉，血管内的压力低，较容易止血，穿刺部位不需加压包扎，穿刺血管的那条腿伸直制动 6 小时就可下地活动。

如果穿刺部位是动脉，血管内的压力较高，止血时间要长，穿刺处要压迫止血，并加压包扎，穿刺的那条腿伸直制动 12 小时方可下地活动。

③开胸手术治疗可以将附加旁路切断，根治 WPW，成功率接近 100%，并发症也比较低，但是创伤大，除非特殊情况，一般很少使用。如果患者因其他合并的心脏问题需要接受开胸心脏手术时（如冠状动脉旁路移植手术、心脏换瓣手术等），可考虑同时进行附加旁路的手术根治。手术根治 WPW 还用于经导管射频消融术及药物治疗无效的

WPW 患者。如有些 WPW 合并房室折返性心动过速的患者由于旁路所处的位置等关系，现有的射频消融技术不能阻断旁路，同时心动过速发作频繁，不易终止，药物预防发作的效果较差，此时可考虑用手术方法根治。

三、遗传性长QT综合征的诊断与治疗

遗传性长 QT 综合征多见于儿童和少年，应早期诊断与早期治疗。

儿童和青少年出现不明原因晕厥时，不能轻易戴上"癫痫"帽子，应警惕长 QT 综合征的可能。

遗传性长 QT 综合征（LQTS）是一种常染色体遗传性心律失常，可表现为心悸、晕厥、抽搐和猝死，有的伴有耳聋。大多数患者的心脏事件多在运动（如跑步、打球，特别是游泳）和情绪激动（如恐惧、惊吓）时诱发，有些则在睡眠（如噩梦）时发作。治疗包括 β 受体阻滞剂、起搏治疗和植入式心脏复律除颤器（ICD），同时注意避免低血钾（如饮食差）或应用某些利尿药，避免应用有延长 QT 间期不良反应的药物。

1. 长 QT 综合征的临床诊断

晕厥是 LQTS 最常见的临床表现，首发年龄一般为 5~15 岁，男性发病早于女性，女性多于男性。

（1）长 QT 综合征比较容易诊断，常规心电图就可以发现

心电图表现为 QTc 间期延长（男性 QTc 间期 > 460 毫秒，女性 QTc > 480 毫秒要考虑诊断），T 波异常，室性心律失常，特别是尖端扭转型室性心动过速（TdP）。

提示

以上表述都是心电图专业术语，医生会根据心电图做出诊断。我们在这里提到只是为了帮助患者和家属在听到这些表述时不太陌生，便于更好地了解病情，配合治疗，恢复健康。

（2）也有些患者心电图变化比较大，有时心电图可能正常

但如果临床表现明显，应该反复做心电图，必要时做运动试验。运动试验中或恢复期可能出现 QTc 延长，需要考虑诊断。

2. 长 QT 综合征的治疗

（1）减小体力活动，避免剧烈运动

所有患者（包括有症状、无症状和健康基因携带者）均应减小体力活动，特别是剧

烈活动。这对 LQT1（LQTS 基因分型的一种）患者尤为重要，而对 LQT3 患者可以审慎考虑轻微运动方式。

（2）服药时要谨慎

有些药物容易诱发 LQTS 患者尖端扭转型室性心动过速（TdP），甚至发生于那些原来无症状的患者身上。所有 LQTS 患者必须避免应用这些药物。

表 3-1-1 引起 QT 间期延长和扭转性室性心动过速的常见药物

抗心律失常药物	奎尼丁、普鲁卡因胺、胺碘酮、索他洛尔
精神兴奋剂	氯米帕明、氯丙嗪、多虑平、氟奋乃静、氟哌啶醇
抗生素	金刚烷胺、氯喹、红霉素、氟康唑、格雷沙星、酮康唑、奎宁
非镇静性抗组胺剂	阿司咪唑、苯海拉明、安泰乐、特非那定

表 3-1-2 引起 QT 间期延长和扭转性室性心动过速的其他诱因

电解质紊乱	低钾血症、低镁血症、低钙血症
毒素	可卡因、有机磷化合物
严重心动过缓	病窦综合征、高度房室阻滞
其他原因	甲状腺功能低下、低体温、蜘蛛膜下腔出血、卒中、心肌缺血、自主神经系统疾病、人类免疫缺陷病毒疾病

（3）应用 β 受体阻滞剂

LQTS 患者的药物治疗依赖于 β 受体阻滞剂。β 受体阻滞剂能显著减少死亡率。资料显示，首次晕厥后经抗肾上腺治疗（包括 β 受体阻滞剂和（或）左侧心脏交感神经去除术），15 年的死亡率为 9%，未经治疗或治疗不当的患者死亡率将近 60%。

β 受体阻滞剂应该用"最大耐受量"，一般普萘洛尔从每日 3 次，每次 10 毫克开始，每隔两星期增加一次药量（患者定期按时复诊，医生根据患者的具体情况增加患者的药量），逐渐加到每天 2~3 毫克/千克（以患者的体重为标准，每日服药总量=患者的体重千克×（2~3）毫克，每日分 3 次服药。以一个 60 千克的患者为例，他需要每日服药 120~180 毫克，分 3 次服用，每次服用 40~60 毫克）。如果病情不能得到控制，可根据患者耐受情况加到 4 毫克/千克（同 2~3 毫克/千克服药原则）。

（4）左侧心脏交感神经去除术

左侧心脏交感神经去除术适用于经 β 受体阻滞剂足量治疗后仍有晕厥或不能按时服药的患者。左侧心脏交感神经去除术（LCSD）是切断左侧支配心脏的 1~4 或 5 胸交感神经节。通过切断神经纤维，使神经冲动及信号不能传递。操作比较简单，一般 20 分钟即可完成，安全性较高，可以通过左锁骨下小切口后经胸膜外途径进行，也可以通过胸腔镜（一种器械，手术进行时，将胸腔镜插入胸腔，在镜下切断神经，手术损伤小）进行。

（5）心脏起搏

LQTS 的心脏起搏治疗一般指植入永久性心脏起搏器，略大于火柴盒，通过电极线连接于心脏，当心跳过慢或心脏停跳时起搏心脏。心脏起搏适用于伴有房室（A~V）传导阻滞和有心动过缓或长间歇依赖性恶性心律失常的 LQTS 患者。

（6）植入式心脏复律除颤器（ICD）

ICD 也是一种植入到胸壁皮肤下面的装置，略大于火柴盒，通过电极线连接于心脏。集起搏、除颤和复律为一体，最终目的是患者的心律恢复到窦性（正常）心律。ICD 推荐用于发生过心脏骤停的患者。一旦发生尖端扭转性室性心动过速或心室颤动时，应立即进行心脏按压，并通知 999 或 120 急救中心。抢救成功后应药物治疗，及早安装 ICD。伴有并趾（指）畸形（趾或指长在一起）、完全性房室传导阻滞或已经出现症状并伴有耳聋的患者，除药物治疗外，也应接受 ICD 治疗，预防猝死。

心脏骤停是指心脏射血功能的突然终止，大动脉搏动与心音消失，重要器官（如脑）严重缺血、缺氧，抢救不及时或抢救无效则导致猝死。LQTS 患者心脏骤停大多发生在运动或情绪激动的时候。

提示

除以上列举的各种情况外，仅表现为晕厥的患儿一般不主张安装 ICD。因为一般来说，药物治疗 LQTS 有效；ICD 频繁放电，可能导致患儿精神异常；ICD 的电池一般仅能维持 8 年，不断更换 ICD 会加重家庭经济负担。

3. 长 QT 综合征的危险分层

（1）发病年龄

首次发生晕厥的年龄与预后有关：5 岁前发病一般病情较重；1 岁前发病预后很差。随访发现这些患者发生心脏骤停的危险性或需要植入 ICD 治疗的概率比其他患者高 13 倍。

（2）猝死家族史

观察发现，家族中有同类患者或有猝死的患者，预测猝死有较高的准确性。

（3）QT 间期

在心电图上，QT 延长程度（美国学会的标准为 500 毫秒）与危险性相关。因此，QT 间期越长，出现心脏骤停的危险性越大。

（4）T 波微型交替（TWA）

现有资料显示，体表心电图（ECG）上有 T 波微型交替（TWA）（需要一种特殊仪器的检查）是 LQTS 心电严重不稳的首要标志，有研究发现 TWA 对猝死有预测价值。

（5）性别

LQTS 患者中，男性发生心脏骤停的年龄早于女性。如果男性 20 岁时无症状，发生心脏骤停的危险性较低；但女性发生心脏骤停的危险性仍与已出现症状的患者相同（在常规体检时，可通过心电图发现 QTc 延长，动态心电图可以记录到短阵室性心动过速。在检测出结果时，患者可以没有症状，亦应注意定期随访）。

提示

患 LQTS 的女婴出生后一年内发生心脏骤停的危险性很高，对无症状的患病女婴应该进行治疗。

有家族史的患儿，特别是母亲或父亲患有该病，应常规检查心电图，有条件的做基因筛查。

（6）基因型

LQTS 目前已发现 13 个亚型，一般推荐进行 LQT1-3 三个主要亚型的筛查，这也是当前公认的遗传性 LQTS 诊断的金标准。

①LQT3 是恶性度最高的类型，而且应用 β 受体阻滞剂药物治疗无效。

②LQT1 和 LQT2 发生晕厥的频率高但致命性低，β 受体阻滞剂具有保护作用，特别是 LQT1。

③伴有耳聋比不伴有耳聋的患者发病早、预后差。遗传性 LQTS 临床上分 2 种类型，

一种是 Romano Ward 综合征（RWS），此型常见，不伴有先天性耳聋；另一种是 Jervell Lange Nielsen 综合征（JLNS），伴有先天性神经性耳聋。

④ LQT1 患者运动中发生心脏事件的危险性很高，特别是游泳。LQT2 患者对响声刺激非常敏感（被声响刺激后，会发生晕厥或抽搐），特别是在睡眠中或休息时。

（7）合并其他畸形

存在并趾（指）畸形的长 QT 综合征患者预后较差。

4. 儿童心肌炎与遗传性长 QT 综合征（LQTS）

全国 LQTS 注册研究目前已经在册的 170 多个家系中，至少有 10% 的儿童患者有被误诊为心肌炎的经历。减少误诊十分必要。

在儿童患者中，心肌炎与 LQTS 在临床表现上有一定的相似性，如晕厥、心电图 ST-T 改变及多种形式的心律失常等，加之这两种疾病都会有一些表现不典型的病例，所以使得许多 LQTS 被误诊为心肌炎。其实，只要仔细分析患者的心电图特征并测量 QT 间期，这两种疾病可以鉴别。误诊的原因主要是因为许多首诊的儿科医生对 LQTS 的认识不够全面、深入。

LQTS 患者心脏结构正常，胸部 X 线片或超声心动图一般没有心脏扩大的表现。这是 LQTS 与心肌炎的最大不同。

LQTS 患者 QT 间期延长，心肌炎的儿童多数没有 QT 间期的显著延长。

对于符合心肌炎诊断标准且伴有 QTc 延长的患者，应该动态观察 QTc 的变化，同时推荐进行基因筛查，以便鉴别是心肌炎造成的获得性 LQTS 还是遗传性 LQTS。少部分伴有 QTc 延长的心肌炎患者，为获得性 LQTS，在心肌炎康复后 QTc 会变为正常。

LQTS 患者 T 波时程和形态常呈多变特点。正是这些 ST-T 改变使得不熟悉 LQTS 的儿科医生经常把它诊断成心肌炎。

T 波振幅和极性交替变化的 T 波电交替常常是 LQTS 患者将发生恶性心律失常的前兆。心肌炎患者很少有此类表现。

四、心房颤动与心房扑动

1. 心房颤动

心房颤动（简称房颤），是指心房以每分钟 350～600 次的频率跳动，且节律非常不规则。倘若心房的激动都能下传心室，心室在如此快的激动下可能发生心室颤动，使心室丧失有效的收缩，而不能排出心脏内的血液，相当于心脏停止搏动，危及生命。

在正常情况下，房室结可阻断心房向心室下传的多数激动，有自我保护能力，因此心跳的频率常不超过每分钟170次，不会有引起心跳停止的危险。但是如果存在预激综合征的附加旁路，较多的心房激动就可能通过附加旁路下传，激动心室，可使心室激动达到或超过每分钟200次。

心房颤动分为阵发性心房颤动、持续性心房颤动和永久性心房颤动，可见于冠心病、风湿性心脏病、心力衰竭、甲状腺功能亢进、心肌病和心肌炎等，是中老年人群中最多见的心律失常类型。相当多的心房颤动找不到病因，称为"孤立性心房颤动"。

2. 心房扑动

心房扑动（简称房扑）的心房激动频率在250～350次/分钟，可以1∶1、2∶1或4∶1不同比率下传心室。

五、阵发性室上性心动过速

室上性心动过速（简称室上速）是起源于心室上方的心房或房室交界处的心动过速。因为在心电图上难以区分房性心动过速与交界性心动过速，而它们的原因、临床表现、治疗原则和预后又基本相同，所以统称为室上性心动过速。

其中，阵发性室上性心动过速的发作特征为突然发作与突然终止，心率常在160～250次/分钟，心律绝对规则，常见于无器质性心脏病者，在不同年龄和性别都可以发生，可与情绪激动、疲劳或饱餐等有关，也可没有任何诱因。患者发病时多数有心悸、胸闷、气短、乏力、胸痛等，持续发作较久者可有休克、心力衰竭。冠心病患者发生阵发性室上性心动过速可导致心绞痛、心肌梗死。

提示

① 频繁发作的阵发性室上性心动过速患者应行经导管射频消融术根治。

② 阵发性室上性心动过速的确诊依靠发作时的心电图。患者一定要保留曾经记录过自己阵发性室上性心动过速的心电图，再次发作或就诊时向医生出示，提供诊断依据。

③ 药物无效或不能耐受者（包括孕妇），可进行食管调搏（用稍快于心室率的频率刺激心脏，对阵发性室上性心动过速进行超速抑制）。

④ 心脏直流电复律常用于休克、急性肺水肿、急性心肌梗死等需紧急复律者。

六、阵发性室性心动过速

阵发性室性心动过速多见于有严重心脏疾病的患者，也可见于正常心脏，发作可与情绪激动、突然用力、疲劳或饱餐等有关，患者常有心悸及心率增快感。当心率增快明显时，由于心排血量减少，常伴有血压下降、头晕、胸闷等不适，也可能出现恶心、呕吐，少数患者出现心力衰竭或短暂意识丧失。极少数情况下，阵发性室性心动过速发作时心率没有明显增快，同时患者没有心脏病基础，症状较轻，仅有轻度心悸感，甚至没有症状。

非器质性心脏病患者发生一过性和短暂的阵发性室性心动过速，如果没有不适症状，没有晕厥发生，不需治疗。

患者有器质性心脏疾病，但阵发性室性心动过速持续时间短且没有明显症状的，治疗原发疾病。

如果阵发性室性心动过速持续时间长或者频繁发作，无论有无器质性心脏病，都应立即就医终止其发作（采用药物、电复律、射频消融术等手段）。

七、加速性室性自主心律（非阵发性室性心动过速）

加速性室性自主心律的发生机制系浦肯野纤维的自律性增加，伴或不伴有窦房结起搏功能低下，常见于急性心肌梗死患者，在急性期可多次反复发作，是急性心肌梗死24小时内常见的心律失常。其他可能导致此种心律失常的病因有洋地黄过量、心肌炎、高血钾、外科手术（特别是心脏手术后）、完全性房室传导阻滞、室性逸搏、应用异丙肾上腺素后等。少数患者无器质性病因，也偶见于正常人。

提示

① 积极治疗原发疾病，去除病因。

② 加速性室性自主心律虽被称为心动过速，但多数患者没有明显自觉症状（其频率并非很快，对血液动力学没有明显影响）。患者的主要症状、体征大多为原发病的症状、体征，发作时多呈短阵发作和自行终止。

八、心室扑动与心室颤动

心室扑动（简称室扑）和心室颤动（简称室颤）分别为心室肌快而微弱的收缩或不协调的快速乱颤，根据患者的临床表现和心电图可明确诊断。其结果是心脏无排血，心音和脉搏消失，心、脑等器官和周围组织血液灌注停止，阿斯综合征发作和猝死。心室颤动是导致心源性猝死的严重心律失常，也是临终前循环衰竭的心律改变。一旦发生心室扑动和心室颤动，需争分夺秒紧急处理。

九、传导阻滞概述

前面我们提到，窦房结好比心脏的发电机，心电激动通过电路（心脏传导系统）传送到千家万户（心肌细胞）。

冲动在心脏传导系统的任何部位均可发生传导阻滞，比如发生在窦房结与心房之间的传导阻滞称窦房阻滞，心房与心室之间的传导阻滞称房室阻滞，还有房内和室内传导阻滞。其中，室内传导阻滞包括左、右束支传导阻滞及左束支前、后分支传导阻滞。

心脏传导阻滞主要依靠心电图的诊断。

心脏传导阻滞按阻滞程度可分为Ⅰ度、Ⅱ度和Ⅲ度。Ⅰ度、Ⅱ度传导阻滞合称为不完全性传导阻滞。Ⅰ度传导阻滞是指激动均能通过阻滞部位，仅有传导时间的延长；Ⅱ度传导阻滞是指部分激动被阻滞，不能全部通过阻滞部位；若所有的激动都不能下传，称为Ⅲ度传导阻滞（完全性传导阻滞）。

传导阻滞可以分为永久性、暂时性或间歇性。

提示

① 大多数Ⅰ度或Ⅱ度Ⅰ型房室阻滞不需治疗。

② 患Ⅱ度Ⅱ型或Ⅲ度房室传导阻滞者应安装永久性人工心脏起搏器。

十、病态窦房结综合征

病态窦房结综合征（SSS，简称病窦综合征，又称窦房结功能不全）是由窦房结及其邻近组织病变引起窦房结起搏功能和（或）窦房传导障碍，从而产生多种心律失常和临床症状。

诊断主要基于窦房结功能障碍的心电图表现，临床症状和与心电图改变相关的因素，排除迷走神经功能亢进或药物影响。动态心电图检查可明确症状出现和心电图改变的关系。

十一、尖端扭转型室性心动过速（TdP）

尖端扭转型室性心动过速是一种较为严重的室性心律失常，常反复发作，易造成昏厥，可发展为心室颤动，发作时的心电图呈室性心动过速特征，QRS波的尖端围绕基线扭转，典型者多伴有QT间期延长。

第二章　心肌疾病知多少

公元前490 年的9 月，在雅典东北42公里的爱琴海边，美丽的马拉松平原上正酝酿着世界历史上著名的以少胜多、以弱胜强的马拉松战役。雅典的一万守军和一千普拉提亚援军战胜了攻无不克、战无不胜的波斯帝国军队，从此开创了马拉松运动，也开启了人类对抗心肌病的序曲。

马拉松战役胜利后，指挥官派遣擅长奔跑的使者菲里皮德斯（Pheilippides）由马拉松平原跑回雅典报捷，当他一刻不停地跑完全程约42.195公里，冲到雅典中央广场，向翘首以盼的民众高声喊出了那句"我们胜利了！"之后，壮士就一下扑倒在地，再也没有站起来。为了纪念马拉松战役和这位英雄，希腊人设立了马拉松长跑运动项目，后来成为奥运会上固定的比赛项目。据专家们研究推测，菲里皮德斯死于心肌病，这是人类历史上第一例有据可查的运动性猝死。

各种原因引起的心肌病变，都会导致心脏形态改变和心功能减低。

心肌病的专业性较强，为了帮助患者及家属与医生沟通和理解病情，文中出现的一些诊断报告或检查结果可能涉及医学专业术语，比如心电图检查中各种"波"的表述。读者没有必要费心钻研。因为当这些表现出现时，都会在检查报告中明确写明和作为医生诊断的依据。任何一种心肌病的治疗都必须严格在医生指导下进行，最终的疾病诊治源自于称职的医生。

第一节　简单了解心肌病

一、心肌病

心肌病是由多种原因所引起的一组重要疾病。长期以来，混乱的定义和命名一直影响着公众乃至医务人员对于这组疾病的认识。2006 年，美国心脏协会在《循环》杂志上公布了"当代心肌病定义和分类"，为该病构建了一个新的严谨框架，已经得到了广泛认可。

心肌病是由多种心肌疾病构成的一组疾病，这些疾病具有心脏机械功能和（或）心电功能障碍，通常（但并不一定都）表现为心室的异常肥厚或扩张，其病因种类众多，但常是基因异常所致，心肌病的病变可以局限于心脏，也可以是全身系统性疾病的一部分，常导致心源性死亡或进展性心力衰竭而致残。

二、常见的心肌病及其归类

根据主要受累器官不同，心肌病被分为原发性心肌病和继发性心肌病。原发性心肌病是指那些病变只见于心肌或者主要局限于心肌的心肌病。继发性心肌病是指多种全身性疾病累及心肌所导致的心肌病，心肌病变是多个系统或多个器官病变的一部分。

表 3-2-1　心肌病分类

心肌病及其归类	病因	种类
原发性心肌病	遗传性	肥厚型心肌病
		致心律失常型右室心肌病
		左室心肌致密化不全
	混合性	扩张型心肌病
		原发性限制性非肥厚型心肌病
	获得性	炎症性心肌病（心肌炎）
		围产期心肌病（产后心肌病）
		快速性心律失常介导的心肌病
		酒精性心肌病

续表

心肌病及其归类	病因	种类
继发性 心肌病	浸润性疾病	淀粉样变性
	毒性因素	药物、重金属和化学因素
	内分泌性因素	糖尿病
		甲状腺功能亢进或低下
	神经肌肉性 因素	弗里德赖希共济失调
		Duchenne-Becker肌营养不良
		Emery-Dreifuss肌营养不良
		强直性肌营养不良
		神经纤维瘤病
		结节性硬化症
	营养障碍	维生素B_1、维生素C、硒、蛋白质缺乏等
	自身免疫	系统性红斑狼疮
		皮肌炎
		类风湿关节炎
		硬皮病
		结节性多动脉炎
	肿瘤治疗	蒽环霉素、阿霉素、柔红霉素、环磷酰胺
		放疗

三、早期发现和干预心肌病

　　心肌病缺乏特异的临床症状，部分患者可以没有任何不适的感觉。病情较重的患者可出现心慌、气喘，部分患者伴有胸痛，这些症状在体力活动或情绪激动时加剧。超声心动图可检查出心室的异常肥厚或扩张，心电图或心脏电生理检查可发现心电活动异常。

　　由于原发性（原因不明）心肌病具有较强的遗传倾向，所以家族中有心肌病患者或有年轻的直系亲属不明原因猝死或晕厥者，家族中其他人员应到医院做检查评估，及时做相关检查，如超声心动图，必要时做基因检查，以便早期发现和干预心肌病。

　　从事高强度体力和精神张力职业或活动者，如竞技运动员、飞机驾驶员等，在从事这些活动前应全面了解相关家族史和既往疾病史，并做相关检查排除原发性和继发性心肌病，预防职业和活动诱因导致的不良事件。

已经确诊心肌病的患者，要到正规医院的心脏内科就诊，接受规范治疗；按照医嘱改变不良生活习惯，避免剧烈运动；定期做动态心电图监测，及时发现恶性心律失常；定期做超声心动图检查，评估心脏的结构和功能状态。

反复发作晕厥、心力衰竭、心律失常的心肌病患者有高度猝死的危险性，猝死原因主要为心律失常，需要接受抗心律失常药物治疗，必要时给予射频消融治疗、安装起搏器或者使用植入式心脏转复除颤器等改善心功能、预防猝死、提高生存率和生活质量。

四、心肌病的新分类

随着基础和临床研究的不断深入，原发性心肌病与继发性心肌病之间的界限越来越模糊。原发性心肌病的患者中，许多都有严重的心脏外表现；继发性心肌病患者常是因为心肌损害导致的心功能不全症状而就诊，或是在平时的健康体检中检出心脏形态异常而被发现和诊断。

因此，2008年欧洲心脏病学学会"心肌病分类共识"工作组的专家们认为，以临床为导向，根据心室形态和功能对心肌疾病进行分类，是诊断和处理心肌病最实用的方法。该共识将心肌病划分为肥厚型、扩张型、致心律失常型、限制型和未定型等五种类型。每型又包含家族性和非家族性两个亚型。家族性心肌病是指超过一个家族成员患有相同的心肌疾病，该病是由相同的基因突变所致；非家族性心肌病是指家族中只有患者表现为心肌病，经系谱分析和临床评价其余成员均未患病。非家族性心肌病可进一步划分成特发性心肌病（指原因不明者）和获得性心肌病（指心室功能障碍是疾病的并发症而非疾病本身）。这种分类的好处在于能将心肌病极其复杂的病情难题简单化，为临床提供了有效的实用性工具。

第二节　常见的心肌疾病

一、肥厚型心肌病

肥厚型心肌病是一种以左心室和（或）右心室及室间隔不对称肥厚为特征的疾病，常常伴有心室腔缩小。根据左心室流出道有无梗阻可分为梗阻性肥厚型心肌病和非梗阻性肥厚型心肌病。

1. 肥厚型心肌病的心脏结构有什么特点

肥厚型心肌病显著的解剖特征是心室壁肥厚，不对称性肥厚（即室间隔厚度/左室后壁厚度＞1.3）最常见，其他可能出现肥厚的部位还有左室游离壁、心尖部，有的伴有右室肥厚。单纯右室肥厚型心肌病非常少见。显微镜检查可见心肌细胞增大，排列紊乱。

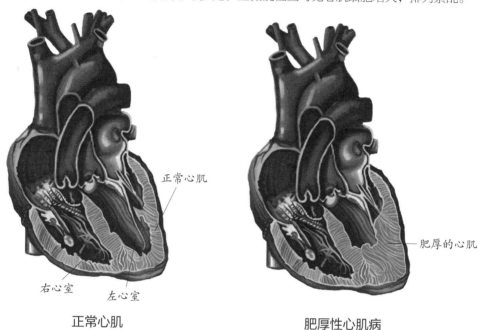

正常心肌

肥厚性心肌病

2. 什么原因导致了肥厚型心肌病

遗传：一个家族中可有多人发病，提示肥厚型心肌病与遗传有关。

内分泌紊乱：嗜铬细胞瘤患者并存肥厚型心肌病者较多，人类静脉滴注大量去甲肾上腺素可致心肌坏死。动物实验结果显示，静脉滴注儿茶酚胺可致心肌肥厚。因而，肥厚型心肌病可能与内分泌紊乱相关。

高血压和高强度运动也可以作为本病发病的促进因素。

3. 肥厚型心肌病主要有哪些临床表现

（1）呼吸困难

过度肥厚的心肌顺应性下降，导致心脏舒张功能障碍，使肺静脉的血液不能顺利回流到左心，造成肺瘀血和左心射出的血液减少，降低了全身血液供应，从而引起气短，活动能力下降。体力活动或情绪激动时气短加重。心肌缺血和心律紊乱可进一步加重或诱发舒张功能不全。

（2）胸痛

常是劳累诱发、休息缓解，但疼痛也可发生在休息、睡眠时。胸痛持续时间较长，用硝酸甘油含化不但无效还可能加重症状。患者产生疼痛的原因与心肌缺血和氧耗量增加有关。

（3）心悸

肥厚型心肌病常出现心律失常，引发心悸。假如患者由于心率过快或过慢引起心悸，并伴有头晕、出汗，应该予以重视。

（4）晕厥

肥厚型心肌病患者可出现眩晕、黑蒙，严重的有短暂的意识丧失。

（5）猝死

肥厚型心肌病是青少年和运动员猝死的主要原因，患者可以在没有任何征兆的情况下出现突然死亡。恶性心律失常、心室壁过厚和流出道严重梗阻是猝死的主要危险因素。

（6）部分患者没有自觉症状，在体检时或因为猝死而被发现

4. 肥厚型心肌病如何诊断

临床症状、心脏杂音和异常的心电图常是提示肥厚型心肌病的诊断线索。然而，由于特异性差，单凭这些检查难以鉴别该病。

超声心动图是诊断本病最实用的无创检查，可以发现室壁肥厚尤其是室间隔的异常增厚、室间隔运动幅度明显降低、室间隔厚度与左室后壁厚度的比值异常增大、左心室收缩末期内径比正常值小、左室流出道梗阻等，是诊断肥厚型心肌病的重要依据，也是首选的检查项目。

在超声心动图不能确诊，临床上又存在高度怀疑时，可行核素心肌显像检查或者核磁共振检查来明确诊断。

心导管检查及心血管造影在需要时作为协助诊断。心导管检查可发现左心室与左心室流出道之间出现压力阶差，左心室舒张末期压力增高，而且压力阶差与左心室流出道梗阻程度呈正相关。当室间隔肌肉肥厚明显时，心血管造影可见心室腔呈狭长裂缝样改变，对诊断也有意义。对有冠心病高危因素的肥厚型心肌病患者进行评价时，应注意冠心病存在的可能性。

心内膜活检有助于发现浸润性心肌病，并与限制型心肌病相鉴别。

由于肥厚型心肌病多数被认为是遗传性疾病，所以家系调查分析及基因检测有助于本病的诊断。

请参看368页，"第三节　心脏健康的第六道防线，双心医学和医疗从明确疾病的全貌和关心患病的人开始/病例19"。

5. 肥厚型心肌病的治疗

肥厚型心肌病治疗的主要目标是缓解症状、改善运动耐力和预防猝死。

治疗方案主要包括药物治疗、外科手术治疗、心肌化学消融治疗以及预防猝死治疗。治疗方法的选择取决于疾病的不同类型和不同阶段。

表3-2-2　根据临床类型选择治疗方法

	梗阻性肥厚型心肌病	非梗阻性肥厚型心肌病
药物治疗	+	+
起搏器	+	−
心肌化学消融	+	−
植入式心脏除颤器	+	+
心肌切除／切开术	+	−
二尖瓣置换	+	−
心脏移植	+	+

注："+"表示"适用于"；"−"表示"不适于"。

（1）药物治疗

是肥厚型心肌病的首选治疗手段，除非患者有禁忌证或不能耐受药物治疗。药物治疗必须在医生的指导下进行，否则不仅不能达到预期的治疗效果，反而会导致严重的不良后果。主要的治疗药物包括：

① β 受体阻滞剂：可降低心肌收缩力，减轻左心室流出道梗阻，改善左心室壁顺应性及左心室充盈，也具有抗心律失常作用，常用的有美托洛尔（倍他乐克）、比索洛尔（康忻、博苏）等。

② 非二氢吡啶类钙通道阻滞剂：如维拉帕米（异搏定）或地尔硫䓬。常用于不能耐受 β 受体阻滞剂治疗的患者。使用时要注意其血管扩张作用可能引起的低血压和严重的血液动力学紊乱。

③ 丙吡胺：属抗心律失常药物，也有降低心肌收缩力的作用，是目前临床上最强的降低左心室流出道压力差的药物，用于左室流出道梗阻的治疗。目前国内无此药供临床使用。

④ 胺碘酮：是当前预防肥厚型心肌病患者出现阵发性心房颤动最常用的药物。需要注意，有房室传导阻滞和心动过缓的患者不宜使用此药。

⑤ 华法林：有心房颤动的患者如没有禁忌证，可用华法林预防血栓形成和栓塞性事件的发生，使用过程中需监测凝血功能（国际标准化比值：INR 范围 2～3）。

（2）非药物治疗

① 经皮间隔心肌化学消融术。

肥厚型心肌病的流出道梗阻主要是由于室间隔上部的心肌肥厚和收缩活动所致。经皮间隔心肌化学消融术是用导管将无水酒精注入为该区域心肌供血的血管内，令这一部分心肌选择性坏死，从而消除室间隔的心肌肥厚和收缩活动，减轻或消除流出道梗阻。

经皮间隔心肌化学消融术治疗梗阻性肥厚型心肌病应严格掌握适应证，主要应用于：

有明显的临床症状，如晕厥、心绞痛或心功能不全。

药物治疗效果不佳，或不能耐受药物不良反应。

超声心动图提示有明显的主动脉瓣下而非心室中部或心尖等其他部位的梗阻，室间隔厚度≥15 毫米。

左心室流出道压力阶差≥50mmHg，或静息时压力阶差在 30～50mmHg，应激时压力阶差≥70mmHg。

尤其适用于症状明显的高龄患者或同时伴有其他疾病而不适宜做心脏外科手术的患者。

② 外科手术治疗：疗效确切。对于左室流出道梗阻严重、压力阶差＞60mmHg、药物治疗无效的患者，可以选择室间隔肥厚心肌切除术；合并严重二尖瓣关闭不全的患者，可行二尖瓣置换术。

③ 起搏器治疗：对于心动过缓或因心动过缓难以耐受药物治疗的肥厚型心肌病患者，接受起搏器治疗以维持适宜的心跳频率有助于症状和运动耐量的改善。尤其是 20 世纪 70 年代开始用于治疗梗阻性肥厚型心肌病的双腔起搏器治疗，可以通过改变心室激动和收缩顺序减轻左室流出道的梗阻。

心脏起搏器除了可以预防心律失常导致的意外事件，还可选择性起搏心脏的不同部位，影响心脏的收缩顺序和同步性，来改善心脏排血通道的阻力。

④ 植入式心脏除颤器：安置兼有起搏功能的体内除颤器是防止、终止致命性心律失常（快速心律失常和严重心动过缓）导致猝死最为有效的手段。

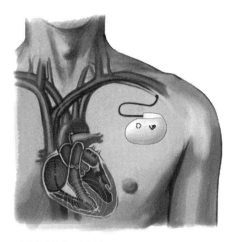

植入性心脏转复除颤器（ICD）

6. 肥厚型心肌病的预防重点：防事件

预防肥厚型心肌病的重点：一是筛查有相关家族史的高危发病人群和从事特殊职业或特殊活动的高危事件人群，做好该病的及时发现和早期诊断；二是注重对患者的正确治疗和生活指导，尽可能避免不良事件的发生。

肥厚型心肌病患者要严格执行低盐饮食；避免激烈运动、持重物或用力屏气；血管扩张药物（如硝酸甘油、硝苯地平和硝普钠等）会加重心室内梗阻，禁止使用；洋地黄可加重左室流出道梗阻，进一步降低心脏排血量，应慎用。

7. 获得性肥厚型心肌病

获得性肥厚型心肌病是指心室肥厚和功能障碍不是心脏自身的疾病所致，而是其他原因或已知疾病的并发症，主要包括肥胖所致的肥厚型心肌病、糖尿病母亲所生子女的肥厚型心肌病、体育训练所致的心肌肥厚以及淀粉样变性心肌病，其中以淀粉样变性心肌病比较严重。

淀粉样变性是一种全身性损害，是由于细胞外可溶性纤维蛋白大量沉积于全身组织，导致受累器官的结构和功能严重受损，心脏损害是全身病变的一个部分。

淀粉样变性心肌病是由淀粉样物质沉积于心脏所致，以心室壁肥厚和舒张功能障碍为主要表现的心肌病变，临床上比较少见，多见于平均年龄 60 岁左右的男性，预后不良。淀粉样蛋白可沉积在心室、心房及血管周围（特别是小血管）和瓣膜内，传导系统也可能受累。显微镜检查不是表现为心肌细胞增大，而是心肌细胞外的淀粉样物质沉积。

淀粉样变性心肌病患者的心室壁肥厚，心房轻度增大，心室一般无明显扩张。典型病例的双侧心室室壁变硬，呈橡皮样增厚，顺应性低，外表为粉红色或灰色石蜡样，故淀粉样变性心肌病也称为"僵硬心脏综合征"。

除了原发性淀粉样变、家族性淀粉样变、老年性淀粉样变以外，炎症性疾病（如结核、风湿性关节炎、痛风、牛皮癣、骨髓炎、慢性鼻窦炎、炎症性肠病等）、肿瘤（如多发性骨髓瘤等）和长期血液透析等基础疾病也可引起继发性淀粉样变。了解淀粉样变性的病因，及时发现和治疗继发性淀粉样变性的基础疾病，对于阻止病变进展、改善预后可能具有重要意义。

除了心血管系统的表现外，淀粉样变性心肌病患者还有淀粉样变损害其他组织器官的相应表现，如发热、消瘦、紫癜、巨舌、腹痛、腹泻等；约10%的患者出现直立性低血压；体格检查可发现淋巴结肿大，肝大和脾大，充血性心力衰竭和周围神经病变等。既往有高血压的患者，伴随淀粉样变性心肌病的进展血压常可下降。

由于淀粉样变性心肌病是全身性损害的一部分，淀粉样变物质可沉积于全身各处，对疑诊为淀粉样变性心肌病的患者，最好进行腹部皮下脂肪垫抽吸或做直肠黏膜活检，也可做皮肤、牙龈、肾脏和肝脏活检，必要时做心内膜心肌活检。心内膜活检标本中，可见淀粉样蛋白沉积，由于淀粉样蛋白广泛分布于心脏，所以其敏感性为100%。此外，血和尿蛋白电泳等检查可见单克隆免疫球蛋白轻链，尿中可有大量蛋白及本－周蛋白阳性。

患者要严格执行低盐饮食，减少活动，注意休息，避免感染。

治疗淀粉样变性心肌病的充血性心力衰竭，可用的药物主要是利尿剂。利尿药的使用要避免过量，以免引起脱水、体位性低血压和虚脱。心脏起搏可能对心律失常患者有益，植入式心脏复律除颤器（ICD）是预防心源性猝死最为有效的手段。在起搏器和ICD植入之前，适应证的评估非常重要。

此外，要根据具体患者的病情和淀粉样变性的过程，抑制淀粉样纤维的合成和细胞外沉积，促进沉积的淀粉样物质溶解和排除。继发性淀粉样变的患者要积极治疗原发病，降低产生淀粉样变的慢性炎症性刺激，阻滞病变蛋白的产生。

必要时可考虑心脏移植。随着大剂量化疗和干细胞移植技术的出现，临床上可以先移植心脏，6～12个月后再做化疗来消除淀粉样变性蛋白的产生。

二、扩张型心肌病

扩张型心肌病是指在没有高血压、心瓣膜病这些引起心脏整体收缩功能障碍的异常负荷因素或冠状动脉疾病的情况下发生的左心室扩张及收缩功能障碍，可以伴有或不伴右心室扩张和收缩功能障碍。发病年龄一般多在20～50岁，男性多于女性。

从发病机制的角度看，扩张型心肌病是在致病基因的调控下，多因素参与作用的结果，可能与以下因素有关：

① 遗传因素：流行病学研究发现，有 25% ~ 30% 的本病患者有家族聚集现象。

② 病毒的持续感染与自身免疫因素：扩张型心肌病患者心肌活体标本检查有炎性表现。临床上长期随访急性病毒性心肌炎患者发现，他们转变为扩张型心肌病的机会显著大于一般人群。病毒感染使心肌的某些成分成为自身抗原，启动自身免疫过程，产生自身抗体，从而导致心肌细胞的进一步损伤。

③ 细胞凋亡：是基因控制下的细胞程序性死亡。目前认为可能是病毒感染抑制了细胞的保护机制，从而启动了细胞的凋亡程序。

④ 营养不良和机械性因素也可能是该病致病的危险因素。

1. 扩张型心肌病的临床表现

扩张型心肌病通常起病缓慢，很多患者虽然已经出现左心室扩张，但仍然可以经历数月或数年没有症状。患者多半因为气急（多有心率增快，可以达到 100 次/分钟以上，活动后加重），难以平卧或浮肿来医院就诊。以上的症状是典型的心力衰竭症状。水肿的出现从下肢开始，晚期可有胸水和腹水。

2. 如何诊断扩张型心肌病

诊断扩张型心肌病最常规的检查是心电图、胸部 X 线片、超声心动图。心电图可能会出现低电压、ST-T 改变、传导阻滞等不正常表现；胸部 X 线片可显示心影扩大，心胸比例增大（>0.5）；超声心动图可准确测量心腔扩大程度。一般情况下，左心室的扩张出现早，患者的诊断主要依靠超声心动图来确定。

3. 扩张型心肌病的治疗

治疗扩张型心肌病，首先应避免劳累和注意休息。

（1）药物治疗

扩张型心肌病需要长期药物治疗。

伴有心力衰竭的扩张型心肌病患者，治疗原则与一般心力衰竭相同，采用强心药、利尿药和扩血管药。最重要的药物有 ACE 抑制剂或血管紧张素 Ⅱ 受体拮抗剂和 β 受体阻滞剂。医生在处方时不但要选好药物种类，还要用足剂量；应用血管扩张剂和利尿剂时需避免低血压；应用利尿剂期间需要进行电解质平衡的监测。

有严重心律失常者使用抗心律失常药物胺碘酮，在用药期间应定期复查心电图。

预防血栓栓塞性并发症可口服华法林或阿司匹林。口服华法林的患者应注意监测国际标准化比值（INR），使其维持在2～3。

（2）起搏器治疗

对于疾病晚期的患者，心电图呈现心室内或房室传导阻滞者，在药物治疗的基础上可考虑植入心脏起搏器，调整左右心室的收缩程序，增加心室收缩的同步性，改善心脏功能，缓解症状，延长寿命。起搏器治疗一定要严格掌握适应证，否则，不仅不能从中获益，反而会增加风险。

（3）植入式心脏除颤器

对于有恶性心律失常和猝死危险的患者可植入体内除颤器。

（4）左室辅助装置

能够替代心脏的泵血功能，恢复好的患者能从事轻的体力劳动；但价格昂贵，而且长时间使用可能出现严重并发症，一般只作为心脏移植前的过渡。

（5）心脏移植

对于长期心力衰竭、内科治疗无效者应考虑心脏移植。术后需要使用抗排异药物，积极防治感染。目前全世界都面临着供体缺乏的窘境。

4. 得了扩张型心肌病，平时生活中需要注意什么

（1）饮水要适量。喝水太多，会加重心脏负担

相关研究表明，水进入人体后，在胃肠道吸收，使血容量（全身血管内的血量）增加，心脏的工作量也相应增加。这对健康人来说不算什么，然而对患有扩张型心肌病的患者来说，不健全的心脏难以承受过重的负担。并且，心脏功能不好时排尿也会减少，水分的大量摄入和排出量的减少会迅速加重病情。

患者可以记录自己一天中水分的出入量，帮助达到每天的排尿量和隐性失水量（出汗、呼吸都会丢失体内的水分）与每天摄取的水量达到平衡。简单的计算方法是：尿量 +500 毫升 ≈ 一天可以摄取的水量（包括粮食、水果等食物中包含的水分）。每天的尿量最好大于 1000 毫升，有心力衰竭症状时摄水量还要减少。

（2）均衡膳食，减轻心脏负担

扩张型心肌病患者要坚持清淡饮食，少吃油腻、难消化的食物，多吃蛋白质丰富、易消化的豆制品和蔬菜、水果，不可暴饮暴食。

保证低盐饮食，每天摄入 4～5 克盐。摄入过多的盐会让人口渴，促使饮水量增加；

另一方面又促进肾脏对水的重吸收，减少水的排出量，从而增加体内血容量，最终加重心脏负担。

提倡少食多餐，一日4~5餐，每餐吃六成饱，以减轻心脏负荷，也避免发胖。

烟、酒、浓茶、咖啡、可可之类刺激性食品，能刺激心脏发生或加重心律失常。心肌病患者多有心律失常，故应该忌用。

（3）当扩张型心肌病患者的充血性心力衰竭临床表现明显改善时，医生要鼓励和指导患者逐渐恢复体力活动

恢复体力活动的速度和程度视患者心力衰竭的严重程度和发作时期的长短、患者对治疗的反应以及有无可去除的诱发因素而定。

呼吸困难和皮下水肿完全消退后，患者应继续保持至少数周的不完全卧床休息，并每日或隔日测量体重（无皮下水肿的患者，若体重仍有减轻，往往说明在此之前有过隐匿性水肿）。大多数患者在充血性心力衰竭发作一次或几次后，心脏的储备能力有所降低，因此在较长时间内仍然需要限制体力活动。心脏功能恢复后的几个月内，应避免性生活。

必须等到心脏功能已恢复到接近正常，患者才可以参加轻度的体力劳动和活动（譬如轻松的平地散步可以改进循环功能和躯干、四肢肌肉的紧张度），但必须避免一切可能引起过度疲劳的体力活动（譬如攀登较高的阶梯和负重等）。

（4）预防上呼吸道感染

上呼吸道感染是诱发扩张型心肌病加重的最常见原因，因此预防感冒特别是流感格外重要。

5. 当扩张型心肌病患者喘憋突然加重时，家人怎么办

扩张型心肌病发展到中晚期，患者心脏功能已经较差，如果休息不好、活动量过大、过于激动或突发感冒，病情就很容易加重。患者表现为喘憋明显、不能平卧、口唇发紫、排尿减少，严重者会口吐粉红色泡沫样痰，医学上称为急性左侧心力衰竭或肺水肿。

这时家人一定要冷静，首先让患者保持半卧体位或者取坐位，家中有吸氧设备的可以吸氧，并舌下含服卡托普利、硝酸甘油这些迅速起效的扩血管药或者口服利尿药，同时呼叫急救车，在整个搬运过程中尽量保持患者的半卧位或坐位。

6. 神经肌肉疾病伴发的心肌病

神经肌肉疾病伴发的心肌病是家族性扩张型心肌病的一种特殊类型，与其他家族性扩张型心肌病不同，心脏不是受累及的唯一或主要脏器，损害最严重、表现最突出的是

骨骼肌系统。

神经肌肉疾病是一组肌肉功能紊乱疾病的统称，属于遗传性疾病，这些疾病通过肌肉病理学因素（肌源性）或神经病理学因素（神经源性）损害肌肉功能，主要表现为缓慢起病、逐渐进展的肌肉无力和萎缩，不同类型累及不同的肌肉群，可以表现为上肢肌肉无力、下肢肌肉无力、眼肌无力和咽部肌肉无力等。不同类型受累的患者年龄和家族遗传方式也不相同，部分类型多发于儿童甚至婴幼儿，加之其家族遗传性，受到临床关注。部分类型肌病的致病基因已经被发现，基因突变导致骨骼肌细胞膜等功能异常，从而引起肌肉无力、萎缩。

心肌与骨骼肌（也就是通常所称的肌肉）的组织结构相似，也是肌组织的一种类型，因此神经肌肉疾病同样可以累及心肌，即神经肌肉疾病伴发的心肌病。心肌的病理改变与骨骼肌相同。

Duchenne 型肌营养不良、Becker 型肌营养不良、面肩肱肌型肌营养不良、强直性肌营养不良、Friedreich 共济失调等均可引起心肌病变。其中，Duchenne 型肌营养不良是肌营养不良中最常见的一种类型，其心脏受累发生率高达 25%～85%。其他类型的神经肌肉疾病，如 Emery-Dreifuss 型肌营养不良等也可累及心脏导致心肌病，但临床少见。神经肌肉疾病患者心脏受累的程度从亚临床型到严重型，与骨骼肌的病变程度不一定相关。

神经肌肉疾病伴发的心肌病诊断主要依靠超声心动图。心内膜心肌活检若与骨骼肌活检病理类同，则确诊本病无疑，但因其有创性，不宜作为常规检查普遍开展。

三、非家族性扩张型心肌病

非家族性扩张型心肌病主要包括炎症性心肌病（如病毒性心肌炎、免疫性心肌炎）、药物性心肌病、围产期心肌病、内分泌疾病伴发的心肌病（糖尿病性心肌病、甲状腺疾病伴发的心肌病等）、营养不良性心肌病、酒精性心肌病和心动过速性心肌病。

继发性心肌病的心肌损害由明确原因导致，心脏病变是全身多个系统损害的一部分，消除病因后心脏病变可能恢复，如酒精性心肌病、围产期心肌病、甲状腺功能亢进性心肌病等。因此，在诊断扩张型心肌病时，需要首先排除继发性心肌病，以免耽误一些本来可以治愈的疾病发展成为不可逆。

1. 病毒性心肌炎

（1）小病毒引起的大麻烦

心肌炎是一种获得性扩张型心肌病，老幼均可发病，青少年和儿童中发病率较高、危害也较大。

心肌炎是由多种感染和非感染性因素在心肌造成局部或大面积损伤的炎症性疾病。本病虽名为心肌炎，可是病理变化并不局限于心肌，心内膜及心包亦可受累，或者作为全身性疾病的一部分。近年来，全国各地报道的小儿心肌炎的病例有所上升。在儿童的发病过程中，目前发现由病毒感染所致的心肌炎较为高发，更具有代表性。

病毒性心肌炎是病毒感染后直接侵入心脏，损害心肌，影响心肌的血液供应；或是病毒在局部产生的毒素使心肌受到损害。这些病毒对心肌细胞有很强的亲和力，当人体抵抗力下降时，这些病毒就会"乘虚而入"，引发病毒性心肌炎。另外，病毒性心肌炎还与营养不良、疲劳、外伤以及接触有毒物质有关。值得一提的是，病毒性心肌炎在发病前大多有感冒的症状，因此常被误诊为感冒而耽误了诊治。

（2）病毒性心肌炎患者的临床表现

心肌炎的临床表现主要为原发感染或原发病的全身症状，如困乏、发热、上呼吸道感染等。与心肌炎本身有关的临床表现常取决于病变的广泛程度，症状的轻重变异很大。轻者可仅出现一过性心电图异常，无症状；重者可能在短期内出现心脏扩大、急性心力衰竭（心力衰竭的主要表现为胸闷、气急和活动耐量明显减低）或心源性休克，甚至猝死。患者可主诉胸闷、心前区隐痛、心悸、乏力、气急、腹痛、恶心、呕吐、头痛、头晕、肌痛、关节痛等。

（3）病毒性心肌炎的分类

根据起病方式和严重程度的不同，病毒性心肌炎常分为3种类型，即一般型、暴发型和隐匿型，其中最常见的是一般型。

①一般型心肌炎：常包括一定时间的疾病潜伏期与临床症状期。

潜伏期。

半数以上的患者发病前1~3周有上呼吸道及肠道病毒感染症状，如发热、咳嗽、呕吐、腹泻、全身肌肉酸痛等；经过数天或2~3周才出现心脏症状。在发病之前的这段时间里，细心的家属会发现：

患者的体力变了，不活动或者稍微活动就会气短。

精神倦怠，人总是愿意坐着或躺着。

由于病毒侵犯了心肌，使心功能受损、机体缺氧，感冒发烧好了，脸色却总缓不过来（面色发灰、眼眶发青、口唇发紫），食欲不振。严重的还会面色苍白，多汗，手足发凉。

还要注意患者的脉搏频率变化：静息时脉搏每分钟是否超过120次或少于60次，形成心率过快或过缓。

发病。

潜伏期过后，症状出现。最常见的是心脏早搏，即在脉搏跳动过程中，跳几次就会出现比较长的间歇。程度轻的人没有不适的感觉，早搏频繁发作者常会感到心悸、胸闷，出现严重心律紊乱则可能导致昏厥、抽搐。在少数情况下，患者会突然出现剧烈的胸痛或突发胸闷；气短，喘不上气，即呼吸困难；剧烈的咳嗽，严重时会咳出粉红色的泡沫痰；大汗淋漓，情绪急躁；或者采取坐姿才能缓解症状。不能说话的孩子会因为烦躁而啼哭，有明显的憋喘现象，面部青紫。在极少数情况下，病毒性心肌炎并不表现为心脏症状，而是表现为肌肉疼痛、发热、少尿、昏厥等全身症状。

② 暴发型心肌炎：与一般型心肌炎不同，暴发型心肌炎起病急骤，来势凶猛，表现多样。暴发型心肌炎以心外症状首发，如乏力、精神不振、发热、头痛、咽痛、呕吐、腹痛、腹泻、关节酸痛、惊厥、昏迷等，病情常在 24 小时之内迅速恶化。患者常出现脸色苍白，大汗淋漓，不安和焦虑，口唇或肢端皮肤青紫，呼吸急促、费力，有窒息的感觉，脉搏细弱、节律不整，晕厥，意识模糊甚至丧失。此时到医院急救，会发现血压难以测出，动脉血中氧气含量显著降低，两侧肺部因分泌物产生过多可闻及异常的呼吸音，心电图检查可能发现频繁发作的早搏、心房或心室颤动等严重心律失常。若救治及时，患者的预后较好。

③ 隐匿型心肌炎：在起病前，常没有明显的呼吸道和肠道感染的前驱病史，通常是在劳累后因感觉身体不适去医院检查时才发现心脏扩大、心功能减退，此时已错过最佳的治疗时机，常造成不可逆转的心脏损伤。

（4）及时发现心肌炎

对疾病的早发现和及时治疗，永远都是人们的最佳选择。

我们要关注身体健康，注意日常的精神状态，留心发现呼吸道和消化系统常见疾病的伴随症状。当发生发热、流涕等感冒症状以及腹泻时，同时存在面色苍白、精神萎靡或烦躁不安、脉搏过快或脉搏微弱、不能平卧等征象，应引起重视，及时就医。

检查脉搏还可能会发现规律的脉搏搏动几次就出现比较长的间歇，或者出现脉率快且乱的现象。针对第一种情况，患者或家属应记录 1 分钟内发生间歇的次数及间歇持续的时间。若发生的频率大于每分钟 6 次或间歇持续时间超过 2 秒，以及出现乱脉时均应及时到医院诊治。

在安静条件下出现心率增快，并与体温升高不相称：正常情况下，体温每升高 1℃，心率增加 10 次/分钟。

若每分钟的心跳次数少于 40 次，人会发生脑缺血，引起全身抽搐，甚至心跳突然停止，此时需立即住院紧急治疗。

（5）诊断心肌炎

到医院就诊时，医生需要进行相关的体格检查、化验和仪器检查来明确心肌炎。

① 体格检查：临床医生通过叩诊心脏边界和听诊心脏完成。

在体格检查中，医生可以发现心界较正常增大，心尖搏动范围增大且向左下移位，闻及心脏搏动的声音降低，部分有异常的附加音。当心肌的炎症扩展到心脏外围的防护组织，引起心包炎时，心脏的边界可能会明显扩大，但由于心包内集聚的液体的影响，在体表看到和触诊的心尖搏动的范围反而明显缩小甚至触不到心尖搏动。

② 心电图：心电图检查是一种能确诊多种心律失常的无创、便利的检查方法，并可明确存在的心律失常性质。需注意的是，不能单凭心电图上的心律失常来诊断病毒性心肌炎，一定要结合临床症状和体征才有诊断意义，否则可能造成误诊。

③ 实验室检查：血液检查中最常用的指标是心肌损伤标识物。

误区：目前许多医院使用的心肌损伤标识物正常值均为成年人标准，而小儿的正常值高于成人正常值。

研究表明，测定血清肌钙蛋白 T、I 或两者同时测定的敏感性更高，可以为疑似心肌炎患者的诊断提供心肌细胞损伤的证据。

白细胞增加和血液红细胞沉降速度的增快在多种疾病中都可以观察到，缺乏特异性，需要结合其他的检查指标一起分析。

由于病毒的特殊性质，从咽部分泌物、粪便和血液中分离病毒进行检验，敏感性低。

④ X 线检查：疑似心肌炎的患者，就诊时应做胸部 X 线检查。通过胸部透视或照相，可发现心脏是否增大。对于病情严重的患者，还会发现肺部纹理粗乱、透亮度降低、瘀血、水肿或胸腔少量积液表现。

⑤ 彩色多普勒超声心动图：这是观察心脏结构和功能的主要方法。病情较轻的心肌炎患者在心脏结构、心肌的活动度及心脏的射血功能上均没有明显改变；重症患者可见心脏腔室的直径增大，局部心肌的运动幅度减低，心脏射血功能降低；如果同时存在心包炎，超声心动图可以看到心包腔积液。

病毒性心肌炎的诊断是一个复杂的综合过程，不能仅靠哪一项检查或哪一个指标来确诊。先要根据临床表现出的各种症状和体征，同时还要借助心电图和血液检查以及体液、分泌物和排泄物中的病毒学检查。对一些复杂的病例，可能需要超声心动图、心肌核素和心脏核磁共振等比较高级的检查仪器及手段。极个别病例在必要时可能需进行心内膜心肌活检来明确诊断，以便为有效治疗提供可靠的依据。"心肌炎"绝不是医生面对疾病诊断一筹莫展时的"护身符"；"心肌炎后遗症"更是既无明确定义，也无诊断标准的"莫须有"帽子。

请参看 355 页，"第三节　心脏健康的第六道防线，双心医学和医疗从明确疾病的全貌和关心患病的人开始/病例 6"。

（6）治疗心肌炎

① 病毒性心肌炎的首要治疗在于充分治疗原发疾病。

② 其次是一般治疗。

休息：在急性期卧床休息（或严格限制活动），至少到退热后 3~4 周。若有心功能不全及心脏扩大者应卧床休息，总的休息时间不少于 3~6 个月，此期间要禁止各项体育活动，以后再根据情况逐渐增加活动量。

抗生素治疗：因为细菌感染是病毒性心肌炎的重要条件因子，所以在治疗开始时，适当使用抗菌谱广的抗炎药物，以控制由病毒和细菌同时引起的炎症变化。

保护心肌。

抗氧化剂的应用：大剂量维生素 C、维生素 E、辅酶 Q10 等。

营养心肌的药物：能量合剂、极化液。

③ 激素的应用。一般用于较重的急性病例，用量根据病情按医嘱进行。

④ 控制心力衰竭。可加用利尿剂、ACE 抑制剂、扩血管药物和镇静剂。病毒性心肌炎合并心力衰竭时应慎用洋地黄类制剂，宜采用小剂量（有效剂量的 1/3~1/2 即可）。

⑤ 抢救心源性休克。当重症的心肌炎患者发生心源性休克，即出现皮肤湿冷、脉搏细弱、血压测不出等症状时，需尽快抢救，通过吸氧和静脉输液补充血液容量、改善循环状态，必要时使用血液制品。

⑥ 纠正严重心律失常。心律失常的纠正取决于心肌病变的吸收或修复。一般轻度心律失常，多不用药物纠正，而主要是针对心肌炎本身进行综合治疗。若发生严重心律失常，应迅速及时纠正，首选抗心律失常药物，必要时根据心律失常的类型采用体外电除颤、人工心脏起搏器治疗。

⑦ 免疫抑制剂及丙种球蛋白。免疫抑制剂对急性心肌炎的治疗有好处，可以明显缓解心肌炎的进程。

⑧ 在实际治疗中，疑似心肌炎的治疗原则与心肌炎基本一致。

（7）病毒性心肌炎的常见误区

① 感冒了，就会得病毒性心肌炎？

感冒后，只有极少数人的心脏会受到病毒的损伤，这与病毒的种类、人体的免疫力以及周围环境的影响有着密切的联系。能够影响人体免疫力和反应性的内在和外界因素很多，如同时合并的细菌感染、营养不良、剧烈运动、过度劳累、疫苗接种剂量过大、以及药物的作用，尤其是激素和抗生素的长期应用。由于这些不利因素的影响，人体抵抗力下降，病毒就有机可乘，直接侵袭心肌；人体通过自身免疫反应释放过量的免疫产物也会损害心肌。反之，如果入侵病毒少、毒性低，人体抵抗力强，又没有不利因素，人体与病毒斗争必然取胜，也就不会发生病毒性心肌炎了。

② 心脏出现早搏，就表示得了病毒性心肌炎？

健康人在精神紧张、过度疲劳、吸烟、饮酒、喝浓茶、喝咖啡或消化不良时均可出现早搏。良性早搏常出现于饭后及安静时，活动后早搏反而减少或消失。在运动后早搏明显增多，需上医院检查。

③ 儿童心肌炎与遗传性长 QT 综合征（LQTS）

请参看 413 页，"第六节 常见心律失常简介/三、遗传性长 QT 综合征的诊断与治疗/4.儿童心肌炎与遗传性长 QT 综合征（LQTS）"。

④ 心肌酶谱高了，就是病毒性心肌炎？

医生一般在怀疑患者得了病毒性心肌炎时，都会抽血检查心肌损伤标识物，包括肌酸激酶（CK）的心肌同功酶（CK-MB）。血清中心肌肌钙蛋白能更敏感和更特异反映心肌受损。医生需结合临床情况，综合分析。

⑤ 患了心肌炎，会影响今后健康吗？

病例

3 岁的敏敏患了感冒，打喷嚏、流鼻涕、发热伴咳嗽，妈妈给她服了一些感冒药，以为很快会好。谁知几天后，敏敏表现出多汗、呼吸较快，没走几步就要妈妈抱。妈妈带她到医院检查，诊断为轻度病毒性心肌炎，住院治疗一周，好转后出院。妈妈以为敏敏痊愈了，照常让她活动。一周后敏敏又患了感冒，不久出现面色苍白、气促。妈妈不敢怠慢，立即带她到医院检查，结果心肌炎复发，立即住院治疗。敏敏妈妈非常担心敏敏的心肌炎是否能完全治愈？对以后有什么影响？

讨论：

① 得了病毒性心肌炎，如果起病时不十分严重，只要诊治及时，大部分是可以痊愈的，不会影响今后的健康。就像敏敏第一次发现心肌炎后及时治疗，1 周后症状就基本消失了。但是，仅是临床症状和客观检查结果显示好转并不意味着痊愈，患者在尚未痊愈时仍需休息和营养支持，才能完全恢复。敏敏妈妈正是忽略了这一点，导致了孩子心肌炎复发。

② 患者或家属一定要详细咨询医生在回家康复期间的注意事项，以及遵照医嘱定期回医院复查，由医生明确患者确实恢复健康后方能从事正常体力活动。重症心肌炎的治疗和恢复时间会明显延长。

③ 一旦病毒性心肌炎反复发作，有可能发展成迁延性心肌炎，甚至出现进行性心脏

扩大、心功能减退、心律失常，亦可暴发急性充血性心力衰竭，心源性休克或严重的心律紊乱，甚至猝死。到那时要恢复正常就非常困难了，还会影响患儿的生长发育。

(8) 孩子患了病毒性心肌炎，家长怎么办

① 积极配合医生治疗。一般病毒性心肌炎需在医院治疗大约3周。病毒对心脏损害的恢复期长于病毒对其他脏器的损害，通常为3个月到半年。出院后，要定期带孩子到医院复查。

② 让患儿多休息，减轻心脏负担。在恢复期间，部分家长因不愿意患儿耽误课程，会坚持要求孩子到学校学习。在这种情况下，就要避免孩子过度劳累，适度限制其体力活动。

③ 饮食宜营养丰富，易消化，富含维生素，少食多餐。急性期多吃蔬菜，适当饮用梨汁、甘蔗汁、西瓜汁和绿豆粥等食物，不吃辛辣、炙烤、煎炸的食品。忌食海鲜以及含酒精性饮料。

④ 注意观察心率、心脏跳动是否匀齐，还有呼吸、血压等。心率＞120次/分钟或＜60次/分钟，以及心律紊乱者，应及时与医生联系。

如何给孩子测心率

将右手中间3个手指的指肚轻轻放在孩子的手腕处，如同中医号脉，数出每分钟脉搏数，即代表心脏跳动的次数（心率），同时注意心跳是否整齐、有无长间歇。

（9）预防心肌炎

① 远离病毒传染源，将疾病截留在源头。

对于任何疾病来说，预防都比治疗更重要，不得病是最好的。引起病毒性心肌炎的"元凶"是病毒。心肌炎本身不传染，而是引起心肌炎的许多感染性疾病的病毒具有传染性。想要远离病毒性心肌炎，应当首先预防感冒、肠道病毒性感染。平素养成和保持良好的卫生习惯。经常参加体育锻炼和户外活动，提高身体抗病能力。居室经常开窗通风，保持空气新鲜。生活有规律，张弛有度，安排好每天的进餐、工作学习、锻炼、休息与睡眠的时间。饮食要合理适量，保证充分的营养供给。在流行性感冒和腹泻的多发期尽量少到人多拥挤的地方去，与已经患病的人进行隔离。进行必要的疫苗接种。一旦发现病毒感染后要充分休息，避免过度疲劳，并及时就医。

② 盲目注射疫苗，有害无益。

病毒可以通过3种方式损害心脏：一是病毒进入机体后，随血流到达心脏，直接进入心肌细胞，对细胞进行破坏；二是病毒本身产生对心肌有害的毒素引起心肌细胞损伤；三是病毒潜入机体后，作为机体自身防御的一种反应会产生一些杀伤病毒的物质，当机

体反应过度时，大量的免疫产物也会对心肌细胞造成损害，医学上称为"免疫介导的心肌损害"。所以单纯的免疫水平高低并不是预防疾病的标准，盲目注射免疫类生物制剂可能改变机体免疫平衡，有害无益。

2. 免疫性心肌炎（自身免疫病性心肌病）

在心血管疾病发病机制的研究中，人们发现自身免疫反应参与了许多心血管疾病的发生和发展。心肌出现自身免疫性炎症反应时，免疫细胞和体内的其他免疫物质都参与了心脏的病理性重构，影响细胞外基质降解、胶原沉积、心肌细胞肥大、凋亡，引起血管损伤致使心肌细胞缺血，或者直接影响心肌细胞的收缩性。

自身免疫疾病是以自身免疫反应为直接或间接原因引起的疾病，是机体对自身组织器官发起攻击的结果，其基本特点是免疫功能紊乱和多系统损害。我们知道，人体的免疫系统具有分辨"自己"和"非己"成分的能力，一般不会对自身的结构成分发生免疫反应。可是在某些特殊的情况下，人体的免疫系统也会对"自己"发起攻击，发生自身免疫反应。如果自身免疫反应对自身的组织和器官造成了损伤并出现了症状，就成为了自身免疫病。

没有任何疾病比自身免疫病更凶险了。自身免疫病会慢慢侵蚀人们的身体，导致功能损伤，常难以治愈。堡垒最容易从内部攻破，人们的身体内存在着攻击自身组织的武器，那么在这场与疾病的斗争中，患者基本上注定了失败的命运。

常见的自身免疫病有系统性红斑狼疮、皮肌炎、类风湿关节炎、硬皮病、结节性动脉炎等。在并发心血管病住院的自身免疫病患者中，系统性红斑狼疮和类风湿关节炎最常见。

在治疗自身免疫病性心肌病时，必须"双管齐下"，既要针对心肌病的并发症，又要针对自身免疫病。

3. 药物性心肌病

（1）什么是药物性心肌病

一些药物对心肌有毒性作用，可能引起接受这些药物治疗的患者出现心肌损害，产生类似扩张型心肌病的临床表现，这就是药物性心肌病。临床以抗肿瘤药物引起的心肌病最常见，如阿霉素性心肌病。

长期使用对心肌有损害作用的药物是造成药物性心肌病的主要原因。部分接受抗肿瘤治疗的患者也可以在治疗完成数年至数十年后发生延迟的药物性心肌病。高龄、纵隔放疗、联合化疗、治疗前已有高血压和心脏疾病可能是药物性心肌病发生的危险因素。

（2）药物性心肌病的相关检查

有发生心脏毒性危险因素的患者，应用心脏毒性药物治疗前需要通过超声心动图检查评估心脏功能，并在 1~2 个疗程后连续评估左室射血分数（LVEF）。

心肌肌钙蛋白检查对微小心肌损伤具有较高的敏感性和特异度。肿瘤患者大剂量化疗后肌钙蛋白水平的升高有助于预测治疗后出现心脏毒性的危险性，其水平也可反映药物性心肌病患者心肌损伤的严重程度。

心内膜活检虽然最具特异度和敏感性，但是这种有创检查危险性大，而且不利于早期发现疾病。

（3）药物性心肌病的预防和治疗

① "禁止滥用药物，严格掌握用药适应证" 是预防药物性心肌病的关键。这就对医患双方同时提出了要求：对患者，处方药应严格在医生的指导下使用；对医生，专业技能和职业操守必须过得硬。

② 根据病情，确实需要使用某些可能对心脏有损害的药物时，患者要在用药期间定期做相关检查，包括心电图、超声心动图、胸部 X 线片、血电解质和心肌损伤标识物检查等。一旦发现有心脏受损迹象，应及时在医生指导下减量、停药或换用其他药物。

③ 被确诊为药物性心肌病的患者应立即停用有关药物，包括可疑导致心肌损害的药物；针对心律失常和心功能不全采取相应的治疗措施；支持疗法：使用辅酶 Q10、肌苷、ATP、维生素 B_1、维生素 B_6 和 1、6- 二磷酸果糖等药物改善心肌能量代谢。

4. 围产期心肌病

超声心动图是确定心脏损害最主要的检查手段。

围产期心肌病的危险因素主要包括：高龄产妇（48% 的患者在 30 岁以上）、双胎/多胎（71% 患者妊娠三次及以上，首次妊娠的妇女也可发病）、营养不良、贫血、酗酒、妊娠期高血压等。病毒感染和妊娠机体免疫状态改变等也可能与心脏损害有关。

围产期心肌病是指患者在围产期（妊娠末期和产后数月内）发生了心力衰竭，而在此之前并无心脏病史。80% 的患者在产后 3 个月以内发病；其余发生在产后 3~6 个月和妊娠 7~9 个月，各占 10%；在妊娠 7 个月之前几乎不会发病。一般情况下，发病时间距分娩越近，病情越重，距分娩越远，病情越轻。围产期心肌病与妊娠密切相关，而且再次妊娠可再发。围产期心肌病的全球总发病率为 1/4075，我国尚无确切发病率统计。

（1）围产期心肌病的临床表现

① 孕产妇主要表现为心功能不全症状。

围产期心肌病临床表现不一。轻者可无症状，在进行心电图、超声心动图检查时发现轻度异常；重者为难治性心力衰竭。

围产期心肌病起病突然，大部分患者出现心悸、气短、夜间阵发性呼吸困难、端坐呼吸（喘憋不能平卧）、咳嗽等症状，伴有各种心律失常，以室性早搏及左束支传导阻滞多见。

25%～40% 的患者会出现栓塞症状。妊娠期间血液呈高凝状态，加之围产期心肌病使心脏射血功能减低，血流缓慢，易形成湍流，因此容易形成血栓导致栓塞。当心脏血栓发生脱落时，流到其他脏器和组织，可出现肺栓塞、脑栓塞、肾栓塞、下肢栓塞和脾栓塞等。不同脏器的栓塞会产生不同的表现。如肺栓塞表现为突然出现的胸痛、呼吸困难、咯血和剧咳等症状，大块肺栓塞可引起急性右心衰竭、休克和猝死；脑栓塞则可引起偏瘫、失语和昏迷等。

在体格检查中，医生会发现患者心功能不全、心脏扩大、心脏搏动弱而弥漫，可见颈静脉怒张、肝大、下肢水肿。上述体征随心功能改善而减轻或消失。

② 对胎儿的影响。

产前发生围产期心肌病常会累及胎儿，早产发生率高达 11%～50%。心力衰竭可引起胎儿严重缺氧，造成胎儿宫内窘迫、死胎、新生儿窒息，甚至发生新生儿死亡。

（2）围产期心肌病的治疗

① 一般治疗。

对于病情较轻的患者，以卧床休息（一般要求卧床 3～6 个月）和保障足够睡眠作为主要治疗手段，直至心脏大小恢复正常。还要加强营养、补充足量维生素，应用改善心肌代谢药物，如辅酶 A、辅酶 Q10、三磷酸腺苷（ATP）、肌苷和 1、6- 二磷酸果糖。

很多患者因为没有明显不适的感觉就不予重视，不能很好地坚持休息和治疗，这样做是不对的。疾病是进行性的，超过生理负荷的疲劳会使心脏继续扩大，心功能进一步恶化，达到一定程度后会出现心力衰竭症状，到那时即便积极治疗，心脏也难以恢复正常了。

② 产科处理：终止妊娠。

在分娩前发生围产期心肌病的孕妇，在心力衰竭症状控制后，应尽快终止妊娠。终止妊娠既可以改善孕妇本身的心力衰竭症状，同时也避免了宫内的胎儿处于缺氧状态。

终止妊娠的方法多选用剖宫产，可避免阴道分娩引起心力衰竭恶化。有条件阴道分娩的患者，可在严密监护下实行阴道助产。

剖宫产的注意事项：术后绝对卧床休息。麻醉后若出现恶心、呕吐现象，要防止呕吐物、呼吸道分泌物被误吸入气道，避免呼吸道感染。产后不能哺乳，产后哺乳会加重患者自身的心力衰竭；药物进入乳汁，也可能对婴儿的生长发育造成不良影响。输液量不宜过多，输液速度不宜过快，否则也会加重心力衰竭。

③ 心脏内科处理：治疗心力衰竭。

治疗围产期心肌病患者时，要避免使用对妊娠及哺乳有不利影响的药物。治疗心力衰竭包括以下内容。

一般治疗：绝对卧床休息 6 ~ 7 个月，每天保证至少 10 小时的睡眠，吸氧。适当限制饮水量，严重心力衰竭患者每日的液体摄入量要小于 1000 毫升。严格控盐，每日盐摄入量应小于 5 克，减少钠盐摄入有利于水肿等心力衰竭症状的减轻。若患者喘憋、躁动，可以在医生指导下应用镇静剂。

药物治疗。

当出现心律失常和栓塞时，特殊情况特殊处理。

难治性心力衰竭可选择左室辅助装置、心室双腔起搏器；心脏移植在国外也有成功案例。

（3）围产期心肌病的护理

① 加强营养，推荐低盐、优质蛋白质、高膳食纤维和清淡易消化的饮食，多食新鲜蔬菜和水果。

② 监测体重，体重增加每周不宜超过 0.5 千克。

③ 注意保暖，防止呼吸道感染，因其可加重心力衰竭。

④ 泌尿系管理：保持泌尿生殖道的清洁卫生，养成良好的排尿习惯，避免憋尿和尿潴留。

⑤ 避免排便用力，以免加重心脏负担，诱发心力衰竭。便秘时可使用缓泻剂。

⑥ 在心功能允许的情况下可下床活动，以减少血栓形成的风险。

⑦ 关注患者的精神心理卫生：过度焦虑会增加心脏负担。要加强与患者的交流，避免患者产生焦虑、抑郁和紧张情绪。

⑧ 因为有复发倾向，围产期心肌病患者应避免再次妊娠。

（4）围产期心肌病的预后

如果能及时确诊并治疗，1/3 ~ 1/2 的患者在发生心力衰竭后的 6 ~ 12 个月内可以完全康复（心脏缩小、心功能恢复），此类患者可再次妊娠（患者心功能恢复正常后，间隔 3 年以上再次怀孕比较安全）。约 30% 的患者经过治疗后症状暂时好转，以后又反复发生心力衰竭，心脏扩大，逐渐演变成慢性心力衰竭，此类患者不宜再次妊娠。20%的患者心力衰竭症状不易控制，心力衰竭持续进展，心脏扩大，短期内发展为致死性心力衰竭。

（5）怎样预防围产期心肌病

预防围产期心肌病，要从杜绝危险因素的发生入手：①防止多胎、多产。②预防和治疗孕期贫血、感染及妊娠期高血压。③关心孕产妇营养，合理补充蛋白质和维生素，防止营养不良。④围产期妇女需要定期检查及保健，对于呼吸困难、水肿、乏力的表现不能掉以轻心，要及时就医，按医嘱进行超声心动图检查。

"提前预防，尽早发现，及时治疗，改善预后"是我们对待所有疾病应有的态度。

5. 糖尿病性心肌病

（1）什么是糖尿病性心肌病

糖尿病是危害人类健康的主要疾病，它可以导致全身性代谢紊乱。近年来，糖尿病的发病率逐年增高。流行病学调查结果显示：70%以上的糖尿病患者死于心血管病，而糖尿病性心肌病是糖尿病患者的心脏并发症之一（常出现心脏扩大和充血性心力衰竭，还可能伴有微血管病变的其他表现，如视网膜、肾脏病变）。糖尿病性心肌病的病理改变过程中，心肌胶原结构遭到了破坏，最终会导致心肌纤维化、心肌重构和泵功能衰竭。

持续高血糖可导致血管内皮损伤，进而引起微血管病变的发生。长期高血糖具有直接的毒性作用，在组织中形成晚期糖基化终末产物，与相应受体结合后促使多种细胞因子、组织因子、血管活性物质释放，引发广泛的病理损害。胰岛素抵抗会使心肌细胞糖氧化减少，脂肪酸的代谢增加，心脏能量供应减少，增加心肌耗氧，加速心功能不全的进展。另外，糖尿病状态下心肌细胞内钙离子浓度升高，心肌细胞内钙超载是引起心肌细胞损伤的直接原因，会影响心肌收缩和舒张功能。微血管病变及代谢紊乱造成包括交感神经及副交感神经系统在内的自主神经系统结构损害和功能紊乱，可引起心肌微血管痉挛、狭窄、闭塞，心肌灌注受损，心肌弥漫性灶性坏死和心肌纤维化。

（2）诊断和治疗糖尿病性心肌病

超声心动图检查是早期发现和诊断糖尿病性心肌病的重要手段之一。

目前治疗糖尿病性心肌病的方法主要是：①控制血糖、血脂及血压。患者也可从他汀类药物治疗中显著获益。②治疗糖尿病性心肌病引发的心力衰竭和心肌缺血。③纠正合并的水、酸碱失衡及电解质紊乱。

（3）预防糖尿病性心肌病

① 定期体检，及早发现和及时、积极治疗糖尿病，从源头上遏制糖尿病性心肌病等糖尿病并发症的发生和发展。

② 控制饮食。在医生的指导下计算每日的热量摄入，不要超食，同时掌握好蛋白质、脂肪和碳水化合物的摄取比例。多吃蔬菜等富含维生素的健康食品。

③ 适度运动，合理控制体重，改善微循环和心肺功能。

④ 减轻压力。心情紧张和焦虑都会使血糖升高，要学习调解生活压力和松弛紧张情绪。

⑤ 控制糖尿病的危险因素，如控制高血压和血脂异常，戒烟限酒，防止肥胖。

6. 甲状腺功能亢进性心脏病

（1）预防甲状腺功能亢进性心脏病，关键在于对甲状腺功能亢进做出早期识别和及时处理

甲状腺功能亢进性心脏病是指在甲状腺功能亢进（简称甲亢）的基础上出现心脏增大、心律失常、心力衰竭等一系列心脏病症状和体征的一种内分泌代谢紊乱性心脏病，占甲亢患者的 5%～10%。

甲状腺功能亢进性心脏病的发病是超生理量的甲状腺激素直接或间接作用于心脏，使心脏负荷增加、心肌代谢加速、心肌缺氧和营养物质缺乏、心肌变性肥大和血液动力学改变的结果。多数甲亢性心脏病在甲亢治愈后心脏病变亦逐渐恢复，心律失常消失，心力衰竭不再发生，增大的心脏也可恢复正常。少数患者由于治疗过晚，病情迁延，致使心脏病变不可逆转而遗留永久性心脏增大、心律失常等症状。

（2）当甲状腺功能亢进患者出现胸痛、气短或极度忧虑等症状时，要及时与医生沟通

① 心绞痛：甲状腺功能亢进并发心绞痛，多见于重症甲亢和 40 岁以上的患者，最早发病可见于 18 岁的患者，女性多于男性，原因是心肌耗氧急剧增加和氧运输能力不相适应。即使在安静状态下，甲状腺功能亢进患者的心肌耗氧量也升高，所以也有发生安静型心绞痛的危险。

② 二尖瓣脱垂：甲状腺功能亢进合并二尖瓣脱垂的概率约为 42.5%。甲状腺功能亢进使体内儿茶酚胺过多，可引起心脏的局部变性和炎性病变，也可累及二尖瓣。

（3）甲状腺功能亢进性心脏病的治疗

① 控制甲亢：甲状腺功能亢进性心脏病的治疗效果关键在于快速有效的控制甲亢。

对甲亢本身的治疗一般分为抗甲状腺药物治疗、甲状腺次全切除术和放射性碘治疗。

② 治疗相应的心脏情况：包括改善心绞痛症状，纠正心律失常，纠正心功能不全等。

7. 甲状腺功能减低性心脏病

甲状腺功能减低性心脏病是由于甲状腺素合成、分泌不足或生物效应低下而引起的心脏扩大、心肌收缩力减弱、心脏搏动缓慢、心排血量和外周血流量减少以及心包积液等一系列症状和体征的一种内分泌紊乱性心脏病。本病见于各年龄组人群，以成年人为多见，老年人的发病率高于年轻人。

由于老年人甲状腺功能减低起病缓慢，临床表现不典型，许多症状往往被当作老年性改变而没有得到重视。如果老年人尤其是女性检查出伴有原因不明的心脏扩大，心包积液及心电图表现为 QRS 低电压而心率不快，就有甲状腺功能减低性心脏病的可能。

预防甲状腺功能减低性心脏病，关键是避免甲状腺功能减低的发生，其中包括预防桥本甲状腺炎，避免缺碘或碘过多，Graves 病（毒性弥漫性甲状腺肿）的适量放射性碘治疗，避免抗甲状腺药物过量，避免长期过量使用其他可致甲状腺功能减低的药物（如对氨基水杨酸、钴、锂及胺碘酮）。

经过有效治疗，甲状腺功能减低性心脏病的临床症状能明显得到改善；治疗 1 个月后，心脏可明显缩小；心电图可在 4～6 周内恢复正常。未能及时进行诊断和治疗的患者，可多年病残，最后可死于甲状腺功能减低性昏迷、感染或心脏并发症。老年患者晚期除有甲状腺功能减低表现外，还会出现低体温、昏迷甚至休克。

治疗甲状腺功能减低性心脏病，首先要用甲状腺素替代疗法积极治疗甲状腺功能减低，同时治疗心脏并发症：

① 心绞痛：可用硝酸甘油及其长效制剂对症治疗。老年患者中有严重心绞痛而甲状腺功能减低又未被纠正，是治疗上的难题。因为甲状腺素替代疗法会加重心绞痛，同时治疗心绞痛常用的 β 受体阻滞剂又可能引起严重的心动过缓。目前可采用经皮冠状动脉介入治疗或在小剂量甲状腺素治疗下做冠状动脉搭桥术，之后用足量的甲状腺素替代治疗。

② 心力衰竭：可在应用甲状腺素替代治疗的同时加用洋地黄制剂，但需小量慎用，并关注用药后的效果和反应。

③ 心包积液：因为心包积液的临床症状多不明显，又极少发生心脏压塞症状，并且应用甲状腺素替代治疗后大多数积液能被吸收消退，所以一般不需要穿刺抽液。对压塞症状明显，或甲状腺功能已改善而心包积液仍多者，可选择心包穿刺抽液或心包切开引流术。

④ 高血压：在治疗的开始阶段要慎用降压药，单用甲状腺素治疗可使 1/3 的患者血压恢复正常。甲状腺功能恢复正常后血压仍高者，再考虑使用降压药。

8. 重金属和化学物质引起的心肌病

日常生活中，某些重金属和化学因素也可能引发心肌病，多发生在长期或大量接触这些物质的人群中，临床相对少见。

过量的重金属或化学物质可损害全身多个系统，患者可以有皮肤、呼吸系统、神经系统等疾病表现。当累及心脏时，引起心肌细胞破坏损伤及纤维化，致使心脏收缩功能出现障碍；当累及心脏传导系统时，可产生各种心律失常。患者可出现心脏扩大、心力衰竭，也可出现心脏舒张功能障碍表现，常见心悸、呼吸困难、下肢水肿，晚期时可出现心包积液，严重时可在没有任何先兆的情况下出现心功能急剧下降。

哪些重金属和化学物质容易引起心肌病

对人体毒害最大的重金属有 5 种：铅、汞、铬、砷、镉。这些重金属在人体内累积到一定程度即可造成慢性中毒，过量的重金属沉积在心脏则会引发心肌病。

同样，过量接触某些化学物质，如氯仿、苯、汽油、一氧化碳、氰化物等也可导致心肌病。

9. 营养障碍引起的心肌病：脚气病性心脏病

"脚气病"和"脚气"不是一回事。医学上的"脚气病"是指因为维生素 B_1 缺乏引起的全身性疾病，而"脚气"是由真菌感染引起的皮肤病。

由于维生素 B_1 缺乏而引起的一系列神经系统与循环系统症状，被称为脚气病（Beriberi）。循环系统的症状主要表现为心脏扩大、周围血管扩张、心动过速、气促、胸痛和循环衰竭等，称为脚气病性心脏病或"湿性脚气病"。

早期脚气病症状缺乏特异性，如食欲不佳、腹部不适、便秘、易激动、烦躁、易疲劳、记忆力减退、睡眠障碍、体重减轻等。以后心血管系统或神经系统表现突出。脚气病性心脏病的病情发展快，初期有心悸、气促、心动过速、脉压差增大等表现，以后可出现心包积液、胸腔积液，不及时治疗常发生右侧心力衰竭乃至左、右心衰竭，常伴有多发性周围神经炎和中枢神经系统损害的表现。

脚气病性心脏病是最常见和最重要的营养障碍性心肌病之一，明确诊断后若能积极治疗，预后较好；假若误诊或治疗不及时，患者可发生猝死或死于进展性心力衰竭。

（1）人为什么会得脚气病性心脏病

人体需要不断地能量供应，能量的来源主要靠葡萄糖代谢供给，葡萄糖代谢必须有

维生素 B_1 作为辅酶才能完成。心脏和神经系统是人体中代谢最旺盛、耗能最多的脏器。当维生素 B_1 长期缺乏时，就会引起葡萄糖代谢障碍，继而产生心血管系统和神经系统功能障碍，引发脚气病性心脏病和韦尔尼克脑病。

维生素 B_1 在人体内不能合成，贮备量也有限，需要依赖外源供给。凡摄入量不足、损失增多和需要量增加均可引起维生素 B_1 缺乏。

① 维生素 B_1 摄入量不足见于长期吃精粮、烹调温度过高或加热时间过长等生活方式。喝大量咖啡和发酵茶叶的茶会减少维生素 B_1 的吸收。

② 维生素 B_1 的损失增多见于慢性胃肠疾病、长期大量饮酒、长期使用利尿药、血液或腹膜透析等情况。

③ 维生素 B_1 需要量增加见于孕妇、乳母、儿童生长发育期以及长期发热、甲状腺功能亢进症、糖尿病和恶性肿瘤等慢性消耗性疾病。

（2）怎样治疗脚气病性心脏病

如果能够早期发现，并及时给予大剂量维生素 B_1 治疗，常能使病情迅速好转。

对一般患者的治疗，除了改善饮食营养、口服维生素 B_1 外，也可加用酵母片和其他 B 族维生素。对急重患者应早期给予维生素 B_1 肌肉注射，心力衰竭可于短期内迅速好转，心肌病变恢复较慢，急性期过后可改为口服给药。

（3）怎样预防脚气病性心脏病

预防脚气病是预防脚气病性心脏病的最根本途径，最重要的措施是合理营养以保证每天从食物中摄取足量的维生素 B_1。稻米不宜加工过细，食物来源要多样化，用新鲜食物代替腌制食物，注意烹饪方法。妊娠期、哺乳期或患腹泻、消耗性疾病时，要增加维生素 B_1 的摄入量。

肾上腺皮质激素和促肾上腺皮质激素能对抗维生素 B_1 的生理作用，阻碍丙酮酸的氧化；利尿剂可使维生素 B_1 的排泄增加。上述情况应予注意，避免医源性脚气病的发生或加重。

10. 酒精性心肌病

酒精对心脏有直接毒性作用，长期大量摄入酒精会引起继发性扩张型心肌病，特点是心腔扩大、轻度心室肥厚，继续饮酒可发展为心力衰竭。酒精性心肌病是一个古老的疾病，早在 1884 年，Bollinger（柏林格尔）在尸解时发现酗酒者扩大的心脏，当时取名为"啤酒心脏"。在美国，长期饮酒是继发性心肌病的首要病因。

患者有心悸、气急、阵发性夜间呼吸困难、下肢浮肿等临床症状，严重者出现晕厥。

该病主要发生在 30～50 岁的中年男性身上，一般认为每天摄入烈性酒 100～150 毫升（啤酒 2000 毫升）5 年以上（多在 10 ~ 15 年以上）可能引起酒精性心肌病。大多数患者戒酒后心功能显著好转（如停止饮酒 4 ~ 6 周以上，心脏明显缩小或回缩至正常，心功能衰竭的症状减轻或消失）或停止进一步恶化，继续酗酒则致心功能恶化。

（1）酒精性心肌病的治疗原则

酒精性心肌病的治疗目标主要有二：①戒酒，阻止酒精对心肌的进一步损害。②纠正心力衰竭，使扩大的心脏缩小。

酒精性心肌病是由长期饮酒引起的，戒酒是首要和根本的治疗措施，否则难以取得疗效或治疗后容易复发。心肌病一旦发生心力衰竭，如果治疗和戒酒不及时，预后就会较差，甚至危及生命。Demakis（德麦克斯）等 1974 年对 64 例酒精性心肌病患者进行了 4 年随访，发现戒酒患者的死亡率为 9%，没有戒酒的患者死亡率高达 50%。

轻度心功能不全的患者要卧床休息，采取低盐、高蛋白质、营养均衡的膳食，补充充足的维生素 C 和 B 族维生素。早期酒精性心肌病经戒酒、休息和治疗后，酒精引起的心肌病变可以逆转，症状可以消失，扩大的心脏可以缩小。

对于心脏明显扩大并伴有心力衰竭的患者，在戒酒的同时应积极给予强心、利尿、扩血管等抗心力衰竭治疗。

针对心律失常，单纯房性或室性期前收缩可不必处理，若出现心率过快的房性或室性心律失常，可给予相应的抗心律失常药物治疗。因为儿茶酚胺在该病的致心律失常中起重要作用，故可首选 β 受体阻滞剂。

流行病学调查显示，长期大量饮酒者有低血镁现象，且随饮酒量的增加有进一步下降的趋势，故治疗时应补充镁盐。

（2）如此饮酒，有害健康

① 边饮酒边吸烟。

远离烟草是我们坚持倡导的，一边抽烟、一边喝酒对健康的危害更大。香烟中的致癌物质能溶解在酒精中，黏附在呼吸道的黏膜上，从而加重这些物质的刺激性，使患喉癌的机会增多。另外，酒和烟草一样会加重对动脉和肺脏的损害。

② 空腹饮酒。

不要空腹饮酒。摄入一定量的食物可以减少酒精的吸收，防止胃黏膜过分受刺激，避免引起酒精性胃炎及食管炎。

11. 心动过速性心肌病

持续或频繁发作的快速心律失常可引起扩张型心肌病，表现为心脏扩大、心功能降低，被命名为心动过速介导的心肌病（Tachycardia Induced Cardiomyopathy，TIC）或心动过速性心肌病（tachycardiomyopathy），这种心肌病是继发性心肌病。

可能导致本病的快速性心律失常包括：房性心动过速、交界性心动过速、室性心动过速、心房颤动与心房扑动等。

心动过速后最短可在几周时就发生心肌病变，有的则长达近20年才出现心肌病变。心肌病变出现的时间主要与心动过速的性质、心率加快的程度和心脏的基础状态相关。

（1）快速心律失常为什么会引起心肌病变呢

快速心律失常影响心肌细胞的能量代谢。心肌细胞和其他细胞一样，为保持正常的形态和功能，需要一定的能量供给。在心率长期或反复病理性增快的状态下，心肌细胞内负责能量供应的细胞内肌酸、三磷酸腺苷储存减少，线粒体肿胀、断裂，细胞受损。

快速心律失常影响心肌组织的血液供应。心动过速时伴有的心房收缩丧失或心室激动顺序改变、心脏舒张期缩短、心搏出量减低都能减少冠状动脉供血，造成心肌组织缺血。

神经、内分泌受到影响。快速心律失常的患者多伴有交感神经兴奋、肾素－血管紧张素系统活性加强、心房肽分泌发生异常，这些都会进一步改变心肌细胞结构、形态及功能。心动过速也可能引起心肌细胞的一些基因异常表达，致使细胞凋亡和最终的心脏扩大。

（2）心动过速性心肌病的表现

心动过速性心肌病主要表现为心力衰竭（程度多为轻中度），如胸闷气短、咳嗽、乏力、倦怠、体力下降、食欲不振、下肢水肿等，重时出现不能平卧、夜间阵发性呼吸困难等。由于心律失常的存在，患者多伴有明显的心悸，心悸多早于气短出现，也有一部分患者出现晕厥等明显的心动过速相关症状。没有其他器质性心脏病的纯心动过速性心肌病患者，对长期的心动过速耐受性较好，可有较长的无症状期。

心动过速性心肌病在超声心动图检查时表现为显著的心脏扩大、心室壁变薄和左室收缩减弱。"左室舒张末内径"可能是首诊心动过速性心肌病的最佳预测指标。

（3）心动过速性心肌病的治疗及转归

心动过速是心动过速性心肌病的明确病因，消除心动过速是疾病治疗的根本。如果存在导致过速性心律失常的诱因，首先应予以消除。经导管射频消融术是根治这一疾病的首选方法，抗心律失常药物也是一种治疗选择。对于难以控制的室上性快速性心律失常，可考虑房室结经导管射频消融术联合起搏器植入治疗，来有效控制心室率。

通常情况下，心脏形态和功能的恢复在心动过速完全终止后1个月开始，6~8个月达到最大恢复。快速心律失常控制或终止后，心脏形态和功能的恢复程度不尽相同，这与心肌病变的程度、发生的时间长短和原有的基础心脏病等情况有关。

四、限制型心肌病

顾名思义，限制型心肌病就是心肌的运动受到了限制。心肌的运动包括向内收缩和向外舒张。限制型心肌病的心肌运动受限主要是心肌僵硬度增加导致的向外舒张受限和心室充盈障碍，好似橡胶老化后失去弹性，不能有效地收纳全身从静脉回流到心脏的血液，血液淤积在下肢静脉、腹腔静脉和肺静脉，出现肺瘀血、肝瘀血、下肢瘀血等情况，表现为心慌、气急、气短、咳嗽、咯血、双下肢水肿和颈静脉怒张、肝大、腹水等症状。

限制型心肌病在临床中相对少见。引起限制型心肌病的病因包括家族性和全身系统性疾病，尤其是淀粉样变、肉瘤样病、类癌性心脏病、硬皮病和蒽环类药物的心脏毒性作用等。放射性心脏损伤也可引发限制型心肌病。

1. 限制型心肌病的相关检查

（1）心电图

可见心房肥大、QRS 低电压、广泛 ST-T 改变，可有各种类型的心律失常。

（2）胸部 X 线片

可见心房扩大，心脏搏动减弱，可有肺瘀血和胸膜腔积液，少数患者可见心内膜钙化影。

（3）超声心动图

可见心房明显增大，心内膜增厚，心尖部心室腔闭塞，心肌、心内膜结构超声回声增强，室壁运动减弱。多普勒超声可发现房室瓣反流。

（4）CT 或磁共振

是鉴别限制型心肌病和缩窄性心包炎最准确的无创伤性检查手段。限制型心肌病患者心包不增厚，心包厚度≤4 毫米时可排除缩窄性心包炎，而心包增厚支持缩窄性心包炎的诊断。

（5）心导管检查

大多数患者不需要进行心导管检查。为了测定左、右心室充盈压升高程度，可做左心和右心导管检查。心室造影可见心室腔狭小，血流缓慢。

（6）心肌心内膜活组织检查

可见心内膜增厚和心内膜下心肌纤维化。

2. 明确了限制型心肌病的诊断后还应鉴别其病因

如肉样瘤病所致的限制型心肌病除了心脏的损害外还有肺门淋巴结、肺、眼、表浅淋巴结、皮肤、唾液腺、肝、脾、中枢神经、骨等处的病变；硬皮病导致的限制型心肌病，皮肤变硬是标志性症状，还可有其他内脏受损的表现，其中最常受累的是消化道（包括食管、胃、肠道），其次是肺脏，可发生不同程度的间质纤维化，肾脏、肝脏、甲状腺、神经系统也可受累；类癌性心脏病除了心脏的表现外，还有类癌细胞分泌和释放的生物活性物质引起的其他系统受累的症状和体征，如潮红、腹泻、支气管痉挛等，尿中 5- 羟吲哚醋酸增多，血中 5- 羟色氨酸或 5- 羟色胺增高；蒽环类药物的心脏毒性所致的限制型心肌病一定与蒽环类药物如阿霉素、柔红霉素等的用药过程相关。

3. 限制型心肌病的治疗

临床上主要是针对限制型心肌病所产生的症状进行治疗。如肺瘀血引起的心慌气短可给予利尿和扩张血管治疗，水肿主要采取利尿治疗。为防止栓塞可应用抗凝药。可尝试外科手术心内膜剥离以缓解其限制，房室瓣受损者可同时进行瓣膜置换术，必要时考虑心脏移植。

对于继发于其他疾病的患者，除了针对症状治疗外，还要特别重视原有疾病的治疗。患者在稳定治疗期应该避免劳累，预防呼吸道感染，使疾病进程放慢。

4. 放射性心肌病

放射性心肌病是比较重要的继发性限制型心肌病，是指受到放射性物质辐射后产生的心肌病变。放射性心肌病患者可见心包渗出、增厚，心内、外膜增厚，心室壁各层均可有心肌纤维化，表现为心脏运动受限。该病可由一次性受到大剂量辐射造成，也可因为在肿瘤放疗中接受了大剂量射线的胸部照射引发，如乳腺癌、食管癌、肺癌、纵隔肿瘤及霍奇金淋巴瘤等的放射照射。心脏对放射性损害并不十分敏感，心肌病变与照射面积、照射方案和照射剂量直接相关。照射剂量越大，间隔时间越短，心肌损害的发生率越高，其中以心包炎和心肌炎最多见。

放射线的直接损害是放射性心肌病发病的主要机制，放射线引起的生物效应（自身免疫反应、基因突变等）可造成心脏的继发性损害，放射线照射后的高脂饮食、高血压等对促进放射性动脉粥样硬化的形成有协同作用。

放射性心脏损害包括以下几个方面

① 心包炎：分为急性心包炎和迟发性心包炎两种，主要表现为发热、胸痛、乏力、活动后气短、进行性胸闷、呼吸困难 / 急促等，可有心率快、脉搏细速等症状。

② 心肌纤维化或全心炎：患者有胸闷、气短、乏力症状，伴有颈静脉怒张及周围水肿，肝、肾等脏器瘀血。超声心动图检查可发现左心室缩小，左室射血分数减低。

③ 心绞痛与心肌梗死：这是放疗促进冠状动脉粥样硬化及严重狭窄所致。

④ 无症状性心功能减退：在接受放疗后几年至几十年的时间内无明显症状，但心肌核素和超声心动图检查显示有射血分数下降、心功能障碍的表现。

⑤ 心电图异常：放射线损害心肌及传导系统可能造成 ST-T 改变、束支和房室传导阻滞、早搏等。

⑥ 瓣膜功能异常：放疗可引起瓣膜增厚，医生听诊时可闻及收缩期杂音，超声心动图可见瓣膜增厚和关闭不全等。

进行放疗和接触放射线的人员一定要积极进行自身防护，对已经造成放射性心脏损害的人要予以积极治疗

① 防止射线的过多接触：一般累积照射量不应超过 35 戈瑞（射线能量吸收专用的国际计量单位）。放疗过程当中若出现心脏症状，要考虑减少照射剂量或完善照射方案。

② 积极进行放射防护：医务人员首当其冲要在工作中加强防护意识，提高技术水平，严格执行操作规程，对需要接触放射线治疗的患者，尤其是青少年加强防护，防止放射性心脏损害的发生。

③ 加强监测：对接受放疗患者的各项指标应进行定期监测。

④ 对症治疗：心包炎和心肌炎首选激素治疗，渗出多者应行心包穿刺。慢性心包炎可给予利尿、扩血管、心包穿刺减压等治疗，必要时可行心包剥离术。视情况纠正心力衰竭和心律失常。

五、致心律失常型右室心肌病

致心律失常型右室心肌病（ARVC，过去叫致心律失常右室发育不良——ARVD，现在以 ARVC/D 表示）并不罕见，患病率为 1/1000，且患者多见于中青年，其中男性居多（是女性的 3 倍），有些发生于儿童。

致心律失常型右室心肌病是导致危及生命的室性心律失常，是引起青少年猝死的重要遗传性疾病（50%～80% 的病例有家族史）。据报道，小于 20 岁的致心律失常型右室心肌病患者猝死发生率较高。有学者报告了 22 例运动员猝死，其中 6 例为致心律失常型右室心肌病，均在运动中发生。

该病具有特征性临床表现和病理改变，好发于右心室游离壁，以右室心肌不同程度的被脂肪或纤维组织取代为特征。心电图、超声心动图和心室造影对诊断有重要价值。

1. 在生活中识别致心律失常型右室心肌病

人们需要了解家族中有无早年（≤35岁）的猝死者，或者发现自己在运动时有心悸、频发室性早搏、发作性晕厥等现象，情绪激动或劳累等可以诱发心律失常。

患者晚期可发展为心力衰竭，主要表现为胸闷、憋气，活动耐量明显减低。

表 3-2-3　心律失常型右室心肌病的发展阶段

第一阶段	无症状期	患者可有偶发的室性早搏，≤5次/分钟；多数患者没有临床症状，体检结果可能正常，偶见不明原因的右心扩大
第二阶段	有症状期	这时，患者能自我感觉到胸闷、心悸、气短，可以出现超过30秒的持续性室性心动过速。超声心动图检查可发现心腔扩大和室壁变薄等心室（右室多见）结构异常
第三阶段	疾病晚期	心室腔显著扩大，心肌收缩力下降。临床上出现胸闷、憋气、下肢水肿、少尿、活动耐量明显减低等一系列右心衰竭的表现。若同时伴有严重的左心室受累，患者可发生全心衰竭。心脏呈弥漫性扩大

2. 发生致心律失常型右室心肌病时，心脏功能的改变

前文提到，人的心脏由四个腔组成：左心室、右心室、左心房和右心房。心房负责回收静脉回流的血液，心室负责向动脉泵出血液，循环不息。正常的心肌细胞对维持心脏的正常泵血功能至关重要。发生致心律失常型右室心肌病时，正常的心肌组织逐渐被脂肪组织和纤维组织取代，虽然正常心肌中也可存在一定量的脂肪组织，若脂肪组织过多，势必影响心脏的泵血功能。

另外，心脏维持正常的跳动，要有心脏组织中的传导系统参与。因为正常组织细胞被病变组织取代，会影响传导系统，故患者容易发生心律失常。

3. 致心律失常型右室心肌病的诊断

由于疾病早期经常没有症状，所以到正规医院常规检查身体就为疾病的早发现、早治疗提供了大好时机。

1994年，欧洲心脏病学学会、国际心肌病科学理事会和心脏联盟制定了致心律失常

型右室心肌病的诊断标准，详见下表。

表 3-2-4　致心律失常型右室心肌病诊断标准

	主要表现	次要表现
通过超声心动图检查发现心脏整体和（或）局部结构改变和功能障碍	（1）右心室重度扩张，射血分数严重减低，不伴有左心室受累 （2）右心室局部室壁瘤 （3）右心室重度节段性扩张	（1）右心室整体轻度扩张，射血分数轻度减低，不伴有左心室受累 （2）右心室轻度节段性扩张 （3）右心室轻度节段性运动减弱
心室壁组织学特征	心内膜心肌活检显示心肌组织被纤维脂肪组织替代	
心室复极异常		通过心电图检查发现右胸导联（V2-3）T波倒置（年龄>12岁，无右束支阻滞）
心室传导/复极异常	通过心电图检查发现出现Epsilon波或反映右室的右胸导联（V1-3）的QRS综合波时限延长（＞110毫秒）	晚电位阳性（心室晚电位检测）
心律失常		通过心电图（ECG），24小时心电图（Holter），运动试验发现左束支阻滞型室性心动过速（持续性和非持续性），频繁室性早搏（＞1000次/24小时）（Holter检查）
家族史	尸检或外科手术证实为家族性疾病	（1）年轻猝死家族史（＜35岁）怀疑为右室发育不良 （2）家族史（符合临床诊断标准）

诊断标准：

① 两项主要表现。

② 一项主要表现加上两项次要表现。

③ 四项次要表现。

符合上述3条中任意1条，即可诊断为致心律失常型右室心肌病。

2010年2月，专家组在《欧洲心脏病学》杂志发表了修改的诊断标准，新标准依据近15年来的研究进展，包括新的心电图指标、量化的心脏影像学标准和形态学标准等，并增加了临界诊断和可疑诊断。

4. 致心律失常型右室心肌病治疗的重点是抗心律失常和预防猝死

首先，运动是致心律失常型右室心肌病患者猝死的危险因素，患者应避免剧烈活动，尤其是避免竞技性活动。

（1）药物治疗

Ⅲ类抗心律失常药：索他洛尔、胺碘酮，或二者联合治疗；Ic类抗心律失常药（如普罗帕酮）加上β受体阻滞剂（如普萘洛尔、美托洛尔等），或胺碘酮加上β受体阻滞剂对预防室性心动过速反复发作有效。其中，索他洛尔效果最好，疗效高达68%～82.8%，可作为首选药物；胺碘酮有一定疗效，但未证明比索他洛尔更有效，考虑到长期治疗中潜在的不良反应，尤其对年轻患者，胺碘酮不作为首选药。β受体阻滞剂可降低猝死的危险。

（2）非药物治疗

对于药物治疗无效或不能耐受药物的患者，可考虑非药物疗法，包括：① 经导管射频消融术。消融治疗较为安全有效。然而消融成功后，容易复发，复发多表现为形态不同的室性心动过速，这是因为该病是进行性的。加上心室壁薄，消融时易发生穿孔，因而受到一定限制。② 植入式心脏除颤器。具有抗心动过速、抗心动过缓、心律转复和除颤等多种功能。对反复发作和（或）药物治疗无效的室性心动过速患者，尤其是那些心脏停跳的幸存者，除颤器能可靠终止其致死性心律失常，改善长期预后，明显优于药物或其他疗法。③ 外科手术。适用于药物治疗无效的致死性心律失常患者。视病情，并结合术中标测的室性心动过速起源部位，可施行右心室切开术、右心室局部病变切除术或心内膜电灼剥离术，对病变广泛者可做完全性右室离断术。④ 心脏移植术。对难治性反复性室性心动过速和顽固性慢性心力衰竭患者，心脏移植是最后的选择。

六、未分类心肌病

1. 心室肌致密化不全

心室肌致密化不全（Noncompaction of Ventricular Myocardium, NVM）被认为是一种罕见的先天性心室肌发育不全性心肌病，主要特征为心室腔内存在大量粗大突起的肌小梁及深陷隐窝，常伴有心功能不全、心律失常及血栓栓塞。

现实世界中该病不一定罕见，可能与较高的漏诊误诊率有关。国内心血管病专家孙泽琳等人的荟萃分析发现，有82.1%的该病患者曾被误诊为其他疾患。因此，充分认识该病对于及早发现和正确诊治这类患者具有重要意义。

（1）人为什么会发生心室肌致密化不全

正常胚胎发育的第一个月，在心脏冠状动脉循环形成前，胚胎心肌是由海绵状心肌组成，心腔的血液通过其间的隐窝供应相应区域的心肌。在胚胎发育的第5～8周，出现了两个平行的发育过程，一是心室肌由疏松的肌小梁网逐渐致密化，其过程是从心外膜到心内膜，从基底部向心尖部发展；二是冠状循环发育形成，小梁间隙隐窝压缩成毛细血管，形成冠状动脉微循环系统。

在此过程中，假若某区域的心室肌致密化停止，就造成了相应区域的致密化心肌减少，而由多个粗大的肌小梁取代。粗大的未致密化的肌小梁影响心肌收缩功能和舒张功能。心肌结构的变异和血流的紊乱易致心律失常和附壁血栓形成，从而引起各种突发事件。

（2）心室肌致密化不全有哪些表现

虽然心室肌致密化不全是先天性心肌疾病，但症状的首发年龄差别很大，有些患者出生即发病，多数患者至中年以后才出现症状，也有的人终身无症状。发病的早晚与疾病的严重程度和心室肌致密化的范围、程度有关。

心室肌致密化不全分为左心室型、右心室型和双心室型，以左心室型最为多见，临床以渐进性的心功能障碍、系统性血栓栓塞和心律失常为主要表现，可伴有或不伴有其他先天性心脏畸形。少数儿童病例伴有面部畸形，如前额突出、低位耳和高颚弓等。

（3）心室肌致密化不全如何诊断和治疗

超声心动图可显示心室肌致密化不全的特征性改变，是目前该疾病筛查和胎儿出生前确定诊断最可靠和简便易行的方法。

磁共振检查可以不受限制的展示心腔和室壁的形态。对临床怀疑该病而超声心动图检查未见异常者，磁共振检查可以显示典型的心室肌致密化不全的特征，对于这类患者的诊断具有独特的价值。

由于本病易使乳头肌受累，可导致房室瓣脱垂和关闭不全，引起大量反流。如果临床大夫对本病认识不足，对其行房室瓣置换术，术后易发生持续和顽固的低心排。

心室肌致密化不全目前只能对症处理，主要包括治疗心力衰竭、处理心律失常、预防栓塞事件和处理伴发的心脏畸形。

2. Tako-tsubo 心肌病

Tako-tsubo 心肌病是以突发胸痛和可逆的区域性左心室收缩功能障碍为特征的一种心肌病，在临床又被称为应激性心肌病、伤心综合征等。

绝大部分患者预后良好，一般可在数周内迅速完全恢复，复发率低。极少数患者在急性期可能由于心源性休克、急性肺水肿或心脏骤停而死亡。及早发现疾病对改善预后有重要意义。

（1）人为什么会得 Tako-tsubo 心肌病

请参看 351 页，"第二节　精神心理障碍是心血管病的独立危险因素/举例：Tako-tsubo 心肌病"。

冠状动脉痉挛导致的心肌缺血损伤也可能是本病的发病机制之一，而且儿茶酚胺可以明确诱发冠状动脉痉挛。

Tako-tsubo 心肌病与病毒感染和心肌炎症有关。

（2）Tako-tsubo 心肌病的临床表现有何特点

本病好发于绝经期后的妇女，无明显种族和地域差异。

由于经常在发病前的数分钟或数小时内存在明显的精神或躯体应激情况，患者往往是突然发病，表现出类似于急性心肌梗死的剧烈胸痛，也可表现为背部疼痛、呼吸困难、心悸、恶心、呕吐、晕厥、左侧心力衰竭，可见面容痛苦、面色苍白、心率增快等，严重者还可出现急性肺水肿和血压下降，甚至出现心源性休克。

超声心动图和心室造影检查对于诊断具有重要意义。患者左心室射血分数明显降低；有一过性的室壁运动异常，左室心尖 - 中段运动减低和呈气球样改变，运动减弱范围超过单支冠状血管供血的区域；同时伴基底段收缩力增强，形成圆底和窄颈，其形态类似于日本用来捕捉章鱼的篓子（Tako-tsubo）。

误区：Tako-tsubo 心肌病与急性冠状动脉综合征在临床表现上非常相似（急性发作的胸痛、心电图 ST-T 改变），极易导致误诊。Tako-tsubo 心肌病的冠状动脉造影结果基本正常，更重要的是两者的治疗截然不同。因此，认识和重视该病，避免临床误诊误治，具有十分重要的意义。

对于发病前具有明显情感或躯体应激诱因的急性胸痛患者，尤其是绝经期后的女性，出现异常心电图改变、怀疑急性心肌梗死但急诊冠状动脉造影无明显病变时，应考虑Tako-tsubo心肌病的可能性。

（3）Tako-tsubo心肌病如何治疗

Tako-tsubo心肌病如果没有症状，不需要特殊治疗；如果有明显症状，主要措施是对症和支持治疗，积极处理心源性休克、肺水肿、恶性心律失常等并发症；如果患者有严重血液动力学紊乱，需要使用升压药物和主动脉内球囊反搏辅助循环。

过高的儿茶酚胺刺激及儿茶酚胺毒性可能是造成本病发生的重要原因之一，故在急、慢性期若无禁忌证，均应使用β受体阻滞剂。短时间的抗凝治疗有助于预防继发性左心室血栓形成，避免血栓栓塞事件。

还要切记去除诱发因素，消除情绪应激和积极治疗基础疾病对于治疗效果、预防复发都十分重要。

第三章 先天性心脏病

第一节 先心病的误区

有一天看《东方时空》说：一先天性心脏病患儿由于在家乡没能得到确诊，反复住院导致家境贫困，后被某医院得知，几经努力之后将患儿的治疗费用全免，患儿疾病得到根治。

从上面的报道中我们可以看出当前对"先天性心脏病"（简称"先心病"）存在着不少误解。

一、"推行和普及先心病的规范化诊疗，避免重复性花费和减少额外花销"是解决问题的第一步

提到先心病，接下来的联想往往是"因病致贫，因病返贫"，就像报道中的那个孩子。然而，事实上基层医疗卫生条件的落后猛于贫穷本身，有时还是产生贫穷的直接原因。

如果母亲孕后产前能够受到全程监测，胎儿畸形的检出率自然较高；婴儿出生后从病房到门诊能够得到定期的超声检查，先心病的检出率几乎可以达到100%。农村居民，尤其是偏远地区的农民，几乎没有定期体检的机会，因此农村地区先心病的检出率极低。多数患者是因为感冒发烧去当地诊所，村医发现心脏杂音而疑诊为先心病；由于多数先

心病没有症状，身体条件较好者几乎没有被及时发现的机会，一旦去医院时已经出现严重肺动脉高压或者艾森曼格综合征而错失了治疗时机。

即便去医院就诊，由于基层医疗条件和医生专业水平的限制，往往也不能及时准确的诊断（疑诊）先心病，致使患者重复住院，甚至错过根治时机，在危害患者生命和损害患者生活质量的同时，也消耗了家庭经济资源，可能使家庭经济状况面临瓶颈。

旅途花费和奔波可能给疾病带来的负面影响也阻止了先心病患者治愈的脚步。

二、科学规范的诊疗技术在基层的普及才是患者的真正福音

"我们呼吁全社会各界人士关注先心病，帮助贫困地区的先心病患儿。"不要把这句话简单地理解为"对患者诊疗费用的资助"。

医务工作者要深入基层，普及先心病规范化诊断的专业知识和技能（如明确先心病的症状表现，熟练掌握听诊技巧，学会做超声心动图，学会读超声心动图），提高先心病的检出率。

还要深入基层，推广常见先心病规范化的治疗技术。

大量患者的存在，凸显了医疗资源的稀缺。一个专家终其一生可以救治多少患者和培养多少学生？一家再大的医院可以每天同时开多少台手术？医疗技术壁垒将遗留多少患者等候在幸福的门外？

从疾病本身考虑，举个冠心病的例子更容易理解。平顶山心肌梗死急性发作的患者是来不及到北京来救治的，或者在当地抢救，或者一命呜呼。"时间就是心肌，时间就是生命。"尽可能广的普及先进医疗技术并使其得以规范应用，就等于最大范围和程度的挽救人民生命和财产。

"我们是人民的健康卫士，履行救死扶伤职责，以公益之心，走长征路，进社区下农村，为医生和群众送知识、送健康、送温暖。提高全民健康意识，倡导健康生活方式，做好心血管疾病预防。我们是新时代健康的播种机、宣传队，为提高全民健康水平而奋斗。"

所以，救助贫困，不单是"钱"的问题。

三、"构建和谐社会，帮扶弱势群体"，存在于社会的方方面面，并不单独存在于"先心病诊疗"的领域

建立可操作和可推广的"先心病救助模式"（如帮扶对象的准入标准就需要明确的规则和程序化），需要相关政府部门参与规划（如将入选的帮扶对象就近送入合作医院开展

治疗和预后）与组织（包括项目资金的统筹和分配），并实施监督与管理。

四、成功救治先心病患者，既幸福个人，又造福社会

先心病患者治愈后，可使他们摆脱长期的疾病状况，减少国家和个人大量用于治疗心力衰竭、合并感染等的医疗投入，使众多患者重新投入社会生产和生活，由此可带来巨大的社会、经济效益，也让众多患者的幸福人生开始了新篇章。

五、医疗专业团队需建立先心病患者登记制度，加强对介入治疗和外科手术患者的远期随访工作，建立优质的病例数据库

循证医学的兴起与发展是当代医学革命的标志，其基础在于大型数据库的建立和现代统计学在医学领域的应用。1998年，美国胸外科医师学会（STS）与欧洲心胸外科协会（EACTS）联手建立国际先天性心脏病手术数据库，标志着先心病治疗真正进入循证医学时代。多年来，该数据库汇集了海量的病例信息，取得了令世人瞩目的成果。2008年，美国AHA/ACC成年人先天性心脏病治疗指南的推出就是其重要成就之一。

中国的先心病治疗，特别是介入治疗，无论从数量还是发展速度，都处于世界前列，理应学习国际同行的先进经验，走出一条具有中国特色的道路，为全世界先心病诊疗技术发展做贡献。

第二节 先心病的基本知识

一、先心病可以治愈

经过早期诊断和及时治疗，先心病是可以被治愈的，孩子完全可以正常的学习、生活、工作和婚育。随着诊断、麻醉、监护、介入和手术等医疗技术的不断提高和材料的改进与完善，常见的先心病，如房间隔缺损、室间隔缺损和动脉导管未闭等，无论是内科介入治疗还是外科手术，及时治疗的成功率都在98%～99%，并发症很少，风险非常低。即使是法洛四联症和大动脉转位等复杂畸形，外科手术的成功率也达到了96%～97%。

解决先心病最稳妥的方案是早发现、早诊断、早治疗。

二、什么是先心病

人的心脏和大血管在胚胎期就已经形成。母亲怀孕1~3个月的这段时间，是胎儿心脏大血管生长发育最快和最重要的时期。如果胎儿在此期间受到某种致病因素（如子宫内感染、药物、母亲的情绪受到刺激或者遗传因素等）的影响，扰乱了正常的心脏大血管发育程序，使心脏大血管出现发育障碍，导致发育部分停顿，发育不全，或者应该退化的部分没有退化，就会产生先天性心脏大血管畸形，也就是我们通常所说的先天性心脏病，简称先心病。

先心病是先天畸形中最常见的一类疾病，我国每年有10万～15万的先心病患儿出生。

先心病往往在几岁时可以根治、十几岁变为难治，几十岁成为不治。

严重的先心病患儿没有及时进行干预的，到1岁时有一半死亡，到2岁时有2/3死亡。

先心病常会不同程度地影响孩子的生长发育，降低他们的抵抗力，病情严重的直接威胁孩子的生命。即使是那些平时无症状、对身体没有明显影响的简单先心病（单纯的房间隔缺损或室间隔缺损等）患儿，以后在他们面对升学、就业、婚配以及社会心理压力这些人生必经之路时，也会遇到诸多严酷的考验。

三、先心病的病因

先心病的发生主要与下列因素有关。

1. 感染

母体妊娠3个月内患呼吸道感染，尤其是病毒感染（如风疹病毒、柯萨奇病毒等），使胎儿发生先心病的危险性明显增加。原上海医科大学691例先心病的资料表明，37.5%的患儿母孕早期曾患呼吸道感染，其中37.8%伴有发热。

2. 缺氧

宫内缺氧可增加胎儿心血管畸形的发生率，比如西部高原地区动脉导管未闭（PDA）发生率较高的原因主要与缺氧相关。

3. 使用致畸药物

如避孕药物、皮质激素、解热镇痛药、镇静药、四环素、磺胺类等。

4.接触放射性物质、有机磷农药、染料、油漆、涂料等

射线对胎儿畸变的影响较大，日本广岛原子弹爆炸、前苏联核电站核泄露等事件发生后，该地区先心病患病率明显增加。

5.母体因素

如母体患有糖尿病、系统性红斑狼疮、甲状腺功能亢进或先心病等。

6.其他

譬如父母的烟酒嗜好，母亲生孩子的年龄偏大（特别是超过30岁）、情绪低落、精神受到刺激、营养不良、缺乏叶酸等。

患先心病的父母，子女得先心病的概率比普通父母略有增高（4.27%），但并不意味着先心病具有遗传性。患有先心病的父母不用过分担心，关键是做好产前咨询和产前诊断。

四、常见的先心病有哪些种类

正常情况下，为了保持血流的不间断，心脏和血管连接在一起并形成回路，如同"管道系统"。患先心病时由于心脏与血管的发育畸形，血液会出现异常流动。根据血液异常流动的特点和疾病早期是否有发绀可以把先心病分为非发绀型和发绀型两大类，分别占先心病的70%和30%。

非发绀型先心病的特点是：血液经过重新氧合后（动脉血）本该被输送到全身，却通过心脏的缺损从左侧心腔异常流动到右侧心腔，或从主动脉异常流动到肺动脉，在疾病早期一般没有缺氧表现和口唇、面部青紫。血液的这种异常流动导致右侧心腔和肺动脉内的血液增多，肺动脉内长期血液过多及其引起的肺动脉壁增厚与狭窄可以导致肺动脉压力逐渐升高。肺动脉收缩压>30mmHg和（或）舒张压>15mmHg，或平均压>20mmHg称为肺动脉高压。

发绀型先心病的心血管畸形往往比较复杂，血液中的氧被人体利用后返回心脏，在没有进入肺内补充氧气之前，就通过心脏的缺损从右侧心腔异常流动到左侧心腔进入主动脉（或直接从右心室进入主动脉）。就这样，缺氧血液被送往全身，因而在发绀型先心病的早期往往就会出现缺氧和口唇、面部发紫的表现。

发绀是指皮肤、黏膜（如眼睑、口腔黏膜）呈现青紫色或暗红色。

轻度发绀患儿面颊、口唇呈现暗红色，常被误认为是"面色好"，事实上应该引起家长的注意。

五、如何做到"早发现"

1. 孕妇产前要全程监测

如果孕妇产前能够受到全程监测，胎儿畸形的检出率自然较高。婴儿出生后从病房到门诊能够得到定期的超声检查，先心病的检出率几乎可以达到100%。

胎儿超声。开展胎儿超声心动图检查是产前超声监测预知胎儿健康的重要组成部分，它符合我国提高出生人口素质、降低低年龄死亡率的优生优育国策，也是高危孕妇的福音。超声诊断仪分辨力的提高和彩色多普勒血流显像的临床应用，为胎儿心脏病产前诊断带来了突破性进展。

下列胎儿有必要做超声检查：胎儿父母或同胞兄姐患有先天性心脏病、胎儿心律失常、胎儿非免疫性水肿、羊水过多或过少、孕妇妊娠早期有病毒感染史或摄入可致畸药物史、胎儿生长迟缓。

胎儿超声心动图检查的最佳时期：胚胎发育到第20～28周为胎儿超声心动图探查的最佳时期。

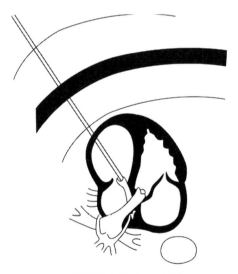

胎儿超声检查示意图

2. 先心病的各种临床表现

大部分先心病患儿症状较轻或无症状，所以平时不容易被发现。为了便于先心病的早期发现和及时治疗，帮助父母了解孩子的心脏健康状况，我们将先心病的各种临床表现分为3张表，一一列出。

表 3-3-1 非发绀型先心病常见的临床表现

（1）呼吸困难、气喘急促：婴儿时期表现为喂奶困难，出现拒食、呛咳，或者孩子在吮奶时吸吮乏力，吸几口就会停下来喘息，感觉很累，满头大汗，经常出现吃吃停停等现象

（2）经常感冒发热或得肺炎：这是最常见的一种情况。由于肺部充血，轻度呼吸道感染就能引起支气管炎或肺炎，造成呛咳、发热等。先心病患儿比健康的孩子病情好转的慢，有的孩子因为肺炎一年就要多次住院。有的孩子在啼哭时声音嘶哑，甚至出现心功能不全（表现为心率快、呼吸急促、精神差、肝脏增大、饮食差）等症状

（3）生长发育迟缓：非发绀型先心病患儿由于心排出量减少、血液循环流量和氧的供应不足，常有生长发育迟缓和活动耐力减退的表现，显得安静、不爱动、瘦弱和营养不良。轻症患儿生长发育可以正常。体重增长的迟缓较身长明显，男孩的生长迟缓较女孩显著，10岁后更加明显，青春期也可推迟。患儿的活动耐力差，稍有体力活动就感到疲劳，不能参加体育活动。智力较少受影响。先心病若能得到早期治疗，患儿生长发育可以赶上健康儿童；若治疗过晚，即使手术成功，患儿体格瘦小也无法改变

（4）水肿：如果孩子有上述的症状和表现，那么家长需要注意他们的小便。如果发现孩子尿少，下肢出现凹陷性水肿，这是十分重要的警示

（5）发绀（皮肤，尤其是口唇发紫）：一般来说，非发绀型先心病不会导致皮肤发紫。但是，假如不及时治疗，引起了严重的肺动脉高压，造成血液从右心向左心分流，皮肤就会发紫，同时也说明孩子失去了最佳治疗机会

（6）咯血：主要见于有严重肺动脉高压的大孩子。由于长期缺氧，引起肺部侧支循环血管破裂导致咯血

肺动脉高压是非发绀型先心病经常会出现的并发症，分为轻度、中度和重度。早期的轻度、中度肺动脉高压，孩子的肺动脉增粗，容易得感冒、发热和肺炎。倘若患儿得到及时治疗，在纠正心脏畸形后，肺动脉压力也会慢慢恢复到正常水平。如果治疗延误，肺动脉压力将伴随年龄增长而不断升高，发展成为重度肺动脉高压，肺动脉壁增厚狭窄，甚至闭塞，引起右心肥大、右心功能不全、发绀、肝大、下肢水肿，甚至房颤、腹水和黄疸等严重并发症。非发绀型先心病一旦出现发绀说明已经到了疾病晚期，往往无法再实行简单的心血管畸形矫正术，即使矫正了心血管畸形，术后肺动脉压力也往往难以降

至正常水平，心脏或心肺同时移植可能成为最后的选择。

这就是为什么"解决先心病最稳妥的方案是早发现、早诊断、早治疗"。

表3-3-2 发绀型先心病常见的临床表现

（1）呼吸困难、气喘急促：婴儿时期表现为喂奶困难，出现拒食、呛咳，或者孩子在吮奶时吸吮乏力，吸几口就会停下来喘息，感觉很累，满头大汗，经常出现吃吃停停等现象

（2）发绀（青紫）：皮肤、口唇发紫是复杂先心病的重要临床表现之一，发紫的程度在哭吵和活动后加剧。发绀可能出现在新生儿期；也可能在6个月~1岁时逐渐出现发绀加重的症状

（3）蹲踞：患有发绀型先心病的孩子，在行走或玩耍时，往往走不远就会累，自动采取下蹲的姿势，休息片刻后再站起来活动。从图中可以清楚地看到，先心病患儿蹲踞的姿势与健康儿童两样，有着非常明显的特点。这一类患儿在婴儿期卧床时，就喜欢采取四肢屈曲的侧卧位，母亲怀抱时如果将孩子下肢屈曲地贴近自己的腹壁，患儿会感觉很舒适。1~2岁患儿下地行走时出现蹲踞，至8~10岁有自控能力后停止

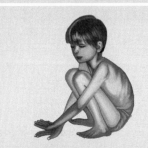

产生蹲踞的原因是患儿活动稍久动脉血氧饱和度就明显下降。孩子采取下蹲的姿势，可使流向心脏和头部的血流量相对增多，这样就改善了心脏和中枢神经系统的缺氧情况。

（4）晕厥：又称缺氧性发作，在哺乳、啼哭、排便或发热时，因为缺氧，宝宝突发的呼吸困难，发绀加重，甚至失去知觉

（5）杵状指（趾）：由于长期缺氧，手指或脚趾末端增宽、增厚，手指、足趾长得像鼓槌一样，颜色变暗或发紫。杵状指在形成之前，末端呈深红色，甲基部与皮肤之间正常凹陷消失，呈肥圆形凸出，以拇指（大脚趾）最典型。值得注意的是，健康人脚趾末端也会稍呈杵状。所以鉴定时应该以手指，尤其是拇指为准。杵状指常在2~3岁后才表现明显，及时治疗后可以减轻或消失

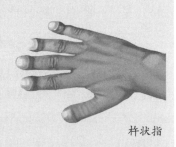

杵状指

（6）生长发育迟缓：发绀型先心病与非发绀型先心病比较，组织器官供氧更是不足，骨龄发育延迟，体重与身高的增长均落后

父母应该多留意孩子是否具有下表中的表现。

表 3-3-3　孩子先心病的常见表现

（1）孩子经常感冒，反复感染支气管炎、肺炎

（2）给婴儿喂奶困难。如孩子经常出现拒食、呛咳等表现，或者孩子经常出现吃吃停停、呼吸急促、面色苍白、憋气等现象

（3）皮肤持续出现发紫现象，尤其在鼻尖、口唇、指（趾）甲床这些部位表现最明显

（4）幼儿在行走或玩耍时，经常会蹲下片刻

（5）幼儿手指及脚趾末节粗大、颜色变暗

（6）幼儿总是喊累，多汗，口周发青

（7）孩子的生长发育明显落后于同龄儿童，表现为瘦弱、营养不良、发育迟缓等

（8）幼儿出现胸痛、晕厥

先心病与反复肺炎。

先心病由左向右大量分流的患儿平时肺部充血，心力衰竭时肺部瘀血水肿。在肺充血、瘀血的基础上，轻微上呼吸道感染很容易引起支气管炎和肺炎。这时肺部的体征系心力衰竭和肺炎合一。假若不控制心力衰竭，单用抗生素治疗肺炎难以奏效。

六、怎样做到"早诊断"

先心病的早期诊断是绝对必要的，而且越早越好。如果没有及时得到治疗，大部分先心病患儿的病情随年龄增长而逐渐发展，心脏和血管病变不断加重，到了晚期就失去了康复的机会或需要换一个心脏和肺才能生存。

有症状上医院，不要迟疑。

听诊器和超声心动图是诊断先心病最常用和最重要的检查方法，其次是心电图和胸部 X 线片。医生通过这些检查可以明确诊断患者是否患有先心病，还可以知道是什么类型的先心病，了解病变的特点与严重程度。

听诊：绝大多数的先心病有心脏杂音，通过胸部听诊了解到的杂音位置、性质、时间、强弱程度等，大致可以确定有无先心病及先心病的种类，是最简单、实用、无创伤的检查方法。

超声心动图：用于观察心脏结构、血流方向和心肌运动等，简单、无创伤、直观、

结论明确。听诊有心脏杂音的患者都有必要进行超声心动图检查。检查前可以正常饮食；婴儿或低龄幼儿等自控能力比较差者，往往需要事先口服一些水合氯醛等镇静剂，在睡着后再进行检查。冬季应注意保暖，以免受凉感冒。

心电图：心电图是用心电图机将心脏在体内的电活动记录出来的一条曲线。心电图可以辅助医生了解心脏跳动的快慢与节律，心脏有没有增大以及增大的部位，心肌有没有缺血以及缺血的部位等，从而进一步判定先心病的严重程度。

胸部X线片：先心病会在不同程度上引起肺的改变，借助胸部X线片不但可以了解心脏增大的情况和部位，而且有助于观察疾病对肺的影响程度，为选择适当的治疗时机和有效的治疗方法提供依据。

当遇到上述常规检查不能明确诊断的复杂先心病时，心脏导管与造影、螺旋多排CT和磁共振成像等先进的影像技术，都为先心病的诊断提供了保障。它们能更加清楚地显示心血管的解剖结构和异常改变、异常程度。

七、治疗先心病之前需要明确的问题

一项好的治疗方案需要综合考量治疗时机、干预手段、效果与风险评估和医疗成本核算。要得到这些答案，首先要明确以下几个问题。

1. 先心病的类型

表 3-3-4　先心病分类

先天性心脏病	发绀型先心病	法洛四联症
		大动脉转位
		右室双出口
		三尖瓣闭锁
		单心室
		其他更加复杂和少见的类型（如主动脉弓中断、肺动脉瓣闭锁、左心发育不良综合征等）

续表

先天性心脏病	非发绀型先心病	室间隔缺损
		房间隔缺损
		动脉导管未闭
		肺动脉瓣狭窄
		其他少见的类型（如心内膜垫缺损、肺静脉异位引流、主动脉缩窄、冠状动脉瘘、双腔右心室、三房心等）

2. 病变的程度

同一类型的疾病严重程度可以差别很大。如有些法洛四联症肺动脉和左心室发育良好，缺氧和口唇发绀轻，相对于肺动脉和左心室发育不良的孩子，治疗时机的选择就宽松一些（可以等到孩子大一点，承受力强一点的时候进行治疗），在手术难度、风险和医疗费用方面也会低一些，并且治疗效果更好、恢复更快。又如一些非发绀型先心病（完全性心内膜垫缺损、完全性肺静脉异位引流、大的室间隔缺损和动脉导管未闭等）很容易引起肺动脉高压，是否伴发肺动脉高压与肺动脉高压的严重程度，对治疗时机的选择、治疗效果和医疗费用有很大影响。

3. 是否同时存在其他心脏内外畸形

有些先心病会同时存在心脏血管或其他部位的畸形，如室间隔缺损合并动脉导管未闭、先心病合并神经系统发育异常等。因此，治疗前的明确诊断是非常必要的。如果在治疗中遗漏这些畸形或临时发现临时处理，会增加风险，或者需要再次手术。

4. 身体状况和家庭病史

肺、肝、肾功能和全身营养状况，以往的就医经历（检查报告和治疗病例）以及类似疾病的家族史，都是很重要的信息。

八、确诊后、治疗前，家长的注意事项

家长要注意防止孩子上呼吸道感染和腹泻，一旦发生上呼吸道感染要及时诊治，以免发展为肺炎或引起心力衰竭；平时在儿科医生的指导下喂养，注意均衡营养，少食多餐；如果孩子出现肺动脉高压或心功能不全，需在医生的指导下应用强心利尿和降低肺动脉压力的药物；对于经常发热、肺炎、气喘、出现中度以上肺动脉高压、口唇发绀严

重或体重不增的患儿，一般应及时矫正畸形，以免发生意外死亡、错过最佳治疗时机或由于反复住院造成"因病致贫、因病返贫"；对于等待择期治疗的患儿，应定期到医院复查，病情一旦出现特殊变化，要随时与医生联系。

九、没有明显症状，先心病也要治疗

由于多数先心病没有症状，有些患者是因为感冒发烧就医而检出先心病。身体条件较好者可能没有被发现的机会，一旦去医院时已经出现严重肺动脉高压或者艾森曼格综合征而错失了治疗时机。因此，没有明显症状，不等于不需要治疗。

小的室间隔缺损（5毫米以内）、房间隔缺损（4毫米以内）和动脉导管未闭（3~4毫米以内）心脏没有明显增大，没有合并其他畸形、出现肺动脉高压或者感染性心内膜炎，且生长发育良好的患儿，不易患发热、肺炎，可以暂时观察不用做特殊治疗，每年复查超声心动图，到患儿稍大一些（2~3岁或学龄前），根据具体情况制订适合的治疗方案。

其他情形的非发绀型先心病，如5岁以上的大孩子或者缺损在5毫米以上，特别是有心脏增大或肺动脉高压者，建议尽早治疗。现在的医疗条件和技术不再受到患者的年龄和体重限制，6个月~1岁治疗，术后长远效果好。

患儿出生后有发绀表现者，应尽快到心血管外科检查。发绀型先心病一经确诊，建议尽早进行外科手术。

表 3-3-5　发绀型先心病外科手术时间

疾病名称	建议手术时间
肺动脉闭锁室间隔完整、左心室发育不良综合征	出生后急诊手术
无室间隔缺损的完全性大动脉转位	出生后2~3周内
有室间隔缺损和肺动脉高压的完全性大动脉转位	不宜超过3个月
共同动脉干和主动脉弓中断	6个月~1岁
法洛四联症发绀严重	明确诊断后及早手术
法洛四联症发绀轻且生长发育良好	1~2岁
三尖瓣闭锁、单心室合并肺动脉口狭窄且发绀严重	及时做改善缺氧的减症手术
三尖瓣闭锁、单心室合并肺动脉口狭窄且发绀较轻或进行过减症手术	在2~4岁手术或根据具体情况选择进一步手术

十、先心病的介入治疗

1967 年 Porstmann（珀尔斯特曼）等首先采用轨道法栓塞技术，成功根治了动脉导管未闭，开创了介入治疗先心病的先河。

先心病的介入治疗是在 X 线或者超声心动图的指引下，通过穿刺血管（一般通过大腿根部血管）将导管及特制器材（球囊导管或金属封堵器），送至病变部位进行治疗的一种微创方法。这种方法用不着开刀，因此给患者造成的痛苦小，恢复快，且能对大部分常见的简单先心病达到根治效果，如房间隔缺损封堵术、室间隔缺损封堵术、动脉导管未闭封堵术、经皮肺动脉瓣球囊扩张术等。

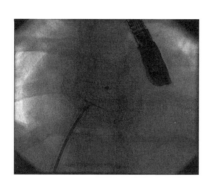 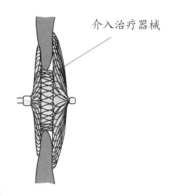

介入治疗器械

先心病介入治疗示意图

近年来，国产介入治疗器械的研发已有实质性进展，突破了依赖进口、价格昂贵的瓶颈，使其真正成为广大基层患者可望又可及的先进技术。

十一、介入治疗的优点

介入治疗无需在胸部切口、打开胸腔和切开心脏，仅在大腿根部留下一个针眼（3 毫米左右），创伤小，痛苦小，不留手术疤痕。

患儿只需要基础麻醉或局部麻醉就能配合，这样可以避免在气管内插管，不需要全身用麻醉药物、低温和体外循环，可减轻患儿在手术中的痛苦，并使其在手术后苏醒快，并发症少，同时减少了手术本身对患儿神经系统的不良影响，特别是避免了对儿童大脑智力发育的影响，也可避免手术对肺、肝、肾等器官的损伤。

体外循环是指通过管道把血液引到人体外，血液在人工肺内补充氧气后，通过人工心脏送回到人体内，是非人体本身的肺和心脏工作而进行的血液循环。这种循环为非生理性的，对全身各个器官都有一定的不良影响。

外科手术治疗先心病时，往往必须使心脏、肺和与之相连的大血管内没有血液，心脏静止不再跳动，并打开心脏才能更好地矫正心脏和大血管的畸形。在这种情况下，就必须依靠体外循环才能在手术进行当中维持患者的生命，这是心血管外科手术与其他外科手术的最大差别，也是心脏大血管外科手术风险比其他外科手术风险要大一些的主要原因。

由于介入治疗出血少，不需要输血，从而避免了输血可能引起的传染病，如肝炎、艾滋病等。

相对于外科手术，介入治疗手术后恢复快，住院时间短。一般在术后 30 分钟～1 小时就可以进食，6～12 小时可起床活动，2～3 天即可出院。局部麻醉的患儿可以在门诊完成手术。

介入治疗后的并发症（如感染、出血、心律失常等）少于外科手术。

介入治疗后无排异现象。当前使用的封堵器均为镍钛记忆合金制成，没有人体不适应的物质，在患儿体内不会由于人体的不适应，产生排斥和免疫反应。

十二、先心病的外科手术治疗

外科手术治疗是在全身麻醉下，打开胸腔，显露心脏，建立体外循环，通过手术修补缺损或疏通阻塞部位等技术矫治畸形，消除血液的异常流动，恢复心脏和血管正常结构与功能的一种方法，已经有 70 多年的历史。

传统外科手术治疗先心病的方式是在胸部正中切口，完全劈开胸骨，显露心脏，在低温体外循环、心脏停止跳动下手术，手术结束时用钢丝合拢，固定胸骨。其优点是手术时心脏是静止的，心脏内没有血液，显露心脏病变好，医生的判断和操作方便、准确。然而，低温和体外循环是非生理状态，特别是手术中心脏和肺是缺血、缺氧的，因此对机体的创伤相对比较大。此外，手术切口比较长，位于胸部前面正中；固定胸骨的钢丝终生遗留在胸骨内，胸部 X 线检查时一目了然。尽管通过及时手术，绝大多数先心病患者完全可以像普通人一样生活、学习和工作，但皮肤上的疤痕和胸骨内的钢丝对患者的心理和就业还是可能造成一定的负面影响。

随着人们对生活质量的重视和以患者为中心的服务理念的不断深入，近年来心血管外科领域研究出了胸部小切口、胸腔镜辅助、机器人辅助、常温体外循环心脏不停跳下或非体外循环下手术、超声引导下经胸部封堵等许多新技术，取得了良好的效果。这些技术减少了外科手术的创伤和对美观的影响，统称为微创手术。不过微创手术还不能完全代替传统手术，需要医务人员具体问题具体分析。

十三、外科手术的优点

打开胸腔，医生可以直观看到畸形部位进行矫正，同时也便于处理意外发现或合并的其他心血管畸形。

当代的麻醉、外科和监护技术使得几乎所有年龄、体重和类型的先心病患者都可以通过外科手术治疗，比如缺损边缘距离血管开口或心脏瓣膜太近的患者更适合外科手术。

外科手术是大缺损、复杂畸形、低龄低体重和介入治疗失败患者唯一有效的治疗手段。

十四、现阶段先心病治疗的普遍收费标准

使用国产封堵器进行介入治疗，费用一般是 1.5 万 ~2 万元。

简单先心病的外科手术治疗费用一般为 2 万 ~2.5 万元；复杂先心病依据病情轻重或者复杂程度，为 3~4 万，少部分复杂先心病的外科治疗费用更高。

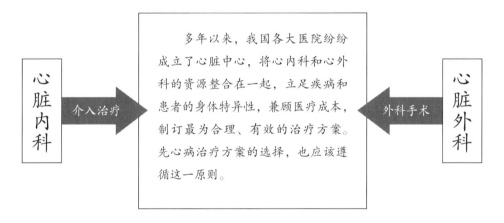

心脏内科 —介入治疗→ 多年以来，我国各大医院纷纷成立了心脏中心，将心内科和心外科的资源整合在一起，立足疾病和患者的身体特异性，兼顾医疗成本，制订最为合理、有效的治疗方案。先心病治疗方案的选择，也应该遵循这一原则。 ←外科手术— 心脏外科

十五、术后保健

1. 介入治疗后

先心病介入封堵术后观察 2~3 天就可以出院休养了。患者 3 个月内要避免剧烈活动；口服阿司匹林 3~6 个月，剂量为每日 5 毫克/千克体重；3 个月后到医院复诊。出院后一旦出现呼吸困难、晕厥等病情变化，患者要随时到医院就诊，明确原因，及时处理。

2. 外科手术后

先心病常规外科手术后一般7~8天出院，经胸部小切口封堵术后3~4天就可以出院。患者要在术后3个月内注意休息，不能做剧烈运动；保持正常站、坐、卧的姿势，避免含胸、驼背，以便使伤口正常愈合；适当做触摸头部（尽可能鼓励和帮助孩子）、伸展上肢等功能锻炼；生活要有规律，不能过多地看电视，保障充足的睡眠；不适宜到公共场所活动，防止呼吸道及皮肤感染。饮食选择营养价值高、易消化的食品，如瘦肉、鱼、鸡蛋、水果和蔬菜等。患者应少食多餐，不要吃得过饱，更不能暴饮暴食，以免加重心脏负担。手术前有严重肺动脉高压和心功能不全的患者要遵守医嘱，服用较长时间的强心利尿药物和降低肺动脉压力的药物。胸部小切口封堵术后的患者需按医嘱口服阿司匹林。患者不能擅自停药或减药。3个月后到医院复诊，简单手术的复查对医院没有严格要求，复杂先心病最好到原来手术的医院或者比较大的医院复查，一般需要复查超声心动图、胸部X线片、心电图、血液生化和血常规。一旦出现气喘、肝大、下肢水肿、心率慢、晕厥等病情变化，随时与医生联系并到医院就诊。

3. 身心的全面健康

先心病患儿长期伴随疾病成长，由于疾病随年龄增长而日益加重，患儿从发育到生活的各个方面都逐渐与健康儿童拉开了距离。因此也造就了先心病患儿的心理特点，一般表现为以下几个方面：患儿的性格内向，情绪不稳定，社会适应能力差，其中发绀型患儿生活适应能力低于非发绀型。

心理学家认为，人从出生到五六岁是一生性格形成的最主要阶段。这个阶段中，绝大多数儿童在家庭中生活，在父母爱抚下成长，社会的要求通过父母的教育态度和家庭生活在儿童心灵上打下深深的烙印。

因为孩子有病，又因为我们身处6老对1小的年代，家庭对孩子容易产生过分的保护和溺爱。但这样往往会降低和挫伤孩子的自信心和自尊心，使孩子产生恐惧感，不敢面对外面的世界。受溺爱的儿童由于幼稚而变得过分依赖父母，与同龄儿童相比自理和社会适应能力低，甚至本来具有的能力反而逐渐减弱。

因此，在重视孩子身体康复的同时，还要重视孩子的心理康复。在患儿接受治疗、病情稳定、心功能满意的状态下，要逐渐增加孩子的活动量和活动范围，让孩子多接触同龄儿童，通过玩耍建立正常的人际交往，消除孤独心理。父母在教育方式上要多采用鼓励的方式，让孩子多做些力所能及的事，提高独立生活能力和社会适应能力，使孩子在开朗、愉快的心境和环境下生活。家长们要抓住孩子的可塑性，以良好的环境因素和正确的教育方法促进孩子的性格从形成期向成熟期过渡。

十六、先天性心脏病的预防

1. 母体预防：孕前和孕期保健很重要

虽然先心病的病因尚不十分明确，但为了预防其发生，应注意：① 母亲妊娠期特别是在妊娠早期的保健，如积极预防风疹、流行性感冒、腮腺炎等病毒感染。② 在医生指导下用药，避免服用对胎儿发育有影响的药物。③ 积极治疗原发病，比如建议糖尿病、甲状腺功能亢进、癫痫等病的患者在医生指导下决定是否怀孕以及怀孕的时间。④ 要合理膳食，适量补充叶酸，禁烟限酒，避免营养缺乏。⑤ 做好产前咨询和产前诊断（按时孕检），产前诊断是发现与防治先心病的重要方法，近年来在此领域有重大进展。⑥ 避免接触放射线及一些有害物质，长期接触放射线者要在脱离放射线半年后再妊娠，经常接触各种农药、化学药物的女性应加强防护措施。⑦ 在怀孕早期（3 个月之前），尽量避免在电脑前、微波炉等磁场强的地方坐太长时间。⑧ 防止对胎儿周围局部的机械性压迫。⑨ 不用含激素的化妆品。⑩ 不要接触宠物，宠物身上的细菌和微生物也可能造成孩子患先心病。⑪ 保持温湿度适宜的居室环境，保持居室空气清新，避免装修后环境污染等因素。⑫ 妊娠期间母亲要保持心情愉快，适当参加体育锻炼，避免情绪激动和外伤。⑬ 避免近亲结婚。

2. 预防并发症

积极预防和治疗感冒、气管炎等极为重要。肺部感染是先心病最常见的并发症。先心病患者的肺脏长期处于充血状态，容易因呼吸道感染而导致肺炎。肺炎治疗不及时可以威胁生命。

心力衰竭是心功能不全的表现。患者不能过劳，不宜参加剧烈运动，生活要有规律。肺部感染也可以诱发心力衰竭。严重的先心病可在医生指导下口服强心药，预防心力衰竭的发生。

预防感染，尤其是溶血链球菌感染引起的扁桃体炎、风湿性关节炎等。感染性心内膜炎是由于心脏畸形常伴有心内膜损伤，一旦出现菌血症，细菌可以在心内膜上停留、生长和繁殖，同时加重心脏的损伤。

脑栓塞是发绀型先心病患者尤其需要警惕的并发症，也是他们易患的后遗症。患者应多饮水，降低血液黏稠度。

发作性晕厥是法洛四联症患者常见的并发症，发生在洗热水澡或运动时，因脑部暂时性缺氧引起。轻者晕厥持续几分钟，重者可长达数小时，伴休克且持续时间较长的有生命危险。所以，孩子洗澡最好是盆浴、卧位，以保障大脑维持一定的血流量。发作时应平卧或头低位脚高位，严重的要保持这种体位送医院诊治。

出血倾向常见于发绀型先心病的患者，是血液黏度增加、血小板减少等原因引起的，表现为咯血、胃肠出血等。针对这种情况可以对症治疗，如降低血黏稠度、增加血小板数量，提高血小板功能，平时注意保护孩子不要碰伤，忌吃刺激性强的食物。

降低血黏度，不需要去医院打点滴。

请参看 272 页，"第四节　血脂异常 / 八、答疑解惑 /9. 降低血黏稠度，不需要去医院打点滴"。

第三节　常见先心病的诊疗知识

一、室间隔缺损

1. 什么是室间隔缺损

室间隔是左右心室之间的隔膜，分为肌部间隔、膜部间隔和漏斗部间隔三大部分。室间隔缺损是指室间隔在胚胎期发育不全，缺了一块，出现血液由压力比较高的左心室异常分流到压力相对比较低的右心室。室间隔缺损是最常见的先心病，约占全部先心病的 25%。根据缺损位置分为膜周

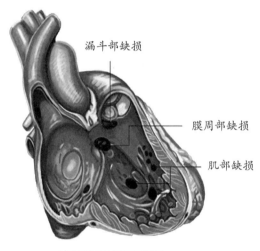

室间隔缺损示意图

部缺损、漏斗部缺损和肌部缺损三大类型（见图）。膜部间隔是室间隔最薄弱的部分，膜部和膜部周围是最容易发生室间隔缺损的部位，所以膜周部室间隔缺损最常见，占 80%；肌部室间隔缺损最少见。诊断主要依靠超声心动图。大的膜周部缺损和漏斗部缺损容易引起肺动脉高压和主动脉瓣膜关闭不全。

2. 哪些室间隔缺损适合介入封堵治疗

患者的年龄、体重、室间隔缺损的大小和位置不同，治疗方法也有差别。下列情况的室间隔缺损适合介入封堵治疗。

缺损直径 3～14 毫米的肌部、膜周部缺损。

患者年龄大于 3 岁，体重大于 8 千克。

轻到中度肺动脉高压而无右向左分流。

缺损缘离瓣（膜）环≥2 毫米。

不合并其他不适合介入治疗的心血管畸形。

3. 哪些室间隔缺损适合外科手术治疗

患儿年龄小于 3 岁或体重低于 8 千克。

缺损小于 3 毫米或大于 14 毫米。

血管过细，封堵伞输送鞘难以插入。

缺损解剖位置特殊，边缘距离心脏瓣膜小于 2 毫米，放置封堵伞后可能影响心脏瓣膜功能，如漏斗部室间隔缺损（干下型室间隔缺损）。

严重肺动脉高压伴双向分流。

同时患有需外科手术的心脏畸形。

4. 为什么漏斗部室间隔缺损需要尽早外科手术

漏斗部室间隔缺损边缘紧靠主动脉瓣膜和肺动脉瓣膜，约占室间隔缺损的 20%，分为干下型和嵴内型两种。这种类型的室间隔缺损往往比较大，一方面易于引起主动脉瓣的脱垂、变形和关闭不全，另一方面血液从左心室向右心室异常流动的血液量比较大，因此主张早期外科手术修补缺损，以免发生主动脉瓣膜严重变形需要置换人造瓣膜，或者导致严重的肺动脉高压。手术可以通过胸部正中切口，也可以通过对美观影响较小的腋下切口进行。

常见先心病手术切口的选择。

对常见先心病采用胸部小切口，特别是腋下小切口来减轻手术创伤、减少手术对患者美观的长远影响日益受到医生和患者双方的共同关注。由于腋下小切口不用劈开胸骨，不切除肋骨，不用钢丝固定胸骨，手术时间短，出血少，恢复快，切口小，且隐藏于腋下，腋下皮肤松弛，疤痕小，即便是医学检查也不易发现，增加了患儿的升学和就业机会，尤其适合于婴幼儿、青少年、女性、特殊职业、不适合介入封堵治疗而又希望手术不影响美观的患者。

5. 室间隔缺损伴膜部瘤的形成不是心脏长肿瘤了

室间隔缺损伴膜部瘤的形成是膜部和膜周部室间隔缺损被周围的三尖瓣瓣膜和瓣膜下的组织包裹、粘连，在缺损处形成的凸向右心室侧的囊袋样结构，在新生儿和小婴儿当中罕见，主要见于较大的儿童。室间隔膜部瘤的诊断主要依靠超声心动图，治疗原则与方法和一般室间隔缺损相似。

二、房间隔缺损

1. 什么是房间隔缺损

房间隔是左右心房之间的隔膜。房间隔缺损是房间隔在胚胎期发育不全，缺了一块，出现血液由压力比较高的左心房异常分流到压力相对比较低的右心房。房间隔缺损也是一种常见的先心病类型，约占全部先心病的15%，根据解剖特点和发生机制可以分成原发孔型和继发孔型房间隔缺损。一般我们说的房间隔缺损指的是继发孔型房间隔缺损。继发

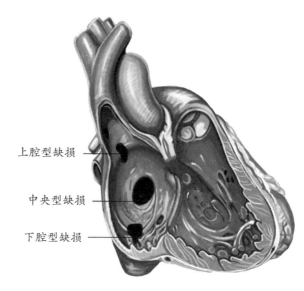

上腔型缺损

中央型缺损

下腔型缺损

房间隔缺损示意图

孔型房间隔缺损又分为中央型、下腔型、上腔型和混合型 4 种（见图）。其中，中央型最常见，占 70% 以上。诊断主要依靠超声心动图。

2. 哪些房间隔缺损适合介入封堵治疗

患者的年龄、体重、房间隔缺损的大小和位置不同，治疗方法也会有差别。下列情况的继发孔型房间隔缺损适合介入封堵治疗。

房间隔缺损直径小于 35 毫米。

患者年龄 3~60 岁，体重大于 8 千克。

轻到中度肺动脉高压而无右向左分流。

缺损边缘有≥4 毫米的房间隔组织。

无其他不适合介入治疗的畸形。

3. 哪些房间隔缺损适合外科手术治疗

原发孔型房间隔缺损。

患者年龄小于 3 岁，体重低于 8 千克。

同时患有需要外科手术的心脏畸形。

缺损直径超过 35 毫米。

缺损边缘距离心脏瓣膜、冠状静脉窦口、肺静脉口或上下腔静脉口小于 4 毫米。

多发缺损或筛孔型缺损。

有心腔内血栓或心房颤动。

严重肺动脉高压伴双向分流。

三、动脉导管未闭

1. 什么是动脉导管未闭

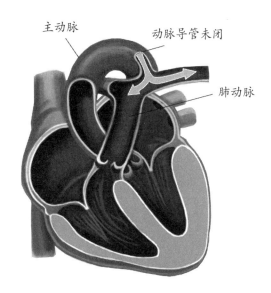

动脉导管是主动脉与肺动脉之间的血液流通管道，在胎儿期间是正常生理所必需的，但在出生后 2~3 周应自动关闭，如果出生后没有闭合，持续开放就叫动脉导管未闭（见图）。患动脉导管未闭的患者约占全部先心病的 10%。

2. 哪些动脉导管未闭适合介入封堵治疗

不同患者的年龄、体重、动脉导管的大小和形态特征可能差别很大。下列情况的动脉导管未闭适合介入封堵治疗。

未闭的动脉导管直径小于 12 毫米。

患者体重大于 8 千克。

轻到中度肺动脉高压。

无其他不适合介入治疗的心血管畸形。

3. 哪些动脉导管未闭适合外科手术治疗

并存需外科手术的心脏畸形。

患儿体重低于 8 千克。

未闭的动脉导管直径大于 12 毫米。

严重肺动脉高压伴双向分流。

四、什么是法洛四联症

法洛四联症是临床上最常见的发绀型先心病。患者的主要表现是一出生就出现口唇或面部发青，随年龄增长往往面部发绀逐渐加重，伴有手指或脚趾末端发绀增粗（杵状指），会走路后常出现蹲踞的现象（走一会儿蹲一会儿）。超声心动图可以看到除了大的室间隔缺损外，还有肺动脉瓣或右心室流出道狭窄、右心室肥厚和主动脉骑跨。一般主张尽早施行外科手术治疗法洛四联症，发绀比较轻者可以推迟到1～2岁手术。

五、什么是肺静脉异位引流

肺静脉异位引流是指血液在肺内补充氧气后没有经过肺静脉回流到左心房，再通过左心室和主动脉被输送到全身的各个组织器官，而是异常流到了心脏或大血管的其他部位。一部分肺静脉血没有直接回流到左心房称为部分性肺静脉异位引流，所有肺静脉血均没有直接回流到左心房称为完全性肺静脉异位引流。肺静脉异位引流是一种比较常见的复杂先心病，其治疗方法是外科手术重建肺静脉与左心房之间的直接连接，一般主张早期手术。

六、什么是心内膜垫缺损

正常情况下，心脏的左右心房之间为房间隔，左右心房互不相通；左右心室之间为室间隔，左右心室互不相通；右心房的血液经三尖瓣流到右心室，左心房的血液经二尖瓣流到左心室。

心内膜垫缺损也称为房室隔缺损，是二尖瓣和三尖瓣平面上下方的间隔缺损，同时二尖瓣和三尖瓣也有不同程度的畸形。根据畸形程度，心内膜垫缺损分为部分性心内膜垫缺损和完全性心内膜垫缺损，是比较常见的复杂先心病。心内膜垫缺损的治疗方法是外科手术修复缺损畸形，一般主张在婴儿6个月龄以内手术。

七、什么是大动脉转位

正常情况下，右心房与右心室连接，右心室与肺动脉连接，右心房的血液经右心室流到肺动脉；左心房与左心室连接，左心室与主动脉连接，左心房的血液经左心室流到主动脉。

大动脉转位是指主动脉和肺动脉位置转换，变成了右心室连接主动脉和左心室连接肺动脉，或者主动脉和肺动脉与心室的连接虽然正常，但是左、右心室的位置转换，即右心房连接左心室和左心房连接右心室。大动脉转位分为完全性大动脉转位和矫正性大动脉转位两大类，完全性大动脉转位是比较常见的发绀型复杂先心病。

　　大动脉转位的治疗方法是尽早外科手术矫正畸形。目前最常用和效果最好的手术方式是动脉调转手术，恢复主动脉和肺动脉与心室的正常连接关系。完全性大动脉转位室间隔完整的患儿应在出生后1~2周手术；完全性大动脉转位合并室间隔缺损者，主张在婴儿出生后1个月以内手术。

八、什么是右室双出口

　　正常情况下，肺动脉起源于右心室，右心室内血液的流出口是肺动脉；主动脉起源于左心室，左心室内血液的流出口是主动脉。

　　右室双出口是一种复杂先心病，指肺动脉和主动脉都起源于右心室，右心室内的血液有两个流出口，即主动脉和肺动脉。右心室双出口常合并室间隔缺损，根据室间隔缺损的位置分为室间隔缺损在主动脉瓣膜下型、肺动脉瓣膜下型、两大动脉下型和远离大动脉型四种；根据有没有肺动脉口狭窄，可以分为无肺动脉瓣口狭窄的肺动脉血液过多型和有肺动脉瓣口狭窄的肺动脉血液过少型两类。

　　右心室双出口的治疗方法是外科手术矫正畸形，恢复主动脉和肺动脉与心室的正常连接关系。室间隔缺损大、没有肺动脉口狭窄者，应在1岁内手术。合并肺动脉口狭窄，发绀严重者应尽早手术，发绀较轻或需要外管道（一种治疗手段）者一般选择在4岁后手术。

九、什么是三尖瓣闭锁和单心室

　　三尖瓣闭锁是指三尖瓣和三尖瓣口缺如，右心房的血液不能直接流到右心室，绝大多数合并房间隔缺损和室间隔缺损。

　　单心室则是指室间隔缺如，左右心室成为一个心室。

　　三尖瓣闭锁和单心室均属于少见的非常复杂的先心病，治疗方法是外科手术。遗憾的是，这两种畸形都无法完全矫正，治疗的目的主要是减轻症状，提高生活质量和生存率，因此称为姑息手术或减症手术。手术的时机、方式、费用和远期效果主要取决于有无肺动脉口狭窄、肺动脉发育情况或肺动脉高压严重程度。有肺动脉口狭窄、肺动脉发育良好、发绀严重者应尽早手术，发绀不是非常重的患儿一般主张三四岁后手术。

第四节 其他

一、什么是先心病的杂交手术

外科手术治疗先心病创伤比较大，介入治疗只适合于畸形比较简单的先心病，两者各有优点和局限性。所谓杂交手术就是将外科手术与介入治疗结合起来治疗先心病的技术。杂交技术是近年来形成的新技术，它充分利用了外科手术显露好、可以确切矫正复杂畸形和介入治疗创伤小的优点，弥补两者存在的不足，提高手术成功率。外科手术和介入治疗可以同时进行，也可以先后分期，但更倾向于同期完成杂交手术。

杂交手术主要用于治疗下列先心病。

法洛四联症合并主动脉－肺动脉大的侧枝血管：外科手术根治法洛四联症，介入封堵主动脉－肺动脉大的侧枝血管。

肺动脉闭锁、室间隔缺损合并主动脉－肺动脉大的侧枝血管：外科手术矫治肺动脉闭锁和室间隔缺损，介入封堵主动脉－肺动脉大的侧枝血管。

主动脉缩窄合并室间隔缺损等心血管畸形：球囊扩张和支架矫正主动脉缩窄，外科手术修补室间隔缺损或矫正其他心血管畸形。

二、哪些先心病需要分次手术

1. 肺动脉发育比较差的发绀型复杂先心病

如法洛四联症、肺动脉闭锁并室间隔缺损、完全性大动脉转位并左室流出道狭窄、右室双出口并肺动脉口狭窄、三尖瓣闭锁并肺动脉口狭窄、单心室并肺动脉口狭窄等，需要先进行一次增加肺动脉内血流的外科手术或介入治疗，促进肺动脉发育，经过一定时间肺动脉发育良好后，才能进行根治性手术。

2. 低龄、缺氧比较严重的发绀型复杂先心病

如肺动脉闭锁并室间隔缺损、完全性大动脉转位并左室流出道狭窄、右室双出口并肺动脉口狭窄、三尖瓣闭锁并肺动脉口狭窄、单心室并肺动脉口狭窄等，需要先进行一次相对简单的外科手术或介入治疗，增加肺动脉内血流，改善缺氧，等待患儿达到合适的年龄（3～4岁）后，再进行需要外管道的根治性手术或其他手术，以减少缺氧意外并

发症和将来更换外管道的可能。

3. 肺动脉内血流过多或肺动脉压力过高的复杂先心病

如三尖瓣闭锁而无肺动脉口狭窄或肺动脉口狭窄比较轻、单心室而无肺动脉口狭窄或肺动脉口狭窄比较轻等，肺动脉内血流过多或肺动脉压力过高，需要先进行一次减少肺动脉内血流的外科手术，以预防肺动脉压力过高或经过一定时间使肺动脉内压力降低到合适的范围后，才有条件进行腔静脉－肺动脉吻合等手术。

4. 患儿全身情况比较差，根治性手术风险比较大

如巨大室间隔缺损、心内膜垫缺损、无肺动脉口狭窄的右心室双出口等的新生儿或小婴儿，由于肺动脉内血流过多，导致严重的顽固性肺炎、心力衰竭等危险情况，药物治疗无效，而低温体外循环下进行根治性手术风险比较大，可以先行一次不需要低温体外循环的手术，减少肺动脉内的血流，帮助患儿渡过危险情况，将来再考虑根治性手术。

5. 病变的特点需要分次手术

如左心室发育不良综合征、已经错过最佳手术时间的完全性大动脉转位等。

第五节 胡大一爱心工程

一、令人震撼的"百科全书"

2003年之前，我一直在做心血管疾病救治的相关工作，譬如心肌梗死的救治、射频消融根治快速心律失常等。我在2002年～2003年开始关注先天性心脏病。因为技术发展突飞猛进，过去不可能的、疑难的事儿现在成为了可能。原来需要开胸的手术变简单了，可以通过介入，不开刀就能做好。当时，我在北京大学人民医院和北京同仁医院开设了两个先天性心脏病（先心病）门诊。然而，2002年整整一年，我才看了不到10个患者。中国400万先心病患者在哪儿？为什么大医院挂了牌子却等不到患者上门呢？

2003年SARS之后，安徽太和县中医院李福同院长邀我去谈谈医院怎么发展，能不能帮助他们培养人才。我告诉李院长说：我在北京看不到先心病患者，你们那里先心病

患者是怎样的分布状况？2004 年"五一"长假，我带领一个医疗队去义诊，通过太和县中医院的宣传，7 天来了 400 多人。我的学生有感而发："胡老师，我这 7 天看到了中国先天性心脏病的百科全书，也看到了中国医疗卫生状况的百科全书，这是在北京从来没见过的，非常让人震撼。"

我理解她的意思。第一，医生和群众都缺乏基本的知识，本来几岁可以根治的孩子拖成了不治之症。先心病治疗，3 岁能根治、13 岁变难治、30 岁变不治。很多人走进了不治之症的行列。第二，这些孩子里面很少有能到北京等大城市治病的，因为"钱"。"五一"的时候还不是很暖和，外面地上睡了一地的孩子，他们连最便宜的旅店都住不起。其中有一个故事像《红灯记》里的情节一样，一个孩子父母亲去世了，照顾他的是一个邻居老奶奶，而这个老奶奶本身也很贫困，别说是上北京治病，能养活这个孩子就已经很勉强了。第三，我们从未遇到过的纯粹的无知。一个孩子由于先天缺陷，细菌在血液里感染形成败血症，这个孩子的父亲还是一个乡镇的副镇长，居然给这个孩子找了个女孩结婚"冲喜"！这确实超出了我们所有人的想象力。

亲眼所见和亲身经历，使得大家意识到在办公室之外，在大医院的高墙之外，在大城市之外，还有如此广大的这么一群人，他们是多么的需要帮助，又是多么的无助！医生的社会责任和使命、人生价值和职业价值，值得年轻的医务工作者们深思。

二、不能"隔岸观火"，毅然发起"爱心工程"

我们的医生学习技术、研究技术、掌握技术，成为专家了，可在城里等一年也等不到几个患者。然而，在疾病高发地区，7 天看 400 多人。总结起来，我把这叫"隔岸观火"：河的一面是先进的技术突飞猛进，很精彩；另一面是众多等待救治的患者遥不可及，很无奈。技术不能到达需要它的人，就没有价值。劳动人民总是被高速发展的科技远远地抛在后面，我感觉很悲哀，更谈不上公平。因此我决定要发动大城市大医院的专家们到农村、到基层、到西部去发现患者。

2004 年"五一"太和义诊之后，我立即开始组织"爱心志愿服务队"，发起"爱心工程"。自此以后，"爱心工程"深入开展，从未间断，特别是"走进和田、辐射南疆"也实现了。我只有一个想法，通过"爱心工程"这么一个活动，实现三项任务：

一个是走下去，进行筛查，就近就地救治。

二是做加减法。

三是培训，留下不走的医疗队。

做这个事情特别受基层的欢迎。

1. 就近就地救治患者

由于先心病，很多家庭"因病致贫、因病返贫"，原因是多种多样的，但是存在大量先心病患者没钱去不了大医院是事实，需要就近就地治疗。不只是先心病，急性心肌梗死的患者呢？在和田急性心肌梗死发作，别说来不了北京（钱再多也来不了），去乌鲁木齐都不赶趟，因为时间不允许。所以说：穷人来不了，富人来不及。慢病呢，又不值得来。高血压来北京干吗呢？可是我们在辽宁阜新农村地区进行的"高血压流行趋势及低成本综合干预预防卒中研究"中提示，我国一些地方的医疗水平没能解决高血压的问题。所以医疗服务一定要做下去，就近就地治疗。

2. 做"加减法"

我提倡做"加减法"。什么是加减法？

首先是"减法"：就近就地治疗，方便群众、减少费用。尽管国家说大病给报销额度，可是大城市的大医院定价高不说，家属带着孩子，几个人的路费加上食宿费用，这钱花的就冤枉，或者干脆又成了看病之前必须解决的难题。另外还需要计入"家庭成本"的是长途奔波对患者病情可能带来的负面影响。沿途感冒、引发肺部感染等情况屡见不鲜，由此导致病情加重、额外医疗费用支出和治疗难度增加。

那么"加法"呢？"加法"就是让更多的孩子得到治疗，还给孩子健康的心脏。

3. 留下不走的医疗队

当年周总理选派四支医疗队的时候，千叮咛万嘱咐：最重要的就是留下不走的医疗队。当年，很多专家都下过乡，但待上一段时间就离开了，包括我自己在内。所以，我理解最关键的是要给当地留下人才、留下技术、留下科学先进的管理和运行模式，才能真正切实的留下不走的医疗队。基层需要这些。

只有就近就地治疗，才能让基层的医生跟着"摸爬滚打"。我就不信基层的医生笨到学不会？关键是他们没有机会。手把手地教，一年不会两年，两年不会三年，肯定会学会的！笨到啥都学不会的人考不上医学院，这是我这么多年当医生以及在北大当老师的经验之谈。基层医生就是要把解决老百姓最常见疾苦的诊治技巧和技术练到手、记在心。要实现健康/医疗卫生服务的公平可及，就一定要做强基层，这是解决"看病难"的根本出路。物质的极大丰富满足人们的按需分配，医疗卫生行业作为社会的基础行业之一，更不能滋生垄断。

另一方面，我们更应该清醒的认识到，"做强基层"的重中之重是"人"的培养。建医院不难，买设备也不难……硬件设施配套都不是难事。如果不培养出专业知识、技能

（技术）和职业操守过硬的专业人员，再高级和先进的硬件设施也只是空楼房和废铜烂铁。只有切实把基层医疗水平提上来了，才能扭转"看病难"、"看病贵"的困局，才能造福百姓。再次提及医生的社会责任和使命、人生价值和职业价值，这些值得所有医务工作者和医院管理者深思。

4. 开设健康大讲堂，送温暖送健康

后来我们在义诊的基础上又开设了健康大讲堂，给公众讲健康预防知识，倡导健康文明的生活方式，送健康，送温暖，让健康走进千家万户。你看农村和基层，例如新疆和田和安徽太和县城，穷病和富病交集出现。如瓣膜病、先心病之类的"穷病"，城里看不见的基层还很多；同时冠心病、糖尿病、高血压甚至肥胖这些"富病"基层也很常见。公众非常欢迎健康大讲堂活动，每次一个大影院或者大会堂都座无虚席，由此看得出来人们对健康的渴望。

三、做好全民健康促进

破解"看病难、看病贵"的另一个攻略是"促进全民健康"。试想"病前不防，病后不管，得了心肌梗死救治太晚"，如此的医疗干预怎么会不难？不贵？

这些年我热心致力于向公众宣讲最基本的健康知识。一旦家里有谁不舒服，其他人不至于手忙脚乱、不知所措。关心民生三件事：教育、住房和医疗。医疗是一辈子的事，实际上也是你我他的事，没有人能逃得了。急性、传染性疾病是有阶段性的，但是慢性、非传染性疾病，比如冠心病和高血压，人人都有可能得。英年早逝、英年猝死的遗憾和悲剧太多了。更可叹的是很多人死于无知，而不是贫穷。我也想提醒家长们，健康是要从小做起的。我看新闻中报道小学升初中的特长生招生，有一位母亲在孩子被录取后泪流满面："我跟他一起努力了8年。"可是一望便知，这个孩子的体重超标，而且是典型的腹型肥胖。

另外两种情况就更需要大家保持清醒的头脑了。有一次我参加一次会诊，听到某医院医生说的一句话：你这个腿疼，手术可做，也可不做，做不做手术你们自己决定。我当场就很不客气：让不了解医学的人怎么决定做不做手术？如果患者是这位医生自己的亲人，不知他还会不会给出相同的意见？第二种情况截然相反，医生们会力劝（忽悠）患者接受一些不需要的检查和治疗。遇到这些情况很尴尬。医生已经习惯了模糊的表述方式，遇到风险就让患者家属拿主意，没风险时患者做的项目就多多益善，反正是你同意的。遗憾的是这不是个别现象。

无论如何，科学的医疗保健基本知识的传播可以提供给人们很多帮助。

第四章 教你认识肺源性心脏病

秋天到了，天气渐渐凉了，又到了慢性肺源性心脏病（肺心病）的高发季节。

肺心病在我国是常见病、多发病，占心脏病患者住院总数的38.5%～46%。农村和城市的患病率大体相同，在0.4%左右；男女患病比例没有明显差异。吸烟人群和生活在气候寒冷的北方（尤其是高原地带）、日照不足又过于潮湿的西南地区的居民患病率较高。随着年龄的增长，患病率也逐渐增高（超过91.2%的患者年龄在41岁以上）。按照职业划分，工人患病率最高，其次是农民，一般城市居民患病率较低。

肺心病分为肺动脉栓塞症和慢性肺源性心脏病两大类。慢性肺源性心脏病在临床较常见，其中最常见的是慢性缺氧血性肺源性心脏病。

第一节 心与肺的圆舞曲

这就是心脏和肺在人体内的构造，它们互相以血管为触手插入彼此，紧紧相拥（见 486 页图）。

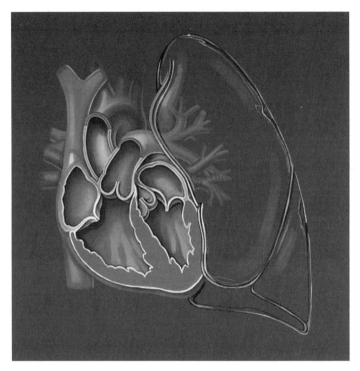

心脏和肺在人体内的构造

心与肺，你中有我，我中有你，是气和血的相互依存、相互利用与相互制约。"诸血者，皆属于心"，"诸气者，皆属于肺"；心主血，肺主气。血的运行有赖于气的推动，气的输散分布也需要血的运载。如果得了肺部疾患，就会影响心脏的行血功能，从而造成肺瘀血，临床上出现胸闷、气促、心率改变、口唇青紫等症状体征。反过来，心功能低下的患者，血液运行不畅，也将影响氧气和二氧化碳的运输，出现咳嗽、气促、青紫等临床表现和进一步加重心脏负担。

慢性肺源性心脏病是指肺组织及肺血管疾病造成心脏负担过重，从而引起右心乃至全心衰竭的一种疾病。同样，原发的心血管疾病也可能造成肺血管的改变，继而影响到右心乃至全心功能，如先天性心脏病引起的肺动脉高压。

医学的发展揭开了包括肺心病在内的以往很多未知疾病的神秘面纱。编写通俗易懂的医学科普书籍，目的是用知识做武器，帮助人们正视疾病，为捍卫生命而勇敢斗争。古人云：上医医未病之病，中医医欲病之病，下医医已病之病。良医，应当是上医，这是我们毕生的追求。

第二节　预防肺心病，首要是戒烟

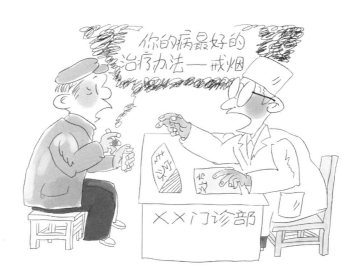

一、吸烟→慢性阻塞性肺病→肺心病→生命尽头

我们通过仔细询问患者的病史发现，几乎所有的肺心病患者都有长期、大量吸烟的历史（吸烟史短则十多年，长则四五十年；每日吸烟二三十支）。

区别于工业发达国家的肺癌，在我国慢性阻塞性肺病及其所引起的并发症（包括心肺功能衰竭）是吸烟造成死亡的首要疾病。

根据中国全国肺心病病理科研协作组662例尸检资料统计，慢性阻塞性肺病（COPD）占我国肺心病病因的81.8%。

慢性阻塞性肺病

慢性阻塞性肺病包括慢性支气管炎、肺气肿和支气管哮喘。慢性阻塞性肺病患者尸检资料提示小气道是气流阻塞发生的主要部位。小气道发生炎症时易向周围肺组织扩散，使肺泡间隔损伤断裂，肺泡壁弹力纤维遭破坏，很容易出现肺气肿。炎症还可以引起肺间质修复增生，特别是肺泡间质纤维化，造成弥散功能障碍。

慢性阻塞性肺病患者最常见的症状是呼吸困难、气短、咳嗽、咳痰。

在全球范围内，慢性阻塞性肺疾病吸入性危险因素包括吸烟、职业性粉尘、化学物质（蒸汽、刺激物、烟尘）等，其中吸烟是最主要的危险因素。

所以请注意这三个重点：慢性阻塞性肺病是防治肺心病的重点；戒烟是防治慢性阻塞性肺病的重点；戒烟是防治肺心病的重点。

吸烟时烟雾刺激呼吸道黏膜，使呼吸道分泌过多的黏液堵塞了气道，同时呼吸道黏膜增厚使呼吸道变得狭窄，呼气受阻。烟雾刺激呼吸道和肺内的巨噬细胞、中性粒细胞，使它们释放出大量蛋白酶，破坏了肺泡的结构，从而形成肺气肿。

有些患者常年吸烟，咳嗽、咳痰根本不在意，认为这些是吸烟的正常反应，等到出现呼吸困难、气短到医院就诊时，肺功能已经出现损害，这时再治疗就比较困难了。

被动吸烟发展为慢性阻塞性肺病的可能性也很大，儿童和长期暴露在二手烟中的人群更是如此。一项调查显示，被动吸烟导致成人慢性阻塞性肺病的发病危险增加10%～43%。

烟草中有上百种有毒物质，其中数十种是致癌成分。

烟草点燃后产生对人体有害的物质大致分为六大类

① 醛类、氮化物、烯烃类，这些物质对呼吸道有刺激作用。

② 尼古丁类，可刺激交感神经，引起血管内膜损害。

③ 胺类、氰化物和重金属，这些均属毒性物质。

④ 苯丙芘、砷、镉、甲基肼、氨基酚、其他放射性物质，这些物质均有致癌作用。

⑤ 酚类化合物和甲醛等，这些物质具有加速癌变的作用。

⑥ 一氧化碳减低红血球输送氧的能力。

吸烟成瘾的真相——烟草是一种慢性成瘾性毒品

请参看 145 页，"第四节　戒烟/二、吸烟成瘾的真相——烟草是一种慢性成瘾性毒品"。

二、戒烟

世界各国的"慢性阻塞性肺病指南"均将戒烟列入处理原则。

戒烟是目前公认的最有效和最经济的预防和治疗慢性阻塞性肺病措施。对于男性或女性吸烟者，戒烟 5 年后罹患慢性阻塞性肺病的危险性分别降低 56% 和 63%。多项研究结果表明，戒烟后慢性阻塞性肺病患者肺功能下降速度将延缓（随着年龄增长，戒烟者的肺功能下降速度将接近于不吸烟者的状态）。戒烟也能使慢性阻塞性肺病患者改善临床症状，减少急性发作，提高生活质量和延长寿命。

相关内容请看 143 页，"第四节　戒烟"。

第三节　认识肺心病，先来了解肺动脉高压

一、肺动脉高压不是高血压

1. 高血压

循环系统由心脏和血管组成，动脉将富含氧气的血液由心脏运送到全身各处；消耗了氧气和营养的血液再经静脉回流到心脏，送至肺循环进行重新氧合。为了保持血流的不间断，心脏和血管连接在一起并形成回路，如同"管道系统"。

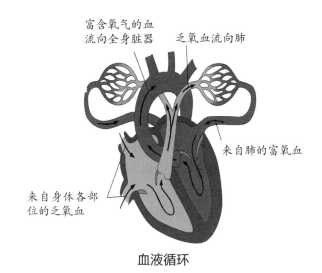

富含氧气的血流向全身脏器　　乏氧血流向肺

来自肺的富氧血

来自身体各部位的乏氧血

血液循环

我们平常测的血压是指全身血液在流动时，对动脉血管壁产生的单位面积的侧压力。收缩压也称"高压"，是当心脏收缩射血时形成的血压；舒张压又叫"低压"，是在两次心跳的间隙（心脏舒张时）形成的血压。对于18岁以上的成年人：在没有服用抗高血压药的情况下，收缩压≥140mmHg（18.7千帕）和（或）舒张压≥90mmHg（12.0千帕）即为高血压；收缩压≥140mmHg和舒张压 < 90mmHg为单纯收缩期高血压；患者已经被确诊高血压，目前正在用抗高血压药，血压虽然低于140/90mmHg，也属于高血压。

2. 肺动脉高压

一般认为，健康人静息时的肺动脉收缩压为22±4mmHg、舒张压12±3mmHg、平

均压 10～18mmHg。肺动脉收缩压＞30mmHg 和（或）舒张压＞15mmHg 或平均压＞20mmHg 称为肺动脉高压。静息时肺动脉平均压≥20mmHg 为显性肺动脉高压；静息时肺动脉平均压＜20mmHg，而运动后肺动脉平均压＞30mmHg，为隐性肺动脉高压。

呼吸系统通过肺循环完成人体内的气体交换，即排出二氧化碳和吸入氧气，得到富含氧的血液。

与体循环相反，肺动脉里是缺氧和含代谢废物的静脉血，肺静脉里是富含氧成分的动脉血。因此，在正常情况下肺动脉内压力低于肺静脉。可是，一些疾病能导致肺动脉内压力逐渐或急剧升高。当肺动脉内压力高于肺静脉内压力时，便会引起胸闷、憋气、呼吸困难、不能平卧或有咯血、心悸、声音嘶哑等症状，出现颈静脉怒张、下肢水肿，严重时发生晕厥和心绞痛等症状，甚至危及生命。肺动脉高压平均发病年龄是 36 岁，75% 的患者集中于 20～40 岁，还有 15% 患者在 20 岁以下，年纪最小的患者只有几岁。

肺动脉高压分为原发性和继发性两类。原发性肺动脉高压是指由于先天性的肺血管床发育不好导致肺动脉压力逐渐升高，是一种少见疾病。继发性肺动脉高压是由其他疾病引起的肺循环逐渐增加，最终引起呼吸困难等一系列症状。能引起肺动脉高压的疾病包括先天性心脏病、阻塞性肺部疾病（慢性阻塞性肺气肿最常见）、肺实质性疾病（如肺泡、肺间质疾病）、肺血管疾病（如肺栓塞）以及神经肌肉疾病等。治疗继发性肺动脉高压涉及最佳治疗时机，越早纠正原发病越好。

二、诊断肺动脉高压的相关检查

在医生处方各种检查之前，首先要了解患者的体征和病史。

1. 体格检查

医生在问诊时需注意有无肺气肿、肺动脉瓣区第二心音亢进、右心增大和右心功能不全的体征。

2. 心电图

通过提示右心增大或肥厚、异常电轴右偏、肢体导联低电压，间接反映肺动脉高压。

3. 胸部 X 线片检查

可显示肺动脉高压的特征。具有下列 5 项中的 1 项者可以诊断为肺动脉高压：第一，右下肺动脉干扩张（横径≥15 毫米），右下肺动脉干横径/气管横径≥1.07，或经动态观察较原右下肺动脉干增宽 2 毫米以上。第二，肺动脉段明显突出或高度≥3 毫米。第三，中央动脉扩张，外周血管纤细，两者形成鲜明对比。第四，肺动脉圆锥部显著凸出（右前斜位 45°）或锥高≥7 毫米。第五，右心室增大（结合不同体位判断）。

4. 血液检查

包括肝肾功能检查。检查肝肾功能的意义在于妥善处理肺动脉高压可能引起的肝肾并发症。肺动脉高压增加右心收缩后负荷，久之出现右心衰竭，造成全身静脉血回流障碍，导致肝瘀血和水钠潴留继而影响肝肾功能。

血液检查还包括 HIV 抗体检测和血清学检查，以排除肝硬化、HIV 感染和隐匿的结缔组织病。

5. 超声心动图

测定心脏大小、心脏功能、肺动脉内径和肺动脉压力，是现今诊断肺动脉高压的重要无创手段。

6. 肺功能测定

主要用于判断通气功能障碍程度，可测定出轻度限制性通气障碍与弥散功能减低，部分重症患者出现残气量增加和最大通气量降低。

7. 血气分析

几乎所有肺动脉高压的患者均存在呼吸性碱中毒。早期血氧分压可以正常，多数患者有轻、中度低氧血症，系由通气/血流比例失衡所致，中度低氧血症可能与心排出量下降、合并肺动脉血栓或卵圆孔开放有关。

8. 放射性核素肺通气/灌注扫描

是排除慢性栓塞性肺动脉高压的重要手段，可以作为诊断肺动脉高压的参考。

9. 右心导管术

依血液动力学参数确定治疗方案及评价药物的临床效果。右心导管术是能够准确测定肺血管血液动力学状态的唯一方法。假若静息或运动超声心动图检查不能准确显示肺动脉高压，对于高度疑似病例，有必要申请右心导管检查。

10. 肺活检

仅在特殊情况下进行。对拟诊为肺动脉高压的患者，肺活检有相当大的益处。心功能差的患者不能进行肺活检。

三、肺动脉高压的治疗

1. 在医生的指导下，改善生活方式

调整日常体力活动（运动）。患者的活动强度应以不产生呼吸困难、眩晕和胸痛等相关症状为宜，不要在餐后立即运动。

生活要有规律，按时作息，保持好生物钟的节律，娱乐要有节制，不要熬夜。

注意饮食卫生，不暴饮暴食，不吃油腻的食物。

控制体重，无论体重过重或过轻都不利于身体健康。假使短期内体重增加很快，应引起重视并咨询医生，因为体重的迅速增加可能是水钠潴留引起的。

回避气温过高或者过低的环境。

远离高海拔地区。海拔 1500 ~ 2000 米为轻度低压性低氧区，低氧会加重肺血管的收缩，促使肺动脉高压恶化。飞机起飞后的环境类似于海拔 1500 ~ 2500 米的状态，建议肺动脉高压患者在乘坐飞机的过程中吸氧。

预防感染。患者外出时要注意保暖，避免感冒，尽量不去人群密集的地方。肺动脉高压患者易发生肺部感染，且耐受性差，要积极预防、及时诊断和治疗肺炎。推荐使用流感和肺炎球菌疫苗。采用静脉导管持续给予前列环素的患者，若出现持续发热，应警惕导管途径的感染。

建议育龄妇女避孕。通常怀孕和分娩会加剧病情，严重时可造成死亡。建议已经怀孕的妇女及时终止妊娠。

避免贫血。肺动脉高压患者对血红蛋白水平的降低耐受性很差，即使轻度贫血也应及时处理。

长期患低氧血症的患者在出现头痛、注意力不集中等症状时，若伴有红细胞比积超过 65%，需要向医生咨询，考虑治疗红细胞增多症，以降低血液黏度，增加血液向组织释放氧的能力。

关注精神卫生（情绪、心理变化）。肺动脉高压平均发病年龄是 36 岁，正值一生中最有干劲和责任最重的时候，疾病的侵扰会打乱人们正常的生活节拍，情绪上产生变化在情理之中。这就需要患者更有耐心，遇事努力稳定情绪，切忌大喜大悲。遇到了与医

疗和疾病相关的疑问，最好的方法是向主治（诊）医生寻求清晰、科学的说明，要有积极的态度，保障疗效和改善预后。

不要讳疾忌医，身体不舒服就及时上医院。

2. 药物治疗

（1）吸氧

正常的动脉血血氧饱和度在 92% 以上，缺氧会加重肺动脉高压。

（2）口服抗凝剂、利尿剂、洋地黄类药物、多巴胺、钙通道阻滞剂、合成的前列环素、内皮素 −1 受体拮抗剂、5 型磷酸二酯酶抑制剂

① 在使用抗凝剂时，不能同时口服华法林和阿司匹林，且要在医生规定的时间内监测凝血时间以调整药量。

② 治疗肺动脉高压最常用的利尿药是呋塞米和螺内酯，要按照医嘱抽血化验血钾，预防低钾和高钾。

③ 洋地黄类药物有增加右心室收缩能力的作用。

④ 多巴胺能够增加心肌收缩力。

⑤ 钙通道阻滞剂对血管扩张试验反映良好的少数患者适用。

⑥ 前列环素类似物几乎对肺动脉高压都有效，可扩张血管、提高心排量、减缓平滑肌的生长。

⑦ 内皮素 −1 受体拮抗剂对受肢端溃疡困扰的硬皮病继发肺动脉高压患者更适用。

⑧ 5 型磷酸二酯酶抑制剂可以高选择性的扩张肺内血管。

（3）根据病情需要采用联合用药治疗

3. 房间隔球囊造口术（介入治疗）

房间隔球囊造口术是采用尖端带有球囊的导管穿刺房间隔并打孔，使右心血液无须经肺循环氧和直接流入左心，人为形成"右向左分流"，从而减轻右心压力。这项技术风险大，死亡率高，只能缓解症状，不能治愈肺动脉高压。

4. 肺移植（外科手术）

医生根据患者（如患者是小孩子）和疾病的特点选择治疗方案。合并的心脏问题可以在肺移植手术时一并解决。术后要终身服用免疫抑制剂，预防排斥反应和感染。

第四节　慢性肺源性心脏病

病例

梁女士，60岁，20年来反复出现咳嗽，咯白色泡沫样痰，时而咯黄痰，自觉气短，劳累或受凉后症状更加明显。近1周来出现少尿伴双下肢水肿，口服双氢克尿噻及氨苯蝶啶治疗效果不佳而入院。

入院时查体：神志清楚；端坐位，呼吸急促；口唇发紫；颈静脉怒张；桶状胸；腹软；双下肢水肿。

经过体格检查和心电图、胸部X线片的印证，梁女士被诊断为"慢性肺源性心脏病"。

一、定义

最常见的慢性肺源性心脏病为阻塞性肺气肿性心脏病，是指由肺部、胸廓或肺动脉的慢性病变引起的肺循环阻力增高，导致肺动脉高压和右心室肥大，伴或不伴有右心衰竭的一类心脏病。

二、识别肺心病

1. 症状

（1）咳嗽、咳痰

约有90%的肺心病患者有相当长时间的咳嗽史和83%的患者有咳痰史，每逢寒冷季节病情易出现急性发作，咳嗽加剧，痰量增多并转为黄痰，提示感染加重（一般在缓解期，咳嗽可减轻，痰量减少，痰由黄转白、变稀）；有时因病情转重，患者极度衰竭，支气管严重痉挛，无力咳嗽，此时虽不咳痰，但病情可能迅速恶化，所以应严密观察。

（2）气急

气急是肺心病的常见症状（约占81%）。呼吸功能正常的轻度肺动脉高压患者在活动时出现气急；随着气道阻力增加，患者感到空气不足、呼吸费力；重者则动用辅助呼吸肌，气急气短加重，静息的时候也感到气短，严重时只能坐着、不能平卧。肺心病患者若突然发生气急，应考虑是否合并肺栓塞。

（3）胸痛

肺心病患者有时活动感觉胸骨后疼痛。

（4）咯血

咯血是由于支气管黏膜表面的毛细血管或肺小动脉破裂引起的。

（5）当肺心病患者合并呼吸衰竭时，呼吸节律、频率与强度都可表现异常

缺氧、二氧化碳潴留及酸中毒都可能造成中枢神经系统发生功能与器质性损害。二氧化碳潴留早期可无症状，当二氧化碳分压超过 60mmHg（8 千帕）或急剧上升时，症状就比较明显：最初出现头痛、头胀、多汗、失眠等；继而出现神经系统症状，往往夜间失眠，白天嗜睡不醒，产生幻觉，神志恍惚；严重可至昏迷、躁动、谵语、抽搐，并有球结膜充血水肿、瞳孔缩小、视神经乳头水肿等，易引起肺性脑病。

（6）急性呼吸道感染加重时会导致什么情况

缺氧和二氧化碳潴留进一步加重，肺动脉压明显增高，右心室负荷加重，加上心肌缺氧和代谢障碍等因素，可发生心力衰竭，主要为右心衰竭，有的患者同时出现左心衰竭。

> **右心衰竭症状**
>
> 右心衰竭早期表现为咳嗽、气急、心悸、下肢轻度浮肿等，这些症状与呼吸道疾病症状相似。当右心衰竭加重时，可出现气急加重、尿少、上腹胀痛、食欲不振、腹水等。

2. 体征

发绀：由于动脉血氧饱和度不足以及毛细血管中氧过量被摄取，患者常常出现口唇、舌、鼻尖和指甲青紫。

发热：肺心病患者在缓解期体温多正常，急性呼吸道感染时体温可升高。年老体弱和长期消耗等原因可能减低机体对感染的反应能力，所以患者有时即便感染，也可能仅有低热甚至体温不高。

肺部体征：肺心病患者多数有肺气肿征象，呈桶状胸、肋间隙增宽，呼吸运动减弱，语音震颤减低。

心脏体征：在右心衰竭时，可出现颈静脉怒张，心率增快，下肢甚至全身皮下水肿。

心律失常：肺心病患者容易出现一过性心律失常，24 小时动态心电图观察其发生率达 93.4%。

三、病程发展的不同时期对应的临床表现

慢性肺源性心脏病的病情发展经历了一个从心肺功能的代偿期到失代偿期的过程。

1. 心、肺功能代偿期（包括缓解期）

患者在此期间主要是原发慢性阻塞性肺病的表现，如出现慢性咳嗽、咳痰、气促、活动后心悸、呼吸困难、乏力、劳动耐力下降、下肢轻微浮肿（下午明显，次晨消失）等症状。肺心病患者还常有营养不良的表现。

2. 心、肺功能失代偿期（包括急性加重期）

患者在此期间主要表现为呼吸衰竭和心力衰竭的各种症状。

（1）呼吸衰竭：主要是缺氧和二氧化碳潴留导致的一系列表现

① 呼吸困难：表现为呼吸费力伴呼气延长，严重时发展为呼吸浅快，还会出现点头或提肩呼吸。这是由于缺氧时，人体为了获得更多的氧气，平素较少参与呼吸运动的辅助呼吸肌活动增强所致。二氧化碳浓度过高时，会引起二氧化碳麻醉，造成呼吸变浅变慢，甚至出现时快时慢、时深时浅的潮式呼吸。

② 发绀：是缺氧的典型表现，是指皮肤、黏膜呈青紫色改变，在血流量较大、皮肤较薄、色素较少的部位（如口唇、指甲等处）较为明显，易于观察。红细胞增多者发绀更易被察觉，贫血患者则发绀不明显或不出现，肤色也可影响发绀的表现，化妆（如涂口红或指甲油）可影响对发绀的观察。

③ 神经精神症状：慢性呼吸衰竭的患者由于长期适应与耐受，神经精神症状不如急症患者明显。急性缺氧可引发精神错乱、狂躁、昏迷、抽搐等症状。慢性缺氧则多表现为智力障碍、反应迟钝和定向力障碍。二氧化碳潴留时常表现为"先兴奋、后抑制"的现象。兴奋症状有失眠、烦躁、躁动、夜间失眠而白天嗜睡（昼夜颠倒）等。此时切忌应用镇静或催眠药，以免进一步加重二氧化碳潴留，发生肺性脑病。肺性脑病则以抑制性表现为主，表现为神智淡漠、肌肉震颤、间歇抽搐、昏睡甚至昏迷等。

④ 循环系统：二氧化碳潴留使体表静脉充盈，皮肤充血、湿暖多汗，患者可有心率增快、脉搏洪大等表现。

⑤ 消化、泌尿系统症状：严重呼吸衰竭影响肝、肾功能，可出现谷丙转氨酶升高、血浆尿素氮升高。由于缺氧造成胃肠道黏膜保护屏障受损，可产生胃肠道黏膜充血水肿、糜烂或应激性溃疡，引起上消化道出血。

（2）心力衰竭：以右心衰竭为主，可伴有心律失常

右心衰竭时，右心室泵血功能下降，右心内压力增高，从而阻碍静脉血液向右心回流（全身体循环的血液均经过静脉系统回流到右心），出现体静脉瘀血的表现。

体静脉瘀血的典型体征包括：

① 胃肠道及肝脏瘀血引起的腹胀、食欲不振、恶心、呕吐等消化道症状是体静脉瘀血最常见的表现。

② 明显的劳力性呼吸困难。

③ 水肿：特点是水肿从身体最低垂部位（如踝部）开始，常为双侧对称性，手指按压时皮肤出现凹陷（称"压陷性水肿"）。患者还可出现胸腔积液（以双侧多见）和腹水。

④ 颈静脉怒张：一般情况下，人在站着和坐着的时候，颈部静脉常不显露，平卧时可稍见充盈，充盈的水平仅限于锁骨上缘至下颌角距离的下 2/3 以内（颈静脉充盈的正常水平）。如果取 30°~45° 的半卧位时，颈静脉充盈超过正常水平，称为颈静脉怒张。颈静脉怒张是右心衰竭常见的一个典型体征。右心衰竭常伴肝脏瘀血肿大，用手压迫肝脏，可使颈静脉怒张更明显。

⑤ 肝大：由右心衰竭造成肝脏瘀血引起。医生触诊时，要求患者处于仰卧位，双膝关节屈曲，使腹壁放松，并做深的腹式呼吸，即可在右上腹摸到肿大的肝脏，常伴压痛。持续慢性右心衰竭可导致心源性肝硬化，晚期可出现黄疸和大量腹水。

⑥ 心脏体征：检查心脏时，可发现右心室扩大。右心室扩大明显引起相对性三尖瓣关闭不全时，医生在听诊时就能听到心脏杂音。

四、病因

1. 世界卫生组织（WHO）列出的可能引起肺心病的疾病

（1）原发影响肺泡及气道的疾病

如慢性阻塞性支气管炎、支气管哮喘、单纯肺气肿、肺纤维化（肺结核、尘肺、支气管扩张、放射病、胰纤维囊肿病、其他肺感染）、肺肉芽肿和浸润（结节病、慢性弥漫性肺间质纤维化、铍中毒、嗜酸粒细胞性肉芽肿或组织细胞增多症、恶性肿瘤浸润、硬皮病、系统性红斑狼疮、皮肌炎、肺孢子结石病）、肺切除术后、先天性肺囊肿病、高原缺氧。

（2）原发影响胸廓运动的疾病

如脊柱后凸、侧凸及其他胸廓变形，胸廓成形术后，胸膜纤维化，慢性神经肌肉无力（脊髓灰质炎），肥胖病伴肺泡通气不足，特发性肺泡通气不足。

胸廓活动受限、肺受压、支气管扭曲或变形会令肺功能受限，引起气道引流不畅，肺部反复感染，并发肺气肿，或者肺部纤维化、缺氧、肺血管收缩狭窄，增加肺循环阻力，最终发展成肺动脉高压和肺心病。

（3）原发影响肺血管的疾病

如原发累及动脉壁的疾病（原发性肺动脉高压、结节性多动脉炎、其他动脉炎）、血栓形成性疾病（原发性肺血栓形成、镰状细胞性贫血）、栓塞性疾病（源于肺外血栓形成性栓塞、血吸虫病、恶性肿瘤栓塞、其他栓塞）、纵隔肿瘤（动脉瘤、肉芽肿病、纤维化压迫主肺动脉和静脉）。

肺血管疾病可造成肺小动脉狭窄、阻塞，增加肺动脉血管阻力，加重肺动脉高压和右心室负荷，从而演变成肺心病。

2. 可能引起肺心病的其他疾病

除以上 WHO 列出的疾病外，睡眠呼吸暂停综合征、肥胖低通气综合征、不同程度的肺动脉发育不全或起源异常、肺静脉闭塞病、大动脉炎累及肺动脉和贝赫切特综合征等也是引起肺心病的原因。

五、这些慢性呼吸系统疾病是如何逐渐发展成为肺心病的

1. 肺动脉高压是肺心病发生的先决条件，是肺脏疾病演变成肺心病的中介环节

肺心病患者多为轻、中度肺动脉高压，可表现为持续肺动脉高压，也可呈间歇性肺动脉压升高。肺动脉高压早期，右心未发生肥厚，此时有肺动脉高压，但无肺心病；肺动脉压反复升高导致肺心病后，当缺氧得到改善时，肺动脉压可能降到正常，此时肺心病仍然存在。

正常情况下，肺循环是一个低压、低阻力、高流量的系统，有利于机体对于氧气的摄取和二氧化碳的排出；肺循环本身存在自我调节功能，在各种生理情况或应急状态下（如运动时），可使肺动脉的压力稳定在一定范围内。

患慢性呼吸系统疾病时，肺的结构和功能遭到不可逆转的破坏，气体交换功能出现障碍，造成缺氧和二氧化碳潴留。缺氧本身可产生低氧性肺血管收缩，收缩的血管释放的物质增多，从而增加了肺血管阻力，形成了肺动脉高压。二氧化碳潴留带来的高碳酸血症增强了血管对缺氧的收缩敏感性，进一步促进了肺动脉高压的形成。

缺氧引起的肺动脉高压属于功能性因素，在疾病急性加重期，经过积极治疗，缺氧和高碳酸血症得到纠正后，肺动脉压可明显降低，甚至恢复正常。这对肺心病的治疗非常有意义。

慢性缺氧时，人体为了增加携氧能力，红细胞生成增多，血液黏稠度增加，进一步增加了肺血管阻力，从而升高了肺动脉压。

长期反复发作的慢性呼吸系统疾病，使肺小动脉发生炎症、管壁增厚、管腔狭窄和闭塞，加大了血流阻力，还可引起肺毛细血管床破坏、毁损，当肺泡毛细血管床面积减少超过70%时，肺血管阻力增大，促使肺动脉高压形成。

2. 心脏病变和心力衰竭

肺动脉压升高时，右心室泵血的阻力增加，为克服增加的阻力，右心室发生代偿性肥厚。肺动脉高压早期，右心室尚能代偿。随着病情进展，特别是急性加重期，肺动脉压严重升高，超过右心室所能代偿的最大负荷时，将引发右心室排血量下降、扩大和功能衰竭的一系列后果。慢性呼吸系统疾病患者一旦出现右心衰竭，则预示着预后不佳。

长期缺氧、高碳酸血症、酸中毒和反复肺感染产生的细菌毒素也会对心肌造成毒性损害，损伤心肌功能。

随着长程氧疗的开展，患者通过长程氧疗改善了低氧血症，显著缓解了肺动脉高压，减少了右心衰竭的发作，极大改善了预后（延长寿命和提高生活质量）。

问题： 右心衰竭临床上常表现为外周水肿，最常见的就是下肢水肿。慢性阻塞性肺病患者外周水肿频繁出现，是否真正表示右心衰竭呢？

答案： 临床实践表明，有相当比例的肺心病患者并发水肿，但没有发展到右心衰竭。水肿的发生还与低氧、高碳酸血症等因素有关，可能是呼吸衰竭的结果。

六、慢性支气管炎、肺气肿、肺心病是病程发展的三部曲

问题： 支气管炎会导致肺心病？我小儿子前两天刚在医院被查出了这个病，他的心脏会出毛病吗？

答案： ① 急性支气管炎采用抗感染治疗，彻底治愈后对患者的健康没有影响。

② 能够导致肺心病的是慢性支气管炎，慢性支气管炎、肺气肿、肺心病是病程发展的三部曲。咳嗽、咳痰或气喘等症状长期反复发作会造成部分肺脏组织弹性减退，过分膨胀，只充气不放气，使肺的有效工作能力显著下降，导致发生肺气肿，并逐渐增加肺血管内压力，升高的压力再传递到心脏，又增加了心脏的负担。

慢性支气管炎并发肺气肿时，在原有咳嗽、咳痰等症状的基础上，呼吸困难逐渐加

剧。最初仅在劳动、上楼、爬山或爬坡时出现气急的表现，随着病变进展，在平地活动时，甚至在休息时也会感到气急。

当慢性支气管炎急性发作时，支气管分泌物增多，进一步加剧通气功能障碍，患者会出现较重的胸闷、气急，严重时可出现呼吸衰竭症状，如发绀、头疼、嗜睡、神态恍惚等。患者在病程早期体征不明显，随着病情进展，可呈现桶状胸，呼吸运动减弱，语颤减弱或消失，呼气延长。

七、肺结核与肺心病

1. 人类没有将肺结核消灭在上世纪末

肺结核是主要由人型结核杆菌侵入肺脏后引起的一种具有强烈传染性的慢性消耗性疾病，常见临床表现为咳嗽、咳痰、咯血、胸痛、发热、乏力、食欲减退等局部及全身症状。肺结核 90% 以上是通过呼吸道传染的，患者通过咳嗽、打喷嚏、高声喧哗等喷出带菌液体，健康人吸入后就会被感染。抗生素、卡介苗和化疗药物的问世是人类在与肺结核抗争史上里程碑式的胜利，美国在 20 世纪 80 年代初预言肺结核将在 20 世纪末被消灭。然而，这种顽固的疾病近年来在全球各地死灰复燃，向人类发起了新一轮的挑战。近 20 年来，世界许多国家和地区在政策上的忽视致使肺结核防治系统遭到破坏甚至消失。艾滋病患者感染肺结核的概率是常人的 30 倍，大部分艾滋病患者死于肺结核，随着艾滋病在全球蔓延，肺结核患者也在快速增加。多种抗药性结核病菌株的产生，增加了肺结核防治的难度。为此，世界卫生组织宣布"全球处于结核病紧急状态"，并且于 1995 年底决定把每年的 3 月 24 日定为"世界防治结核病日"，并于 1997 年宣布了一项被称为"直接观察短期疗程"的行动计划，其目标是治愈 95% 的肺结核患者。

2. 肺结核与肺心病

病例

患者，男性，56 岁，因后背有烧灼感，咳嗽，头疼，失眠 10 余年就诊。

患者 1982 年患肺结核，咯血，曾住院治疗并输血。2006 年开始使用县防疫站免费提供的治疗肺结核药。

家族史：母亲因肺结核、支气管炎、肺心病死亡。

门诊检查：左肺空洞型肺结核，右肺失去功能，心脏成水滴状。

诊断：陈旧性肺结核、肺心病。

分析：

肺结核是因为感染了人型结核杆菌。人体免疫系统感受到外来细菌侵入时，会调兵遣将，消灭入侵者。在这个过程中，有些士兵过于强大，在杀伤病菌的同时也殃及无辜，导致部分肺部组织坏死。敌人（病菌）又善于伪装和隐藏。长期的消耗战造成人体免疫系统战斗力显著下降，打击的针对性变弱；坏死的正常肺组织很难再生，能够承担有效呼吸功能的肺组织减少；分布在肺组织里的小血管也发生炎症、增生，迫使右心室泵血压力增加，逐渐导致肺心病。

结论：

青壮年是肺结核的易患人群。

老年肺结核大多数是因为既往抗结核治疗不彻底。老年人还经常合并心血管疾病、老年性肺气肿、慢性支气管炎，肺部感染易复发和迁延不愈，容易升级成慢性肺源性心脏病。

值得注意的是：老年肺结核患者体质弱，病情常迁延很久，长期应用激素类药物，反复咳嗽、咳痰、呼吸困难等症状明显，而消瘦、低热、乏力、盗汗等结核中毒症状不明显，所以临床医师（特别是基层医生）往往只考虑慢性支气管炎、肺气肿和哮喘的可能，而忽视了肺结核。

3. 一经确诊，患者要积极治疗，努力根治肺结核

肺结核的主要检查手段是应用 CT 扫描明确肺部情况。

结核菌素试验不能完全说明问题，当结核菌素试验呈阴性反应时，医生需要进一步观察病情经过。

老年人肺结核的治疗应遵循"早期、联合、适量、规律、全程"的原则。

患者要注意改善食欲；倘若免疫功能低下，需加用增强免疫的药物；倘若合并低氧血症，需给予氧疗。

肺部感染是肺结核的主要合并症，也是促使肺结核进展和恶化的主要原因。患者需注意保暖，避免肺部感染等易加重肺部负担的情况发生。

八、尘肺与肺心病

诱发"尘肺"的不是普通的灰尘，是在一些特殊职业活动中产生的粉尘。尘肺是我国政府当前非常重视的一种职业病，是以肺部纤维化为主的全身疾病。我国法定的尘肺包括矽肺、煤工尘肺、石墨尘肺、炭黑尘肺、石棉肺、焊工尘肺等 12 种。其中，矽肺

（silicosis）又称硅肺，是尘肺中最为常见、进展速度最快、危害最为严重的一种类型。矽肺是由于长期吸入大量含有游离二氧化硅的粉尘所引起的，以肺部广泛的结节性纤维化为主的疾病。纤维团块的挤压或收缩，使肺间质扭曲、变形，细小支气管和毛细血管管腔狭窄，影响了通气和血流，肺动脉压力升高，引起肺心病。既往患有肺结核（接尘期间患有活动性肺结核）和其他慢性呼吸系统疾病者易患矽肺。

矽肺可以在接触低浓度游离二氧化硅粉尘15～20年后发病，发病后即使脱离粉尘作业，病变仍可继续发展。

九、高原缺氧与肺心病

高原居民慢性支气管炎的患病率是平原居民的2～3倍，肺心病的患病率是平原居民的9倍。生活在高原的肺心病患者更易出现较严重的低氧血症和呼吸衰竭，极易并发肺气肿；而低海拔地区的肺心病患者合并胸膜炎的比较多。

高原空气稀薄，减低了血液中的氧饱和度和氧分压，长期缺氧现象的存在持续加剧着肺血管的收缩，即低氧性肺血管收缩反应（HPV），是高原缺氧引起肺动脉高压的主要原因。肺动脉高压加大了右心室负荷，会影响右心乃至全心功能。

在高原居住要注意以下几点。

健康的机体对高原有较强的适应能力，但不要忘记定期进行体格检查。

初到高原地区，要遵循"阶梯适应"，先在海拔1000～1500米处适应2周左右的时间，再到2000～3000米处，切忌攀登的速度太快，要循序渐进。支气管扩张、哮喘、肺气肿和肺心病患者不要进入海拔3000米以上地区。

平时要坚持体育锻炼并合理从事劳动，提高对缺氧的耐力。要选择合适的运动量和配合天气变化选择合适的运动项目，如刮风下雨时在家中做广播体操，天清气爽时出外郊游（快走或者缓慢爬山）。

加强保暖防寒，重视饮食营养，戒烟戒酒。

使用"抗缺氧药物"，辅助和促进人体对高原环境的适应。药物本身不能对抗缺氧，而是通过调节和改善人体的机能和代谢，帮助人们适应高原缺氧。

一旦出现高原缺氧要及时使用抢救设备。高原地区的医院、卫生院和急救站都健全了治疗和抢救高原急、慢性肺心病发作的各种设备，如各种药品、氧气、吸痰器等。其中，最重要的是氧气，包括高压氧舱、加压袋和富氧室。

在学习防护知识和做好物质准备的基础上，患者要消除不必要的忧虑、紧张和恐惧。已经患病的人要有战胜疾病的信心，积极配合治疗。

十、慢性肺源性心脏病的诊断

医生明确诊断疾病，需要根据患者的病史和临床表现（症状和体格检查的特点），结合相应检查提供的客观证据得出结论。

具体到肺心病，若患者有慢性支气管炎、肺气肿等基础疾病，临床上有肺动脉高压和心肺功能不全的表现，并且有心电图、胸部 X 线片、超声心动图等的典型特征，即可诊断为慢性肺源性心脏病。

患者就医时，医生通常处方一些必要的检查，目的在于：进一步寻找客观依据；明确基础病因（是支气管、肺疾病、胸廓疾病，还是肺血管疾病）；发现此次发病或加重的诱因（是感染、药物、电解质紊乱、心律失常，还是新出现的疾病——如肾功能不全）；判断病情严重程度与发展阶段（心肺功能处于代偿期还是失代偿期？是慢性缓解期还是急性加重期？有无心力衰竭或呼吸衰竭？患者继续在门诊医治，还是需要住院治疗？住普通病房还是监护病房等）；指导医生开展全面、系统、有针对性的有效治疗并准确评估预后。

需要指出，右心功能衰竭是肺心病的晚期表现，不是诊断肺心病的必备条件。

可疑肺心病患者常需要接受的检查包括以下几点。

第一，胸部 X 线检查：了解有无胸、肺部基础疾病及肺部感染，例如显示慢性阻塞性肺病等原发病变情况；发现肺动脉高压征象；显示右心室扩大、右心功能不全征象。

第二，心电图：主要是发现右心负荷增高的表现，观察有无心律失常。

第三，超声心动图：测定心脏大小、心脏功能、肺动脉内径和肺动脉压力。

第四，血气分析：判断有无呼吸衰竭或酸碱代谢紊乱。

第五，血液检查：了解感染状况、肝肾功能、电解质水平和血糖等生化指标。

第六，肺功能检查：判断早期和缓解期的肺心病患者肺功能损害的性质和程度。

第七，痰细菌学检查：在治疗急性加重期的肺心病患者时，指导医生选择抗菌药物。

十一、慢性肺源性心脏病与冠心病

1. 慢性肺源性心脏病与冠心病的鉴别诊断

肺心病有胸、肺部疾病的基础；冠心病是一种由于冠状动脉供血不足引起的缺血性心脏病，多伴高血压、血脂异常、糖尿病和肥胖等动脉粥样硬化的危险因素，主要表现为心绞痛、心肌梗死等心肌缺血症状。

2. 老年慢性肺源性心脏病合并冠心病

肺心病与冠心病均多见于老年人，均可引起心脏功能受损，出现气短、胸闷、呼吸困难和活动耐力下降等症状。肺心病合并冠心病的机会较多，但临床诊出率较低，原因是对肺心病的认识不足、重视不够。肺心病合并冠心病时，互相重叠，彼此掩盖，医生往往单纯按照冠心病的诊断标准判断。我们根据多年临床实践和体会制定了"肺心病合并冠心病的诊断标准"，并根据此标准对72例老年肺心病患者进行了分析，发现合并冠心病者有44例，占61%。

十二、慢性肺源性心脏病的治疗

1. 慢性肺源性心脏病的急性加重期治疗

肺心病急性加重期多有心力衰竭、水钠潴留，临床表现为颈静脉怒张、肝瘀血肿大、尿少、下肢浮肿，重者可出现全身水肿、腹水、胸水。

（1）积极控制呼吸道感染

参考痰菌培养和药物敏感试验选择抗生素。在还没有培养结果前，根据感染的环境及痰涂片革兰染色选用抗生素。常用的有青霉素类、氨基糖苷类、喹诺酮类和头孢类抗生素。原则上选用窄谱抗生素，选用广谱抗生素时必须注意继发真菌感染。

（2）通畅呼吸道，改善呼吸功能，纠正缺氧和二氧化碳潴留，控制呼吸衰竭

（3）控制心力衰竭

肺心病心力衰竭的治疗方法与其他心力衰竭患者不同。

① 肺心病患者一般在积极控制感染和改善呼吸功能后，心力衰竭便能得到改善，对治疗后无效的较重患者可适当选用利尿、强心或血管扩张剂。用药前应注意纠正缺氧，防治低钾血症，以免发生药物毒性反应。

② 肺心病患者由于慢性缺氧及感染，对洋地黄类药物耐受性很低，疗效较差，且易发生心律失常，这与处理一般心力衰竭有所不同。

③ 低氧血症、感染等均可使心率增快，故不能以心率来判断是否应用强心剂和使用后的效果。以下3类患者需要应用强心剂：

感染已被控制，呼吸功能已改善，利尿剂不能取得良好的疗效而反复浮肿的心力衰竭患者。

以右心衰竭为主要表现而无明显急性感染的患者。

出现急性左心衰竭者。

④ 目前没有对肺动脉具有选择性的药物应用于临床，血管扩张剂在扩张肺动脉的同时也扩张体动脉，往往造成体循环血压下降、反射性使心率增快、氧分压下降、二氧化碳分压上升等不良反应，限制了一般血管扩张剂在肺心病领域的临床作用。

（4）控制心律失常

一般情况下，肺心病引起的心律失常在纠正感染和缺氧后可自行消失。

（5）加强护理工作

① 由于病情复杂多变，因此病情的变化必须得到严密观察，需要加强心肺功能的监护。

② 翻身、拍背等护理工作是排除呼吸道分泌物、改善通气功能的一项有效措施。

③ 肺心病常反复急性加重，病痛和多次住院会造成患者身体和思想上的沉重负担，医护工作者要注重护理工作的人文内涵，可以更好地帮助患者积极配合治疗，提高患者对抗疾病的信心和决心。

2. 慢性肺源性心脏病的缓解期治疗

原则是增强患者的免疫功能，去除诱发因素，减少和避免急性加重期的发生，逐渐恢复心、肺功能。

3. 肺心病用药的注意事项

防止滥用抗生素、止咳药、利尿剂、安定药、强心剂。

（1）肺心病水肿如何选用利尿剂

肺心病患者使用利尿剂应持慎重态度，如选用应选择作用缓和的制剂，遵守小量、间歇、联合和交替使用的原则，缓慢利尿，以避免大量利尿造成的电解质紊乱，避免血液浓缩使痰液黏稠不易排出和血栓的形成。

一般来说，肺心病患者不要长期使用利尿剂，要随时依据尿量、体重和电解质水平加以调整。如果利尿效果不好，要明确水肿的原因（心力衰竭、低蛋白血症、肝硬化、肾脏病、呼吸道是否通畅、扩血管和强心治疗是否得当），一味盲目利尿在肺心病治疗中被视为大忌。

① 轻度水肿可不用利尿剂，只需卧床休息，控制呼吸道感染和改善心肺功能，随着感染被控制与低氧血症、高碳酸血症得到纠正，水肿会自行消退。

② 中度水肿必须使用利尿剂。可选用氨苯喋啶50毫克作为试探剂量，若患者对该

药不敏感排出尿量不多，则每日可增至口服 2～3 次。氨苯喋啶是保钾性利尿剂，可以避免因排尿增多引发低钾血症。假如患者应用氨苯喋啶不能取得满意的疗效，考虑口服双氢氯噻嗪，其试探剂量为 12.5～25 毫克，若利尿效果不明显，增至每日 2～3 次。

③ 针对重度水肿的患者，当一般利尿剂不能取得满意疗效时，可考虑使用呋塞米，其初始剂量为 10 毫克，然后视尿量多少，可增至每日 20～30 毫克。

④ 肺心病慢性心力衰竭引起心源性肝硬化伴腹水和水肿的患者可选用抗醛固酮利尿剂，如安体舒通，每次 20 毫克，每日 4 次，联合呋塞米或双氢氯噻嗪口服予以治疗。

⑤ 因肾功能衰竭，氮质血症伴少尿或无尿的患者则应考虑较大剂量的呋塞米静脉注射。

（2）慢性肺源性心脏病患者应给予间断吸氧或持续小剂量吸氧，避免持续大量的吸氧

慢性肺源性心脏病患者容易缺氧，表现出焦躁不安、气促、发绀，适当吸氧是必要的。可是，长时间、高流量吸氧会引起患者呼吸变浅，甚至昏倒。这又是什么原因呢？

原来，肺心病患者往往在缺氧的同时合并二氧化碳潴留，降低了主导呼吸功能的中枢对二氧化碳刺激的敏感性，直至失去"知觉"。在这种情况下，只有寄托缺氧，才能"叫醒"呼吸中枢的兴奋，维持一定的呼吸功能。过度吸氧削弱了缺氧对于呼吸中枢的刺激效应，使患者呼吸变弱，从而进一步加重二氧化碳潴留，引起呼吸麻痹、丧失神志，严重时会威胁生命。

十三、肺心病患者的家庭护理（保健和院外康复须知）

1. 需要绝对卧床休息的肺心病患者

明显口唇发紫、呼吸困难、颈静脉怒张和大量出汗的心肺功能衰竭患者需要绝对卧床休息，把头垫高减轻呼吸困难，最好取半坐（卧）位或前倾坐位，以减轻心脏的负担，周围用被子垫好。

2. 注意排痰、清除痰液，保持呼吸道通畅，防止慢性肺病的进展

鼓励咳嗽，以免痰液积聚，影响肺的通气功能。痰咳不出，会加重呼吸道阻塞。蒸汽或雾化吸入有利于湿润呼吸道，稀释稠痰，方便咳出。在稀化痰的基础上鼓励患者咳嗽排痰。

对于身体虚弱（无力排痰）的患者，可以用吸痰器将痰液吸出，更好的方法是家属帮助其翻身，按照从上到下、从外到里的顺序轻轻拍背，促使痰液向较大的气管移动，

以改善肺的通气功能。

3. 积极干预原发病的诱发因素

如呼吸道感染、吸入有害气体（包括油烟刺激呼吸道）、粉尘作业和不良个人卫生习惯，要及时治疗上呼吸道感染和急性支气管炎。

4. 预防呼吸道感染，防止诱发或者加重病情

严寒到来时，要及时增添衣服，不要让自己感到寒冷，防止着凉。冬季外出注意戴口罩，避免冷空气直接刺激呼吸道。脚的保暖对肺心病患者十分重要，不可忽视。肺心病患者免疫力差，一旦受凉，支气管黏膜血管会收缩，很容易引起病毒和细菌感染（从上呼吸道开始，蔓延至下呼吸道，引起肺炎或支气管肺炎）。

保持口腔清洁，做到早、晚刷牙与饭后漱口，防止口腔溃疡和霉菌感染。家属要协助长期卧床的患者做好口腔护理。

患者应尽可能避开空气条件不好（如人流大、空气污浊、空气流通差）的公共场所，特别是在流感流行期间。

如果出现气促加重、咳嗽加剧、痰量增多或痰颜色变浓，提示急性呼吸道感染，患者应及时就医，不要耽误。

为了提高机体免疫功能，减少感冒和上呼吸道感染发生，在严寒到来之前可肌肉注射卡介苗注射液，每次 1 毫升，每周 2 次，共 3 个月。

5. 病情观察

表情、言语和行为的改变常是病情加重的标志。发现患者头疼、烦躁，出现精神错乱、神志恍惚、昏睡等症状，同时伴有脉搏细弱、血压低等体征，必须立即送医院治疗。

患者出现发热、咳嗽、咳痰加重、痰液变黄、气急加重时，应及时到医院就诊。

一旦呼吸困难明显加重（呼吸过快或过慢都是早期呼吸衰竭的表现）、口唇和四肢末梢呈现青紫色改变、恶心呕吐、上腹部持续性胀痛、尿量减少和下肢浮肿，患者应到医院住院治疗，以免病情进一步恶化。

6. 忌烟酒

吸烟会引起支气管平滑肌痉挛，致气道阻力增加，使呼吸道发生一系列病理改变，导致呼吸道防御功能降低。饮酒会加重咳嗽等症状，使肺泡扩张，肺泡组织弹性减弱，从而影响肺功能。

吸烟者要彻底戒烟，还要注意不吸二手烟，因为被动吸烟对肺心病同样有害。有痰要及时咳出，以保持气道清洁。

7. 适当活动

心脏代偿功能良好和病情稳定的患者，在保障充分休息的前提下，鼓励患者适当做户外活动，增加肺活量，运动量以不产生气促或其他不适为前提。研究结果表明，长期坚持力所能及的运动，能够提高人的机体免疫功能和改善肺功能。天气晴朗时，到空气清新的地方（如公园或树林）散步，做一些力所能及的运动，如打太极拳、做广播体操、做腹式呼吸运动，以锻炼膈肌功能。出了汗及时用干毛巾擦干，并及时更换内衣。避免到空气污浊的地方去。

> **腹式呼吸锻炼**
> 腹式呼吸是一种深而缓的呼吸方式，通过腹部肌肉的舒张与收缩，提高通气量，从而减轻呼吸困难，提高活动耐力。

8. 加强饮食调养

肺心病患者经常咳嗽、咳痰和大量出汗，仅呼吸所消耗的能量就比健康人大 10 倍，同时内脏瘀血和水肿又导致了食欲减低，常兼顾营养障碍和食欲不振。

给予肺心病患者富含优质蛋白质、高热量、维生素和易消化的饮食，原则上少食多餐，还可适当服一些健胃或助消化的药。理想的饮食搭配是荤素搭配；适当多吃含维生素 C 的水果和含维生素 E 的动物肝脏；适量吃些瘦肉、鸡蛋，但不宜过多，以免增加肾脏负担。

在病情允许的情况下，保持每天 2500 ~ 3000 毫升的饮水量，防止血液浓缩、痰液黏稠不易咳出、呼吸道分泌物干结形成痰栓堵塞气道、影响通气功能，继而加重呼吸衰竭。

控制钠盐的摄入。请参看 95 页，"第一节　饮食与心脏健康／六、营养与心脏健康／2. 心血管疾病患者的饮食禁忌／（2）忌高钠"。

浓茶和咖啡可能造成排痰不畅和咳嗽加重，尽量少饮或不饮。

忌辛、辣等可能加重咳嗽的刺激性食物和饮料。

出汗多时注意补钾。

9. 皮肤护理

肺心病患者由于缺氧、血液循环差，导致皮肤弹性差，受压部位易发生压疮，要穿质地柔软的内衣裤，避免局部皮肤长时间受压。家属要协助长期卧床的患者每2小时翻一次身，经常帮助患者按摩受压部位；勤为患者擦洗，保持患者和床铺干爽、清洁，预防褥疮发生；患者出汗时，待汗干以后要及时为患者更换衣服。

10. 保持居室整洁、光线充足和空气流通，温湿度要适当

早上打开窗户，换进新鲜空气。在卧室里烧炭火或煤火，尤其是缺少排气管时，对肺心病患者不利，应尽量避免。

11. 生活要有规律

制订出每天的作息时间表，合理安排工作、学习和休息，避免劳累。时间表不要忘记涵盖几点钟起床、几点钟睡觉、何时进餐、何时大便和何时外出散步等日常必做的事情，并且尽可能遵守。中午最好睡午觉。心情要舒畅，家庭成员要和睦相处。肺心病患者由于长期受疾病折磨，火气难免大些，应尽量克制，不要发脾气。

12. 一定要按照医嘱服药，不能擅自停药、更改用药量/服药次数或者加用药物

用药不当可加重病情和发生意外。肺心病患者的肝脏长期瘀血，肝功能有不同程度的损害。很多药物都是在肝脏中代谢、解毒的，过多用药，势必加重肝脏负担。还有一些药物对心脏和呼吸有抑制作用，服用后会适得其反。

患者失眠或者烦躁不安，千万不能随便应用镇静剂，必须在医生的指导下干预，以免诱发肺性脑病。

不要滥用抗生素。

13. 家庭用氧治疗

吸氧是肺心病患者的基本治疗方法之一，家庭吸氧治疗是治疗肺心病的重要手段。家中常备氧气，用以缓解患者的缺氧症状，这对改善缺氧、提高生活质量和延长寿命都有好处。但是在家中吸氧一定要适度，发作期每日吸氧时间不少于15小时，用氧流量1~2升/分钟（持续低流量给氧法），持续4周；氧气最好经过湿化（低浓度加温湿化吸氧），以免干燥的气体刺激呼吸道。可以经过医生确认，在掌握正确的操作流程后，在湿化瓶中加入庆大霉素、糜蛋白酶、地塞米松等药物。

十四、帮助肺心病患者保持愉快的心情

由于饱受疾病的折磨，身心疲惫，多数肺心病患者存在孤独、恐惧，害怕复发的情绪。事实上，痛苦和情绪低落等不良情绪不仅影响患者乐观面对生活，焦虑、烦躁还会使全身小动脉收缩、血压升高、心率加快，从而加重咳喘，不利于康复。患者只有消除精神心理障碍，才能取得最佳的治疗效果和预后。在患者住院期间，良好的医患和护患关系本身就具有治疗意义。在医疗过程中，医生和护士多与患者交谈，了解他们的真实想法、需求和困惑，解决实际问题，促使患者积极配合治疗。家属要予以理解，力所能及的关心爱护患者，帮助他们满足合理需求（比如增进交流），设法消除患者的顾虑，鼓励患者保持良好的心情和积极的生活态度，促进康复。

由于肺心病迁延不愈、反复发作，患者容易对治疗失去信心，产生恐惧、疑虑、烦恼、渴求等种种心理反应（占肺心病患者总数的70%）。

肺心病患者多疑和敏感，譬如见到别人低声说话，就认为是在议论或者隐瞒自己的病情，这种心理多在发作缓解后出现（约占肺心病患者总数的30%）。

依赖心理增强，表现为行为退化或角色过度，老年患者较明显。疾病发作和病情危重令老年人担心生死难测，完全处于被动状态，缺乏主见和信心，往往会要求更多的关心和同情（约占肺心病患者总数的60%）。这类患者需要亲人更多的照料与医护人员的关怀。当患者什么都不敢做时，医生要恰当的做病情介绍，制订科学的运动计划，鼓励患者循序渐进的活动，并讲明不活动的危害。家属则可以陪伴患者一起活动，增强患者的安全感和自信心。

还有一些肺心病患者与"事事都依赖别人"相反，他们对疾病满不在乎。他们在急性发作过后往往急于任意活动（如擅自增加活动量），不听从医疗指导。针对这类患者，医护人员可以加强健康教育，提高他们对疾病的认识，鼓励他们对治疗的主观积极性。如耐心、透彻地向患者说明逐渐增加活动量的重要性，争取患者合作，保证他们安全顺利康复。

肺心病患者容易产生"疑老心理"，认为得了肺心病就意味着衰老。疑老的根源是怕老，是心理上的衰老表现。

十五、照顾老年肺心病患者

因为老年人肺心病病情重、变化大，因此在此将老年肺心病患者作为特殊人群，做特别强调。老年人常因免疫功能和呼吸道防御功能减退而易患感冒，尤其在冬春季节，容易诱发慢性支气管炎发作，所以必须增强老年人机体对外界的适应能力和抵抗力。参

加适当的体育锻炼，增加饮食营养是必不可少的。同时在寒冷季节或气候骤变时，应注意保暖，避免受凉。另外，发现病情变化要及时送医院救治，为抢救和治疗赢得宝贵时间，这一点非常重要。

十六、肺心病患者出行注意事项

临行前要去医院评估心肺功能，与医生共同完成两项工作：制订每日的活动量范围；确定随身携带的药物和急救物品。

患者需要了解氧气在飞机、火车或汽车上的使用知识和规定，必要时请求乘务员帮助。

选择目的地时，患者需要考虑居住地的气候，不宜选择季节转换明显或温差过大的地区，也不要选择太干燥和空气质量差的地区。

旅途中患者不宜负重，不要令自己感到疲劳，要保障充足的睡眠和根据气候变化及时增减衣服。

第五节　肺动脉栓塞症

广义上讲，肺动脉栓塞症（肺栓塞）是一种特殊类型的肺源性心脏病，发病急，病情重。

病例

十月怀胎，辛菲终于诞下一子，看着孩子会说话的大眼睛她心满意足。由于产程中出血较多，医生叮嘱她要好好静养，并延长了卧床休息的时间。于是，辛菲在众人的呵护下在床上多躺了一些日子。秋日的下午，辛菲一觉醒来发现身边的人都不见了，她又急着去洗手间，想着休息的日子够久了，问题应该不大，于是就下床慢慢地走向目的地。眼见就要触到门把手了，她突然觉得呼吸急促、心跳加剧、浑身大汗，脖子像被套上了绳索，"救命"二字就在嘴边却就是发不出声音来。幸亏出门购物的辛妈妈及时回来，发现了瘫坐在地的辛菲，喊来主管医生。医生看到这一幕，马上联系心内科，把辛菲转入重症监护病房，立即开始抢救。经过一番紧急治疗，辛菲的病情总算稳定了下来。

问题1：辛菲之前好好的，为什么会一下子病倒？这是什么病？有没有生命危险？

答案：

这种突发情况在医学上被称为肺动脉栓塞症，是来自静脉系统或心腔的栓子进入肺部血液循环，造成肺动脉主干或其分支的广泛栓塞，同时并发广泛肺细小动脉痉挛，使肺部血液循环受阻，肺动脉压力急剧升高，引起右心室扩张和右心衰竭。通俗讲就是静脉血管中出现了容易脱落的血栓，随着血液流动到达肺部血管并停留在那里，影响了血/氧交换的正常进行，引发了缺氧的一系列反应。

血栓运行到肺部对肺循环的影响程度取决于血管阻塞的部位、面积，肺循环原有的储备能力和肺血管痉挛的情况：① 大块肺动脉栓塞或者栓子停留在肺血管的主要分支阻碍了血液流回心脏，可引起猝死。② 中等面积的肺栓塞可引起肺梗死，造成呼吸困难等。③ 小的肺栓塞没有明显的临床表现。

肺栓塞极少演变成慢性肺部疾病和永久性肺动脉高压。当反复发生栓塞而吸收又不充分时，可发展成慢性肺动脉高压，这主要见于慢性病患者。

当肺血管床突然大面积堵塞时，会影响呼吸系统和循环系统，具体表现如下。

呼吸系统：较大的肺栓塞可反射性地引起支气管痉挛、气道阻力增加和肺容量减少。肺脏的栓塞部分失去了通气和换气功能（医学上称为"死腔样通气"），剩余的健康部分血流量相应增加，产生严重的通气/灌注比例失调，临床上表现为低氧血症、低碳酸血症和碱血症。肺栓塞危急期1～2周后，血栓逐渐溶解，肺栓塞的病情趋向缓解和稳定。

循环系统：肺血管床受损超过40%～50%，肺血管阻力升高，右心室充盈压升高；肺血管床截面积堵塞超过50%～70%，可出现持续性肺动脉高压和右心衰竭。右心输出血液的减少造成心脏供血功能下降，严重时可能诱发低血压、休克。而急性肺栓塞反射性引起的冠状动脉血管痉挛会进一步恶化心肌缺血，从而加剧肺栓塞的发生发展。

问题2：辛菲之前一直很健康，是什么原因导致了血栓的发生？而且这么突然？

答案：

血栓的形成需要一些特殊条件，健康人在日常情况下是不容易形成血栓的。形成血栓的常见原因包括：① 久病或手术后长期卧床、肢体活动受限减缓血流。② 静脉炎、静脉曲张、静脉内长期留置导管、红细胞增多症、血小板增多症、抗凝血酶的缺乏、口服避孕药等引起血液处于高凝状态。③ 先天性缺乏促血栓溶解物质，致使血液易于成栓。④ 创伤、外科手术、静脉炎后等导致静脉血管管腔壁受损，久病离床、用力排便等使静脉压突然增高，是血栓脱落的诱因。⑤ 多种心血管疾病。⑥ 癌症患者癌细胞进入血管形成癌栓，癌栓脱落进入小动脉引起广泛栓塞，癌细胞还能激发凝血系统的物质（如组蛋白、组织蛋白酶和蛋白酶等），使血液处于高凝状态，致血栓形成。⑦ 骨折（股骨、胫骨等长骨及骨盆骨折）或脂肪组织的炎症。⑧ 医务人员的操作不当也是血栓形成的可能原因，例如空气进入心腔或静脉形成气栓。⑨ 妊娠期或分娩的羊水栓塞。⑩ 急性寄生虫病时，大量成虫或虫卵进入肺循环造成肺动脉栓塞。

辛菲处于妊娠期，血液本就处于高凝状态，加上产后卧床时间久，肢体活动明显减少，减缓了下肢静脉血液流动。在这些因素共同作用下，静脉血管内形成血栓。她突然下床去洗手间，引发与血管管壁黏附不牢靠的栓子脱落，随血流进入肺部血管，阻碍了血/氧交换，于是发生了危险。

问题3："突发性和严重性"凸显了肺动脉栓塞症的凶险。患者、家属和目击者如何在第一时间进行识别？

答案：

当肺动脉栓塞症发生时，患者可能出现的症状包括：① 患者常突然感到呼吸困难、胸闷、心悸和窒息。② 病变广泛的患者，口唇、指端呈青紫色改变。③ 剧烈咳嗽，咳暗红色或鲜血痰。④ 中度发热、胸痛（胸痛可能放射到肩部，也可能类似心绞痛）。⑤ 冠状动脉痉挛引起供血不足。⑥ 严重时，患者烦躁、焦虑、出冷汗、恶心、呕吐、昏厥、血压急剧下降、甚至休克，大小便失禁。⑦ 心率多增快，搏动增强，可有心律失常，亦可发生心脏骤停。⑧ 右心衰竭时，颈静脉怒张，肝大并有压痛，双下肢浮肿。可出现黄疸。⑨ 部分患者有血栓性静脉炎的体征（沿静脉走行的红肿、热痛和明显压痛，并可触及索状静脉）。

问题4：确诊肺动脉栓塞症的常用检查方法有哪些？

答案：

肺动脉栓塞症发生紧急、危害严重，临床医生会在临床表现、客观体征的基础上结合各项检查指标做出诊断。如长期卧床、外科手术、分娩后和心力衰竭的患者突然起病、剧烈胸痛、出现了与肺部体征不相称的呼吸困难、发绀和休克，应考虑肺动脉大块栓塞引起肺动脉栓塞症的可能，再结合心电图、胸部X线片、肺扫描和用多普勒超声法或阻抗体积扫描检查下肢是否形成深部静脉血栓等结果进行诊断。肺动脉栓塞症的确诊有赖于选择性肺动脉造影。

常用检查方法有：① 心电图。心电图可以在病床边完成，能够快速看到结果，是最常用的检查手段。然而很多时候，心电图的改变特异性不强，需要有经验的临床医生阅读。② 血液检查。动脉血气分析能够快速准确地提示机体是否处于缺氧状态。血液常规检查中，白细胞可正常或增高，红细胞沉降率可增快，血清乳酸脱氢酶、肌磷酸激酶可增高，血清胆红质可增高。③ 胸部X线片也是必不可少的检查手段，但就肺动脉栓塞症而言，表现的特异性不强。④ 选择性肺动脉造影能准确了解栓塞所在部位和范围。由于肺动脉造影是有创性检查，所以只适用于考虑手术治疗的患者在符合医疗条件的医院进行术前检查。⑤ 如果患者病情允许，还可以利用肺扫描来进行佐证。扫描结果可以显示由被阻塞的动脉供应的肺部放射性分布稀少或者存在缺损，了解通气功能，但是需要排除这些结果是其他肺部病变引起的。

问题5： 怎样治疗肺动脉栓塞症？

答案：

肺动脉栓塞症的治疗方法主要包括内科药物、介入治疗和外科手术治疗。

药物治疗：① 卧床休息，给予氧气吸入以改善通气功能。② 抗休克治疗，利用抢救药物静脉滴注，维持有效循环血量，常用药物有多巴胺、多巴酚丁胺等。③ 若胸痛症状明显，可短时期使用强效镇痛药物镇痛及缓解痉挛。④ 为了预防或者改善肺血管和冠状动脉的反射性痉挛，可以使用减低迷走神经张力的药物，如阿托品。⑤ 若出现不能平卧、血压降低等心力衰竭表现时，可使用纠正心力衰竭的药物。⑥ 因为肺动脉栓塞症常由血栓栓塞引发，所以往往在急性期需要采取抗凝和溶栓治疗。常用的抗凝药物有普通肝素、低分子肝素和华法林。前两者常用于急性期，后者多用于慢性维持期。使用华法林时，一定要定期监测用药后的抗凝强度，采用的指标是国际标准化比率 INR，INR 过高（＞3.0）易出血，过低（＜2.0）常疗效差。常用的溶血栓药物包括链激酶、尿激酶和组织纤维蛋白溶酶原激活剂（tPA）。某些链激酶可引起过敏反应，必要时医生处方同时加用地塞米松。尿激酶因为不良反应较少，较为常用。组织纤维蛋白溶酶原激活剂（tPA）只在有纤维蛋白处起作用，不致引起全身性出血，目前临床应用范围越来越大。

介入治疗：下腔静脉阻断术和经皮穿刺下腔静脉滤器置入术能有效预防下肢深静脉患者发生肺栓塞。

外科治疗：外科治疗适用于抗凝治疗无效、大面积或反复肺动脉栓塞、肺循环阻断＞50％并导致肺动脉高压的患者。确定栓塞部位后，可做肺栓子切除术。

随着医疗科技的发展，越来越多的新技术被用于抢救肺动脉栓塞症等危重患者。如体外膜肺氧合（ECMO）成为手术室外各种原因引起的心肺功能衰竭的暂时性替代措施。ECMO 治疗时先将体内血液引流至储血罐，然后由机械泵将血泵入氧合器，经膜肺将血液氧合、排出二氧化碳并加温后通过另一路管道回输患者体内，此治疗临床使用安全。膜肺的气体交换能力强、生物相容性好、血液破坏少、气栓发生率低，尤其是纤维膜肺的研制，其良好的稳定性和安全性为长时间体外氧合提供了可能。

问题6： 如何预防肺动脉栓塞症？

答案：

预防肺动脉栓塞症，要注意以下几点：① 积极防治静脉血栓形成或血栓性静脉炎。口服阿司匹林肠溶片或双嘧达莫，具有一定预防作用。② 对于已经多次发生肺栓塞，特别是在抗凝治疗下仍发生栓塞的患者，宜考虑采取股静脉或下腔静脉结扎术。③ 帮助长期卧床的患者经常翻身、活动肢体，促使静脉血回流通畅。④ 手术后患者早期下床活动时，腹带或肢体绷带不要过紧或压迫过久，以免妨碍膈肌运动和下肢静脉血回流。

第五章 心脏瓣膜病

一、心脏瓣膜的功能是什么

心脏是推动血液流动的"泵"，血管是血液流动的管道，心脏的瓣膜就像单向阀门，控制着血流方向，使血液不能反流，只能沿着"设定好"的路径单向流动，并通过它们的口径保持着恰当的血流量。

正常的心脏瓣膜是光滑和富有弹性的，瓣膜开口都有合适的大小，它们的开放与关闭非常灵活和精确。二尖瓣、主动脉瓣、三尖瓣和肺动脉瓣都有1个瓣环和2~3个瓣叶。二尖瓣和三尖瓣还有乳头肌和腱索（瓣下结构），分别连接到左心室和右心室，共同维持二尖瓣和三尖瓣的正常功能。

二、心脏瓣膜是什么样的结构

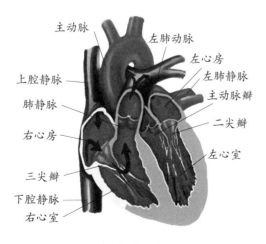

正常心脏内部结构

心脏是一个中空的肌性器官，内有四个腔：后上部为左心房和右心房，二者之间有房间隔分隔；前下部为左心室和右心室，二者之间有室间隔分隔。正常情况下，因房、室间隔的分隔，左半心与右半心不直接交通；每个心房可经房室口通向同侧心室。右房室口的周缘附有三块叶片状瓣膜，故称三尖瓣（或右房室瓣），按位置分别称前瓣、后瓣、隔瓣；右心室的出口称肺动脉口，周缘有三个半月形瓣膜，称肺动脉瓣。左房室口周缘附有左房室瓣（二尖瓣），按位置称前瓣、后瓣；出口为主动脉口，周缘附有三个半月形的主动脉瓣。

心脏的四个腔都连接大血管，心房与静脉相连，心室与动脉相连。其中右心房连上、下腔静脉，左心房连肺静脉；右心室连肺动脉，左心室连主动脉。右心房收纳全身静脉血，通过三尖瓣进入右心室，右心室通过肺动脉（瓣）将血液射入肺脏；气体交换后静脉血转换成动脉血，通过肺静脉经左心房（二尖瓣）进入左心室，左心室通过主动脉（瓣）将富含营养物质和氧气的动脉血射入全身的大动脉，经小动脉和毛细血管送到组织细胞供代谢需要；释放了氧气和营养物质并收集了组织细胞代谢废物的血液经静脉系统回流到右心，再送至肺部进行气体交换，周而复始地循环。

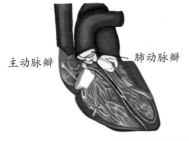

动脉瓣：是心室与大动脉连接处的位置，分为主动脉瓣和肺动脉瓣，它们像风箱的阀门一样，只能向动脉方向开。

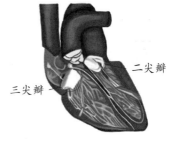

房室瓣：是心房与心室连接处的位置，右心房与右心室之间的是三尖瓣，左心房与左心室之间的是二尖瓣，它们像风箱的阀门一样，只能向心室方向开。

三、什么叫心脏瓣膜疾病

由于先天性或后天性的原因造成心脏的瓣环扩大/过小，瓣膜增厚、变形、粘连、钙化和破裂，或者瓣下的乳头肌和腱索过长、过短、粘连、断裂等，致使瓣膜无法正常地开放与关闭，就称为心脏瓣膜疾病。心脏瓣膜病在我国是常见的心脏疾病，约占全部心脏手术的25%；女性患者多于男性，男女发病比例约为1:1.5。

瓣膜的病变可以分为两大类：一类是瓣膜口出现狭窄，"阀门"不能完全打开，血液向前流通受到阻碍；二是瓣膜口关闭不全，"阀门"关不严，使得部分流出的血液又倒流回来。心脏瓣膜疾病中，最常见的是二尖瓣狭窄、关闭不全，其次是主动脉瓣狭窄、关闭不全，三尖瓣和肺动脉瓣病变相对比较少见。

四、心脏瓣膜病的致病原因

可能导致心脏瓣膜病的病因包括风湿性、先天性、缺血性、感染和外伤等。风湿病引起的心脏瓣膜病在我国仍占大多数（60%），其次是先心病（20%）。随着社会的老龄化，不健康的生活方式又促使高血压、冠心病和糖尿病患者大幅增多，老年钙化性心脏瓣膜病和缺血性心脏瓣膜病的发病率日益增高。

五、早期发现心脏瓣膜病

轻度或早期的瓣膜病可没有任何不适，随着病情的发展会出现容易疲劳、乏力、心慌、气喘、下肢水肿、腹胀、食欲减退或消化不良，进一步发展可以引起呼吸困难、尿少、腹水、胸痛、晕厥、不能平卧休息、活动能力下降等，严重者还会引起劳动能力完全丧失、发绀、咯血、肝硬化、黄疸、肾功能衰竭、急性肺水肿、心房颤动、心脏内血栓形成、脑栓塞等严重后果，甚至心脑血管意外猝死。

总之，在日常生活中出现了下面的情况，请不要掉以轻心。

① 疲乏、无力、头晕与活动后心慌气喘。如过去能一口气爬五六层楼，现在爬二三层就觉得累，需要中间休息一两次，否则就气不够用，喘气心慌。

② 不能平卧休息：晚上睡觉经常憋醒，伴有咳嗽；或平卧休息觉得胸闷、憋气，需要把胸背部垫高或坐起来才觉得舒服一些。

③ 脚腿浮肿：活动多或下午时出现脚腿浮肿，晚上休息后减轻或消失。

④ 食欲减退和腹胀：常伴有肝大、肝区（右上腹）疼痛不适和脚腿浮肿。

⑤ 晕厥：往往在活动后出现，伴面色苍白、四肢湿冷。

⑥ 哮喘伴咳粉红色泡沫痰。

⑦ 体检发现心脏增大伴心律失常。

六、风湿性心脏病（风湿性心脏瓣膜病）

心脏瓣膜病的最常见原因是风湿，我国最常见的心脏瓣膜病是慢性风湿性心脏瓣膜病。随着我国居民卫生条件的改善和青霉素应用的普及，近年来风湿性心脏病的发病率呈明显下降趋势。

风湿性心脏病是风湿性炎症引起的以心脏瓣膜病变为主的心脏病，多见于20~40岁人群，女性多于男性，也有患者以往没有明显风湿热史而呈隐匿起病（首次就诊症状是瓣膜病所致的心房颤动或心功能不全）。该病急性发作，经治疗可使瓣膜病变的程度限制在一定范围内，从心脏功能的角度讲，基本可以治愈。如果是慢性的风湿性心脏瓣膜病变，则病变难以逆转，此时的治疗目标是控制风湿热引起的炎症，避免病变加重，维持心脏功能。当瓣膜病变加重到一定程度时，需要接受外科手术或内科介入治疗来减轻瓣膜病变对心功能的影响。

风湿多发生于青少年时期，往往会引起四肢关节肿痛，它对心脏的影响是一个缓慢的过程，一般是十几年后才会引起症状或不适。一旦出现风湿热的临床症状，患者要积极治疗，定期找专科医生随访，以便及时发现风湿性心脏病。

当没有明显风湿热病史的孩子出现胸闷、气促、运动能力明显下降和夜间阵发性呼吸困难等心力衰竭的早期症状，或者脉搏不齐等心律失常征象时，同样应当尽早到医院就诊。

> **风湿热**
>
> 风湿热与链球菌感染有关，是咽喉部溶血性链球菌感染后继发的急性或慢性全身性结缔组织炎症。临床主要表现有关节炎、心脏炎症、舞蹈病症状，还可以出现皮肤环形红斑、皮下结节和发热等症状。该病易反复发作。

风湿热发病前 1~5 周可有咽喉炎、扁桃体炎或猩红热等急性链球菌感染病史。起病时，绝大多数患儿有轻度或中度发热，少数短期高热。患者可以有精神不振、疲乏无力、食欲下降、体重减轻、面色苍白等症状。多汗、鼻出血和腹痛等也常是小儿风湿热的早期表现。若出现胸闷、气促、夜间阵发性呼吸困难或心前区疼痛等症状，则有可能已经累及心脏，需要进一步检查以明确诊断。

抗溶血性链球菌素 O（简称抗链 O）是一项血液实验室检查指标，主要用来评价患者是否有风湿活动。风湿活动时常有抗链 O 指标升高，应进行抗风湿治疗。

1. 治疗风湿性心脏病

针对患者的不同情况，医生可能会采取不同的方法进行治疗。

注意休息，劳逸结合，避免过重的体力活动；在心功能允许的情况下，可进行适量的轻体力活动。

预防感冒，防治扁桃体炎和牙龈炎等。如果发生感染，可选用青霉素治疗，青霉素过敏者可选用红霉素或林可霉素治疗。

心功能不全者应控制水分和食盐（每日以 5 克以下为宜）的摄取。

服用利尿药者应吃些含钾盐丰富的水果，如香蕉。

需要拔牙或接受其他小手术时，术前术后应使用抗生素，以预防感染。

在风湿性心脏病的稳定期，患者仍需每月肌注长效青霉素，以预防风湿热复发。

合并心房颤动和心力衰竭的患者应在医生指导下服用地高辛、阿司匹林、利尿药、华法林等药物。

瓣膜病变严重，药物难以缓解时，根据病情和患者的个人状况，介入治疗或外科手术是最好的选择。

2. 如何护理患风湿性心脏病的孩子

在风湿热引起的炎症活动得到控制以后，风湿性心脏病患儿在心功能良好的条件下，无须过度限制其体力活动，可以参加日常活动和学习，但要避免剧烈运动和重体力劳动。假如患儿合并心功能不全，要注意休息，避免过多活动和不良刺激。

饮食宜少食多餐和低盐，可给予高热量、易消化食物，如鱼、瘦肉、蛋、奶等，同时多吃蔬菜和水果。心功能不全者要限制水分摄入。

居室要阳光充足、空气新鲜、温度适宜。应积极预防呼吸道感染，防止因呼吸道感染引起风湿活动或加重病情。

留心患儿的症状与体征，尤其是合并心功能不全的患儿。为了及时发现孩子心功能不全加重的早期征象，需要记录患儿每日的液体出入量，出入量应大体相等；每天给孩子量体重，孩子每天的体重应大致相同；观察孩子是否出现水肿。若患儿活动时呼吸困难或者出现夜间阵发性呼吸困难，应及时请医生调整治疗方案。

服用药物时请注意：服用治疗风湿热药物可引起患儿恶心、呕吐和胃痛等胃肠道反应，应在饭间给药；洋地黄类药物需在医生指导下使用，服药期间若出现厌食情况，立即报告医生。

3. 如何预防风湿性心脏病

预防风湿性心脏病的关键在于预防风湿热的发生和及时彻底的治疗风湿热，以减少病变累及心脏的可能。预防风湿热的措施有以下几种：

① 加强体育锻炼，增强抵抗力，防治呼吸道感染。

② 因地制宜的改善居住条件，避免寒冷和潮湿。

③ 及时彻底的治愈链球菌感染。对急性溶血性链球菌所引起的咽喉炎、扁桃体炎、淋巴结炎、中耳炎、上颌窦炎和猩红热等给予足量青霉素治疗；对青霉素过敏的患者可用磺胺嘧啶或红霉素等。

④ 注意预防风湿热的复发。首次发病年龄越小，复发率越高；12岁以后复发明显减少。因而，得过风湿热的孩子12岁前可在每年冬季和猩红热流行时应用长效青霉素治疗。

⑤ 进行相应治疗以去除体内存在的感染灶（如龋齿、扁桃体炎、中耳炎等）。若需做摘除扁桃体手术，患者应在疾病静止期进行，手术前后应注射青霉素。拔牙前后也应当使用青霉素，以预防诱发风湿活动、亚急性细菌性心内膜炎或败血症。

七、确诊心脏瓣膜病不难

听诊和超声心动图是诊断心脏瓣膜病最常用和重要的检查方法，其次是胸部 X 线片和心电图。

1. 听诊

绝大多数的心脏瓣膜病都有心脏杂音，通过胸部听诊能了解到杂音位置、性质、时间、强弱程度等，可以大致确定患者有无心脏瓣膜病及其种类，是最简单、实用、无创伤的检查方法。

2. 超声心动图

听诊有心脏杂音的患者都有必要进行超声心动图检查（利用超声反射和雷达扫描成像技术来观察心脏的结构、血流方向和心肌运动等，简单、无创伤、直观、结论明确）。超声心动图检查不仅具有确诊意义，还能定量评价瓣膜及瓣下结构病变的程度、心腔大小和心脏功能，是否合并心脏血栓和肺动脉高压，为确定治疗方案提供可靠的依据。

3. 心电图

人体的各个部位都存在电流活动（如脑电图、肌电图等），心电图是用心电图机将心脏在体内的电活动记录出来的一条曲线。心电图可以辅助医生了解心脏跳动的快慢与节律、心脏有没有增大与增大的部位、心肌有没有缺血与缺血的部位等，从而进一步判定心脏瓣膜病的严重程度。

4. 胸部 X 线片

胸部 X 线检查可以评价心脏大小和形态改变，据此推断瓣膜病变的部位和性质。心脏瓣膜病会在不同程度上引起肺的改变，X 线检查还能评价肺瘀血的严重程度，如肺门阴影加深、Kerley B 线等征象提示明显的肺瘀血，为选择更加合理的治疗时机与治疗方式提供有用的信息。

5. 50 岁以上和有胸痛病史的患者，还应进行螺旋多排冠状动脉 CT 或冠状动脉造影检查

用以排除是否合并有冠心病，方便治疗瓣膜疾病时一并处理冠状动脉疾病，减少患者因不同疾病多次手术（介入）的风险和避免瓣膜手术（介入）后发生心肌梗死等意外。

八、心脏瓣膜病的危害

心脏瓣膜狭窄令心腔内的血液排出受阻，心脏瓣膜关闭不全令血液倒流回其流出的心腔，无论哪种情况发生，最终都可能导致下列后果：由于心脏进入主动脉内的血液减少，出现左心功能不全；心脏排出血液受阻或血液回流，使部分心腔内血液瘀滞、过多，心脏负担加重，心腔扩大、心肌肥厚、心肌劳损或缺血；左心房排出血液受阻，造成"上游"的肺静脉血液输出障碍，引起肺静脉瘀血、肺水肿和肺动脉高压；肺动脉高压和右心血液排出受阻，可以发生右心功能不全，引起全身脏器瘀血、水肿和功能障碍。

以二尖瓣狭窄为例，左心房的血液不能顺畅地流入左心室，左心房内血液增多、压力增高，造成左心房肥厚与扩大，肺静脉和肺毛细血管压力也随之增高，形成慢性肺瘀血。体力活动时，患者可出现呼吸困难，严重时呈端坐呼吸或出现夜间阵发性呼吸困难，咳嗽加重，常伴有咯血、发绀和肺水肿（咳大量粉红色泡沫痰）。病情持续发展导致肺动脉高压后，右心室因负担加重而肥厚、扩大，最后导致右心衰竭，从而引起肝大、胀痛，皮下水肿和腹水等。

九、心脏瓣膜病患者容易发生心房颤动

心腔扩大、心肌肥厚、心肌劳损或缺血，尤其是严重二尖瓣狭窄时两个心房都明显增大，就容易使窦房结发出的指令信号偏离正常传递轨道，在心房内"另辟蹊径"和反复折返，引发心房颤动。

1. 心房颤动的主要危害是什么

心脏内容易形成血栓，血栓脱落后可引发栓塞：心房颤动时心房丧失收缩功能，心房内的血液向心室流动不畅，容易在心房内瘀滞而形成血栓；血栓脱落后随血流移动，可能引起全身各处发生栓塞，如脑栓塞和肢体动脉栓塞等。风湿性心脏病的心房颤动患者，发生卒中（俗称"中风"）的风险比普通人增加 17 倍。

心力衰竭：心房颤动时心房收缩功能丧失，心房与心室的搏动失去协调性，心率增快，加上瓣膜病造成的血流异常，不能使心脏正常充盈，可以使心脏功能降低25% ~ 30%，导致血压下降或原有的心功能不全恶化，严重者出现心力衰竭、休克。

2. 争取在心脏瓣膜手术的同时纠正心房颤动

术中同期心房颤动消融，比单纯瓣膜置换生存率要好。

当前国内外外科纠正心房颤动的最常用方法是双极射频消融改良迷宫术，阵发性心房颤动的消除率达到90% ~ 95%，慢性心房颤动的消除率约为80%，心房颤动病史在1年以上和左心房直径超过50毫米者心房颤动消除率有所降低。双极射频消融改良迷宫术后，应口服胺碘酮6个月，以提高心房颤动的消除率或避免心房颤动复发。

十、早期发现、早期诊断和及时治疗，心脏瓣膜病可以治愈

部分继发于其他心脏疾病的轻中度瓣膜反流或关闭不全（如先天性心脏病肺动脉高压引起的肺动脉瓣反流或中度以下三尖瓣关闭不全、冠心病心肌缺血或左心室增大引起的轻中度二尖瓣反流或关闭不全），随着先心病或冠心病的纠正是会逐渐减轻甚至消失的。患者需要应用强心利尿和降低肺动脉压力的药物，定期复查超声心动图。

然而，绝大部分心脏瓣膜病的病情是持续发展的，随着瓣膜狭窄或关闭不全的逐渐加重，心脏越来越大，心功能越来越差。因此心脏瓣膜病一经明确诊断，无论患者有无症状，都应在医生的指导下定期复查或及时治疗。

国内外均有充分证据表明，治疗心脏瓣膜病是有效和有益的，可完全消除或明显减轻不适感，防止急性心力衰竭、急性肺水肿、恶性心律失常、栓塞、肺动脉高压、肝硬化和猝死等并发症，从而增加患者的活动能力、延长寿命和提高生活质量。心脏不是特别大、心功能不是特别差、没有严重肺动脉高压的患者，及时治疗，经过3 ~ 6个月的恢复期，一般都可以与普通人一样正常生活和工作。

十一、治疗心脏瓣膜病前需要明确哪些问题

在治疗任何疾病之前，医生都需根据患者的客观状况和主观诉求，具体问题具体分析，选择治疗方法、治疗时机和进行治疗方案风险评估。

治疗心脏瓣膜病前应明确以下几个方面：第一，瓣膜病变可能的原因（如风湿性、先天性、感染或老年钙化性）。第二，瓣膜病变的性质与数量：包括哪（几）个瓣膜

病变，病变的性质是狭窄、关闭不全或者两者同时存在。第三，瓣膜病变的程度（轻度、中度或重度）。第四，心功能状态与心腔大小：包括心功能几级、左心室射血分数（LVEF）、左心室舒张与收缩末期直径、左房直径等。第五，心脏瓣膜病是否合并肺动脉高压、心律失常和心腔内血栓。第六，是否合并主动脉瘤或者冠心病。第七，肝、肾和呼吸功能的情况。第八，在何时何地做过何种治疗？效果如何？

十二、如何判定心脏瓣膜病变的危险程度

目前判定心脏瓣膜病变危险程度的方法主要是超声心动图检查（见表 3-5-1）。

表 3-5-1　左心瓣膜病变的危险程度分类

指标	主动脉瓣狭窄		
	轻度	中度	重度
瓣口面积（厘米^2）	>1.5	1.0~1.5	<1.0
血流速度（米/秒）	<3.0	3.0~4.0	>4.0
平均压力差（mmHg）	<25	25~40	>40
指标	**二尖瓣狭窄**		
	轻度	中度	重度
瓣口面积（厘米^2）	>1.5	1.0~1.5	<1.0
平均压力差（mmHg）	<5	5~10	>10
肺动脉收缩压（mmHg）	<30	30~50	>50
指标	**主动脉瓣关闭不全**		
	轻度	中度	重度
血液反流分数（%）	<30	30~60	>60
左室收缩末期直径（毫米）	<45	45~55	>55
左室射血分数（%）	>50	40~50	<40

续表

指标	二尖瓣关闭不全		
	轻度	中度	重度
血液反流分数（%）	< 30	30~59	≥60
左室收缩末期直径（毫米）	<40	40~50	>50
左室射血分数（%）	>60	50~60	<50

严重的肺动脉瓣狭窄是指肺动脉瓣口血流速度超过 4 米/秒，或瓣口两侧压力差超过 60 mmHg；严重的三尖瓣狭窄是指三尖瓣瓣口面积小于 1 平方厘米。

十三、哪些心脏瓣膜病适合药物治疗

药物治疗心脏瓣膜病的目的是消除病因和改善症状，主要适用于以下情况：① 有一定心功能不全症状，但心脏瓣膜病变比较轻或者患者年龄比较小，暂时不需要手术或不宜手术的患者，可以应用强心利尿的药物改善心功能。② 出现感染性心内膜炎、风湿活动和脑栓塞等合并症，需要先采用相关的药物治疗后才能开展下一步治疗。③ 病变重，引起严重的心功能衰竭、阻塞性肺动脉高压、肝肾功能衰竭、呼吸功能衰竭、恶液质等，已经丧失手术机会或强化的药物治疗后才能手术。

十四、经导管球囊扩张术（介入治疗）

心脏瓣膜疾病的介入治疗主要采用经导管球囊扩张术，即在局部麻醉下，从腿上的血管把一个带球囊的导管送入心脏，球囊跨过瓣膜，然后重复充气，通过扩张的气囊，使粘连狭窄的瓣膜开口分离、面积扩大，从而达到治疗作用。

该技术主要适用于中度以上单纯性心脏瓣膜狭窄、无明显关闭不全和钙化、无心脏内血栓的患者。其特点是创伤小、并发症少，恢复快。

十五、外科手术治疗心脏瓣膜病

出现下列情况者需要外科手术治疗：① 瓣膜狭窄（无论程度如何）合并瓣膜关闭不全，有活动后心慌气短、下肢水肿、晕厥、胸痛、不能平卧休息等症状。② 有症状的中度以上瓣膜狭窄，伴瓣膜钙化。③ 中度以上的瓣膜狭窄或关闭不全，出现心房颤动。④ 中度以上的瓣膜狭窄或关闭不全，心脏内有血栓形成或血栓脱落栓塞史。⑤ 中度以上的瓣膜关闭不全，出现中度以上肺动脉高压。⑥ 中度以上的瓣膜狭窄或关闭不全，有需要同时外科手术的其他心脏大血管疾病。⑦ 中度以上的瓣膜关闭不全，左心室射血分数低于 60%。⑧ 中度瓣膜关闭不全，左心室收缩末期直径大于 50 毫米或舒张末期直径大于 70 毫米。⑨ 重度瓣膜关闭不全，左心室收缩末期直径大于 40 毫米或舒张末期直径大于 70 毫米。

外科手术是治疗心脏瓣膜病最成熟和效果最肯定的技术，也是目前治疗心脏瓣膜病应用最多的手段，其常用方法是在全身麻醉、低温和体外循环的帮助下切开心脏（胸部正中切口）进行瓣膜修复成形术或人造瓣膜置换术。常见的心脏瓣膜病如二尖瓣狭窄、二尖瓣关闭不全、主动脉瓣狭窄和主动脉瓣关闭不全，适时外科手术的成功率在 97% 左右；即使两个瓣膜同时病变的手术成功率也达到了 95% 左右。

近年来，外科研究出了胸部小切口、胸腔镜辅助、机器人辅助和常温体外循环心脏不停跳下瓣膜成形与置换术等微创伤和对美观影响比较小的新技术，取得了良好的效果。

1. 心脏瓣膜修复成形手术

瓣膜修复成形术是通过狭窄瓣膜交界切开、扩大瓣环缝缩、人造瓣环、狭小瓣环扩大、脱垂瓣叶悬吊、穿孔瓣叶修补、过长腱索缩短、腱索断裂再造、腱索转移等技术使瓣膜重新塑型，从而恢复瓣膜功能的手术，目前约占全部瓣膜外科手术的 10%。

其优点是保留患者本身的瓣膜，不需要终生应用抗凝药物，减少了与抗凝不当有关的并发症，患者远期生存率和生活质量高。局限性是只适合部分患者的瓣膜病变，需要手术中食管超声检查，对医生的外科技术要求高（只有少数大型心脏中心的少数医生能做这种手术），手术后也有因为瓣膜成形不满意或瓣膜病变进一步发展而需要再次手术的可能。

2. 心脏瓣膜置换术

心脏瓣膜置换术是切除自身病变的瓣膜，用人造瓣膜替代病变瓣膜功能的一种手术，目前约占全部瓣膜外科手术的 90%。其优点是手术技术相对简单，手术时间短，一般开展心脏手术的单位都可以完成。

按照材料划分，人造心脏瓣膜分为机械瓣膜和生物瓣膜两大类，每类又有国产和进口的差别。现在我国在临床上常用的机械瓣膜主要是由热解碳制成的双叶瓣，优点是在人体内不发生老化、变形，耐久性好，预期使用寿命在 50 年以上；缺点是术后需要终生应用抗凝药物，必须留意可能发生的与抗凝不当相关的出血与栓塞并发症。生物瓣膜由动物心脏瓣膜或心包经过复杂的化学处理制成，优点是在人体内适应性好，术后抗凝治疗 3~6 个月即可，但预期使用寿命在 10~15 年，之后大部分人造生物瓣膜需要再次置换。研制不需要抗凝治疗的人造瓣膜是当下心血管外科领域面临的热点课题。

　　合理选择人造瓣膜需要综合考虑患者的年龄、诉求、病情特点和当地的医疗条件等多种因素。生物人造瓣膜被主要应用于老年、有出血倾向不能接受抗凝药物的患者和医疗条件不能满足监测抗凝药物效果的地区。

　　育龄女性人造瓣膜的选择是一个困难的问题，需要医生、患者和家属共同慎重考虑。育龄女性一般都比较年轻，原则上用机械瓣膜更好。然而怀孕期间的抗凝管理比较困难，母亲血栓形成、栓塞与出血的概率增加，常用的华法林会增加胎儿神经系统、五官发育畸形和流产与死亡的危险（文献报道发生率在5%~67%不等）。而生物瓣膜虽不需要长期抗凝，却要考虑其寿命和从而引起的再次手术风险。

　　妊娠患者在低温体外循环下进行心脏瓣膜手术，胎儿发育迟缓和死胎的发生率比较高，原则上应尽可能延缓外科手术，等到胎儿能够存活和可以进行剖宫产时再做心脏瓣膜手术。如果出现顽固性心力衰竭，必须外科手术，应争取瓣膜修复成形，其次是自体瓣膜或同种瓣膜置换。

　　随着生物瓣膜预期使用寿命的不断延长，相应降低了再次手术的风险，有益于提高人们的生活质量，选择生物瓣膜目前呈逐渐增加的趋势。

3. 心脏瓣膜疾病的微创手术

　　微创手术的种类很多，不同的微创手术适合不同的心脏瓣膜病，但主要还是对应相对简单的病变，并不能完全代替传统的手术方式和方法。常用的微创技术和适合的病种如下。

（1）胸部小切口手术

　　缩短手术切口长度或改变入路途径（如腋下小切口、侧胸部小切口、胸骨部分劈开小切口、胸骨旁小切口），减少切口并发症和出血、使切口更隐蔽、更美观，主要适用于单个瓣膜病变和无严重胸膜粘连的患者。

（2）胸腔镜或机器人辅助下的心血管手术

　　通过胸壁上几个1~2厘米的小孔，借助胸腔镜或机器人系统，在体外循环下完成心脏瓣膜成形或置换手术，减少了切口并发症、疼痛和出血，恢复快，切口更隐蔽更美观，主要适用于二尖瓣、三尖瓣病变和无严重胸膜粘连的患者。

（3）常温体外循环、心脏跳动下瓣膜成形与置换术

　　避免了低温和心脏缺血缺氧带来的创伤，操作中可以采用常规胸部正中切口，也可以采用胸部小切口，主要用于二尖瓣和三尖瓣病变。

十六、恰当的抗凝治疗是巩固瓣膜置换手术疗效与患者安全的重要保证

人造心脏瓣膜与人类自身的心脏瓣膜在结构上存在差别：一是血液在进入瓣膜开口前容易在局部形成涡流使血液较长时间停留在人造瓣膜的表面，二是人造瓣膜表面不具有内皮细胞，因而人造瓣膜的表面易于形成血栓。形成血栓后不仅影响瓣膜的开启与关闭，而且血栓脱落有可能造成脑血管等重要脏器栓塞。所以无论是机械瓣膜还是生物瓣膜置换，术后均需要服用对抗血液凝固的药物，预防血栓形成。

1. 人造瓣膜置换术后的抗凝治疗和效果监测

生物瓣膜置换后一般应口服华法林抗凝治疗 3～6 个月，若患者有心房颤动、巨大左心房或术前有左房血栓形成或栓塞史，需要适当延长口服华法林抗凝治疗时间或 3～6 个月后改为口服阿司匹林；机械瓣膜置换后应终生口服华法林。

不同人对华法林的敏感程度差别很大，并且华法林的抗凝效果受多种食物（如菠菜、白菜、菜花可降低抗凝作用）、药物和酒精等的影响。因此，口服华法林进行抗凝治疗，需长期监测和随访，选择适合的药物用量。

监测华法林抗凝治疗效果的常用方法是化验血液的凝血酶原时间（PT）和国际标准值（INR）。口服华法林的合适剂量是把凝血酶原时间维持在正常值（12～14 秒）的 1.5～2.0 倍，即 20～25 秒；或国际标准值（INR）为 2.0～2.5。INR 高于 3.0 时出血风险增加，低于 2.0 时栓塞危险性增加。患者出院后，根据当地医疗条件每周 1～2 次化验血监测 PT 或 INR，共 2～3 周；稳定后，每月复查 1 次；连续 2～3 次测量值稳定后，可以改为每 3 个月监测 1 次。在监测过程中发现 PT 或 INR 过低或过高或者出现出血、血栓栓塞现象时，需要立即就医（最好与原来的主治医生联系），在医生的指导下调整剂量。

2. 抗凝治疗不足有哪些表现？如何处理

抗凝治疗不足的主要危害是易于在人造瓣膜表面形成血栓，不仅可能影响人造瓣膜的功能，而且血栓脱落还可能引起动脉栓塞等严重后果。

抗凝治疗不足的处理原则是医生根据抗凝治疗不足的程度和表现进行积极干预：

① 如果 INR < 1.5，无血栓形成表现，可增加每天华法林用量的 1/8～1/4，复查 INR 使之稳定到目标范围；检查服用的华法林是否放置时间过长失效；停用降低抗凝作用的药物和食物。

② 如果出现血栓形成和动脉栓塞的表现，比如人造瓣膜声音改变、头痛、头晕、偏

瘫、昏迷、腹痛、腹胀、肢体疼痛、肢体苍白发凉、脉搏消失等，患者需立即就医。

③ 心房颤动、心功能差、高凝体质、有左心房血栓形成与栓塞史的患者术后要适当增加抗凝药物剂量，使 INR 达到 2.5～3.5。如果在强化抗凝治疗的情况下仍发生血栓形成或栓塞，可每天加用阿司匹林 80～100 毫克。

3. 抗凝药物过量有哪些表现？如何处理

抗凝药物过量的常见表现是出血和 INR > 3.0，对抗抗凝药物过量的方法主要是华法林减量、停用华法林、使用维生素 K 和输注新鲜血浆或凝血酶原复合物。抗凝药物过量的处理——根据抗凝药物过量的程度和表现积极干预：

① INR > 3.0，无明显出血，或仅有牙龈出血和皮肤出血点，可将每天的华法林用量减少 1/8～1/4，复查 INR 使之恢复到目标范围。

② 明显出血（如鼻腔出血、血尿等），INR < 5.0 时，可停服华法林 1～2 天，然后从小剂量开始应用，直至 INR 稳定于目标范围。

严重出血（咯血、呕血或颅内出血），INR > 5.0，应停用华法林，静脉注射 10～20 毫克维生素 K，或同时给予新鲜血浆和凝血酶原复合物，待出血停止 1～2 天后，重新从小剂量开始应用华法林，直至 INR 稳定于目标范围。

育龄妇女在月经期间，多数人的月经量无明显增多，华法林的用量不变；如果月经量明显增多，可在月经期停用华法林或减量。

十七、心脏瓣膜置换术后可以婚育吗

心脏瓣膜置换术后，如果心脏功能和体力恢复良好，肺动脉压力降低到正常范围，是可以结婚的。但女性患者，特别是接受机械瓣膜置换需要终生抗凝治疗者，原则上婚后要采取避孕措施，否则对母婴均有危险：① 怀孕使心脏负荷过大，可引起心功能不全。② 怀孕期间母体血液的凝固性增加，容易出现抗凝不足、血栓形成和栓塞。③ 华法林可以通过胎盘进入胎儿体内，有引起胎儿畸形、死胎和早产的可能。

假如这一类女性迫切希望生育，首先需要到大医院对心脏功能，肺动脉压力，肺、肝、肾功能进行全面检查和细致评估，只有各方面情况良好才能考虑怀孕，且建议怀孕的前 3 个月和分娩前几周使用普通肝素或低分子肝素代替华法林抗凝，以降低胎儿神经系统、五官发育畸形、流产与死胎的概率。

十八、小儿和青少年在心脏瓣膜病诊疗过程中应注意哪些问题

小儿和青少年心脏瓣膜疾病的最常见原因为先天性，常合并其他心血管畸形，如室间隔缺损和心内膜垫缺损合并二尖瓣关闭不全、二尖瓣狭窄和三尖瓣下移合并房间隔缺损等，因此在诊疗过程中应注意排除和纠正合并畸形，以免手术后残留杂音、需要再次手术和发生低心排出量综合征。

判定小儿和青少年瓣膜狭窄的严重程度宜采取瓣口血流速度和跨瓣压力差，不宜采用瓣口面积，否则容易产生较大的误差；心室收缩末期和舒张末期直径或容积指数对判定瓣膜反流程度更精确。

治疗小儿和青少年瓣膜疾病应首选内科药物治疗、介入治疗和瓣膜修复成形手术。因为小儿和青少年处于体格生长发育阶段，植入小型号人造瓣膜不能适应身体发育的需求，在以后往往需要再次人造瓣膜置换。药物治疗无效，又不适合介入治疗或者瓣膜修复的患儿才需要考虑瓣膜置换手术。

若选择的治疗方案是置换较大型号的机械人造瓣膜（以规避将来再次手术），在术后抗凝治疗过程中，家长应监督患儿避免受外伤，定期带孩子到医院监测 PT 和 INR 两项指标，医生会根据这两项指标及时调整抗凝药物剂量。

十九、心脏瓣膜病患者出院后的注意事项

第一，遵照医嘱定期到医院复查；出现心慌气短、水肿、恶心、呕吐、头晕、伤口愈合不良或者皮肤黏膜出血现象时，应及时就医。

第二，加强营养、均衡饮食、少食多餐，根据年龄和手术前的身体状况适当进行功能训练，促进身体恢复。

第三，未能及时治疗、病变比较重的慢性心脏瓣膜病，一般都伴有不同程度的心脏肥大或心肝肾功能不全与肺动脉高压，治疗后心脏形态、功能与肺动脉压力的恢复需要一定的时间，一般 3~6 个月内仍需继续使用强心利尿和降低肺动脉压力的药物，部分患者需要长期用药。应用利尿药物者要注意预防低血钾。

第四，生物瓣膜和机械瓣膜均为无活性的人工材料，一旦感染很难控制。因此，如果心脏瓣膜置换手术后发生呼吸道、齿龈、扁桃体或皮肤感染，应及时就医，并在第一时间告知医生心脏瓣膜手术的情况，在医生的指导下尽早使用抗生素，防止细菌生长、播散引起的人造瓣膜继发感染。

第五，接受其他外科手术或发生出血性疾病（如脑出血、消化性溃疡病等），患者同样要向医生说明情况，如果有必要，在医生的指导下调整抗凝药物种类或剂量。

第六，注意药物、食物和疾病对抗凝治疗效果的影响：因其他疾病到医院就诊时，患者也要向医生说明自己曾经接受过人造瓣膜置换手术，正在服用抗凝药物，避免医生处方对抗凝治疗效果有影响的药物。

有些疾病本身就对抗凝治疗存在直接的影响。如肝脏和胆道疾病、甲状腺功能亢进、心功能不全等相对会增强抗凝作用，当患有此类疾病时，医生应适当减少华法林剂量；腹泻和呕吐相对会减弱抗凝作用，当患有此类疾病时，医生可适当增加华法林剂量。

在抗凝治疗过程中，一般不用限制饮食或改变饮食习惯，但应尽量避免长时间食用对抗凝有影响的食物或使用对抗凝有影响的药物。患者必须长时间使用这些药物时，一定密切监测 PT 和 INR，为医生提供依据酌情增加或减少华法林的剂量。

第七，养成定时服用药物的习惯，切勿擅自停用药物或改变药物用量。瓣膜置换术后，恰当的抗凝治疗是关系生命的大事，不可疏忽大意。监护人要帮助儿童和自理能力差的患者，以免他们遗忘或者重复用药。

第六章　主动脉瘤

一、什么是主动脉

主动脉是人体内最大的血管，血液通过主动脉及其分支到达全身的组织和器官，提供氧气和各种营养物质。

主动脉分为胸主动脉和腹主动脉。胸主动脉根据解剖特点又分为主动脉根、升主动脉、主动脉弓和降主动脉几个部分。

二、主动脉瘤不是肿瘤或癌症

主动脉因动脉壁结构的异常或者腔内血流的异常而出现异常扩大变形，直径超过正常值（健康成年人主动脉直径约 2.5 厘米）的 1.5 倍以上，呈瘤样改变的情况就叫主动脉瘤。主动脉瘤不是由于组织异常生长形成的肿块，不会转移。

三、主动脉瘤有哪些类型

根据主动脉瘤的病理变化特点可以分为真性动脉瘤、假性动脉瘤和主动脉夹层；按解剖部位则分为主动脉根部瘤、升主动脉瘤、主动脉弓部瘤、降主动脉瘤和腹主动脉瘤。

真性主动脉瘤是指主动脉瘤具有主动脉壁的内膜、中层和外膜三层结构，是主动脉壁全层的扩张增大；假性主动脉瘤是由于主动脉壁遭到连续性破坏，主动脉内的血液外溢，被主动脉外的组织包裹而形成的瘤，瘤壁无主动脉壁的组织结构。

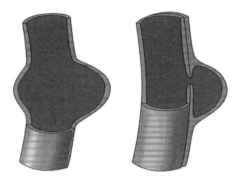

真性动脉瘤　　　　假性动脉瘤

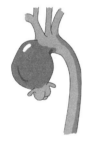 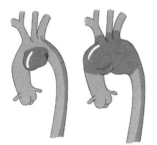 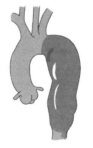 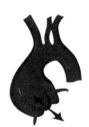

升主动脉瘤　　　　弓部主动脉瘤　　　　降主动脉瘤　　　主动脉根瘤

四、什么是主动脉夹层

主动脉壁分为内膜、中层和外膜三层。正常情况下，内膜、中层和外膜紧密贴合在一起，形成完整而结实的主动脉壁，血液在内膜内侧的主动脉腔内顺利流动。如果动脉内膜损伤破裂，血液就会经破裂的内膜进入内膜与中层之间异常流动或形成血肿，并将主动脉壁剥离为两层，称为主动脉夹层。主动脉原来的腔叫真腔，内膜与中层之间形成的腔叫假腔。一般假腔比真腔大，在血流的冲击下，剥离部分形成的假腔往往逐渐向主动脉两端延伸发展，可以波及整个主

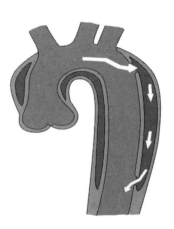

升主动脉

动脉，甚至主动脉的分支，如冠状动脉、颈动脉和肝肾动脉。

夹层累及升主动脉和（或）主动脉弓者称为 A 型夹层；夹层范围仅限于降主动脉，不超越左锁骨下动脉开口近端者叫做 B 型夹层。

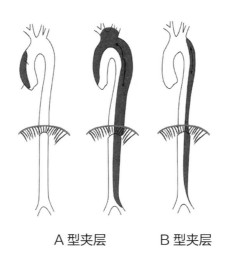

A 型夹层 　　　　 B 型夹层

五、主动脉瘤的发病情况如何

主动脉瘤常见于中老年人。胸主动脉瘤的发病年龄较腹主动脉瘤年轻，男女的发病比例约为 4：1。

随着我国居民平均寿命的延长和饮食结构的改变，高血压、糖尿病、血脂异常和主动脉粥样硬化发病率的快速增高，主动脉瘤的发病率也逐年升高，在我国正发展成为一种高发性疾病。

六、有效控制高血压与动脉粥样硬化是预防主动脉瘤的关键

主动脉瘤的常见原因是高血压、动脉粥样硬化和马凡综合征，少数病例是由于感染、外伤以及先天性发育不良所致。

正常的主动脉壁分为内膜、中层和外膜三层，其中中层主要由弹力纤维和平滑肌纤维组成，不仅能承受较高的压力和张力，而且能使主动脉保持一定的弹性和伸缩性。高血压、血脂异常和糖尿病易于引起动脉粥样硬化，主动脉粥样硬化时，主动脉壁的平滑肌纤维层和弹力纤维层被破坏，承受压力和张力的能力下降，在主动脉压力的作用下，

特别是高血压时，主动脉壁就会逐渐扩张，形成主动脉瘤。有效控制高血压和动脉粥样硬化是预防主动脉瘤的关键。

马凡综合征是一种常染色体显性遗传疾病，它以心血管病变、肌肉骨骼异常（肢体过长与关节松弛）和眼晶状体异位为主要特征。其中，心血管的病理改变表现为主动脉壁中层弹力纤维断裂和平滑肌细胞减少，严重者完全缺失，代之以胶原纤维和黏液样物质。最主要的心血管病变包括主动脉根部扩张、升主动脉或降主动脉瘤、主动脉瓣和二尖瓣关闭不全。

七、主动脉瘤的常见症状有哪些

主动脉异常扩大或内膜层与中层分离时可以压迫周围的组织器官或引起组织器官缺血，因此主动脉瘤最常见的症状是胸腹部疼痛，压迫引起的疼痛多呈持续性钝痛。急性主动脉夹层引起的疼痛由于主动脉内膜撕裂和组织缺血往往剧烈难忍，可以从前胸部转移向背部或从胸背部扩展至腰部，一般镇痛药物效果欠佳。此外，急性主动脉夹层往往伴有高血压、心慌气短、头晕、意识障碍。比较大的真性主动脉瘤和假性主动脉瘤可以引起声音嘶哑和吞咽困难。

主动脉瘤或夹层容易被误诊为冠心病、胸部肿瘤或腹部疾病，而延误治疗。

八、主动脉瘤的主要危害是什么

无论是真性主动脉瘤、假性主动脉瘤，还是主动脉夹层，带给人们最大的威胁是主动脉的破裂大出血与心脑血管意外。直径超过 6 厘米的真性动脉瘤、假性动脉瘤和急性主动脉夹层患者应尽早住院治疗。

九、怀疑是主动脉瘤时应该做哪些检查

主动脉瘤的主要检查和诊断方法是胸部 X 线片、超声心动图、CT 和核磁共振检查。胸主动脉瘤或夹层时，可以在胸部 X 线片上看到纵隔增宽，超声心电图显示主动脉增宽或内膜破裂形成假腔。CT 和核磁共振三维成像技术是目前诊断主动脉瘤或夹层的最常用方法，能够比较清楚的显示主动脉瘤的部位、形态、大小、范围和性质，为制订治疗方案提供了足够的信息。主动脉造影现在已经很少应用了。

十、主动脉瘤的治疗

主动脉瘤的治疗方法有三种：药物治疗、介入治疗和外科手术。患者具体适用于哪一种方法，需要到医院接受正规、全面、详细的检查，由医生根据主动脉瘤或夹层的特点和范围等确定最佳治疗方法。

患者和家属在接受治疗建议之前，应该客观、详细的从医生处了解和比较不同治疗方案的优缺点和不同疗效，而不是被医生强调的"假若患者不采用某一种治疗方案，就可能产生的最坏结局"唬住。

1. 主动脉瘤的药物治疗与注意事项

药物治疗是主动脉瘤特别是主动脉夹层手术前后的重要辅助治疗，目的是控制血压，防止主动脉破裂和夹层发展。急性期以静脉输入硝普钠为主，配合 β 受体阻滞剂和钙通道阻滞剂；慢性期口服降压药物。同时对于急性主动脉夹层应加强镇静、止痛、镇咳等对症治疗，需保持患者卧床和大便通畅。

2. 什么是主动脉瘤的介入治疗

主动脉瘤的介入治疗是将支架经外周动脉放置到主动脉，从主动脉腔内把降主动脉瘤或夹层的内膜破裂口封闭，阻断瘤体或夹层与主动脉腔的血流交通，也称为主动脉瘤腔内隔绝术，主要适用于降主动脉瘤和降主动脉夹层。介入治疗不需要打开胸腔或腹腔，不需要低温和体外循环，创伤小，术后并发症少，恢复快，住院时间短。

3. 主动脉瘤的外科手术

外科手术是主动脉瘤最传统的治疗措施，手术方法是全身麻醉，经胸或腹部切口，在低温或深低温体外循环下切除主动脉瘤，同时进行主动脉修补或人造血管置换。外科手术主要用于升主动脉瘤、主动脉弓部瘤和 A 型主动脉夹层。

4. 外科手术与介入治疗结合的优势

近年来，外科手术与介入治疗结合的杂交技术使创伤和并发症大大减少，越来越受到医患双方的关注和欢迎。

第七章　川崎病

川崎病是一种病因未明的全身性血管炎综合征，好发于 5 岁以下儿童，年龄越小患该病的概率越高，因为是 1967 年由日本的川崎富作医生首先描述的，所以被称为"川崎病"，正式名为"皮肤黏膜淋巴结综合征"。川崎病发病率存在明显的地区差别和种族差异。我国调查资料显示的发病率为 234/10 万～542/10 万，城市儿童发病率高于农村。尽管不同地区发病情况不尽相同，但几乎所有报道均显示川崎病发病率呈逐年上升趋势。

心血管系统损害是造成川崎病患儿死亡的主要原因。在急性期可能引起心肌炎、心包炎，导致心力衰竭或心律失常。发病 1～3 周时（平均 10 天），15%～20% 的川崎病患儿可能发生冠状动脉瘤。超过 50% 的冠状动脉瘤会在 1～2 年内消退，特别是直径小于 8 毫米的中小型冠状动脉瘤；而直径超过 8 毫米的巨大冠状动脉瘤通常无法完全消退，容易形成血栓，造成急性心肌梗死或冠状动脉瘤破裂，两者皆可引起猝死，猝死率约占所有患儿的 2%。心肌梗死常发生在发病 6～8 周内，此后也可因遗留的瘢痕组织造成冠状动脉狭窄或钙化，引起心肌缺氧。

治疗川崎病的关键是早期诊断、规范治疗、长期随访和提高孩子的免疫力。

关于川崎病我只着重谈两点：

第一，川崎病的病因尚未研究清楚，缺乏特定的诊断指标、特殊的临床表现和特征性的实验室检测指标。也许这些不明确会在今后有所补充。

第二，由于病因不明，故而目前还没有预防川崎病的良好措施。大量临床和流行病学研究资料支持该病的病因可能与感染有关，北京和上海等地均以春夏两季为发病高峰。另外，一旦患上川崎病，预防的重点就必须转向并发症（尤其是冠状动脉病变）的预防，川崎病患儿不论有无冠状动脉病变，都要注意合理饮食，尽量避免高血脂和高血压，以减少长大后发生冠心病的危险；患过川崎病的孩子再次发病率为 1%～3%，不可掉以轻心。